James Tyler Kent

Homöopathische Schätze

James Tyler Kent

Homöopathische Schätze

Schriften – Fälle – Aphorismen

Narayana Verlag

James Tyler Kent
Homöopathische Schätze
Schriften – Fälle – Aphorismen

Titel der englischen Original-Ausgabe:
Lesser Writings - Clinical Cases, (New remedies), Aphorisms and Precepts

1. deutsche Ausgabe 2012

ISBN 978-3-941706-68-2

Übersetzt von
Michael Waltenberger und Sybilla Wiedemann

Herausgeber:
Narayana Verlag GmbH, Blumenplatz 2, 79400 Kandern
Tel.: +49 7626 9749700
E-Mail: info@narayana-verlag.de
www.narayana-verlag.de

INHALTSVERZEICHNIS

VORWORT DES ÜBERSETZERS

Warum eine Übersetzung dieser Sammlung über hundert Jahre alter Zeitschriftenartikel, Festreden, Vorlesungen und Plaudereien? Kent hat die Homöopathie maßgeblich beeinflusst: Durch sein bahnbrechendes Repertorium, durch seine Vorlesungen, aber auch durch Zeitschriftenartikel, Festreden und seine wie nebenbei notierten Plaudereien.

Die *Homöopathischen Schätze* sind das vierte Werk des amerikanischen Homöopathen in deutscher Sprache. Soll es neben dem Organon und der gesamten Materia Medica als praxisnahes Werk mit sauber geheilten Fällen, aber auch als Pamphlet seinen Bestand im Regal eines jeden Homöopathen und einer jeden Homöopathin haben.

Dank und Lob gebührt auch meiner Frau Nicole, die den gesamten Text gegengelesen hat und mir bei der einen oder anderen Passage als magistrierte Anglistin behilflich war.

Lindau, im Januar 2011

Michael Waltenberger

Teil I

KLEINE SCHRIFTEN

Eine Kritik an Dr. Holmes' Arbeitsweise

Dieses Jahr hat mein Freund Holmes auf Seite 602 eine ausgesprochen einfache *Veratrum*-Kasuistik und -Heilung vorgestellt; den Fall hätte selbst ein frischgebackener Hochschulabsolvent im Handumdrehen gelöst. Weiterhin sinniert er über die Erfahrung und erklärt, er habe seine „Bibliothek" nicht dabeigehabt, weil er seine Schubkarre verliehen habe. Hätte Dr. Holmes uns mitgeteilt, was er verabreicht oder getan hätte, wenn er einen Krankheitsfall mit ihm völlig unbekannten Symptomen vorgefunden hätte, so würde ich ihn nun nicht um eine Stellungnahme bitten. Ich glaube, Dr. Holmes ist rechtschaffen und hätte es bereut, seine Schubkarre ausgeliehen und sein Repertorium nicht mitgenommen zu haben. Dr. Holmes macht uns glauben, er sei der Meinung, Ärzte nähmen ihr Repertorium lediglich mit, um Theater zu spielen, nur um solch leichte Fälle, von denen er uns berichtet, darin nachzuschlagen. Ich kenne kein Mitglied der International Hahnemannian Association, das für einen so leicht zu lösenden Fall wie diesen *Veratrum*-Fall ein Repertorium benötigt hätte. Vielleicht wollte Dr. Holmes auch eine sehr schwierige Kasuistik aufzeigen, um die ehrwürdigen Mitglieder der International Hahnemannian Association zu verblüffen. Falls Dr. Holmes diesen Fall veröffentlichte, um den ganzen Umfang seines eigenen Wissens zur Schau zu stellen, war er erfolgreich, wollte er aber damit das Repertorium als lebensrettendes Werkzeug an sich in Frage stellen, hat er versagt.

Wie er zu verstehen gibt, ist es seine „Praxisregel", Hochpotenzen zu geben. Sollte diese aber auf den gleichen Grundfesten stehen wie seine Regel, die Bibliothek zu Hause zu lassen (eine Niederpotenz ist in der Eile einfach zu schwer zu tragen), dürfen wir deshalb wohl vermuten, dass seine Potenzen sehr hoch sind.

Er gibt sechs Dosen, sagt uns allerdings nicht, wie viel besser sechs Dosen sind als eine. Daraus schließen wir, dass sechs Dosen, jede halbe Stunde eine, auch eine „Praxisregel" sein muss.

Er sagt: „Ich betrachte diesen Fall als gefährlich, da hierbei schon mehrere unter einer Behandlung durch die Allopathie[1]" verstorben sind."

„Da hierbei schon mehrere unter einer Behandlung durch die Allopathie verstorben sind", ist für ihn Grund zur Annahme, dies sei ein schwieriger Fall, und das ist der einzige Grund, es für einen schwierigen Fall zu halten, denn wir haben keinen Beweis dafür, dass die Verschreibung geheilt hat. Er hat vielleicht einfach deswegen überlebt, weil er keine Behandlung im Sinne der Allopathie bekommen hat.

„In den Fällen, die sofortiges Handeln verlangen, scheint es mir eine riskante Arbeitsweise zu sein, entweder eine Bibliothek am Krankenbett auszupacken oder zurück in die Praxis zu gehen, um diese zu studieren."

Daraus entnehmen wir, dass Dr. Holmes es nicht als riskant erachtet, am Bett eines Schwerkranken zu verweilen, selbst wenn er die Arznei für die Krankheit nicht kennt. Was wird Dr. Holmes machen, ohne zu wissen was das Richtige ist? Wird er zusehen, wie der Patient stirbt? Wird er eine oder mehrere Arzneien erraten? Wird er das [Simile-]Gesetz brechen und allopathische Medizin verabreichen, oder wie wird er handeln? Beabsichtigt Dr. Holmes uns glauben

[1] Hahnemann, folglich auch Kent, unterscheidet zwischen Homöopathie (= neue Schule) und Allopathie (= alte Schule); Anm. d. Übers.

zu machen, dass er, ein junger Mann, so viel Weisheit und Materia Medica in seinem Kopf hat, dass er niemals im Unklaren ist? Davon versuchte er, uns in Niagara zu überzeugen, machte aber einen eklatanten Fehler.

„In Eile war ich meist nicht in der Lage, das zu finden, was ich suchte." Er sagt damit, er sei nicht so gut mit dem Repertorium vertraut, dass er in Eile darin fündig würde. Das ist ein kriminelles Bekenntnis für einen angeblichen Anhänger Hahnemanns. Wenn menschliches Leben auf dem Spiel steht, zeugt dieses Bekenntnis von Fahrlässigkeit oder Faulheit.

„Lasst denen ihre Bücher, die sie brauchen oder wollen." Im Wesentlichen sagt Dr. Holmes damit, dass er Bücher weder mag noch benötigt. Das ist eine erstaunliche Aussage. Ich würde gerne bei Dr. Holmes Materia Medica studieren.

Die personifizierte Materia Medica

In dieser Stadt lebt ein Arzt, zumindest hat er ein Schild an seiner Tür, der Tag und Nacht umherläuft, als sei er nicht ganz richtig im Kopf. Falls er aber doch kerngesund sein sollte, sind seine Handlungen und das, was er sagt, auf Albernheit (Stram.) und ein Verlangen zu spotten (Ip.), zurückzuführen. Großzügig betrachtet, ist er aber für sein Reden und Verhalten nicht verantwortlich. Er schreit in den Straßen herum (Bell., Canth.) und glaubt, sehr wichtig zu sein (Hyos., Stram.). Einige seiner Freunde haben an ihm große Angst mit Schweißausbrüchen bemerkt (Ars., Graph.). Er ist sehr unbeholfen in seinen Bewegungen und lässt Dinge fallen (*Apis*). Er wurde vorzeitig senil (Bar-c., Ant-c.); Es heißt, er sei trotz seines Wahnsinns scharfsinnig und seine geistige Verwirrung sei noch viel stärker ausgeprägt, wenn er alleine ist und niemanden hat, mit dem er sprechen kann (*Elaps*, Phos. oder Stram.). Ihm sind wechselhafte Launen eigen (Ign.) wie z.B. Reizbarkeit und Feigheit (Ran-b). Er ist sehr eifersüchtig (Hyos.) und scheint eine Abneigung gegen seine eigenen Geschäfte (Sep. oder Kali-c.) zu haben, weil er sich so fleißig um die der anderen kümmert. Er hat zwar kein eindeutiges Verlangen, seine eigenen Kleider zu zerreißen, zerreißt allerdings häufig den hinteren Mantelteil seines Nachbarn (Verat.). Seinem Gerede nach ist er zwar furchtlos, hat aber bereits beim geringsten Geräusch Angst (Caust., Sil. oder Aur.), und scheint sich, vor Gewitter zu fürchten (Nat-c., Phos.). Er zeigte manchmal große Ängstlichkeit (Hyos.) mit einem regen Blutandrang zum Gehirn (Glon.). Er sieht hinter jeder Ecke Gesichter (Phos.) und ist für seine schnellen Richtungsänderungen auf der Straße beim Anblick einer Drehorgel (Ph-ac.) bekannt, so groß ist seine Abneigung gegen Musik. Manchmal glaubt er, Katzen zu sehen (Puls, Stram.) und ihm wird kindisches Verhalten (Croc.) nachgesagt. Immer wieder stellt er sich vor, weit in die Zukunft blicken zu können (Acon., Ph-ac.) und er ist ausgesprochen schwer von Begriff (Lyc.), vor allem für Dinge, die er gehört hat (Cham., Nat-c.). Es zeigt sich regelmäßig ein Mangel an Selbstvertrauen (Bar-c, Kali-c), weil er weiß, dass es Menschen gibt, die die wahre Ursache seines Wahnsinns kennen (Phos.). Gelegentlich leidet er unter Gewissensangst (Ars., Cocc.) und eines Tages erschreckte ihn ein kleiner Junge, indem er „Ratte" sagte (Calc). Er sieht häufig zurück, als ob er von Feinden verfolgt würde (Dros., Lach.). Er ging nach Hause, sah in den Spiegel und glaubte, eine Gans zu sehen (Hyos.). Manchmal neigt er dazu, andere zu verleumden (Nux-v.) und es fehlt ihm an moralischem Empfinden (Anac.). Er ist sehr stolz (Plat.). Er ist Schlafwandler (Phos.), fährt durch das geringste Geräusch auf (Bor) und fürchtet sich vor Dieben (Ars., Lach.). Eventuell könnte ihn eine Nosode heilen, vorausgesetzt die Potenziermaschine wird mit seinem Krankheitsprodukt fertig. Selbst nach langem Studium findet sich keine Arznei, die die Totalität seiner Symptome abdeckt. Nicht einmal die „Christliche Wissenschaft"[2] hat es geschafft, einen Mann aus ihm zu machen. Kürzlich wurde berichtet, dass er jetzt seine Zuflucht in Stimulanzien suche, jedoch vergeblich. Gibt es für einen Mann, der sich nicht selbst retten kann, keine Hilfe? Das Echo antwortet: „Keine Hilfe!"

Vortrag

Wenn ein Arzt ein hohes Alter erreicht hat, blickt er auf viele Fehler zurück. Der gewissenhafte Homöopath erinnert sich an Männer, Frauen und Kinder, in deren Behandlung ihm ein Fehler unterlaufen war, und stellt fest, dass diese heute ganz einfach zu lösende Fälle für ihn wären. Homöopathische Arzneien zu verschreiben, ist stetiges Wachstum und Fortschreiten, man könnte sagen: „Der beste Wein wird für den Schluss des Festes aufgespart". Am Anfang des Ärztelebens nehmen viele akute Krankheiten einfach ihren Lauf, nach einigen Jahren praktischer Tätigkeit beherrscht man sie fast alle.

Der junge Mann betrachtet die glorreichen Ergebnisse jahrelanger Erfahrung und fragt sich, ob er jemals solche Heilungen vollbringen wird, Heilungen, wie Hahnemann sie vollbracht hat. Jeder sollte darauf hoffen, dass er mit zunehmender Erfahrung den Grad der Perfektion erreichen kann, den Hahnemann bei seinen Heilungen erreicht hat. Vieles, wozu Hahnemann nicht in der Lage war, kann heutzutage erreicht werden, weil wir mehr Arzneien, mehr Potenzstufen und höhere Potenzen haben. Es ist zweifelhaft, ob die Verschreibungstechnik große Fortschritte gemacht hat. In diesem Bereich besteht noch der größte Nachholbedarf. Seit Hahnemann konnte keiner seiner Schüler das, was er konnte. Wenige, die seit Hahnemann lebten, konnten das, was er konnte. Sein Können im hohen und reifen Alter erscheint uns wunderbar.

Wenn wir Fortschritte machen wollen, so müssen wir uns mit der Lehre des *Organon* auseinandersetzen.

1. Wir müssen uns lange damit beschäftigen, was es zu verändern gilt, um einen kranken Menschen gesund zu machen.
2. Wir müssen lange darüber nachdenken, was in Arzneien und Drogen die Heilkraft oder das Heilprinzip ist. (§3)

Für einige wird es ein alter Hut sein, diese Frage, welche schon so ausgiebig erörtert wurde, überhaupt zu besprechen. Aber einige werden auch überrascht sein, wenn sie erfahren, dass viele unserer sog. vertrauenswürdigen Freunde so denken und handeln, als sei der Patient krank, weil seine Leber, sein Herz, sein Magen oder irgendein anderes Organ nicht ausreichend funktioniert.

Solange jemand glaubt, ein Mensch sei deshalb krank, weil seine Organe nicht korrekt arbeiteten, genau solange kann er keine Behandlung entwickeln, die mit dem *Organon* in Einklang steht. Solange jemand Folgen als Ursachen betrachtet, so lange bleibt die wahre Idee verborgen. Solange jemand so denkt, wird er auch die Symptome so auswählen und folglich auch das Repertorium auf diese Art und Weise benutzen. Und obwohl ihn seine Ergebnisse befriedigen mögen, sind sie nicht mit den Ergebnissen zu vergleichen, die man erzielt, wenn man davon ausgeht, dass kranke Organe lediglich das Resultat eines ungeordneten Allgemeinzustandes des Menschen sind, der wiederum aus Geist und Körper und ganz zuletzt aus Organen und Extremitäten besteht. (§§10,11, 15)

[2] Die „Christian Science" wurde von Mary Baker Eddy im 19. Jahrhundert ins Leben gerufen und gelangte Ende des 19./ Anfang des 20. Jahrhunderts zu ihrer Blüte. Baker Eddy sah die psychische Kraft hierarchisch über der physischen Kraft und das Böse als unwirklich an. Durch den Geist, ein Urprinzip Gottes, kann ihrer Lehre zufolge das Böse, folglich auch Krankheit, als nichtig erkannt werden und Heilung eintreten. Anm. d. Übers.

Die schulmedizinische Krankheitslehre ist ganz nützlich, wenn wir uns in der Öffentlichkeit bewegen, in der homöopathischen Heilkunst aber ist sie völlig unbrauchbar. Es muss uns in Fleisch und Blut übergegangen sein, was im Menschen zuerst und was zuletzt, was zuoberst und was zuunterst, was zuinnerst und zuäußerst ist. Denn daran erkennen wir, welches die Ursachen und welches die Folgen sind. Solange jemand pathologische Zustände als Ursache begreift, solange wird sein Handeln das Gegenteil von Heilung sein, nämlich Zerstörung.

Alle peripheren Stoffwechselvorgänge werden vom Zentrum aus gesteuert, deshalb muss auch jede Heilungsbemühung dort im Zentrum ansetzen. Es kommt immer wieder vor, dass Schüler diese Aussage hören und sich fragen, was sie wohl bedeuten möge. Ich werfe seit vielen Jahren ein wachsames Auge auf jene Schüler, und alle, die gescheitert sind, konnten den Sinn dieser Aussage nicht erfassen. Diejenigen, die es verstehen, bringen ihre Arbeit mit Hahnemanns *Organon* und seinen Anweisungen in Einklang: Heile den Patienten und seine Organe werden wieder zu ihrer normalen Funktion zurückkehren. Menschen, die *Bryonia* gegen Pneumonie, *Nux vomica* für den Magen, *Kalium iodatum* gegen Syphilis und *Belladonna* gegen Blutandrang zum Kopf hin geben, lernen selten richtig zu individualisieren: vom Patienten hin zu den Organen und Einzelteilen. Sie behandeln jedes Organ und Körperteil einzeln, in der Hoffnung, irgendeinen Erfolg damit zu erzielen, der jedoch höchstens als Glückstreffer bezeichnet werden kann. In den Augen derer, die Hahnemann verstanden haben, sind diese Erfolge allerdings Fehlschläge, da in jeder Krankheitstotalität das Hauptaugenmerk auf die Gemütssymptome gerichtet sein soll. (§213)

1. *Was ist heilbar?*

Der wahre Heilkünstler muss wissen, dass sich jede Krankheit allein durch Zeichen und Symptome bemerkbar macht. Über diese Zeichen und Symptome muss er vernünftig, geduldig und ernsthaft nachdenken, um in der Materia Medica die ähnlichsten Symptome finden zu können. Wenn er dem Patienten nicht genügend Interesse entgegenbringt, wenn er seine Anamnese fahrlässig macht oder er zu faul ist, die entsprechenden Symptome in der Materia Medica nachzuschlagen, oder wenn er dazu neigt, die Symptome des Patienten oder der Materia Medica auf die leichte Schulter zu nehmen, wird er auch mit der Zeit niemals wachsen oder weiser werden, sondern er wird den stark befahrenen Weg der Faulheit und Leichtfertigkeit gehen und die angeforderten Laborergebnisse benötigen, die ihm die Grundlagen seiner Verordnung liefern. Schließlich wird dieser Mensch noch weiter vom Weg abgekommen sein als zu Beginn. Jemand, der glaubt, seine Arzneien richteten sich direkt gegen Krankheitserreger, Würmer oder einen Tumor des Patienten, ist unwissend, weil er nicht begriffen hat, dass ein gesunder Mensch ein gesundes Gewebe und ein gesundes Blut hat und demzufolge auch kein krankes Milieu, auf dem Keime, Würmer und krankhafte Gewächse gedeihen (§§7, 11, 12, 14, 70, 84, 89, 98, 107-109).

Auf der einen Seite haben wir Labore, welche Grundlagen für Verschreibungen liefern, auf der anderen Seite haben wir das *Organon*. Eine bestimmte Art von Ärzten fordert enorme Geldsummen, um unsere Hochschulen mit Laboratorien auszustatten, während sie den Möglichkeiten unserer Materia Medica keinen Glauben schenkt, obwohl deren Möglichkeiten weit großartiger sind als jene in den Colleges der Allopathie. Dies zeigt deutlich die Ausrichtung der althergebrachten Medizin und jener unwissenden Homöopathen, die dieser Richtung folgen. Sollen sie doch ihre zahlreichen, riesigen Laboratorien haben, wir müssen jedoch für unsere Materia Medica und unsere therapeutische Philosophie ebenfalls alle Privilegien einfordern. Diese Forderung wurde noch nie beim Staatsministerium gestellt, welches mit ausgebreiteten

Händen über unseren Universitäten steht. Die Bedürfnisse unseres Hering College sind völlig anders als die von Rush oder P. & S. Die Philosophie und die Materia Medica sind die Grundlagen unseres Praxiswissens, während es bei den anderen das Labor ist. Beide müssen in gleichem Maß Zuwendungen erhalten, wenn auch Zuwendungen unterschiedlicher Art und Beschaffenheit.

Das Gegenteil dieser Hirngespinste sind Hahnemanns überzeugende, auf Fakten beruhende und seit einem Jahrhundert bestätigte Lehren: „Es lässt sich nicht denken ... daß, nach Hebung aller Krankheitssymptome ... etwas anders, als Gesundheit, übrig bliebe ...“[3]. Wir blicken auf ein Jahrhundert voller Erfahrung und Heilerfolge zurück und sehen nichts als Symptome. Die Krankheitsresultate verschwinden von selbst, wenn die Symptome geheilt werden. Wenn Symptome durch eine homöopathische Arznei verschwinden, ist der Patient geheilt.

Wenn die Symptome ein vollständiges Bild der Krankheit zeigen, muss der Arzt es erkennen. Wenn nur wenige Symptome zur Mittelwahl vorhanden sind, nennt Hahnemann dies einseitige Krankheiten, und meint, dass wir keine großen Erwartungen hegen sollten, wenn wir eine Arznei anhand einiger weniger Symptome auswählen (§§172-176, 185). Der homöopathische Arzt nimmt am klar definierten Krankheitsbild deutliche Symptome wahr und weiß, wie sicher die Arznei heilen wird (§§3, 104). Wenn angebliche Homöopathen um Rat fragen, wird oft deren unzureichende Ausbildung offenbar: Sie präsentieren Fälle mit wenigen klinischen Symptomen, einigen Lokalsymptomen oder sogar mit Krankheitsresultaten und übergehen die gesamten Gemüts- und Allgemeinsymptome. Bei diesen einseitigen Krankheitsfällen unterlaufen den Ärzten bei der Verschreibung viele Fehler, aber meistens stolzieren sie mit ihren Glückstreffern wie ein Truthahn durch die Gegend. „Es giebt nichts krankhaftes ... was sich nicht durch Krankheitszeichen ... dem Arzte zu erkennen gäbe ...“(§14). Krankheiten sind demzufolge unheilbar, wenn sie sich nicht durch Zeichen und Symptome zu erkennen geben. Unabhängig davon, ob der Arzt Fehler bei der Anamnese macht, der Patient seine Symptome verheimlicht oder, wie es bei bösartigen Tumoren oft der Fall ist, es schlichtweg keine Symptome gibt, das Ergebnis ist immer das gleiche: Dem Verordnenden fehlen die Symptome.

2. *Materia Medica*

Derzeit werden große Anstrengungen unternommen, die medizinische Wissenschaft wieder auf eine positive Grundlage zu stellen. Diese Anstrengungen jedoch basieren auf reiner Theorie. Was könnte denn besser oder sachlicher sein als die niedergeschriebenen Fakten der beteiligten Patienten oder Prüfer? Das sind Tatsachenberichte, welche durch tausendfache Erfahrung täglich bestätigt werden. Wie kann man noch solidere Grundlagen erwarten?

Die Aufzeichnungen von bestätigten und verifizierten Prüfungen sind so beständig wie viele andere Aufzeichnungen.

Die Symptome des Kranken sind wie viele andere Tatsachen aufgezeichnet.

Die Ähnlichkeit zwischen diesen beiden ist der einzige Parameter, der sich verändern lässt. Und dies ist eine Frage der Kunst, der immer eine veränderliche Eigenschaft anhaftet.

Jetzt brauchen wir nur noch einen Künstler zu finden, einen Arzt, und alle unsere Probleme sind gelöst. Ist dieser intellektuelle Anspruch zu hoch, um mit ihm zu arbeiten? Kann es denn sein, dass gebildete Männer und Frauen sich mit etwas zufriedengeben, das auf der Skala der menschlichen Errungenschaften viel weiter unten angesiedelt ist?

Was auch immer in Arzneien das Heilende sein mag, es kann in keiner einzigen Arznei erkannt werden, außer in den

[3] *Organon* der Heilkunst 6. Auflage, §8.

Arzneimittelprüfungen am Gesunden. Auch das Labor und das Mikroskop werden keine Ergebnisse liefern, weil diese nur die Krankheitsresultate erkennen können, während die Heilkraft an sich nur eine Tendenz, ein Conatus[4], eine unsichtbare Substanz ist, die sich durch besondere Umstände aktiviert. Solange die Menschheit in ihren Laboratorien nach den Ursachen der Krankheit sucht, wird sie die Heilkraft in Laboratorien suchen, und dieses Unterfangen wird immer fehlschlagen (§§ 24-2, 108).

Das Studium der homöopathischen Krankheitslehre, welches sehr umfassend ist, erfordert viel Zeit und Ausdauer, so dass Menschen, die zu Nachlässigkeit, Faulheit und Leichtfertigkeit neigen, es kaum zu beruflichem Ruhm bringen können. Deshalb muss sich der Dumme, der Leichtfertige und der „Gerissene" immer nach materiellen [d.h. simpleren, Anm. d. Übers.] Methoden umsehen und diese zur Grundlage seiner Arbeit machen, wodurch er sich mit einem Mechaniker vergleicht bzw. sich sogar mit ihm auf ein und dieselbe Stufe stellt. Jedem das Seine.

3. Über die Verwendung von Potenzen – Verabreichung von Arzneien zur Heilung von Krankheiten

Um die Heilungsresultate zu optimieren, muss der Arzt schließlich noch wissen, wie man die homöopathische Arznei optimal an den jeweiligen Krankheitszustand anpasst (§§ 146 ff). Unser Arzneimittelwissen ist so umfangreich, dass wir uns nicht mehr alles merken können, und dies wird noch um ein Vielfaches durch das Wissen erweitert, wie die einzelnen Potenzstufen anzuwenden sind. Der Arzt, der weiß, wie die verschiedenen Potenzen richtig angewendet werden, hat einen zehnfachen Vorsprung gegenüber einem Arzt, der immer nur die gleiche Potenz, egal welcher Potenzstufe, verwendet.

Nach dreißig Jahren sorgfältiger Forschung und Beobachtung ist es mir nun möglich, folgende Regeln zur Anwendung der jeweiligen Potenzstufen aufzustellen:

Jeder Homöopath sollte sorgfältig hergestellte Arzneien folgender Potenzstufen der Centesimalskala bereitliegen haben: 30, 200, M, XM, LM, CM, DM, MM.

Die Heilkräfte der C30 bis XM sind vor allem bei sensiblen Frauen und bei Kindern sehr nützlich.

Bei normalen chronischen Krankheiten nicht besonders empfindlicher Personen haben sich die Potenzen von der XM bis zur MM bewährt.

Bei akuten Krankheiten ist vor allem die M und XM sehr wirkungsvoll.

Bei empfindlichen Frauen und Kindern ist es empfehlenswert, mit der C30 bzw. C200 zu beginnen, um die allgemeine Gesundheitslage zu verbessern, dann gehen wir auf die M über, und wenn unter der M keine weitere Besserung mehr eintritt, brauchen wir die XM.

Bei weniger sensiblen chronisch Kranken beginnen wir die Behandlung mit der XM und verweilen bei ihr, solange Besserung eintritt, danach wird die LM auf genau die gleiche Art und Weise wirken und wird, wie auch schon die XM, so lange gegeben, wie Besserung eintritt. Danach übernimmt die CM ihren Dienst, dann nacheinander die DM und die MM.

Bei der Anwendung einer Potenzreihe im Krankheitsfall bekommt der Patient solange sein Similimum oder eine bestimmte Arznei, bis er geheilt ist. *Wenn das Similimum gefunden wurde, wird die Arznei die gesamte Potenzreihe über heilend wirken.* Wenn die Arznei allerdings in ihrer Ähnlichkeit nur unvollkommen ist, wird es lediglich in ein oder zwei Potenzen seine Wirkung

[4] Conatus: in der Philos. Streben, Trieb, Tendenz. Terminologische Bedeutung erhält C. bei B. Spinoza als die wirkliche Wesenheit. (Jörg Mittelstraß: Enzyklopädie Philosophie und Wissenschaftstheorie Bd. 1, S.411-412)

entfalten. Dann werden die Symptome sich verändern und es muss eine neue Arznei gefunden werden.

Viele chronische Fälle werden eine ganze Reihe sorgfältig gewählter Arzneien benötigen, um geheilt zu werden, sofern die Ähnlichkeit nicht vollständig ist. Unser Ideal ist es jedoch, eine Arznei zu finden, die ähnlich genug ist, um den Fall die gesamte Potenzreihe über bis hin zur höchsten zu tragen. Der Patient wird dann jedes Mal sagen, die neue Potenz wirke so gut wie die erste. Der Patient kann die gut wirkende Arznei spüren. Einige haben schon angedeutet, dass Einbildung die Arzneiwirkung verstärken soll, es ist aber gut zu wissen, dass die Einbildungskraft vollkommen versagt, wenn wir die falsche Arznei verordnen.

Ansprache vor der International Hahnemannian Association

Kollegen und Mitglieder der International Hahnemannian Association: Ich heiße Sie mit Freude zu unserem achten Jahrestreffen willkommen, welches wohl noch interessanter und fruchtbarer werden wird als das letztjährige Treffen. Unser Verband hat in der Vergangenheit gute Arbeit für unsere Sache geleistet. Lassen Sie uns hoffen, dass er in Zukunft noch mehr bewirkt. Aber was ist eigentlich „unsere Sache", mit anderen Worten: Wozu brauchen wir diesen Verband?

Es geschah weder grundlos noch aus einer Laune heraus, dass unsere ältesten und hoch geschätzten Mitglieder das *American Institute* verlassen und diesen eigenen Verband gegründet haben. Auch wir, die jüngere Ärzteschaft, treten diesem Verband nicht aus egoistischen oder unsinnigen Gründen bei. Wurde dieser Verband nicht allein und ausdrücklich zur Erhaltung und Weiterentwicklung der wahren Homöopathie gegründet? Hat man nicht zum Zeitpunkt seiner Gründung gespürt, dass die Zeit gekommen war, in der echte Männer sich erheben müssen, um der Wissenschaft zu dienen, die sie lieben?

Haben sie nicht miterlebt, wie die von Hahnemann gelehrten Grundsätze, die sich durch die Erfahrungen vieler bestätigt haben, geschmäht und verunglimpft wurden, kurzum, wurde nicht die wahre Homöopathie vom *American Institute* vertrieben? Die Homöopathie war damals wie heute in zwei Lager geteilt, das eine vertritt eklektische[5] Methoden und Praktiken, das andere die Prinzipien von Hahnemann, Gross, Bönninghausen und Hering. Die Zeit war gekommen, in der sich alle Ärzte für eine der beiden Seiten entscheiden mussten. Diesen Männern, welche der Wahrheit und nicht der Mehrheit gefolgt sind, möge ewiger Ruhm beschert sein!

Wenn wir uns mit der Vergangenheit des *American Institute* beschäftigen, ist darin eine Warnung für uns enthalten. In seinen frühen Jahren bestand das *Institute* aus echten, fähigen Männern, und seine Absichten waren wahrhaftig und fruchtbar. Aber peu à peu wurde es den Eklektikern gestattet, sich unter die Mitglieder zu mischen, und nun seht: Die ganze Institution ist eklektisch.

Wir müssen vorsichtig sein, wen wir als Mitglied aufnehmen, lieber sollen unsere Zensoren zu gewissenhaft sein, als dass sich ein Wolf im Schafspelz einschleicht. Keines unserer Mitglieder darf eine Neuaufnahme bewilligen, wenn er sich nicht *absolut* sicher ist, dass das neue Mitglied ausreichend qualifiziert ist, um mit uns zusammen der Sache zu dienen. In dieser Hinsicht kann man nie genug Vorsicht walten lassen. Wir wollen keine große Mitgliederliste, sondern wahrhaftige und zielstrebige Männer.

Auch wenn man bei der Auswahl neuer Mitglieder klugerweise große Sorgfalt walten lassen muss, lasst uns nicht die zurückwei-

---

[5] Eklektiker (gr. = Auswählender). Die Medizin des 19. und beginnenden 20. Jahrhunderts war in den USA stark von der eklektischen Schule und deren Methodenvielfalt geprägt.

sen, die mit uns sympathisieren, auch wenn sie noch nicht bei uns sind. Ihre Anwesenheit ist uns stets willkommen. Lasst uns deshalb keine Chinesische Mauer errichten, die andere ausschließt, doch wir sollten angemessene Vorsicht walten lassen, um Böses zu verhindern. Lasst uns niemals einen guten Mann aufgrund persönlichen Grolles abweisen, ebenso wenig wie wir jemand Unfähigem aus persönlichen Gründen die Mitgliedschaft erteilen. Wie es im Vorwort unseres letzten Sitzungsberichtes steht: „Hier gibt es keinen Platz für persönliche Interessen und Ambitionen, sondern nur für die Wahrheit."

Dieser Beteuerung werden ohne Zweifel alle zustimmen, viele aber fragen sich berechtigterweise: „Was ist Wahrheit?" Diese Frage wurde schon unzählige Male in nahezu allen Fachgebieten gestellt. In unserem Fall beschränken wir die Frage darauf, was denn im Bereich der Therapie die Wahrheit ist, und wir bezeichnen ohne zu zögern das Similegesetz als wahr, als eine bewiesene Tatsache. Hat es sich nicht bei allen Krankheiten und in allen Ländern als wirksam erwiesen? Brauchen wir mehr Beweise dafür?

„Es ist wahr, lasst es wie es ist", sagen wir alle.

Es ist wichtig zu erwähnen, dass, obwohl unser Gesetz eine feststehende Größe ist, unsere Lehre nicht stagnieren darf. Das Gesetz ist vollständig und vollkommen, unser Wissen um seine Anwendung ist unvollständig und unvollkommen. Das Gesetz ist unveränderlich, dennoch macht unsere Schule Fortschritte.

Die Eklektik muss sich aufgrund ihrer unsoliden, auf Sand errichteten *Theorie* ständig neu erfinden, da jede neue Theorie auch eine Korrektur ihrer Grundsätze mit sich bringt. Die Homöopathie, auf dem massiven Felsen des Gesetzes errichtet, muss niemals neu errichtet werden. Unsere Grundfesten sind standhaft, wir müssen nur die darauf aufbauenden Strukturen weiterentwickeln und verbessern. Seit Hahnemann haben sich unsere Kenntnisse bezüglich des Similegesetzes und somit auch sein praktischer Nutzen ständig erweitert. Wir müssen daran arbeiten, uns weiterhin, und vor allem in der richtigen Richtung, zu verbessern. Das Gesetz göttlichen Ursprungs ist in sich geschlossen, vollständig und unveränderlich. Die Schule, die aus den dem Irrtum unterlegenen Menschen besteht, ist unvollständig, unvollkommen und veränderlich.

Obwohl viele dem Gesetz der Homöopathie bereitwillig so viel zugestehen, verlangen sie noch mehr: Sie wollen die *Freiheit*, ja den Freibrief, „in eigenem Ermessen zu handeln" und in ungewöhnlichen Fällen nicht homöopathisch zu behandeln, falls dies, ihrem eigenen Ermessen zufolge, einmal nötig sein sollte. In der so genannten Wissenschaft nimmt diese Tendenz immer mehr zu, und unser Nachwuchs läuft ständig Gefahr, in diesen Strudel der Verwirrung zu geraten. Dieser wissenschaftliche Sog sieht gut aus, er ist so stark! Was kann es in der medizinischen Wissenschaft geben, außer dem Wissen darüber, wie man kranke Menschen heilt? Der wissenschaftlich orientierte Arzt, muss auf die Frage hin, was er weiß, sagen: *Ich weiß, wie man kranke Menschen gesund macht.* Wenn er das wirklich kann, verfügt er über die nötigen Kenntnisse und arbeitet wissenschaftlich. Wenn er diese Kenntnisse, welche er vorgibt zu haben, nicht hat, ist er ein Heuchler und Betrüger.

Was für eine Bedeutung hat denn das Wort „Wissenschaft", wenn sich jeder Heuchler in der Medizin seiner bedient? Allen voran sind es sie, die schreien: „Wir sind die Wissenschaft. Wir lehren die Wissenschaft." Das Maß ihrer Wissenschaftlichkeit hängt gänzlich davon ab, inwieweit ihr Lehrer wissenschaftlich arbeitet, denn „ein Fluss fließt niemals höher als seine Quelle".

Die Eklektiker beanspruchen für sich, die wissenschaftlichste (?) aller Wissenschaften zu lehren, weil sie von allen medizinischen Systemen nur das Beste herauspicken. Wer hat sie zu dieser großen Weisheit geführt? Geben sie vor, eine Philosophie oder Gesetzmäßigkeit zu kennen, die sie befähigt, die Spreu vom Weizen zu trennen? Nein. So etwas gehört nicht zu ihren Heucheleien. Sie gehen so weit zu behaupten, die größte Empirie sei die am weitesten entwickelte Wissenschaft. Je größer das Chaos und die Verwirrung, desto großartiger die Wissenschaft.

Der Schrei der Ungläubigen stärkt ihre wissenschaftliche Position nicht, wenn bei ihnen doch einzig das Mikroskop und der gesunde Menschenverstand Anklang finden. *Gesunder Menschenverstand war schon immer das Gegenteil kultivierter Intelligenz.* Selbst der Dümmste kann, indem er an den gesunden Menschenverstand appelliert, beweisen, dass er eine sichtbare und greifbare Menge Medizin benötigt, um von seinen Schmerzen befreit zu werden. Die Eklektiker[6] verurteilen uns aus denselben Gründen und mit den gleichen Argumenten, derentwegen die Allopathen die Eklektiker verurteilen, nämlich indem sie sich auf den gesunden Menschenverstand und weit verbreitete Ansichten berufen.

Wenn es zehn Männer gibt, die beteuern, sie hätten nichts gesehen, und ein Mann erklärt, er habe gesehen, welchen von ihnen wird das erbärmlichste Gericht im ganzen Land als zuverlässigsten Zeugen auswählen? Der eine weiß, was die zehn nicht wissen.

Die zehn Männer versichern, sie hätten hohe Potenzen ausprobiert und konnten keine Heilungsresultate erzielen. Was haben sie damit demonstriert? *Nichts, außer ihr eigenes Unwissen* über die Anwendung dieser Potenzen. Sie behaupten jedoch, dass sie mit Tiefpotenzen heilen. Ich glaube ihnen beim besten Willen nicht, dass sie mit den tiefen Potenzen Heilerfolge erzielen. Man kann annehmen, dass ein Arzt, der mit Hochpotenzen heilen kann, auch mit Tiefpotenzen heilen kann, jedoch sie sollen uns doch einmal einen Arzt zeigen, der zwar *mit tiefen*, aber nicht mit hohen Potenzen heilen kann. Wer weiß, wie man ein Heilmittel bestimmt, vertraut diesem und verfeinert Jahr für Jahr seine Kenntnisse. Wer nicht um die Heilkraft der passenden Arznei weiß, hat natürlich auch nie gelernt, ihr das notwenige Vertrauen entgegenzubringen, um mit ihr heilen zu können, so mischt man sich eben andere Mittel und Arzneien zusammen. Kürzlich wurde in einem medizinischen Journal behauptet, es gäbe logische Beweggründe, die Homöopathie zugunsten der Allopathie zu verlassen, was nichts anderes bedeutet, als das Gesetz für die Empirie zu verlassen. Das ist ein Trugschluss, denn dafür kann kein vernünftiger Grund erbracht werden. Für diesen Wechsel kann es nur eine Entschuldigung geben, den Misserfolg! Es wurde noch nie bewiesen, dass dieser Misserfolg in irgendeiner Unzulänglichkeit des Similegesetzes begründet ist, doch es ist ein Leichtes, ihn auf die Inkompetenz jener zurückzuführen, die es anwenden. Alle Menschen unterliegen dem Irrtum. Soll derjenige, der glaubt, er sei ohne Sünde, den ersten Stein auf unser Gesetz werfen.

Bezüglich der oft gestellten Bitte um medizinische Meinungs- und Handlungsfreiheit, sollten wir erwähnen, dass niemand von den Verpflichtungen des Gesetzes entbunden ist. Je größer Ihre Arbeit ist, desto weiter werden sie vorankommen, genau so weit, wie es Ihnen die Ketten ihres Verantwortungsbewusstseins erlauben. Nur der Bettler in der Gosse ist so frei, das zu tun, was er möchte. Keiner kann einem Arzt, dessen Methode nicht schon sicheren Erfolg garantiert, Praxiserfolg versprechen.

Wer Homöopathie praktiziert, wird sicher auch homöopathischen Erfolg ernten, wer Allopathie praktiziert, wird nur die spärlichen Ergebnisse eines Allopathen erzielen. Kein Lehrkörper wird Ergebnisse liefern, die dieses Gesetz ändern. Wir sind freie

---

[6] Im Original mongrel – Mischling. Schon Hahnemann verwendete diesen Begriff für Ärzte, die die Homöopathie mit Allopathie vermischten.

Menschen. Frei, das zu tun und zu praktizieren, was wir möchten. Unser Erfolg jedoch wird an unseren Taten gemessen, und unsere Bezeichnung als Homöopath oder Eklektiker sollte davon abhängen, ob wir das eine oder das andere praktizieren. Wir alle wissen, dass wir dann die größten Erfolge erzielen, wenn wir uns strikt an das Similegesetz, die minimale Dosis und die Einzelgabe halten. Die Homöopathie Hahnemanns beschert uns den größten Erfolg, gibt uns die größte Freiheit und die größten Ehren. Kein Mensch kann Empirismus praktizieren und ernsthaft für sich in Anspruch nehmen, ein Homöopath zu sein. Sie „leben in einer Lüge", wie ein Allopath festgestellt hat. Der Eklektiker ist ein vom Irrtum gefesselter Sklave, der Homöopath ist frei, er hat sich mit Hilfe der Wahrheit befreit. Ein großer Poet hat einmal geschrieben: „Wer sich durch die Wahrheit befreit, ist ein freier Mann, alle neben ihm sind Sklaven."

Lasst es niemals zu, diese Zusammenarbeit zu billigen oder ihr gar Unterschlupf zu gewähren und tadelt jedwede Form von Irrlehre. Lasst uns deutlich klarstellen, dass wir voll und ganz, sowohl im Kollektiv als auch als Einzelpersonen, die Beschlüsse unserer *Association* anerkennen. Wir haben erklärt, dass diese Beschlüsse „komplett und vollständig die therapeutische Meinung und Praxis" dieser *Association* repräsentieren. Lasst uns der Welt da draußen zeigen, dass wir auch meinen, was wir sagen. Wir sind uns gewiss, dass Hahnemanns *Organon der Heilkunst* die einzig wahre Richtlinie in der Heilkunst darstellt. Lasst uns deshalb keine Lehre tolerieren, die versucht, dieses Meisterwerk in irgendeiner Form zu verderben oder zu verkürzen. Es ist unsere tiefe Überzeugung, dass die Totalität der Symptome und die geprüfte Arznei der einzig wahre Weg zu einer guten Verordnung sind. Lasst uns unsere Verordnungen deshalb niemals auf einer anderen Grundlage durchführen, denn es wäre weder homöopathisch noch vernünftig. Wir dürfen keine Lehre zulassen, die dieses grundlegende homöopathische Prinzip anficht. Derjenige, der seine Therapie auf irgendeiner neuen Theorie oder einer anderen Grundlage als der durch das Similegesetz vorgegebenen gründet, ist kein Homöopath und kein Mitglied unserer *Association*. Erfolgreiches Praktizieren kann niemals auf pathologischen Theorien basieren. Ob diese Theorien uns aufgrund pathologischer Zustände oder vermuteter Dyskrasien zu verordnen lehren, spielt keine Rolle; beides ist un-homöopathisch und erfolglos.

Die durch Hahnemann erstmalig eingeführte Arzneimittelprüfung hat der Medizin zwei ganz besondere Kriterien beschert, nämlich die *Gewissheit* und die *Vorhersagbarkeit*. Wir können uns sicher sein, dass eine Arznei bei einem Kranken die Symptome heilt, die sie beim Gesunden hervorruft, und die Arzneimittelprüfung gibt uns die Gewissheit, die Heilwirkung unserer Arznei von vornherein zu kennen. Wegen dieser großartigen Eigenschaften seiner Kunst ist die Medizin Samuel Hahnemann zu Dank verpflichtet, und wir müssen Sorge tragen, dass wir sein edles Werk nicht durch unsere Fehler zerstören. Kurz gesagt, wir sollten uns daran erinnern, dass die Symptome des Patienten die Grundlage unserer Verschreibung sind, die Frage der Dosis ist zweitrangig. Die Gabengröße [Potenz] macht die Arznei nicht homöopathisch.

Bezüglich der Gabengröße sind zweierlei Irrtümer vorhanden. Während die einen glauben, eine schlecht gewählte Arznei wirke wie das Similimum, weil sie sie in großen und rohen Dosen verabreichen, denken die anderen, sie könnten nahezu alles verschreiben, wenn die Potenz hoch genug ist. Beide Seiten irren sich. Obwohl wir die Frage der Dosis nicht dogmatisieren können, werden wir alle zustimmen, dass wir umso weniger Arznei benötigen, je näher wir an die perfekte Verschreibung, das Similimum herankommen. Dieser Lehrsatz kann auch mit anderen Worten formuliert werden. Die Erfahrung unserer besten Ärzte zeigt, dass das Similimum die meisten Fälle am besten heilt, wenn es in einer hohen

Einzelgabe gegeben wird, höchstenfalls werden wenige Wiederholungsgaben nötig sein. Obwohl uns die Erfahrung tatsächlich lehrt, dass Hochpotenzen besser sind als Tiefpotenzen, so sind es doch nur Erfahrungen und kein Gesetz. Aber das Gegenteil dieses Lehrsatzes ist *unwahr*, dass nämlich eine schlecht gewählte Arznei gut wirkt, wenn sie in großen Dosen verabreicht wird. Dieser Gedanke ist allerdings die Ursache des Eklektizismus[7] unserer Tage.

In den veröffentlichten Klinikfällen finden wir Beweise für die Notwenigkeit einer sorgfältigen Anamnese. Hahnemann legte größten Wert auf die Anamnese, lehrte uns, wie sie ausgeführt wird und schloss richtigerweise daraus, dass eine gute Anamnese bereits die halbe Heilung ist. Wenn die Anamnese nicht sorgfältig durchgeführt wurde, erhält man nicht die wichtigen, charakteristischen Symptome, welche Hahnemann als wahlentscheidend bezeichnet hat. Jeder Fall hat viele Symptome, die wir bei fast allen Arzneien auffinden und die deshalb von geringem Wert bei der Wahl des Arzneimittels sind. Jeder Fall sollte einige eigentümliche Symptome haben, bzw. hat sie wahrscheinlich auch. Diese gilt es herauszufinden. Wir müssen sie erhalten, denn solange wir lediglich die gewöhnlichen und unverbindlichen Symptome notiert haben, ist unsere Anamnese unvollständig. Es ist unsere Aufgabe, den Patienten so lange zu befragen und zu untersuchen, bis wir diese eigentümlichen Symptome haben. Wir hören oft Beschwerden über die Unzulänglichkeit unserer Materia Medica, über die Nutzlosigkeit unserer Repertorien, aber im Großen und Ganzen gründen die Fehler, die eine korrekte und einfache Verordnung behindern, nicht auf einem Mangel an guten Büchern, sondern auf unsauber und gedankenlos durchgeführten Anamnesen. Vergesst nicht, dass die größten Heilerfolge, die wir beobachten konnten, von den frühen Homöopathen mit weitaus weniger Büchern bewerkstelligt wurden. Nachdem wir die richtige Arznei bestimmt haben, dürfen wir nicht vergessen, dass es von höchster Wichtigkeit ist, sie in angemessener Dosis zu verabreichen, sie nicht zu schnell zu wechseln oder zu wiederholen. Wechseln Sie niemals eine Arznei, solange nicht veränderte Symptome es erfordern; wiederholen Sie niemals die Arznei (oder wechseln Sie auf eine andere), solange es dem Patienten besser geht. Um die wahre Heilkunst besser und vollständig zu verstehen, muss man immer wieder das *Organon* studieren. Mit diesen wenigen Bemerkungen beabsichtigen wir nicht, diese Kunst zu lehren, sondern wollten vielmehr die Aufmerksamkeit auf einige hervorstechende Punkte lenken und vor einigen wichtigen Besonderheiten warnen, die man stetig im Auge behalten sollte.

Man sagt, dieser Verband sei zu einem bestimmten Zweck ins Leben gerufen worden, nämlich dem, die Homöopathie weiterzuentwickeln und zu verbreiten. Bei der Erfüllung dieser Aufgabe muss es unser Hauptanliegen sein, die Materia Medica rein zu halten und sie zu vervollständigen, denn sie ist die Grundlage unserer Kunst. Sollte unsere Materia Medica jemals beschädigt oder verdorben werden, wird der klinische Erfolg unmöglich. Wir sollten uns noch einmal das Schicksal des *American Institute* als Warnung vor Augen halten, das vor etwa vierzig Jahren gegründet wurde, um die gleiche Arbeit zu verrichten wie wir. Einige Jahre lang hat das *American Institute* auch gute Dienste für unsere Sache geleistet. Aber die Eklektiker nahmen überhand, das *Institute* verliebte sich in die Sirenen namens „fortschrittliche Wissenschaft", und jegliche Wahrheit kam abhanden. Seht zu, dass uns dieses Schicksal erspart bleiben möge.

Die Materia Medica muss durch umfassende und sorgfältige Arzneimittelprüfungen erweitert werden; da die meisten modernen Prüfungen unsachgemäß und schlampig durchgeführt wurden, werden

[7] Im Original: mongrelism = Mischung

wir einige Arzneimittel nochmals prüfen. Diese Prüfungen sind wertlos, man hat geradezu Angst, auf deren Basis zu verschreiben. Angst, menschliches Leben aufs Spiel zu setzen. Es ist ein vollkommen anderes Gefühl, eine unserer alten, wohlgeprüften Arzneien zu verordnen. Sie krönen unseren Erfolg, so sicher und vertrauenswürdig sind sie.

Bei unserem letzten Treffen wurde bezüglich der Materia-Medica-Forschung ein guter Anfang gemacht, und dies stieß auf große Resonanz. Wir müssen uns bemühen, in unserer Arbeit die Energie und den Eifer hervorzubringen, den Hahnemann und seine frühen Schüler gezeigt haben; sie waren echte Meister. In der Arzneimittelprüfung und Revision der Materia Medica werden unser therapeutisches Wissen und unsere medizinischen Fähigkeiten am deutlichsten zur Geltung gebracht. Um diese Arbeit gut zu machen, brauchen wir die Talentiertesten und Eifrigsten aus unseren Reihen, was uns aber nicht von unserer Arbeit abhalten darf, denn in unseren Reihen sind Können und Eifer leicht zu finden.

Die Materia Medica muss durch klinische Beobachtung erweitert werden, und auch hier sollten wir uns Hahnemanns sorgfältige Arbeitsweise zum Vorbild nehmen. Klinische Symptome dürfen nur mit größter Vorsicht in die Materia Medica einfließen. Sie dürfen nur nach gründlichster Untersuchung eigearbeitet werden und sollten so gekennzeichnet werden, dass wir jederzeit die klinischen Symptome von den Prüfungssymptomen unterscheiden können. Eine unüberlegte und vorschnelle Aufnahme der klinischen Symptome ist sicherlich eine Sünde und wird, wenn sie große Ausmaße annimmt, die Materia Medica unzuverlässig machen. Es ist nicht zwangsläufig jeder Praktiker dazu geeignet, die Materia Medica um klinische Bestätigungen zu erweitern. Selbst verlässliche klinische Bestätigungen brauchen nur dann aufgenommen zu werden, wenn es sich um eigentümliche oder charakteristische Symptome handelt, vage und gewöhnliche Symptome haben wir genügend.

Klinische Symptome sind nur dann zulässig, wenn es darum geht, die Lücken einer unvollständigen Prüfung zu füllen oder bei Symptomen, die wir durch Prüfungen nicht erhalten können. Obwohl einige unserer besten Symptome heutzutage klinischen Ursprungs sind[8], sind sie in der Regel nicht so sicher und vertrauenswürdig wie die Prüfungssymptome.

Zusätzlich zur Arzneimittelprüfung und der behutsamen Ergänzung klinischer Symptome ist es sinnvoll, die Prüfungssymptome zu kennzeichnen, die sich in der Praxis bewährt haben. Ein Symptom, das in der Arzneimittelprüfung auftrat und sich klinisch bestätigt hat, wird noch vertrauenswürdiger. Über diese Symptome ist jeder Zweifel erhaben.

Die Bewahrung homöopathischer Wahrheit ist durch nichts stärker gefährdet als durch das Einfließen von unsicheren und geheimnisvollen Symptomen. Von allen Dingen, die zu unserer wissenschaftlichen Heilkunst gehören, ist die *geprüfte Arznei* die wichtigste. Ein Mitglied kann behaupten, er habe jemanden mit einer ungeprüften Arznei geheilt und wird aus Mangel an Beweisen niemals die Homöopathizität dieser so genannten Heilung bestätigen können, da diese nur aus der Prüfung ersichtlich ist. Es sind viele gute Dinge vom Schleier des Unbekannten umgeben, und die Zeit ist noch nicht reif, um darüber zu sprechen. Deren Bezug zur Homöopathie muss aber erst gezeigt werden, damit unsere Organisation sie anerkennen kann. Der Allopath berichtet von Heilungen, die er uns nicht zeigen kann, deshalb weisen wir ihn zurück. Wenn der gleiche Allopath berichtet, er habe Erbrechen mit *Ipecacuanha* geheilt, kann der Homöopath dies als echte Heilung

[8] z.B. die Phosphorsymptome: „Bleistiftstuhl", „Gefühl als stehe der After offen", „Husten < durch Liegen auf der linken Seite" etc.

akzeptieren, weil es das ist, was zu erwarten war. Der kranke Mensch benötigt eine Arznei, deren Ähnlichkeitsbeziehung zu seiner Krankheit in der Arzneimittelprüfung festgestellt wurde, deshalb führen wir die Arzneimittelprüfung am Gesunden durch.

In allen Diskussionen können wir die reine Lehre nur unter Berufung auf die geprüfte Arznei aufrechterhalten. Wir tun gut daran, das Rätselraten auszuschließen und uns in allen Berichten die Zusammenhänge zwischen Arznei und Krankheit, gemäß unserer Lehre, zeigen zu lassen. Das Redaktionskomitee muss ohne Angst und ohne seine Vorlieben zum Ausdruck zu bringen, alle Krankheitsberichte zurückweisen, die keinen Bezug zur Arzneimittellehre herstellen können. Welchen Wert hat eine Heilung ohne vorangegangene Prüfung? Ihr könnt es euch sparen, Heilungen zu veröffentlichen, ohne vorher die passende Prüfung vorgelegt zu haben.

Durch gründliche und sorgfältige Arbeit werden wir eines Tages eine vollständige Materia Medica haben, deren Symptome alle wiederholt verifiziert sind. Dann wird unsere Kunst eines Tages eine so exakte Wissenschaft, wie wir vorausgesehen haben. Auf dieses Ziel arbeiten wir hin. Ein großer Schritt in Richtung dieses Ziels wird getan sein, wenn wir die *Guiding Symptoms* des verstorbenen Dr. Hering in dieser Form vervollständigt haben. Sie sind uns versprochen, und wenn sie so herausgegeben werden, wie der Meister sie uns hinterlassen hat (und nicht wie einige unkluge Leute planen, sie zu editieren), wird unsere Schule einen großen Schatz erlangen. Die sog. *Encyclopedia of Drug Pathogenesy*, welche eine Menge mangelhafter Prüfungen enthält, ist das genaue Gegenteil von Herings großartigem Werk. Wir haben mehr als einmal versucht, aus diesen komprimierten und entstellten Seiten Hilfen für unsere Arbeit herauszufiltern und bekamen jedes Mal einen gehörigen Dämpfer. Wir können keinerlei Nutzen darin entdecken. Angesichts der vielen Arbeit, die hineingesteckt wurde, und der großen Erwartungen, die gehegt wurden, können wir nur hoffen, dass es irgendeinen Zweck erfüllt.

Es gibt noch einen Punkt, auf den sich Ihre Aufmerksamkeit richten sollte: nämlich sicherzustellen, dass sowohl bei der Auswahl der Rohstoffe, als auch bei der Herstellung der Potenzen mehr Sorgfalt angewandt wird. Es scheint, als hätte sich die Nachlässigkeit auch in unsere Arzneien geschlichen. Wir müssen bei der Auswahl der richtigen Rohstoffe und bei der Herstellung unserer Arzneien größte Vorsicht walten lassen. Besonders bei unseren pflanzlichen Arzneimitteln muss bei der Verordnung die gleiche Zubereitung wie bei der Prüfung verwendet werden. Wir meinen damit nicht exakt ein und dasselbe Präparat, sondern identische pharmazeutische Herstellungsmethoden. Verunreinigte oder nicht genau definierte Arzneien werden am Krankenbett nicht mit den reinen Arzneien, die in der Prüfung Verwendung fanden, übereinstimmen. Viele unserer Misserfolge sind zweifelsfrei auf die unsachgemäße Herstellung der Arzneimittel zurückzuführen.

Im Laufe des letzten Jahres hat sich in der medizinischen Welt nichts Erwähnenswertes ereignet. In der Allopathie haben neue Theorien die alten abgelöst. Das ist das uralte Lied mit diesen Wissenschaftlern. Was uns betrifft, so scheint sich unsere Arbeit kontinuierlich weiterzuentwickeln. Das erfolgreiche Treffen im letzten Jahr in Saratoga hat viel Gutes hervorgebracht und der Welt da draußen gezeigt, dass wir ein *arbeitender* Verband echter Homöopathen sind. Ein so erfolgreiches Treffen kann für die Homöopathie nur nützlich sein.

Wir begrüßen uns nun zum achten Mal, um am Erhalt einer Heilkunst zu arbeiten, die wir Homöopathie nennen. Wir sind aus weiten Teilen des Landes zusammengekommen, um unser gegenseitiges Vertrauen für ein weiteres ereignisreiches und bewegtes Jahr zu stärken. Diese Organisation hat sich von allen medizinischen Richtungen der Masse abgegrenzt. Wir sind nur eine Handvoll, dafür aber respektable Minderheit, die die Kluft sieht, die sich hinter ihr auftut. Wir werden den Berg der homöopathischen Wahrheit weiterhin selbstständig besteigen. Einige sagen, wir seien bereits auf dem Gipfel, aber seid euch nicht so sicher, wir haben erst den Ausläufer des Berges erklommen. Bald werden wir vor uns einen Berg erblicken, den kaum ein Mensch bisher bestiegen hat. Trotz des dornigen und steilen Berghanges werden wir weiterklettern, da auf seinem Gipfel das Licht der Wahrheit leuchtet. Schon bald werden unsere Mitstreiter ermüden und sie werden weniger werden. Obwohl in der fernen Vergangenheit bereits einige diesen Berg erklommen haben, tummeln sich in den Tälern unter uns noch immer Millionen Zwiespältige. Wenige plagen sich auf dem steilen und felsigen Hang empor, der immer steiler und felsiger wird, je weiter sie vorankommen. In der Ferne erblicken wir den Himmel mit seinen verstreuten Wolken und den Weltraum. Weit entfernt sehen wir einen noch viel höheren Berg, den es zu erklimmen gilt. Auf ihm erblicken wir über den Wolken, am klaren Horizont, den unsterblichen Hahnemann.

Vortrag über die Beziehung zwischen der Gicht und unserem Willen

Zwischen ihrem vierten und sechsten Lebensjahr hasste sie ihre Mutter und ihre Schwester. Mit vierzehn hatte sie ihre Menarche und während ihrer Periode ist sie jedes Mal durch sehr starke Gebärmutterkrämpfe geschwächt. Mit dreißig waren ihre Fingergelenke von der Gicht befallen.

Als sie noch ein Kind war, konnten wir ihren Gemütszustand nicht Gicht nennen, nicht einmal in ihrer Pubertät konnten wir an die Gicht denken, doch litt sie nicht schon damals an etwas, was sich später als Gicht offenbarte? Als sie ein Kind war, hatte *Fluoricum acidum* meist eine heilende Wirkung. In ihrer Pubertät brauchte sie Lapus albus. Als ihre Gicht ausbrach, wurde ihr lebenslanges Leiden mit *Silicea flourica calc.* geheilt. Ich konnte schon häufig feststellen, dass Patienten trotz einer Behandlung, wie sie oben erfolgt ist, an Gicht erkrankt sind. Müssen wir unsere Vorstellungskraft ausdehnen und sagen, dass sie durch dieses Arzneimittel bereits in ihrer Kindheit hätte geheilt werden können, wenn sie es damals bekommen hätte?

Warum führen uns diese Fälle nicht zur Ursache der Krankheit, sondern zu den Resultaten: den Krankheitssymptomen und Endzuständen? Kann es sein, dass wir den Krankheitsfall eines Erwachsenen nicht vollständig erfasst haben, wenn wir die Symptome bis hin zu seiner Kindheit und Jugend vernachlässigen? Auch wenn die aktuellen Symptome durch Medikamente verschleiert sind, können wir den Fall gut eröffnen, wenn die Mutter uns den Gemütszustand des Kindes beschreiben kann, und manchmal erkennen wir, welches Arzneimittel vor der Verschleierung durch den Schulmediziner oder Möchtegernhomöopathen indiziert gewesen wäre.

Um die Krankheitsergebnisse – die Endzustände – zu heilen, müssen wir uns von den Symptomen des frühen Krankheitsstadiums und der Krankheitsentstehung leiten lassen. Derjenige, der auf pathologische Endzustände wartet, um sich von ihnen den Weg zum Konstitutionsmittel zeigen zu lassen, ist äußerst unklug. Manchmal sehen wir die Arznei durch die Pathologie hindurch schimmern, aber meistens sind es nur sehr kleine Hinweise. Diese Hinweise untermauern zwar die Indikationen bestimmter Arzneien, es ist aber besser, wenn wir die Indikationen mit den frühen Symptomen untermauern. Wenn wir gichtige Deformationen verhindern wollen, müssen wir die frühen Gemütssymptome eruieren, weil die Gichtablagerungen nur geringe Anhaltspunkte für die Arzneiwahl liefern.

Warum ist Krebs unheilbar?

Mit anderen Worten: Was muss enthüllt werden, das uns zur Krebsheilung führt? Wenn eine Heilung erreicht wird, fragt man sich, weshalb die Therapie bei dem einen Fall greift, wenn sie in den meisten anderen Fällen versagt.

In einigen Fällen finden wir alte Symptome, derer sich der Patient noch erinnert, die uns zum Arzneimittel führen, *aber in den meisten Fällen finden wir nichts weiter vor als bösartige Gewächse und einige Zeichen wie Härte, stechende Schmerzen, Ulzerationen, vergrößerte Drüsen und die Tendenz, umliegendes Gewebe zu infiltrieren.* Selbst ein Neuling kann ohne Zuhilfenahme eines Mikroskops sagen, dass das Gewächs bösartig ist. In den meisten Fällen kennzeichnet der Mangel an Symptomen die aktuelle Situation. Wenn die Gemütssymptome der Kindheit und die Symptome von der Kindheit bis jetzt vollständig eruiert werden können, kann man vielleicht noch etwas machen. Krebs tritt meist in fortgeschrittenem Alter auf, wenn man die Krankheiten der Kindheit vergessen hat. Der Patient kennt die Gemütssymptome seiner Kindheit nicht, die Eltern sind meist verstorben und die Brüder und Schwestern erzählen von den Streichen der Kinder.

Viele unserer Patienten kommen mit einer langen Vorgeschichte schulmedizinischer Behandlung seit ihrer Kindheit, alle Krankheiten wurden unterdrückt, Hautausschläge wurden unterdrückt, die Symptome haben sich durch die rohen Arzneien verändert, ein klar umrissenes Bild der Konstitution konnte sich nie entwickeln. Wir wissen nicht, ob das Kind eigensinnig, hasserfüllt, ungehorsam, hysterisch, gewalttätig, langsam bei den Schulaufgaben war, oder ob nicht das genaue Gegenteil der Fall war. Wir bekommen höchstens die häufigsten Pubertätssymptome, die bei allen Frauen übrigens von immenser Bedeutung sind und deshalb in Erfahrung gebracht werden müssen. Wenn wir die Symptome von der Geburt bis zum heutigen Tage nicht herausfinden können, ist es kein Wunder, dass Krebs unheilbar ist.

Bei der Heilung eines jeden Krankheitszustandes *muss unsere Verschreibung auf die Totalität der Zeichen und Symptome und nicht auf der Pathologie basieren.* Krebs ist der Endzustand. Die Symptome des ersteren sind das äußere Bild des Patienten. Wenn diese durch nicht-homöopathische Arzneien unterdrückt oder verändert wurden, kann der Homöopath nichts mehr ausrichten, und auch der Chirurg kann nicht mehr helfen. Palliation und Lebensverlängerung sind keine Heilung.

„Es giebt nichts ... Heilbare[s] ... was sich nicht durch ... Zeichen und Symptome dem genau beobachtenden Arzte zu erkennen gäbe ... " (§ 14). Krankheitszustände, und demzufolge auch Patienten, sind unheilbar, wenn keine Zeichen und Symptome vorhanden sind, und sie bleiben so lange unheilbar, wie keine Zeichen und Symptome existieren. *Die Zeichen und Symptome verschwinden in dem Maß, in dem die Pathologie fortschreitet.* Wir beobachten dies bei Krebs, bei Tuberkulose, bei Diabetes, bei Morbus Bright und bei allen anderen Krankheiten, die sich manifestiert haben. Manchmal wird die Arznei, die durch die geistigen und körperlichen Symptome indiziert gewesen wäre, leicht fortgeschrittene pathologische Zustände heilen. Außerdem wird eine solche Arznei bald aufzeigen, dass der Patient schon zu lange erkrankt und die Pathologie zu weit fortgeschritten ist. Die Reaktionskraft ist so schwach, dass der Patient schnell abbaut. Nun muss die Arznei antidotiert werden.

Ich erinnere mich an einen Patienten, der schon lange an Lungentuberkulose litt, seine Lunge war kavernös und er hustete Blut. Sowohl seine frühen Gemütssymptome als auch die frühen körperlichen Symptome riefen nach *Phosphorus*, welches auch auf die aktuelle Symptomatik passte. Ich gab, weil ich es nicht besser wusste, *Phosphorus* in einer hohen Potenz und er bekam hohes Fieber, unstillbaren Durchfall und baute rapide ab. Nun war ersichtlich, dass der Patient bald sterben würde, aber *Arsenicum* antidotierte die heftige Phosphoruswirkung und der Patient lebte noch einige Monate. Der Patient muss noch genügend Reaktionskraft haben, wenn die ähnliche Arznei verabreicht wird, oder sein Zustand verschlimmert sich durch diese Arznei erheblich.

Das Arzneimittel ist deshalb homöopathisch, weil der Patient darauf reagieren kann, ansonsten ist es lediglich ein ähnliches Mittel, aber keine Arznei. Die Möglichkeit, dass ein ähnliches Arzneimittel keine homöopathische Arznei im eigentlichen Sinne ist, stellt für einige kluge Leute ein neues Problem dar. Es handelt sich dann nicht um eine homöopathische Arznei, wenn der Patient keine Reaktion mehr darauf zeigen kann, denn auf diese kommt es an. In allen heilbaren Fällen tritt umgehend eine Reaktion auf. Einige Patienten haben diese Reaktionskraft verloren, obwohl sie keine sichtbaren oder feststellbaren organischen Krankheiten haben. Dies ist bei alten Menschen der Fall, die an Altersschwäche sterben, und bei diesen kann man sagen, dass sie gesund waren.

In den letzten Lebenstagen alter Menschen beobachten wir oft eine rasche Reaktion auf die Arznei, die allerdings nur einige Stunden lang anhält, bis er zu seiner letzten Ruhe findet. Dieser Reaktionsmangel ist bei schwachen Menschen, ob jung oder im mittleren Alter, ziemlich ähnlich. Es läuft letztendlich auf das Gleiche heraus, ob der Reaktionsmangel auf konstitutioneller Schwäche oder auf Altersschwäche beruht.

Wenn wir über die Heilbarkeit von Krebs oder Tuberkulose nachdenken, müssen wir uns diesem Thema widmen. Wir können die Reaktionskraft des Patienten nach der Verordnung beurteilen, indem wir seine Symptome beobachten. Keine zwei Patienten reagieren gleich. Generell können wir davon ausgehen, dass die Reaktionskraft gut ist, solange Zeichen und Symptome vorhanden sind. Wenn aber die Zeichen und Symptome verschwunden sind und der Pathologie Platz gemacht haben, ist es nicht mehr möglich, seine Reaktionskraft vor der Verordnung eines *ähnlichen Mittels* einzuschätzen. Wenn wir dies wissen, ist es leicht zu verstehen, warum nach der Verordnung eines Heilmittels in chronischen Fällen alte Symptome zurückkehren. Patienten mit schwacher Reaktionskraft können nur palliativ behandelt werden, während Patienten mit starker Reaktionskraft alle ihre alten Symptome in der umgekehrten Reihenfolge ihres Erscheinens durchmachen.

Bei Patienten mit Krebs oder Tuberkulose können wir sehr sicher sein, dass sie sich vollständig erholen werden, wenn nach der Arzneimittelgabe alte Symptome wieder auftauchen. Jedoch haben diese Patienten selten eine so starke Reaktionskraft, dass sie alte Symptome wieder hervorbringen können, folglich sind sie unheilbar.

Das Arzneimittel an den Zeichen und Symptomen der Gegenwart oder Vergangenheit zu erkennen ist das eine, die Reaktionskraft des Patienten ist eine völlig andere. Eine Arznei zu finden, die seine verloren gegangene Reaktionskraft wiederherstellt, ist folglich unmöglich. Genauso wie des Chirurgen Messer zum Scheitern verurteilt ist.

Tuberkulose

Ein dreijähriger Junge wurde wegen seiner vergrößerten Drüsen in meine Sprechstunde gebracht. Väterlicherseits sind etliche an Tuberkulose verstorben. Trotz langer und ernsthafter Befragung verheimlichte die Mutter seine Gemütssymptome. Sie schien sich zu schämen, sie offenzulegen. So kam es mir in den Sinn, seine Konstitution mit *Tuberkulinum bovinum* zu testen, da er eine lange Krankengeschichte aufwies und ich schon oft gesehen habe, wie Drüsen durch diese Arznei geheilt wurden. Nach einem Kampf gelang es mir endlich, ihm eine Gabe *Tuberkulinum* auf die Zunge zu geben. Er weigerte sich, seine Zunge herauszustrecken oder den Mund zu öffnen. Die Mutter versuchte ihn zu überzeugen, seinen

Mund zu öffnen. Dies war der Moment, in dem mir der Junge seine Gemütssymptome höchstpersönlich offenbarte.

Er wurde richtig zornig, seine Augen wurden glasig und er schien Konvulsionen zu haben, er versuchte die Globuli auszuspucken, drehte sich zu seiner Mutter und sagte: „Ich werde dich töten, sobald wir daheim sind, töte ich dich". Er hatte Schaum vor dem Mund. Nun konnte die Mutter dazu bewegt werden, über das Verhalten ihres Kindes und seine Gemütssymptome zu sprechen. Sie sagte, dass sie ihm nicht Herr würden und er zu nichts überredet werden könne, wozu er keine Lust hat. Plötzlich wird er wütend und droht, seine Mutter oder seinen Vater zu töten, und bekommt Schaum vor dem Mund, sobald sie ihn zwingen, einer Anweisung zu gehorchen.

Seine Mutter zwang ihn, seinen Mund zu öffnen, so dass ich ihm *Tuberkulinum* XM direkt auf die Zunge geben konnte. Vier Wochen später erhielt er noch einmal die XM, dann die LM. Innerhalb eines Monats veränderte sich der Junge und wurde ein vollkommen sanftes und ordentliches Kind. Die geschwollenen Drüsen verschwanden innerhalb von drei Monaten. Das Kind ist inzwischen ein vielversprechender Junge von zehn Jahren. Es wurde keine weitere Arznei benötigt.

Nachdem ich eine große Zahl Schwindsüchtiger beobachtet habe, vom Beginn ihrer Erkrankung bis zu ihrem Ende, kann ich nicht sagen, dass der entsprechende Gemütszustand unveränderlich und eindeutig ist.

Bei Kindern mit angeborener konstitutioneller Schwäche ist das Gemüt immer im Ungleichgewicht. Manchmal ist ihr Wille am stärksten betroffen, manchmal ihr Auffassungsvermögen. Wenn die Lunge, die Nieren oder die Genitalien der Sitz des lokalisierten Leidens sind, ist überwiegend die Auffassungsgabe gestört. Wenn die Leber Sitz der lokalisierten Krankheit ist, sind die Symptome eines gestörten Willens, die sich in der jüngeren Vergangenheit bemerkbar machten, am stärksten ausgeprägt.

In allen Fällen sind früh Gemütssymptome zu erkennen, und es gibt immer eine ganze Reihe von Symptomen, geistiger wie nervöser Art, bevor sich die Tuberkulose manifestiert hat. Dann verschwinden die Gemütssymptome und in den meisten Fällen verschwinden sie vollkommen, bevor die Einlagerungen auftreten. Dies führt zu der Annahme, dass in nahezu allen Fällen eine tuberkulöse Disposition vorliegt, und genau diese Disposition ist ererbt. Wenn diese fehlt, ist man recht gut vor der Tuberkulose geschützt.

In vielen Fällen ist diese Disposition von Geburt an deutlich, bis zum Ausbruch der Lokalkrankheit oder der Endzustände. Wir dürfen nicht bis zum Ausbruch der Pathologie warten, sondern sollten in jedem Fall den Ausbruch zu verhindern versuchen. Wenn wir den Eltern die Möglichkeiten der Prüfung und absoluten Prävention eröffnen, könnten sie uns dabei helfen, der „weißen Pest" das Ende zu bereiten.

Nosoden

Im Großen und Ganzen nimmt die Tendenz, Nosoden zu verschreiben, verschwenderische Ausmaße an. Ich kenne Fälle, in denen *Medorrhinum* fälschlicherweise gegeben wurde und versagt hat, *Thuja* aber eine prompte Heilung bewirkt hätte, da die vorherrschenden Symptome eben für *Thuja* und nicht für *Medorrhinum* sprachen. Ich kenne Fälle, in denen *Psorinum* wegen der angenommenen Beziehung zur Psora gegeben wurde, obwohl *Sulphur* das angezeigte Mittel gewesen wäre. Es ist ein großer Fehler, für die Miasmen zu verschreiben, anstatt aufgrund der Totalität der Symptome.

Wenn die Symptome sehr spärlich sind, die Arznei fraglich und der Patient einmal eine Gonorrhoe hatte, seit der es ihm schlecht geht, so ist ein Versuch mit *Medorrhinum* sehr vielversprechend. Es ist gleichsam angebracht, es mit *Syphilinum* zu probieren, wenn Syphilis in der Vorgeschichte auftaucht und es dem Patienten an Symptomen mangelt. Wir müssen darüber erhaben sein, nur aufgrund von Miasmen zu verschreiben, da wir sowohl die Miasmen als auch die Symptome im Auge behalten müssen. Die Arzneien, die zur Totalität der Symptome passen, müssen auch das dazugehörige Miasma heilen können.

Über den derzeitigen Hang, unsere Materia Medica nachzuprüfen

Vielfach taucht der Wunsch auf, unsere alten Arzneien einer Nachprüfung zu unterziehen. Bisher wurde jedoch noch nichts unternommen, um die Prüfungen der frühen Jahre zu verbessern. Wir können nicht erwarten, dass unsere Materia Medica hinzugewinnt, außer in den Händen von guten Beobachtern.

Wenn wir alles aufgezeichnet haben, was vom Arzt persönlich bzw. vom Prüfer und seinen Begleitern beobachtet und empfunden wird, so haben wir all das zusammengetragen, was wir für unsere Verschreibungen benötigen.

Die Prüfer nehmen die Arzneien nicht so lange, bis Gewebeveränderungen entstehen, daher sind die Untersuchungen dieser Art sinnlos und die Laboruntersuchungen gehören nicht zu den benötigten Informationen, weder beim Patienten noch beim Prüfer. Prüfer und Patienten schlichten Gemüts geben uns die brauchbarsten Informationen. Die Verschreibung nach so genannten pathologischen Gesichtspunkten beruht auf klinischen Symptomen oder der Toxikologie. Viele der Ärzte, die nach pathologischen Gesichtspunkten verordnen, sind in solcher Unkenntnis der Quellen der Symptome, dass sie einer Verordnung aufgrund klinischer Symptome widersprechen. Diese Unkenntnis zieht sich durch den gesamten Eklektizismus[9].

In der wunderbaren Nachprüfung von *Belladonna* wurde nichts gefunden, was das große alte *Belladonna*-Bild hätte ergänzen können. Viele haben verlangt, dass diese Nachprüfungen unter der Aufsicht von Spezialisten mit ihren Labortests, ihren Blutuntersuchungen, ihren Blutdruckmessgeräten usw. stattfinden sollen, in der Annahme, dass diese hochwissenschaftliche Prozedur und Vorführung dazu führe, dass die Homöopathie von den Vertretern der Schulmedizin anerkannt würde. Meiner Meinung nach machen wir uns damit nur lächerlich. Wenn wir uns mehr an die gute alte Prüfungsmethode, wie Hahnemann sie gelehrt hat, halten würden, würde unser Verstand sofort erkennen, was wir wirklich brauchen und aufzeichnen müssen. Diese so genannten modernen Prüfer sind unserer Philosophie unkundig und wissen deshalb auch nicht, was wir für eine erfolgreiche Arzneimittelstudie brauchen, geschweige denn, was wir für eine erfolgreiche Verschreibung am Krankenbett wissen müssen. Diese modernen Ansprüche an Prüfungen enthüllen eine vollkommene Unkenntnis der Anforderungen an die Verschreibung. Sie zielen darauf hin, die gewöhnlichen Symptome herauszufinden, während sie die Symptome vernachlässigen, die den Patienten charakterisieren. Dieser Fehler haftet allen modernen Prüfungen an. Studenten der Materia Medica sollten zuerst das *Organon* beherrschen und dann Arzneien prüfen. Die Hahnemann'sche Methode wurde niemals verbessert. Lasst uns alle die modernen Prüfungen mit denen Hahnemanns vergleichen und die Unterschiede herausarbeiten.

Unsere gut geprüften Arzneien bedürfen keiner Nachprüfung. Viele unserer unzureichend geprüften Arzneimittel brauchen weitere Prüfungen, aber nach der gleichen Methode, die auch Hahnemann gebrauchte. Die Arzneien sollten in tiefen, mittleren und hohen Potenzen geprüft werden. Sobald der Prüfer die Arzneisymptome spürt, muss die Einnahme der Arznei gestoppt werden, damit es nicht zur Manifestation der Arzneiwirkung kommt, die zu völliger Verwirrung führt. Die Verwirrung hat viele ansonsten gute Prüfungen aus der Bahn geworfen.

[9] Im Original: *mongrelism*

Was ist ein homöopathischer Arzt?

„Ein homöopathischer Arzt ist jemand, der zu seinem medizinischen Wissen spezielles Wissen homöopathischer Heilkunst hinzufügt und das Ähnlichkeitsgesetz einhält." (A.I.H.)

„Der homöopathische Arzt ist jemand, der Einzelmittel in der kleinstmöglichen, potenzierten Form, anhand des Ähnlichkeitsgesetzes auswählt."

Der oberflächliche Beobachter würde gegen diese beiden Definitionen nichts einzuwenden haben. Der überraschende Teil der ersten Definition lautet: „... der zu seinem medizinischen Wissen ... hinzufügt ..."

Woraus besteht dieses Wissen? Ist es das, was die Schulmedizin unter dem modernen Arzneimittelkonsum versteht, wie Abführmittel, Salben, Beruhigungsmittel, Komplexmittel, Kohle- und Teerprodukte, allgemein rohe Arzneien etc.? Soll das heißen, dass ein Homöopath dies alles wissen muss, um etwas zu haben, was er mit seinem speziellen Wissen homöopathischer Heilkunst ergänzen kann, um ein homöopathischer Arzt zu sein?

Eigentlich sollte man annehmen, dass der homöopathische Arzt Ersteres hinter sich lassen muss, um ein fortschrittlicher und wissenschaftlicher Arzt zu werden. Es muss erwidert werden, dass dieses „Wissen der Medizin", zu dem er seine Homöopathie hinzufügen soll, nichts anderes als altüberliefertes Unwissen und Absurditäten sind. Nun soll er zu diesem Unwissen sein Wissen über die homöopathische Heilkunst hinzufügen. Wäre es nicht angemessener und klüger zu sagen, dass ein homöopathischer Arzt jemand ist, der die traditionellen Absurditäten hinter sich gelassen hat und sich statt dessen die Wissenschaft und Philosophie der neuen Heilkunst, der Homöopathie, zu eigen gemacht hat? Menschen, die eine Verschreibung aufgrund von Diagnosen, Laborergebnissen, pathologischen und bakteriologischen Befunden vornehmen, sollen dieses Wissen (?) durch ein spezielles homöopathisches Wissen ergänzen!

Wir haben schon viele so genannte homöopathische Ärzte getroffen, doch darunter war noch keiner, der sein so genanntes medizinisches Wissen um irgendwelche Kenntnisse der Materia Medica oder der Kunst, Arzneimittel zu verordnen, erweitert hätte.

Das Erstaunlichste an der obigen Definition ist, dass sie eben dies als Grundlage nennt, was verhindert, dass jemand homöopathischer Arzt wird. Solange jemand an diesen traditionellen Absurditäten festhält, auch wenn sie moderne und wissenschaftliche Medizin genannt wird, ist er unfähig, die wahre Kunst des Heilens im Sinne des Similegesetzes zu erlernen. Solange er diese Absurditäten als wertvolles Wissen ansieht, verspürt er nicht das Bedürfnis, das echte Wissen der homöopathischen Heilwissenschaft kennen zu lernen. Es ist keine Sünde, alle diese Absurditäten zu kennen, solange man sich bewusst ist, dass es solche sind, doch in der Definition werden sie als „medizinisches Wissen" bezeichnet. Die Definition bezieht sich auch nicht auf Anatomie, Physiologie, Chemie usw., denn diesen kann nichts hinzugefügt werden, denn dieses Wissen sollte ein Arzt durchaus besitzen.

Wenn wir uns umschauen und die unter dieser Flagge segelnden Männer erblicken und ihre Methoden betrachten, werden wir feststellen, dass sie sich kaum von den Allopathen unterscheiden. Die meisten von ihnen erkennen zwar das Ähnlichkeitsgesetz an, haben aber zu wenig Ahnung von der Materia Medica, dem richtigen Gebrauch des Repertoriums und der Philosophie, um Homöopathie praktizieren zu können.

In ihrer Unkenntnis benutzen sie die Arzneimittel in der gleichen, rohen Darreichung wie in der Prüfung, obwohl der kranke Mensch mit seinen entsprechenden Symptomen tausendmal empfänglicher ist als der

Prüfer. Wenn diese unwissenden Heuchler übrigens ein tatsächlich homöopathisches Arzneimittel verabreichten, würden sie die betreffende Krankheit verschlimmern. Ich weiß, dass das oft geschieht, und in ihrer Unwissenheit wechseln sie einfach die Arznei, anstatt die Arzneigabe einzustellen, damit der Patient sich schnell wieder erholen kann. Ich habe viele dieser unbeholfenen Ärzte getroffen, meistens haben sie dann das College beschuldigt, sie ohne ausreichende Kenntnisse der Materia Medica, des Repertoriums und der homöopathischen Theorie entlassen zu haben. Stattdessen hatte man ihnen viel über Pathologie und Diagnose beigebracht. Sie sahen, wie in einer großen Hautklinik Salben auf die Haut aufgetragen wurden und zwar von einem Arzt, der vorgibt, sein fürchterliches Unwissen durch das Heilgesetz ergänzt zu haben. Beabsichtigt diese Definition nicht einzig und allein, den Männern Ansehen zu verschaffen, denen die Kenntnis momentaner Modeerscheinungen und traditioneller Absurditäten genügt und die die reine Arzneimittellehre und Hahnemanns *Organon* ignorieren? Mit dieser Frage muss sich jeder denkende homöopathische Arzt beschäftigen.

Es ist gleichermaßen offensichtlich, dass der zweiten Definition, die einen echten homöopathischen Arzt beschreibt, wie wir alle wissen, im *American Institute* nur eine kleine Minderheit zustimmt. Oft wurde gefragt, warum die Homöopathie so langsam wächst. Ist es nicht offensichtlich, dass die Gründe hierfür gleichen Ursprungs sind wie im Fall der ersten Definition eines Homöopathen, die die echten Anhänger der Homöopathie vollkommen verfälscht darstellt? Wenn solche Menschen in der Überzahl sind, wie soll ihre Arbeit einen kranken Menschen zur Homöopathie führen? Kein Wunder, dass die Welt die Homöopathie so langsam akzeptiert, wenn die Menschen nur wenige überzeugende Beweise ihrer Nützlichkeit zu sehen bekommen. Was ist daran besser als an der traditionellen Medizin? Wie oft hören wir unsere überzeugten Patienten sagen: „Wenn ich keinen echten Homöopathen finde, gehe ich lieber zum Allopathen." Das sind die Patienten, die den Unterschied kennen. Sie sind zu klug, um sich einem Mann anzuvertrauen, der die Arzneien zu schnell wechselt, Komplexmittel verabreicht und Tinkturen anwendet. Dennoch erdreistet sich die Definition von A.I.H, dieses betrügerische Zerrbild als echten homöopathischen Arzt zu verkaufen.

Wie wir die Grundlagenfächer der medizinischen Ausbildung einem höheren Verwendungszweck zuführen können

Lernen Sie die Anatomie, Pathologie, Chemie, Diagnosestellung sowie die Symptome und den Verlauf einer jeden Krankheit und aller Endzustände, damit Sie gewöhnliche Symptome schnell und sicher erkennen können.

Dadurch ist es leichter, die ungewöhnlichen Symptome des vorliegenden Falles zu benennen und zu erkennen, dass alle nicht gewöhnlichen Symptome *ungewöhnlich* sind und etwas über den *Patienten* (sowohl im Allgemeinen wie im Speziellen) *aussagen*. Diese sind die wichtigsten zur Mittelfindung, die gewöhnlichen Symptome kommen dann erst hinzu und nehmen den dem individuellen Krankheitsfall entsprechenden Platz ein. Wenn wir diese Methode beherrschen, wird das Verschreiben mit etwas Erfahrung leicht werden.

Wie sollen wir uns und dem Rest der Welt zeigen und beweisen, dass wir Homöopathen sind?

Wir können Einzelgaben verordnen oder die Arzneien wiederholen, wir können die Arzneien in hohen oder sehr hohen Potenzen geben, wir können auch unsere verabreichten Arzneien lange wirken lassen und trotzdem dabei versagen, die kranken Leute zu heilen. Wenn wir es nicht schaffen, kranke Menschen zu heilen, sind wir keine Homöopathen.

Einen echten Homöopathen erkennt man daran, ob er eine schnelle, sanfte und dauerhafte Heilung bewirken kann.

Das ist aber leichter gesagt als getan. Meist ist es nur Prahlerei. Manche behaupten, es sei eine Sache, chronisch Kranke zu heilen und eine andere, akute Krankheiten zu heilen.

Wie schnell sollte ein Typhuskranker geheilt werden, wenn die Arznei sorgfältig ausgewählt und richtig gegeben wurde? Diese Frage sollte sich jeder Homöopath stellen und sich daran messen lassen.

Da ich auf dreißig Jahre Erfahrung zurückblicke, kann ich die Frage besser beantworten als ein junger Mann. Meine Fälle mit Kontinuafieber, Erschöpfung, tympanitischem Abdomen und Sordes[10] erholten sich in meinen ersten zehn Praxisjahren binnen zwei Wochen. In den letzten zwanzig Jahren waren diese Krankheiten alle innerhalb von sieben bis zehn Tagen verschwunden. Nicht ein einziger Typhusfall konnte sich so weit entwickeln, dass er einen krankheitstypischen Verlauf genommen hätte. Deshalb konnte nicht einer davon durch den Widal-Test bestätigt werden.

Kein Homöopath wird auch nur einen Fall erleben, der dem Acht-Tage-Test standhält, und demnach hat er rein wissenschaftlich betrachtet keinen einzigen Fall von Typhus.

Hahnemann sagt, dass alle akuten Krankheiten beendet werden müssen. Warum sollen wir nicht dazu in der Lage sein, wenn Hahnemann es bereits vor hundert Jahren konnte? Warum nennen wir uns Homöopathen, wenn wir es nicht so gut können wie Hahnemann?

Warum sollen wir unsere Fähigkeiten und unser Geschick nicht daran messen und, wenn es uns nicht möglich ist, alle akuten Krankheiten abzukürzen bzw. zu beenden, uns eingestehen, dass wir es nicht wert sind, uns Homöopathen zu nennen?

Es gibt keinen besseren Test für unsere Arbeit und unsere Stellung, als der Welt zu sagen, dass wir es so machen, wie ich es gerade beschrieben habe. Lasst uns die Arbeit aller an ihrem Erfolg am Krankenbett messen, er wird darüber entscheiden, wer dem standhält oder nicht.

Lasst den Fast-Homöopathen, den hochwissenschaftlichen Laboratoriumsarzt, den *Christian Scientist,* den Eklektiker, den Osteopath oder wen auch immer hereinkommen und uns zeigen, wie er akute Krankheiten schnell heilt. Wir müssen bei den Tests dabei sein. Wir Homöopathen wissen alle, wie diese Arbeit geht und machen sie gut. Hahnemann schreibt im „Organon der Heilkunst", Paragraph 149:

[„Wird so die passend homöopathisch ausgewählte Arznei gehörig angewendet, so vergeht die zu überstimmende natürliche, auch schlimmste, und mit viel Beschwerden beladene, acute Krankheit, wenn sie unlängst entstanden war, unvermerkt in einigen Stunden, die etwas ältere in einigen Tagen …"][11]

Wenn wir erklären, Hahnemann zu folgen, müssen wir den Menschen zeigen, was wir tun, um unseren Anspruch geltend zu machen und den Heuchlern ihre Lizenz zu entziehen. Die Heuchler tauchen plötzlich an der Front auf und zeigen ihr wahres Gesicht, indem sie uns anprangern und uns versichern, dass das, was wir tun, gar nicht möglich sei. Dabei bringen sie damit lediglich zum Ausdruck, dass sie es selbst nicht können, und sie verurteilen sich damit selbst, betrügerische oder angebliche Anhänger Hahnemanns zu sein. Selbst wenn sie versichern, dass sie nur moderne

---

[10] Patienten mit anhaltendem Fieber entwickeln schwarze Krusten auf Zähnen und Lippen, die Sordes genannt werden.

[11] Organon der Heilkunst, 5. verbesserte Auflage, Arnoldsche Buchhandlung, Dresden, 1833.

Homöopathen seien, müssen sie ihrer Arbeit jeglichen Anspruch aberkennen. „Probieren geht über Studieren. Es sind die Ergebnisse, die zählen, nicht die Plausibilität ihrer wissenschaftlichen Methoden."

Homöopathen bringen akute Krankheiten zum Verschwinden – was leisten die anderen? Es bleibt uns nichts anderes übrig, als die Bevölkerung darüber aufzuklären, damit sie weiß, was sie erwartet, was getan werden kann und wer dies kann. Aber die Erziehung muss zuerst beim Arzt beginnen, so dass er diese Anforderungen erfüllen kann. Einige werden sagen, dass sie es nicht glauben, was ganz einfach nur bedeutet, dass sie noch niemals gute Resultate gesehen haben. Das wiederum lässt erkennen, dass sie nicht wissen, wie man Arzneien homöopathisch verabreicht. So lasst uns mit der Erziehung zu Hause beginnen. Dass es so viele angebliche Homöopathen gibt, die ihre Arbeit nicht richtig machen, ist kein Grund für unser Schweigen. Es reicht uns zu wissen, dass Hahnemann seine Arbeit gut machte, dass viele andere sie gut machen und wir alle sie gut machen sollten. Wenn wir es nicht können, lasst uns auch keinen Anspruch darauf erheben.

Anerkennung der Homöopathie

Die Homöopathie wird viele Jahrhunderte hindurch nicht allgemein anerkannt sein. Es gibt so viele Menschen auf dieser Welt, die keine große Wahrheit glauben können, egal wie viele Beweise ihnen vorgelegt werden. Wir sind alle mit Traditionen belastet. Wir neigen sehr stark zur Ungläubigkeit gegenüber neuen Dingen. Es ist uns wohl angeboren, über Dinge zu spotten, die wir nicht verstehen. Einige gebildete Geister, die durch gewisse Umstände einen Zugang bekommen haben, sind bereit, unsere Prinzipien zu untersuchen, andere wurden durch die Umstände dazu gezwungen, die Wahrheit anzuerkennen. Alle, die die Homöopathie wirklich lieben, haben ein unstillbares Verlangen, sie ihren Kollegen und Patienten zu lehren. Oft sind sie erstaunt darüber, dass die Türen ihren Anstrengungen gegenüber verschlossen sind.

Unsere Literatur war zum Großteil nicht geeignet, die Homöopathie zu lehren, sowohl die, die sich an Laien richtete, wie auch jene für Medizinstudenten und Ärzte. Wenn wir unsere bisherige Literatur durchsehen, so stellen wir fest, dass sie unpassend ist. Hier und da finden wir etwas Brauchbares. Hahnemanns *Organon* ist eine reiche, starke Quelle des Wissens, aber es ist in langen Sätzen und sehr komprimiert geschrieben und für viele sehr schwierig zu verstehen. Wenn jemand die Prinzipien voll und ganz verstanden hat, wird er Hahnemanns *Organon* mit größter Genugtuung lesen. Die Thematik ist sehr umfassend und sehr schwierig zu verstehen. Ein äußerst gelehrter, gründlich nachdenkender Mann sagte zu mir: „Ich habe Ihre *Philosophie* fünf Mal gelesen und lese sie noch immer, und allmählich beginne ich Hahnemanns *Organon* zu verstehen." Vor diesem Hintergrund ist es nicht überraschend, dass so viele unsere Prinzipien nicht verstehen. Ich sage dies, um zu betonen, wie wichtig es ist, dass unsere Prinzipien in all unseren Universitäten klar verständlich gelehrt werden. Derzeit gelingt es kaum einer unserer Universitäten, diese Prinzipien zu lehren; den Lehrstuhl für Philosophie kann jemand innehaben, der von der Sache nichts versteht. Diese Zustände verzögern die Verbreitung der Homöopathie. Die Homöopathie würde sich schneller entwickeln, wenn die Ärzte ihren Prinzipien treu blieben. Aber viele verwenden Komplexmittel und verschreiben Tinkturen in physiologischen Dosen und erzählen den Leuten, sie praktizierten Homöopathie.

Bücher

Die Homöopathie geht nur langsam ihren Weg, weil die Bücher falsch verwendet werden, weil die Bücher schlecht sind, dadurch werden keine bemerkenswerten, sondern höchstens durchschnittliche Ergebnisse erzielt. Es sind Bücher im Umlauf, die die Idee der wahren Homöopathie zu pflegen scheinen, welche nebst Gutem aber auch viel Schaden anrichteten. Das *Therapeutische Taschenbuch* hat in der Vergangenheit gute Dienste geleistet, aber es ist unvollständig und hält nun viele davon ab, die Repertorien zu benutzen. In vielen Fällen hat es nur mäßige Ergebnisse geliefert.

Die Generalisierung aller Einzelheiten hat es in vielen Fällen unbrauchbar gemacht. Wenn wir uns die Modalitäten von „Liegen“ ansehen, sollen wir daraus schließen, dass sich „Liegen“ zu Kopfschmerz, Schwindel, Atemnot, Herzklopfen und Rückenschmerzen gleichermaßen verhält? Sollen wir die Mag-m.-Verschlimmerung von Lebersymptomen durch Liegen auf der linken Seite auch für Kopfschmerzen, Schwindel, Atemnot etc. verwenden, und dann auch noch im selben Grad? Müssen denn all unsere Modalitäten, sowohl die speziellen als auch die allgemeinen, im selben Grad stehen?

All jene, die es besser gelernt haben, blicken überrascht auf das Vertrauen zurück, das dem *Taschenbuch* entgegengebracht wird. Dieses kleine Buch kann jemandem, der mit der Materia Medica vertraut ist, sehr gute Dienste leisten, aber den jungen Mann wird es auf die falsche Fährte führen und ihn dazu bringen, das Repertorium nicht zu verwenden, und somit die Verbreitung der Homöopathie verhindern.

Wenn alle unsere Bücher so aufgebaut sind, dass wir bei der Fallaufnahme, der Ausarbeitung des Falles, beim Materia-Medica-Vergleich und beim Studium der Theorie den ganzen Menschen im Blick behalten können, ausgehend vom Speziellen zum Allgemeinen, dann haben wir die Hoffnung, dass unsere Sache vorankommt. Dadurch, dass wir Kranke heilen, und die Homöopathie diejenigen lehren, die sie lernen wollen und genügend Verstand besitzen, um sie zu begreifen.

Die Stellung des Spezialisten

Ein Spezialist geht davon aus, und glaubt zweifellos auch, dass die chronischen Beschwerden und Symptome des Menschen aus einer Störung jener Organe resultieren, auf die er sich spezialisiert hat. Der Gynäkologe erzählt den Frauen, dass all ihre körperlichen Beschwerden ihre Ursache in ihren Unterleibsorganen hätten. Der Herzspezialist meint, all ihre Beschwerden rührten vom Herzen her. Der Augenarzt wird ihr sagen, ihre Beschwerden gingen von den Augen aus. Der Neurologe behauptet, die Beschwerden rührten vom Rückenmark her. Ein jeder wird ihr versprechen, dass sie gesund werde, sobald das Organ, welches in sein Fachgebiet fällt, entsprechend behandelt wird.

Es scheint, als ob ihn diese perverse Idee des Spezialistentums davon abhalte, jemals ein erfolgreicher Homöopath zu werden. Es macht nicht den Anschein, als würde einer von ihnen darauf kommen, dass der Patient und deshalb auch seine Organe krank sind. Alle Spezialisten wenden an den Organen ihres Spezialgebietes eine Lokalbehandlung an, wenn er das Organ erreichen kann. Wenn er das Organ nicht direkt erreichen kann, füttert er seine Patienten mit Medikamenten in physiologischen Dosen und nimmt an, diese könnten das Organ beeinflussen.

Es gibt keinen Zweifel daran, dass die Lokalbehandlung von Nase, Hals, Vagina, Augen und Ohren das Unheilvollste an der Arbeit der Spezialisten ist.

Die Spezialisten glauben anscheinend, dass sie nur die Anatomie und Physiologie sowie die Lokalbehandlung ausgewählter Organe lernen müssen. Abgesehen von einigen Spezialisten, die nicht auf diese Art und Weise arbeiten, ist es eindeutig, dass damit an der Menschheit mehr Schaden angerichtet wird, als die Homöopathen wiedergutmachen können.

Jeder Homöopath, der redlich und sorgfältig arbeitet, bekommt es ständig mit Patienten zu tun, denen Ausscheidungen aus den Ohren, der Vagina oder den Augen durch die lokale Anwendung starker Medikamente unterdrückt wurden. Wenn der Spezialist den Patienten als Ganzes betrachtete, anstatt sich nur dessen Organen zu widmen, welche er als sein Eigentum betrachtet und die Verwendung starker Lotionen einstellte, wäre er ein nützlicher Mann, doch dann wäre er nur ein Arzt und kaum ein Spezialist.

Nicht einmal der kleinste Teil des Körpers sollte jemals behandelt werden, *außer von einer Arznei, die zur Gesamtheit aller Symptome, sowohl der Konstitution als auch der Organe und Einzelteile, passt*. Die Arznei ist nicht nur vergeudet, sondern kann für den Patienten sogar schädlich sein, wenn sie nur für das Auge eingenommen wird, ohne dass sie zu den Symptomen seines Gemütes und allen Teilen seines Körpers passt. Wir sind nicht dagegen, dass sich ein Arzt spezialisiert, wenn er in erster Linie Allgemeinmediziner bleibt.

Stellen Sie sich einen Schwächling an der Universität vor, der glaubt, er könne seine Arbeit dadurch mindern, dass er seine Studien auf bestimmte Teile des Organismus beschränkt. Selbst wenn er nach Deutschland geht und sich ein Jahr lang nur amüsiert, indem er in einer Klinik gefeierten Spezialisten bei ihren Lokalbehandlungen zusieht, wird er feststellen, dass in seiner Heimatklinik dieselben Lotionen bei denselben Leiden und mit denselben Ergebnissen angewandt werden. Ist es ein Wunder, dass wir so oft zu hören bekommen, unsere Spezialisten seien allesamt Gauner?

Bei jedem Patienten werden die gleichen Salben und Lotionen angewandt, sie unterscheiden sich lediglich etwas in ihrem Aussehen. Der berühmte wie der unbekannte Spezialist, sie sind alle gleich, was ihre Behandlung anbelangt, und sie benutzen ihre Salben entsprechend der neuesten Mode. Wenn sie eine neue Salbe erfunden haben, ist es nur eine, die den Patienten noch etwas mehr Schaden zufügt. Sie verschaffen den Organen in dem Maße Erleichterung (?), wie sie dem Patienten Schaden zufügen.

Homöopathisch behandelte Patienten sollten Kenntnisse besitzen, die sie erkennen lassen, ob sie von einem Spezialisten konstitutionell oder lokal behandelt werden. Wenn der Patient einen Spezialisten für die Wirbelsäule, das Herz oder Geisteskrankheiten aufsucht, sollte er wissen, ob dieser rohe Medikamente in physiologischen Dosen verabreicht oder ob er ein echter Homöopath ist, der alle Symptome des Gemütes, des Körpers, der Organe und aller Einzelteile, d.h. *die Gesamtheit der Symptome*, bei der Arzneimittelwahl berücksichtigt.

Wir haben in dieser Hinsicht zu lange geschwiegen. Die Konsequenzen dieser bösartigen Unterdrückungen sollten allen Patienten in deutlicher Sprache mitgeteilt werden. Wenn der Homöopath in den Dingen kein Blatt vor den Mund nimmt, die dem Patienten zugutekommen, werden wir sehen, dass wir uns der Allopathie nicht so weit annähern, dass jemand dazu verleitet würde, einen baldigen Zusammenschluss der beiden Schulen vorherzusagen.

Warum sollte ein Spezialist, der auf seine Lokalbehandlungen vertraut, mit homöopathischen Ärzten zusammenarbeiten? Macht es irgendeinen Unterschied, ob die Lokalbehandlungen von einem angeblichen Homöopathen oder einem Schulmediziner durchgeführt werden?

Wenn seine Behandlung die gleiche ist wie die der Allopathie, warum nennt er sich dann Homöopath?

Ansprache

Ansprache, gehalten vor der Bönninghausen-Gesellschaft in Philadelphia, Pennsylvania.

• Erschöpfung, langsam zunehmende • Anhaltendes Fieber • Zymose (Gärung) • Sordes im Mund • Tympanitisches Abdomen • Diarrhoe • Delirium • Petechien	Agar., Arn., Ars., Arum-t., Bapt., Bry., *Carb-v.*, Chin., Cocc., *Colch.*, Crot-h., *Gels.*, Hell., Hyos., Kali-bi., *Kali-p,.* Lach., Laur., Lyc., Mur-ac., *Nit-ac.*, *Op.*, Petr., Ph-ac., Phos., *Psor.*, Rhus-t., *Sec.*, Stram., Sulph., *Sul-ac.*, Verat., Zinc.

Herr Präsident, meine Damen und Herren, als ich darum gebeten wurde, einen Vortrag über Typhus zu halten und passende Arzneien dazu vorzustellen, kam mir zuerst ein allgemein gehaltener Vortrag in den Sinn, dann aber dachte ich an die Typhusepidemie, die zurzeit in unserer Stadt grassiert, und es schien mir angebrachter, speziell über die Arzneien zu referieren, die zur momentanen Epidemie passen. Eigentlich müssten wir uns zuerst mit dem Typhus im Allgemeinen auseinandersetzen, aber dazu bräuchten wir ein Dutzend Abende, nicht nur einen, deshalb werde ich heute Abend speziell die Arzneien besprechen, die zu unserer aktuellen Epidemie in Philadelphia passen. Da die Zeit es mir nicht erlaubt, über Diät, Hygienemaßnahmen, Prophylaxe oder sonstige Sachen, die ein intelligenter Arzt ohnehin weiß, zu sprechen, beschränke ich mich auf die Therapie des Typhus durch passende homöopathische Arzneien.

Ich habe auf der Tafel die pathognomonischen Typhussymptome zusammengestellt. Wir finden sie in allen Fällen, da sie mehr oder weniger die gesamte Krankheit repräsentieren. Sie werden kaum eine Reihe von Typhusfällen haben, bei denen diese Beschwerden nicht auftreten. Wenn wir nun in unsere Materia Medica sehen, haben wir bereits eine Vorauswahl der entsprechenden Arzneien getroffen. Allgemein betrachtet entsprechen die Arzneien auf der Tafel den gegenüberstehenden Symptomen. Wie Sie sehen, fand in dieser Gruppierung aber keine Individualisierung und Differenzierung der Symptome statt, es wurden nur die ganz gewöhnlichen Typhussymptome herangezogen. Erschöpfung, Kontinuafieber unterschiedlicher Ausprägung, eine mehr oder weniger stark ausgeprägte Zymose, Sordes und Blähungen, die uns allen als tympanitisches Abdomen bekannt sind, treffen wir bei allen Typhuspatienten an, genauso haben alle mehr oder weniger Durchfall und fast alle Petechien. Man kann sagen, dass ein Symptom der linken Spalte den jeweils rechts dazugehörigen Arzneien gleicht und umgekehrt, so die allgemeine Meinung. Darüber hinaus gleicht aber die gesamte Symptomengruppe der linken Spalte Arzneien der rechten Spalte. Jede dieser Spalten findet in der gegenüberliegenden Spalte ihre Entsprechung. Und obwohl in der Natur dieser Arzneien eine Art Typhus oder Kontinua zu finden ist, produziert keine davon idiopathischen Typhus. So findet man lediglich eine vage Ähnlichkeit, doch wir brauchen das Simile. Wenn sich das Fieber von Typhus, *Agaricus* und *Zincum* auch unterscheidet, so stellen wir dennoch fest, dass sie sich ähneln. Die Arzneien weisen die Symptome jedoch in unterschiedlicher Form auf, weswegen wir individualisieren müssen. Die eine Arznei hat den Durchfall zum einen Zeitpunkt, die andere zu einem anderen. Einige haben das Kontinua ausgeprägt, andere wiederum weniger ausgeprägt. *Arnica*, *Bryonia*, *Lachesis*, *Stramonium*, *Sulphuricum acidum* haben sehr ausgeprägtes Kontinua. Für China hingegen ist das Wechselfieber sehr charakteristisch, es hat nur mäßiges Kontinua. *China* ähnelt dem Typhus sehr stark und es weist viele Typhussymptome in einem hohen Grad auf: die Erschöpfung, die Tympanitis, die Zymose, den Sordes, die Diarrhoe, das Delirium, aber das Kontinua ist *China* in geringerem Grade eigen, daher wird *China* bei intermittierendem und remittierendem Fieber, das in ein Kontinua übergeht, benötigt. *Gelsemium* ist in erster Linie eine remittierende Arznei, doch wenn es fortschreitet, nähert es sich in mäßigem Grad dem Kontinua an. Daher hat es sich als besonders wirkungsvoll gezeigt, wenn das Fieber anfangs remittierenden Charakter aufweist und mit fortschreitender Krankheit kontinuierlich wird, weswegen es auch bei Gelbfieber und remittierendem Fieber geeignet ist, die in Kontinua übergehen, oder genau genommen bei symptomatischem Typhoid.

Einige Arzneien haben das Delirium in der frühen, andere in der späten Nacht. Alle diese Aspekte müssen berücksichtigt werden, und das kann nur mit Hilfe eines sorgfältig vorarbeiteten Repertoriums geschehen. Selbst das Fieber hat seine ganz bestimmte Verschlimmerungszeit. Es ist sehr wichtig herauszufinden, wann das Fieber am höchsten ist; bei einigen Arzneien ist es am Nachmittag, bei einigen von 15 Uhr bis Mitternacht, bei anderen ist die schlimmste Zeit von 21 Uhr bis Mitternacht usw.

Die Arzneien, die das höchste Fieber zu bestimmten Zeitpunkten haben sind:

Nachmittags: Agar., *Apis*, Ars., Bry., Canth., Chin., Colch., Dig., Gels., Hyos., Ip., Lach., Lyc., Nit-ac., Nux-v, Ph-ac, Phos., Puls., Rhus-t., Stram., Sulph., Sul-ac.

Abends: Ars., Bry., Carb-v., Cham., Chin., Hell., Ign., Ip., Lach., Lyc., Mur-ac., Nit-ac., Nux-v., Phos., Ph-ac., Puls., Rhus-t., Sul-ac., Sulph.

16 bis 20 Uhr: Lyc.
16 Uhr bis Mitternacht: Stram.
17 Uhr: Kali-n., Rhus-t., Sulph.
19 Uhr: Lyc., Rhus-t.
20 Uhr: Hep., Mur-ac., Phos., Sulph.
21 bis 24 Uhr: Bry.
22 Uhr: Lach.

Nachts: Am-c., *Apis*, Ars., Arum-t., Bapt., Bry., Calad., Carb-v., Cham., Chin., Chin-a., Cocc., Colch., Kali-bi., Lach., Lyc., Merc., Mur-ac., Nux-v., Op., Ph-ac., Phos., Puls., Rhus-t., Stram., Sul-ac., Sulph.

Temperatur sehr hoch: Bry., Hyos., Rhus-t., Stram.

Mitternacht: Ars., Lyc., Rhus-t., Stram., Sulph., Verat.

Mitternacht, vor: Ars., Bapt*., Bry., Calad., Carb-v., Lach*., Lyc., Nux-v., Stram*.

Mitternacht, nach: Ars., Bry., Chin., Chin-a*., Lyc., Nux-v., Phos., Rhus-t., Sulph.

Der Zeitpunkt, zu dem die höchste Temperatur auftritt, ist wichtig. Arzneimittel weisen eine bestimmte Uhrzeit auf. Sie mögen sich fragen weshalb, doch ich bin nicht hier, um diese Frage zu beantworten, doch wir nehmen diesen Umstand wahr und handeln entsprechend. Finden Sie mit Hilfe der Krankenschwester oder Ihres eigenen Thermometers heraus, zu welcher Zeit die Temperatur am höchsten ist und studieren dann die Arzneien, denen dieser Zeitpunkt eigen ist.

Dies sind jedoch nur sehr gewöhnliche und allgemeine Überlegungen. Die wichtigsten Symptome bei der Arzneiwahl sind jene, die man nicht in allen Typhusfällen vorfindet, die zum Patienten selbst gehören, die über die Krankheit hinaus das Wesen und den Zustand des Patienten beschreiben. Laut Hahnemann ist es des Arztes einzige Pflicht, seine Aufmerksamkeit auf den Patienten zu richten und den kranken Menschen, nicht seine Krankheit, zu behandeln. Jeder, der an diesem Fieber leidet, hat etwas, was wir lediglich eine „Art Typhus" nennen sollten.

Sobald der Arzt das Krankenzimmer betritt, sollte er damit beginnen, alles ganz genau nach Symptomen abzusuchen, da die Symptome den intelligenten Arzt auf das Arzneimittel hinweisen.

Es ist für den Arzt natürlich wichtig zu beobachten, wie sich der Patient verhält. Hat er das Verlangen, sich zu bewegen oder bleibt er ruhig liegen? Wenn er sich in der Ruhe schlechter fühlt, wird er sich bewegen. Und wenn er sich fortwährend bewegt, werden wir sofort eine ganz bestimmte Klasse von Arzneien in Betracht ziehen, die wir die Bewegungsarzneien oder auch ruhelosen Arzneien nennen, wie *Arnica, Arsenicum, Baptisia, Hyoscyamus, Lachesis, Lycopodium, Rhus-toxicodendron, Stramonium* Es ist wichtig, etwas über die Ursache seiner Ruhelosigkeit herauszufinden, sei es durch Beobachtung oder sofern er sprechen kann, durch Befragung. So werden wir feststellen, dass der eine Patient (*Arnica*) ein Wundheits- und Zerschlagenheitsgefühl besitzt und dies nun loswerden will. Oft wird er angeben, sein Bett sei zu hart, wenn er seine Krankheit aber genauer beschreibt, wird er von diesem Wundheits- und Zerschlagenheitsgefühl berichten und sagen, er bewege sich, um dadurch Erleichterung zu erfahren, dadurch aber verschlimmert es sich und die Ruhelosigkeit findet kein Ende. *Arsenicum* bewegt sich ununterbrochen. In der Literatur wird beschrieben, dass er vom Bett zum Stuhl und wieder zurück wandert, an seinem Gesicht aber sehen Sie, dass er von einer ängstlichen Ruhelosigkeit ergriffen ist. Er ist angsterfüllt, die Furcht steht ihm ins Gesicht geschrieben, und wie Sie sehen werden, ist es dieser Gemütszustand, der ihn zur Bewegung und Ruhelosigkeit treibt. Manchmal finden wir bei *Baptisia* Bewegungsdrang und Ruhelosigkeit, obwohl er oft zusammengerollt daliegt und nichts tut, aber sobald er sich zu bewegen beginnt, versucht er wie *Arnica* ein Gefühl von Wundheit und Zerschlagenheit loszuwerden. *Hyoscyamus* bewegt sich aus Ruhelosigkeit. *Rhus toxicondendron* bewegt sich wegen seiner Schmerzen, er fühlt sich wund und zerschlagen und je länger er ruhig bleibt, um so schlimmer sind diese Schmerzen, deshalb bewegt und wirft er sich im Bett umher und bleibt nur kurz liegen. Sobald er sich bewegt hat, denkt er, es gehe ihm besser, aber das Wundheitsgefühl kehrt zurück und veranlasst ihn, sich weiterzubewegen. Wie unterscheidet sich das von *Arsenicum*? Bei *Arsenicum* finden wir die Angst, die ihm ins Gesicht geschrieben ist, vor. *Rhus-toxicodendron* hat dies weniger ausgeprägt, aber die ängstliche Unruhe bei *Rhus-toxicodendron* ist nicht so ausgeprägt wie seine Schmerzen. Bei *Arsenicum* ist es mental, bei *Rhus-toxicodendron* körperlich bedingt. Der von Delirium und Heftigkeit geprägte Gemütszustand von *Stramonium* bewirkt, dass er sich bewegt und bewegt. Seine Ängstlichkeit und Raserei hält ihn in ständiger Bewegung. Das macht einen Unterschied und zeigt, dass keine zwei Zustände gleich sind.

Wenn aber der Arzt nach längerer Beobachtung sieht, dass der Patient in einer Position liegend verharrt, Ruhe haben will und keinen Bewegungsdrang oder Ruhelosigkeit aufzeigt, sollte er *Bryonia, Cocculus, Colchicum, Helleborus* und *Phosphorus* studieren. Sie liegen alle absolut ruhig da, als seien sie tot. *Bryonia* möchte in hohem Grad alleine gelassen werden, möchte nicht sprechen, Bewegung verschlimmert seine Beschwerden, und sobald man ihn bittet, sich zu bewegen, zieht er eine finstere Miene. Er liegt da, als sei er müde, und fürchtet sich vor jeder Bewegung. *Cocculus* liegt genauso auf dem Rücken, die Augen teilweise geöffnet, weiß genau, was um ihn herum geschieht, möchte aber nicht angesprochen werden und hat lähmende Erschöpfung. Es gibt einen eindeutigen Hinweis auf Cocc.: wenn Sie nämlich in seiner Gegenwart von seinem Essen sprechen und darüber, wie sie es ihm verabreichen möchten, wird ihm sofort übel. *Colchicum* hat den gleichen Zustand, nur weitere Überlegungen ermöglichen es uns, diese beiden Arzneien zu unterscheiden. *Cocculus* hat mehr lähmende Schwäche. *Colchicum* hat einen charakteristischen Durchfall. Bei *Cocculus* ist das Gehirn betroffen, bei *Colchicum* finden wir die Symptome im Bauch. *Helleborus* liegt auch ruhig da, mit nach hinten gezogenem Kopf, die Beine bis zum Bauch hochgezogen, rollt im Delirium mit dem Kopf, möchte aber ansonsten absolut ruhig daliegen. Wenn der Arzt die Sache einige Tage beobachtet, stellt er fest, dass sich in seinem Gesicht Falten bilden und an seiner Stirn eine Geistesstörung schlimmster Art zu erkennen ist. Oder die geistige Schwäche und die zunehmende Erschöpfung, zusammen mit großem Durst nach eiskaltem Wasser, das im Bauch gluckert, ermöglicht es Ihnen, *Phosphorus* zu erkennen.

Viele Patienten lesen Flocken, wie man sagt, zupfen also an ihrer Bettdecke, an ihren Lippen oder eben an „Flocken". Folgende Arzneien haben dieses Symptom: Arn., Ars., Cocc., Colch., Hell., Hyos., Lyc., Ph-ac., Phos., Psor., Rhus-t., Stram., Sulph., Zinc. Alle diese Arzneien machen solche Bewegungen, wenn man aber beobachtet, dass er an seinen blutenden Lippen zupft, ohne Rücksicht darauf zu nehmen, dass sie wund und offen sind und die Krusten abreißt und er trotzdem weiter zupft, obwohl es blutet, dann ist *Arum triphyllum* von großer Bedeutung und muss zu der Liste hinzugefügt werden, da es diese Symptome zusammen mit zwei weiteren Arzneien hat, die bereits auf der Liste stehen: *Phosphoricum acidum* und *Zincum*. Wenn der Arzt genauer hinsieht, wird er seine Benommenheit bemerken. Diese Benommenheit, egal wie stark sie ausgeprägt ist, wird von einer ziemlich langen Liste von Arzneimitteln abgedeckt, wie z.B. Arn., Ars., Bapt., Bry., Carb-v., Cocc., Colch., Crot-h. Gels., Hell., Hyos., Lach., Laur., Lyc., Mur-ac., Op., Petr., Ph-ac., Phos., Rhus-t., Sec., Stram., Sulph., Sul-ac., Verat., Zinc. Sie haben alle unterschiedlich stark ausgeprägte Erschöpfungszustände, und wenn wir die Zeit dazu hätten, wäre es wunderbar, sie alle durchzugehen, doch ich kann nur einige erwähnen. Die eigenartige Erschöpfung von *Baptisia* fällt schnell auf: Der Patient liegt benommen auf der rechten Seite, er ist ziemlich erschöpft und kann kaum antworten, normalerweise kann man ihn aber aufwecken. Manchmal spricht er seine Sätze zu Ende, meistens jedoch wird er sie nicht beenden, sondern mittendrin wieder einschlafen oder in seinen Stupor zurückkehren. Der Stupor von *Muriaticum acidum* ist es wert, besonders betrachtet zu werden, denn er nimmt stetig zu und wird von großer Schwäche begleitet. Er ist im späten Krankheitsstadium anzutreffen, da er auf Muskelschwäche folgt, von der wir später sprechen werden. Im Unterschied dazu wird *Phosphoricum acidum* bereits im frühen Krankheitsstadium benommen, die Krankheit schreitet vom geistigen Stupor zur körperlichen Schwäche voran, und deshalb beobachten wir bei *Phosphoricum acidum* den reichlichen und wässrigen Durchfall zerebraler Ursache, obwohl wir noch keine Anzeichen von Schwäche haben. Der Arzt ist darüber erstaunt, wie eine derart reichliche und wässrige Ausscheidung ohne Schwäche vorliegen kann, es ist eine nervöse Diarrhoe.

Wenn der Arzt den Patienten lange genug betrachtet, wird er auch das ausgedehnte Zittern, Rucken und Zucken der Muskeln und Glieder feststellen, das wir Sehnenhüpfen nennen. Das früh auftretende Zittern ist eine starker Hinweis auf einen ernsten Nervenzustand, der deutlich auf *Zincum* hinweist, tritt das Zittern aber vor allem an der Zunge, eben nicht an den anderen Körperteilen auf, so finden wir das Heilmittel unter Ars., Gels., Lach., Lyc., Phos., *Rhus*-t., Sec., Stram., Zinc. Bei *Lachesis* zittert die Zunge beim Herausstrecken, und wenn die Zunge im Mund zittert, ist es auch *Lachesis*. Wenn die Zunge beim Versuch zu sprechen zittert, heißt das, sie zittert beim Versuch, sie zu bewegen, und wir müssen uns *Lachesis, Phosphorus, Stramonium* und *Zincum* genauer ansehen.

Ein hohes Maß an Erschöpfung liegt vor, wenn der Mund weit offen steht, weil das Kinn heruntergefallen ist, und wir Blut und Sordes auf der Zunge vorfinden. Dieser Patient leidet unter lähmender Schwäche, wie wir bald erkennen können, da er im Bett herunterrutscht. Für das Symptom des herunterhängenden Kinns finden wir folgende Arzneien: Arn., Ars., Bapt., Carb-v., Colch., Hell., Hyos., Lach., Lyc., Mur-ac., Op., Phos., Sec., Stram., Sulph., Zinc.

Der Arzt muss auch auf den Ausdruck des Patienten achten. Wenn dem Patienten die Angst ins Gesicht geschrieben steht, fallen dem Arzt folgende Arzneien ein: Ars., Bapt., Crot-h., Lyc., Nit-ac., Stram., Sul-ac., sieht der Patient aber aus, als habe er die Nacht durchgezecht, als sei er auf einer Orgie gewesen, denkt er an Bapt., Cocc., Gels., Lach., Mur-ac., Op., Stram. Wenn er den Patienten zu wecken und mit ihm zu sprechen versucht und dieser vollkommen verwirrt ist, so denkt der Homöopath an Nux-m., Ph-ac., Stram., Zinc. Oder der Patient starrt mit einem leeren, stieren Blick in eine Ecke, spricht kein Wort und antwortet auf keine Frage. Das ist typisch für Arn., Cocc., Op., Phos., Stram und Sul-ac. Der idiotische Gesichtsausdruck mancher Patienten findet sich bei Lach., Laur., Lyc., Sec. und Stram. Man sagt, dass der Blick Typhuskranker manchmal einem leeren Vor-sich-hin-Starren gleicht, dann prüfen wir, ob Cocc., Ph-ac. oder Stram. auch die restlichen Symptome abdecken.

Wenn der Arzt den Mund untersucht, wird er zersetztes und getrocknetes braunes Blut auf Zähnen, Zahnfleisch, Zunge und Lippen vorfinden. Die Zähne sind mit Sordes bedeckt, der zersetztes Blut enthält. Hierfür sind folgende Arzneien hochgradig aufgelistet: Ars., Bapt., Bry., Chin., Gels., Hyos., Mur-ac., Ph-ac., Phos., Rhus-t., Sec., Stram., Sul-ac. Wenn wir die Zunge genauer untersuchen und diese einen schwarzen Belag aufweist und das aufgetretene Blut in erster Linie schwarz ist, so denken wir an Ars., Carb-v., Chin., Hyos., Lach., Op., Phos., Sec., Sul-ac. Wenn die Zunge aber eher braun als schwarz ist, müssen wir Ars. Bapt., Bry., Carb-v., Chin., Colch., Hyos., Kali-p., Lach., Lyc., Phos., Rhus-t., Sec., Sul-ac. und Sulph. genauer betrachten. In den späteren Typhusstadien ist die Zunge häufig sehr rot. Sobald die Zunge keine ausgeprägten, dicken Absonderungen mehr aufweist, wird sie sehr rot, manchmal glänzend mit roten Rändern, manchmal mit einer geröteten Zungenspitze, wenn sie aber vollkommen rot ist, dann denken wir an Ars., Bapt., Colch., Crot-h., Gels., Hyos. Kali-bi., Lach., Lyc., Nit-ac., Phos., Rhus-t., diese Arzneien haben alle eine rote Zunge. Im späteren Krankheitsverlauf, wenn das Fieber stark gesunken ist oder selbst, wenn noch Fieber vorhanden ist, und sie blank glänzend, wie lackiert erscheint, dann sehen wir uns Kali-bi., Lach., und Phos. an. Wenn sie in der Mitte einen roten Streifen aufweist, sind Kali-bi., Ph-ac., Phos. und Verat-v. sehr nützlich. Wenn die Zunge sehr rot und an der Spitze trocken ist, sind Ars., Lach., Lyc., Nit-ac., Rhus-t., Sul-ac. sehr wichtige Arzneien. Vielleicht haben Sie in den zymotischen Stadien schon bemerkt, dass die Zunge in der Regel dunkelbraun oder rot ist, sehr selten weiß oder gelb; eine gelbe Zunge passt eher zu Gelbfieber oder remittierendem Fieber. Die Zunge ist gewöhnlich dunkel und bei schwereren Krankheitsverläufen schwärzlich oder braun. Bei sehr stark belegter Zunge, auf der sich die Absonderungen regelrecht anhäufen, sind folgende Arzneien nützlich: Arn., Ars., Bapt., Bry., Carb-v., Cocc., Kali-bi., Lach., Mur-ac., Nit-ac., Ph-ac., Phos., Rhus-t., Sec. Bei sehr schweren Verlaufsformen eines fortgeschrittenen Typhus mit großer Schwäche, wenn sich das Fieber etwas gesenkt hat und eine zittrige Schwäche zurückbleibt, wird die Zunge oft kalt und die Patienten berichten, dass sie sich auch kalt anfühle, dann müssen wir uns Carb-v., Laur., Verat. und Zinc. ansehen. Wenn der Arzt beim Anfassen der Zunge feststellt, dass diese kalt ist, dann finden wir unsere Arznei unter folgenden: Ars. Carb-v., Colch., Laur., Ph-ac., Verat. und Zinc. Dann wieder wird die Zunge rissig, blutig und wund; das Blut sickert aus dem Mund, der Zunge und den Lippen. Wenn wir so eine rissige und blutige Zunge antreffen, sehen wir uns diese Arzneien an: Ars., Arum-t, Bapt., Carb-v., Chin., Crot-h., Hyos., Kali-bi., Lach., Lyc., Mur-ac., Nit-ac., Phos., Rhus-t.

In einigen Typhusfällen ist die Zunge früher oder später so trocken wie Holzspäne oder Leder und dunkelbraun bzw. tiefschwarz und zäh wie Leder oder hart wie Holz. Die

Patienten können sie fast nicht benutzen: Ars., Arum-t., Bapt., Bry., Carb-v., Chin., Cocc., Hell., Hyos., Kali-bi., Lach., Lyc., Mur-ac., Nit-ac., Nux-m., Ph-ac., Phos., Rhus-t., Sec., Sul-ac., Verat. Wenn die Mitte der Zunge bretthart und vertrocknet ist, die Seiten aber feucht sind und wie eine normale Zunge aussehen, denken wir an Bapt., Crot-h., Lach., Phos., Stram. und Sul-ac.

Um weitere Überlegungen anstellen zu können, braucht der Arzt nun seine Nase. Der faulige Mundgeruch verlangt besonders nach Arn., Ars., Arum-t., Bapt., Bry., Carb-v., Crot-h., Kali-bi., Lach., Lyc., Mur-ac., Nit-ac., Ph-ac., Rhus-t., Sec., Stram.

Genauso überlegen wir uns, was der Arzt am ganzen Körper und am Erscheinungsbild des Patienten wahrgenommen hat, dann fahren wir mit dem fort, was uns die Krankenschwester bezüglich des Patienten sagen kann. Der Arzt kann nicht alle Ausscheidungen von Blase und Darm untersuchen, er muss, was die Dinge angeht, die in seiner Abwesenheit geschehen, auf die Berichte der Krankenschwester vertrauen. Natürlich passiert in dieser Zeit viel, doch über einige wichtige Dinge muss gesprochen werden. Wenn die Diarrhoe lediglich typhusartig und nicht näher zu beschreiben ist, ist sie pathognomonisch und von geringem Wert, aber zu bestimmten Zeiten kann sie sehr schlimm und erschöpfend werden, dann muss die Zeit der Verschlimmerung beachtet werden. Manche haben den Durchfall nur nachts, wie *China*; andere haben ihn nur tagsüber, wie *Petroleum*; manche haben ihn Tag und Nacht, und die wichtigste Eigenschaft dieser erschöpfenden Durchfälle ist ihre Unkontrollierbarkeit. Unkontrollierbare Diarrhoe finden wir bei Arn., Ars., Bapt., Bry., Carb-v., Colch., Crot-h., Gels., Hell., Hyos., Lach., Laur., Mur-ac., Op., Ph-ac., Phos., Rhus-t., Sec., Sul-ac., Verat. Das ist eine ziemlich lange Liste, die wir uns ansehen müssen, aber der Arzt muss alle diese Arzneien sorgfältig durcharbeiten. Manchmal finden wir eine noch größere Schwäche mit unwillkürlichem und gleichzeitigem Abgang von Urin und Stuhl, dann müssen wir uns Arn., Ars., Carb-v., Colch., Hyos., Laur., Mur-ac., Ph-ac., Phos., Rhus-t., Sec. und Stram. genauer betrachten. Reichlich Blut im Stuhl, durch Hämorrhagien im Darm, erfordert eine genauere Betrachtung einer dieser Arzneien: Arn., Ars., Carb-v., Chin., Colch., Crot-h., Kali-bi., Lach., Lyc., Mur-ac., Nit-ac., Phos., Rhus-t., Sec., Sul-ac.

Die Krankenschwester gibt ferner an, der Stuhl sei sehr faulig, er rieche wie Kadaver, etwas Totes, er stinke wie altes Fleisch, furchtbar widerlich. Den Geruch des Stuhles so genau zu unterscheiden, ist etwas übertrieben, da so feine Unterschiede lediglich in der Natur der jeweiligen Nase zu finden sind. Fauliger Geruch erinnert uns an Ars., Bapt., Carb-v., Crot-h., Lach. etc.

Der sehr reichlicher, dünner, erschöpfender Stuhl braucht meistens Arzneien wie Ph-ac., Phos., Sec., Verat.

Weiterhin beobachten wir Zuckungen, sie sind meist nachts am schlimmsten sowie wenn das Fieber am höchsten ist oder bei Bewusstlosigkeit. Er ruckt und zuckt, manchmal ist es so ausgeprägt wie bei einer Chorea und *Agaricus* ist das Heilmittel. Wenn aber nur die feineren Muskelpartien betroffen sind, sind Ars., Carb-v., Cocc., Colch., Crot-h., Hyos., Lach., Mur-ac., Phos., Psor., Rhus-t., Stram., Sul-ac. oder Zinc. die gesuchten Arzneien. Wenn die Erschöpfung so ausgeprägt ist, dass der Patient im Bett herunterrutscht, bis der Kopf auf einer Ebene mit dem Körper ist, dass er regelrecht vom Kissen rutscht, dann ziehen wir Ars., Carb-v., Mosch., Mur-ac., Nit-ac., Nux-m., Ph-ac., Phos. und Rhus-t. in Betracht.

Oft sind die Gemütssymptome von größter Bedeutung. Durch die Gemütssymptome finden wir oft kleine Besonderheiten, die Sie an eine Arznei denken lassen, nicht um sie aufgrund einer Keynote umgehend zu verabreichen, vielmehr um sich zu setzen und einige Minuten darüber nachzudenken, ob dies die Arznei ist, die zum Fall passt oder nicht, ob die Arznei, die sich bemerkbar gemacht hat, auch die anderen Symptome abdeckt. Die Gemütssymptome sind besonders wertvoll, vor allem dann, wenn der Patient halb bewusstlos ist, wenn er in das Stadium der Entkräftung abzugleiten droht. Wir nehmen Veränderungen an seinem Gemüt, seiner Sprechweise und seinen Antworten wahr. Wenn er aussieht, als könnte er korrekt antworten, dies aber nicht tut, ziehen wir Carb-v., Hyos., Ph-ac. und Phos. in Betracht. Wenn seine Antworten nicht zur Fragestellung passen, wenn sie bedeutungslos sind, wenn er auf Fragen antwortet, die ihm nicht gestellt werden, dann müssen wir über Carb-v., Hyos., Nux-m., Ph-ac. und Sul-ac. nachdenken. Wenn er daliegt und den Arzt ansieht, die Fragen aber nicht beantwortet, er den Eindruck macht, als könne er antworten, er aber kein Wort sagt, so denken wir an Arn., Hell., Hyos., Nux-m., Phos., Ph-ac. und Stram. Wenn er daliegt und dem Arzt ins Gesicht sieht, lange nachdenkt und dann mit großen Schwierigkeiten antwortet, es den Anschein macht, dass er seine Gedanken nicht koordinieren kann und er langsam antwortet, müssen Cocc., Hell., Nux-m. und Ph-ac. in Betracht gezogen werden. Allgemein haben folgende Arzneien das Symptom des langsamen Antwortens und des langsamen Sprechens, so als würden sie vor der Antwort intensiv nachdenken (halb bewusstlos): Ars., Carb-v., Cocc., Hell., Nux-m., Phos., Ph-ac., Rhus-t. Wenn er zwar korrekt antwortet, aber sofort wieder in einen ausgeprägten Stupor zurückkehrt, sind Arn., Bapt. und Hyos. die speziellen Arzneimittel.

Wenn er langsam aus seiner Geistesabwesenheit zurückkehrt und in Delirium und Raserei gerät, genauer gesagt, wenn er davonrennen, fliehen oder aus dem Fenster springen möchte, so sind folgende Arzneien von großem Nutzen: Ars., Bapt., Bry., Cocc., Hell., Hyos., Lach., Phos., Rhus-t., Stram., Zinc. Es gibt verschiedene Gründe, weshalb der Patient fliehen und durch das Fenster verschwinden möchte. Wenn der Patient denkt, er sei nicht zu Hause und möchte nach Hause gehen, so denken wir an Bry., Hyos., Lach., Op., Rhus-t. und Verat. Wenn er Halluzinationen hat und wir höchst erschreckende Raserei beobachten können, wenn er schlägt, beißt, schneidet und zu töten versucht, wenn er boshafte, zerstörerische Impulse zeigt, so sind Carb-v., Hyos., Laur., Lyc., Op., Ph-ac., Phos., Rhus-t. und Stram. Teil unserer Überlegungen. Wenn er beim Schließen der Augen losschreit, als sehe er schreckliche Bilder, so denken wir an Bry., Hell., Lach. und Stram. Herumtoben und wildes Delirium sind oft durch Hyos., Lyc., Nit-ac., Op., Phos., Sec., Stram., Sul-ac. und Verat. bestens abgedeckt.

Vortrag Vitale Aktion und Reaktion

„Da sich jedoch die Gabe eines homöopathischen Heilmittels kaum je so klein bereiten lässt, daß sie nicht [noch Heilkräfte entwickeln könnte, erkennt man daran, dass sie]... eine merkbare, homöopathische Verschlimmerung ... zuwege bringt. [In den] ersten Stunden ... bei den mehr acuten Uebeln, [bei] alte[m] und sehr alte[m] Sichthum ... in den ersten 6, 8, 10 Tagen ..."

Zwei unterschiedliche Darstellungsweisen

Einige verstehen die Homöopathie als eine Wissenschaft, die die menschliche Krankheit in Erscheinungsformen darstellt, die wie folgt wahrgenommen werden können:

Vom Zentrum zum Äußeren hin

Vom Kopf bis zu den Füßen

Von Innen nach Außen

Vom Höchsten zum Niedrigsten

Vom vitalen Mittelpunkt zur Peripherie

Man könnte dies mit der Hinterhauptslage vergleichen, denn das Interesse gilt ebenfalls zuerst dem wichtigsten Teil und dann erst den unbedeutenderen, wobei Liebe und

Hass als die ersten und tiefgreifendsten Zeichen einer Erkrankung begriffen werden.

Krankheit drückt sich aus in:

Pervertierten Verlangen und Abneigungen,

fehlgeleiteter Intelligenz,

Gedächtnisschwäche,

verzerrten Sinneseindrücken,

gestörten Funktionen oder gestörten Organen, mit den jeweiligen

Begleitumständen,

unnatürlichen Empfindungen und Leiden einzelner Körperteile,

Gewebeveränderungen und pathologischen Zuständen,

Empfindungen und Leiden, die mit den pathologischen Zuständen zusammenhängen.

Auf allen Ebenen stimmen die Ursachen, welche die oben genannten Störungen hervorrufen, mit den unnormalen Zuständen überein.

Jeder Arzt, der den kranken Menschen auf diese Art betrachten kann, vom Wichtigen zum Unwichtigen, *wird die Beweise sichern können, die es ihm ermöglichen, die Materia Medica so wohlbringend einzusetzen, dass die Ordnung sicher wieder hergestellt werden kann.*

Wir könnten es auch als Geburt aus der Hinterhauptslage heraus bezeichnen.

Einige Ärzte sind vollkommen unfähig, die Gemütssymptome als die höchsten Symptome wahrzunehmen, zu erkennen, dass der Wille und die Auffassungsgabe vom Normalen abweichen, sie verstehen nicht, dass der Mensch durch Hitze, durch Kälte, durch Licht, durch Elektrizität, durch Exzess, Defekte und Verderbung aus dem Gleichgewicht gebracht wird. Sie sind absolut außerstande zu erkennen, dass der Mensch an sich, als Ganzes, insgesamt erfasst werden muss und sein Gemütszustand auf Exzess, Schäden und Perversion hin geprüft werden muss. Diese Männer sehen immer die endgültigen Gewebsveränderungen und die Pathologie sowohl als Ursache wie auch als Resultat an. Ich sage bewusst sehen, denn verstehen tun sie nichts.

Die wahre Ursache kann wahrgenommen werden, die Resultate kann man ansehen und anfühlen.

Diese beiden Arten von Menschen werden sich immer unterscheiden:

Die einen sind Philosophen und vernünftige Menschen, die anderen sind Materialisten.

Erstere denken von den ersten zu den letzten Dingen, berücksichtigen alle Dinge an ihrem Platz und gestehen ihnen im Bezug auf das Ganze ihren vollen Wert zu. Die anderen sehen die Resultate und räumen dem Ganzen keinen Wert ein.

Die erste Gruppe sieht die Krankheit, wie sie sich auswirkt auf:

Die Liebe,

die Intelligenz,

das Gedächtnis,

körperliche Empfindungen,

Ursachen und

Umstände,

im Wichtigen und weniger Wichtigen,

im Gewöhnlichen und Speziellen,

und wie die Resultate nur die Verlängerung all dessen sind.

Die Ersteren sind Anhänger der Lehre und von ihr erfüllt. Die zweite Gruppe ist nicht für, sondern gegen die Lehre.

Die zweite Gruppe muss Krankheitsresultate sehen. Sie haben keine Ahnung von den Ursachen und Umständen, die zur Krankheit führen. Das, was sie sehen und als Ursachen bezeichnen, sind bereits die Resultate. Es scheint, als könnten sie die frühen Anzeichen der Unordnung nicht richtig einordnen. Sie sehen weder *im Phänomen der ungeordneten Lebenskraft noch in den Symptomen der Krankheit eine Ordnung.* Sie erkennen Krankheiten lediglich an ihren Resultaten und Endzuständen.

Um einen Kranken zu heilen, muss man aber verstehen, was im Körper in Unordnung geraten ist, und das kann man nur am Phänomen der ungeordneten Lebenskraft erkennen. Dieses Phänomen der ungeordneten Lebenskraft, welches das Fortschreiten der Krankheit von ihrer Ursache bis hin zu ihren Auswirkungen repräsentiert, wird oft solange ignoriert, bis sichtbare und fühlbare Resultate aufgetreten sind. Die Ansicht [der Allopathie] setzt voraus, dass ein Ding ein Ding sein kann und gleichzeitig seine eigene Ursache ist.

Dosierung

Vielerorts herrscht großer Irrtum bezüglich der Gabengröße. Um wirtschaftlich zu sein, muss die Verdünnung der Ebene der Unordnung ähnlich sein, doch das scheint noch immer nicht klar zu sein. Die Erhöhung der Potenz mag zwar die Kur beschleunigen, oftmals tritt dadurch aber auch eine stärkere Verschlimmerung auf. Eine Verringerung der Potenzstufe verringert aber auch ihre Homöopathizität und wenn die Arznei an materieller Substanz zunimmt, verringert sich ihr Ähnlichkeitsbezug, sie wird unähnlich und hat demzufolge keine Heilkraft mehr.

Über den Gebrauch des Repertoriums

Da die Homöopathie sowohl Wissenschaft als auch Kunst ist, muss das Erlernen des Repertoriums auch beides, Wissenschaft und Kunst, beinhalten.

Die wissenschaftliche Methode ist die mechanische Methode. Wir nehmen alle Symptome, schreiben alle dazugehörigen Arzneien in ihrer jeweiligen Graduierung heraus und zählen am Schluss die jeweiligen Grade zusammen.

Es gibt auch eine künstlerische Methode, die die mechanische außen vor lässt und besser ist, aber es sind nicht alle in der Lage, sie anzuwenden. Die künstlerische Methode verlangt von uns, dass wir nach der sorgfältigen Fallaufnahme alle Symptome noch einer Bewertung unterziehen. Die Symptome müssen danach bewertet werden, inwiefern sie charakteristisch für den Patienten sind. Sie müssen von unserem Verstand nochmals überprüft werden, um zu bestimmen, ob sie ungewöhnlich, selten oder eigentümlich sind.

Die Symptome, die dem Patienten am eigentümlichsten sind, nehmen wir zuerst, dann die weniger eigentümlichen Symptome, bis wir in der Reihenfolge – vom ersten bis zum letzen – bei den gewöhnlichen und unspektakulären Symptomen angelangt sind.

Dies geschieht in dem Verhältnis, wie die Symptome dem Patienten als Ganzem, dann erst seinen Einzelteilen eigen sind. Dies sind die Symptome, die wir anstelle der Krankheitsresultate und den pathognomonischen Symptomen verwenden.

Einteilung der Symptome:

An erster Stelle: die Symptome, die mit Liebe und Hass, sowie mit Vorlieben und Abneigungen korrelieren.

An nächster Stelle: die Symptome, die zum Verstand, zur sog. Intelligenz gehören.

Drittens: das Gedächtnis betreffende Symptome.

Diese Symptome, die Gemütssymptome, müssen wie gewohnt als Erstes bearbeitet werden, um die Arzneien zu bestimmen, die am besten zum Gemütszustand des Patienten passen. Dabei lassen wir alle Symptome aus, die zur Krankheitsursache gehören, und solche, die der Krankheit und den Menschen gemein sind. Wenn das Ergebnis dieser Symptome feststeht, haben wir eine Gruppe von fünf, zehn oder eben so vielen Arzneien, wie herauskamen, und können diese nun mit den restlichen Symptomen des Falles vergleichen.

Die nächst wichtigen Symptome sind jene, die den ganzen Menschen und seinen ganzen Körper sowie sein Blut und seine Körpersäfte betreffen: Beispielsweise *Empfindlichkeit gegenüber Hitze, Kälte, Wind, Ruhe, nachts, tagsüber oder zu einer bestimmten Uhrzeit*. Sie enthalten ebenso Symptome wie auch Modalitäten.

Da viele dieser auch in der ersten Gruppe, der Gemütssymptomatik, vorzufinden sind, müssen sie festgehalten werden.

Wir müssen uns sowohl aus dieser als auch aus der ersten Symptomengruppe alle Symptome merken, da diese Symptome den ganzen Patienten betreffen und wir bei Nichtbeachtung dieser Symptome niemals Erfolg haben werden.

Als nächstes müssen wir unsere Aufzeichnungen ansehen, um sicherzustellen, welche Arzneien dieser Gruppe den Eigentümlichkeiten der Körperregionen, der Organe, der Einzelteile und der Extremitäten am ähnlichsten sind.

Ausscheidungen von Ulzerationen, aus den Ohren und anderen Körperteilen sowie dem Menstruationsfluss widmen wir besondere Aufmerksamkeit, da diese sehr eng mit unseren essentiellen Lebensvorgängen verknüpft sind.

Als Nächstes brauchen wir die Modalitäten der betroffenen Teile und häufig sind diese den Modalitäten des Patienten an sich entgegengesetzt. Ein Patient, der für seinen Körper allgemein Wärme verlangt, verlangt nach Kühlung für seinen Kopf, seinen Magen oder für seine entzündeten Körperteile, demzufolge wird für ihn und seine Körperteile nicht dieselbe Rubrik passen. Daher wird die Generalisierung isolierter Besonderheiten zum falschen Arzneimittel führen oder den Wert bestimmter Arzneien durcheinander bringen.

Es gibt ungewöhnliche und seltene Symptome, manchmal sogar in einzelnen Körperteilen, die so wahlanzeigend sind, dass sie von einem erfahrenen Arzt in einen höheren bzw. sogar den höchsten Grad erhoben werden müssen.

Dies betrifft auch einige Keynotes, die sicher zum Arzneimittel oder zur Eingrenzung des Ergebnisses führen, *vorausgesetzt, die Gemüts- und Allgemeinsymptome sowie die Modalitäten verhalten sich diesen Keynotesymptomen gegenüber nicht konträr.*

Jede korrekt bestimmte Arznei sollte dem Materia-Medica-Vergleich standhalten und zum Patienten, seinen Symptomen, seinen Einzelteilen und seinen Modalitäten passen. Es ist durchaus möglich, dass sich eine Arznei, die in der Anamnese nicht den höchsten Wert erzielte, im Materia-Medica-Vergleich als die ähnlichste herausstellt.

Der kunstvolle Homöopath sieht in der Prüfung vieles, was im Repertorium nicht erfasst werden kann, da alles dem Alphabet geopfert werden muss. Der kunstvolle Homöopath muss die Materia Medica lange und ernsthaft studieren, um sich die Krankheitsbilder in seinem Gedächtnis einzuprägen, welche, wenn sie benötigt werden, in den kranken Persönlichkeiten der Menschen sichtbar werden. Sie sind jedoch zu zahlreich und zu verschieden, um klassifiziert oder beim Namen genannt zu werden. Ich habe oft erlebt, wie ein intuitiver Therapeut versuchte, seine sog. phantastische Heilung zu beschreiben: „Ich kann nicht sicher sagen, wie ich auf die Arznei kam, aber sie stellte ihn wieder her".

Wir haben es gehört, gefühlt und gesehen, doch wer vermag es zu beschreiben? Es ist nichts, was dem Neuling zu eigen ist, sondern es entwickelt sich langsam beim kunstvollen Arzt. Das liegt daran, dass das künstlerische Vermögen zunimmt, wie bei allen Künstlern. Es ist allen Heilkünstlern eigen, doch es ist ein verhängnisvoller Fehler, wenn es überhandnimmt und muss dann durch eine so mechanisch wie möglich durchgeführte Repertorisation korrigiert werden.

Je sorgfältiger jemand methodisch vorgeht und seine Verordnungen vornimmt, umso großartiger werden seine künstlerischen Ergebnisse und seine Arbeit mit der Materia Medica. Diese beiden Merkmale einer guten Verordnung müssen Hand in Hand gehen und sehr gut ausgewogen sein, da sich ansonsten selbst bei einem guten Arbeiter schlechte Gewohnheiten und Methoden einschleichen.

Was Sie wissen sollten, bevor Sie mit dem Studium der homöopathischen Materia Medica beginnen

Der Weg zum Gipfel der reinen Homöopathie oder zur Homöopathie, wie man sie schlichtweg nennen sollte, ist schwierig zu erklimmen. Es ist mir bewusst, dass diese Aussage die Existenz einer weiteren, nicht vollkommen reinen Art von Homöopathie impliziert, und diese gibt es so sicher, dass jeder Streit darüber unnütz ist.

Die Zustände in der Medizin, die vor einem knappen Jahrhundert zur Entstehung einer neuen Heilmethode führten, können kaum eindringlich genug geschildert werden, um den Ernst der Lage und den Schaden, den diese bei der Menschheit hinterlassen hat, darzustellen. Die Medizin befand sich damals im absoluten Chaos. Man kann schwerlich behaupten, sie habe etwas Gutes beinhaltet, und sie war schon immer veraltet. Sie wandte heftige und drastische Maßnahmen an, und ihr einziger Anspruch war, dass ihre Maßnahmen entweder den sicheren Tod oder eine langwierige Kur mit sich brachten. Diese Maßnahmen bestanden aus: Aderlass, Schröpfen, dem Aufsetzen von Blutegeln, dem Herbeiführen von Erbrechen, Abführmitteln, schweißauslösenden Maßnahmen, Schlafmitteln und dergleichen.

Wie weit hat es diese Medizin gebracht? Haben diese zahlreichen Marotten und Tricks die Schulmedizin seit damals verbessert? Ist denn die todbringende Verabreichung konzentrierter Mischungen, Alkaloiden und Resinoiden etwa besser und sicherer? Damals wurden die Medikamente in enormen Mengen durch [den Körper] geschleudert, heute aber werden sie in einer Form verabreicht, dass sie sich im ganzen Körper ausbreiten und dabei die gesamte Lebenskraft unterdrücken und somit Krankheit erzeugen. Damals haben sie rohe Medikamente in grober Form verwendet, nun jedoch verwenden sie die gefährliche, konzentrierte Form tödlicher Medikamente und damals wie heute *ohne Heilgesetz oder Heilprinzip*. Damals hat der Arzt seine eigenen Mischungen hergestellt, heute bereitet der Chemiker oder Pharmazeut die Patentrezepte zu und informiert den studierten (?) Arzt über alle Einzelheiten und Einnahmevorschriften dieser Medizin, damit er diese potenten Konzentrate am sterbenden Kranken anwenden kann. Die Laboratorien produzieren diese neuen Mittel in einer derart schnellen Folge, dass die Apotheker mit deren Namen gar nicht mehr auf dem Laufenden sind, geschweige denn die Ärzte mit den Eigenschaften der von ihnen angewandten Medikamente. Diese Konzentrate werden so lange verwendet, bis ein neues auf den Markt kommt. So wird jedes Jahr eine komplette Materia Medica, neu und sauber, für den Gebrauch dieser hochstudierten Ärzteschaft hergestellt.

Wie stark unterscheidet sich dies von den Arzneien, die die Homöopathie verwendet! Solange Menschen auf dieser Erde weilen und Hilfe für ihre Krankheiten benötigen, solange wird sich auch an den spezifischen Indikationen unserer Heilmittel, die einmal geprüft und verifiziert zu unserem Inventar gehören, nichts ändern. *In kommenden Zeiten werden sich die von Hahnemann entdeckten Arzneien weiterhin bewähren, so wie sie sich seit ihrer Entdeckung mehr und mehr bewährt haben.* Fünfzig Jahre hat die Erstellung und Bestätigung der homöopathischen Materia Medica gedauert. Währenddessen hat die Allopathie viele neue Materiae Medicae gehabt, und wie beim Treibsand kann niemand das Aufkommen der nächsten oder das Ende der momentan verwendeten vorhersagen.

Das System der Schulmedizin hat viele Veränderungen erlebt. Ihre Anhänger, die mit ihren Methoden daran scheitern, respektable Ergebnisse zu erhalten und gepeinigt sind vom Stachel im Fleisch, namentlich dem Erfolg der Homöopathie, haben sich selbst der tiefgreifenden Forschung verschrieben, die von mächtigen[12] Anführern wie Koch, Pasteur und anderen begründet wurde. Das chaotische Durcheinander, jetzt wissenschaftliche Medizin genannt, stinkt in den Augen eines jeden vernünftigen Menschen zum Himmel und sollte für ein modernes medizinisches Kaleidoskop[13] patentiert werden. *So ist sie, die prahlerische Medizin der Erfahrung.*

Ein Kleingeist aus Philadelphia hat vor einigen Jahren hundert Dollar Preisgeld für den Aufsatz ausgeschrieben, der die Irrtümer der Homöopathie am besten darstellt; die Aufgabe ist schwierig, deswegen hat er ein hohes Preisgeld ausgesetzt. Wie preisgünstig wäre ein Essay über die Irrtümer der Schulmedizin zu erstehen! Die so genannte „normale" Medizin wurde vielen Veränderungen unterworfen, diese sind so dumm wie zahlreich, da sie auf keinerlei Gesetz beruhen. Ihre Jünger sprechen vom Fortschritt. Was meinen sie damit? Sie haben keine Prinzipien zu bewahren, kein Gesetz zu befolgen, sie haben nur Spekulationen anzubieten, die der vorderste Elefant ihres unaufhaltsamen Dschagannaths[14] hinausposaunt! *Es ist die Medizin des gesetzlosen Experimentierens und Spekulierens. Nicht das Ergebnis der Entdeckungen, sondern die homöopathischen Statistiken und empörte Kunden haben den scheinbaren Fleiß in dieser sog. Wissenschaft vorangetrieben.* Sie haben sich nicht ihren teuren Mitmenschen zuliebe verändert, über die sie sich auf den Krankenstationen der öffentlichen Krankenhäuser lustig machen. Ihr Ansporn erwächst vielmehr aus dem verhältnismäßig großen Misserfolg und dem aus den sinnlosen Experimenten am Kranken à la Koch, Pasteur etc. resultierenden Verdruss.

Die kleine Dosis war es Wert imitiert zu werden, selbst der Pseudohomöopath findet Trost in ihr, da er mit dieser Täuschung die ihm vertrauende Öffentlichkeit hereinlegen kann. Diese kleine Dosis, von der Homöopathie abgekupfert, gleicht der homöopathischen Art und Weise, Arzneien zu verordnen. Aber damit kann man nur einfache Gemüter täuschen.

Es gibt keine Entschuldigung für die Betrügereien der Heuchler aus unseren eigenen Reihen. Sie und ihre Misserfolge sind zu gut bekannt, die Gründe hierfür sind:

Erstens: die zunehmende Forderung nach dem Echten.

Zweitens: das vergleichsweise geringe Alter des neuen Systems

Drittens: die schlechte Qualität der Ausbildungsstätten

Viertens: die mangelhaften Bücher

Fünftens: allgemein gesagt, die fehlenden Möglichkeiten und Kompetenzen sowie das Fehlen des Wunsches, es zu wollen.

Wir haben mit der Allopathie reichlich wenig zu tun; unsere Wege trennten sich schon vor langer Zeit. Die Homöopathie hat große Fortschritte gemacht. Wir würdigen Hahnemann als großen Meister, liebenden Vater und gottesfürchtigen Mann.

Anno 1833 stellte er sein Meisterstück, das *Organon*, fertig. Es erlebte fünf[15] Auflagen, die erste erschien 1810, und es wurde in zahlreiche Sprachen übersetzt. Das Wachstum und der Wohlstand dieses großartigen Medizinsystems haben dazu geführt, dass tausende von Ärzten es ausüben und es von Universitäten, Krankenhäusern, Apotheken und Zeitschriften bis in die entlegenen Winkel der zivilisierten Welt getragen wird. Das fortwährende Studium der Lehrsätze dieses

---

12 Im Original: mighty, was auch lautstark bedeuten kann.

13 Kaleidoskop (wörtlich: „Schönbildschauer"), kann auch im Sinne von Wechselspiel verwendet werden.

14 Im Original: juggernaut, ein tonnenschwerer indischer Prozessionswagen, der, einmal im Rollen, von Menschenhand nicht zu stoppen ist. Im Sinne von verheerender Gewalt verwendet.

15 Kent erlebte die Veröffentlichung der 6. Auflage des Organon nicht mehr.

neuen Systems führt zu besseren Verordnungen und die unbeantworteten Fragen der Vergangenheit werden schnell weniger. Inzwischen sind hunderte praktizierende Homöopathen über das Land verstreut und erheben sich, um die Vollständigkeit des Gesetzes und den Erfolg zu bezeugen, der aus dem Befolgen seiner Prinzipien resultiert. Sie treten den Beweis an, dass die reine und einfache Homöopathie alles ist, was man zur Heilung von Krankheiten benötigt, dass das Gesetz universell ist und dass Misserfolg von oben genannten Ursachen herrührt. Durch die Befolgung des Gesetzes sehen wir: Die Homöopathie beruht auf feststehenden Prinzipien, auf einem Gesetz, nicht auf einer bloßen Praxisregel, die gegen etwas Besseres ausgetauscht wird, sobald die Phantasie neue Einfälle hervorbringt (*Organon* §2). Genauso könnten wir sagen oder annehmen, dass der Apfel nicht zum Boden fällt, sobald sein Stiel vom Baum gelöst ist.

Es gibt nur ein großes System der Homöopathie. Menschen, die die hohe Kunst der Homöopathie erreicht haben, lösten die Fesseln ihrer Vorurteile, ihrer Borniertheit, ihrer Intoleranz und Selbstgefälligkeit, folgten dem Licht – niemals stockend, obwohl sie oft stolperten, niemals spottend, obwohl sie oft zweifelten – bis sie in der Mittagssonne verharren, gebannt von der Liebe zu ihr und dem Wissen um ihren Nutzen. Diese Fertigkeiten erreichen nur jene, die ihre Kenntnisse zum Nutzen der Menschheit und nicht für eigennützige Ziele einsetzen.

Was die Art und Weise der Arzneiverordnung betrifft, gibt es unterschiedliche Qualitäten der Homöopathie, von der niedrigsten, gemischt mit schulmedizinischen Methoden, bis hin zur höchsten Qualitätsstufe, die durch die Befolgung des bekannten Gesetzes die besten Ergebnisse erzielt. Jeder Arzt gesteht den Wert des Gesetzes dadurch ein, dass er sich anstrengt, es zu befolgen, insofern als er seine Kenntnisse weitestmöglich umsetzt und sich nur dann abwendet, wenn seine Kenntnisse des Gesetzes mangelhaft sind. Daraus folgt, dass die Grade, wovon es fast unendlich viele gibt, lediglich Nuancen auf der Skala vom Unwissen zum Wissen sind, angefangen bei der gutherzigen Mutter mit ihrer Hausapotheke bis hin zum anspruchsvollen Meister, von denen ein jeder aufrichtig das Glück der Menschheit erstrebt oder aber jene, die hab- und geldgierig die Erlösung vom Schmerz für dreckiges Geld verkaufen.

Der Unerfahrene muss unterrichtet und unterstützt werden, damit er die Homöopathie praktizieren lernt, ohne Zuflucht bei der Schulmedizin zu suchen. *Diese Hilfe ist aber nur dann von Nutzen, wenn sie gewollt und geschätzt wird.*

Um den Kenntnisstand zu erreichen, der einen befähigt, die Homöopathie auszuüben, ohne auf zweifelhafte Methoden zurückzugreifen, verlangt von uns großes Bemühen und unermüdlichen Fleiß, wobei der Verstand aufnahmebereit sein muss und das Herz sich nach der Wahrheit sehnt, *denn diese führt uns zu dem, was gut ist* und man mit Geld nicht kaufen kann.

Die Lehrsätze der Homöopathie sind erhebend, ein gesunder Verstand kann sie leicht verstehen, und wenn sie einmal verstanden wurden, ist es einfach, ihnen Folge zu leisten. Es ist nämlich einfacher, gut ausgeschilderten Pfaden zu folgen, als sich im Morast der Schulmedizin abzustrampeln. Natürlich ist derjenige, der weiß, wie man unveränderlichen Prinzipien treu bleibt, nicht versucht, ihnen den Rücken zu kehren, und er wird es auch nicht tun. Es lässt sich nicht leugnen, dass viele die reine Lehre der Homöopathie suchen, aber nur wenige sie finden. Zu viele sagen, dass die hierfür notwendige Arbeit ein zu großes Opfer darstelle. Ich habe keine Zweifel daran, dass der Schöpfer weiß, wem er Seine heilige Wahrheit anvertrauen kann. Unbestreitbar wird jeder, der die Erhebung der Menschheit sucht und ernsthaft daran arbeitet, seinen Anteil bekommen. Wer die homöopathischen Prinzipien nicht kennt, der kann unmöglich begreifen, wie viel Gutes die Kenntnis und Anwendung des Ähnlichkeitsgesetzes den Menschen bescheren kann.

Diejenigen, die nicht um den hohen und vollen Nutzen der Homöopathie wissen, nehmen an, sie seien weise oder dass man gar keine unumstößlichen Prinzipien kenne und erklären, dass der Gebrauch von Schmerzmitteln gerechtfertigt sei, wenn die angemessene homöopathische Arznei unbekannt ist. Sie gebrauchen häufig solche Mittel, sehr zum Schaden der Patienten und des Systems, das auf dem Gesetz gründet und dem sie angeblich angehören. Sie sind nicht in der Lage zu erkennen, dass die Freiheit aus der Gesetzestreue erwächst, und sie nehmen an, dass sie sich selbst die Lizenz erteilen dürfen, das Gesetz zu brechen.

Prinzipientreue muss vor der Brieftasche, dem Ruf und anderen eigennützigen Motiven stehen oder der Arzt kann das beständige und vollkommene Vertrauen in das Gesetz sowie das Gefühl der Zufriedenheit, dass alles in Ordnung ist und gut gemacht wird, niemals erreichen. In jedem Fall, wo sich Ungehorsam aufdrängt, ist die Treibkraft Ignoranz und Selbstsucht, mit dem Ziel, dass die Menschen ihren Tribut an den Arzt zollen, anstatt dass der Arzt den Menschen dient. Die Frage „Warum vertrauen Sie nicht auf das Gesetz?“ wurde noch nie anders beantwortet als mit einem dieser beiden Sätze: „Ich weiß nicht“ und „Es lohnt sich nicht“.

Wenn wir uns über die wunderbare Arbeit Hahnemanns und den Wert des *Organons* im Klaren sind (welches er so vollkommen hinterlassen hat, dass niemand etwas hinzufügen konnte, noch, allem Spott zum Trotz, etwas wegnehmen konnte), können wir ihm dann die Ehrfurcht verweigern und den stillschweigenden Glauben aufgeben, dass es der Allwissende war, der ihn unterstützte? Wenn wir überlegen, wie gekonnt er die Krankheitstheorien seiner Zeit widerlegte (die Krankheitsvorstellungen vor einem Jahrhundert, die inzwischen fallen gelassen wurden, wurden damals mit der gleichen Gewissheit und Beharrlichkeit verteidigt, wie jene, die jetzt in Mode sind. Die Allopathie nimmt neue Theorien so schnell und leichtfertig an, wie sie sie wieder verwirft, so wie es die Sirenen mit ihren Liebhabern getan haben); wenn wir das Ausmaß seiner Gelehrtheit auf allen Gebieten der Wissenschaft, sein wunderbares körperliches Durchhaltevermögen vor Augen haben, das es ihm ermöglichte, jede dritte Nacht wach zu bleiben, um nachzudenken, und die Liebe, die er allen Umständen trotzend der Menschheit und Gott entgegenbrachte; wenn wir wissen, dass der Brunnen der Inspiration die Quelle der menschlichen Liebe ist, dann erkennen wir die tiefe Wahrheit, die im *Organon*, seinem Meisterwerk, enthalten ist und verehren es zu Recht.

Tatsächlich haben von Beginn an alle Meister bestätigt, dass nach jeder Lektüre wieder neue Wahrheiten zum Vorschein kommen, dem jeweiligen Bildungsstand eines jeden genauen Beobachters entsprechend, unabhängig von Alter oder Klugheit. Diejenigen, welche diese lebendigen Lehrsätze und die Materia Medica beherrschten, waren allesamt treue Leser dieses großen Werkes. Kein Homöopath machte jemals eine Entdeckung, die in diesem Werk nicht schon vollständig dargelegt wurde, sondern sie bestätigten allesamt, dass ihre größten Fertigkeiten und ihr Erfolg auf dem *Organon* basierten. Für den Studenten ist es das erste Buch, das er lesen sollte, und für den alten und viel beschäftigten Arzt ist es das letzte Buch, über das er nachdenken wird.

Wenn Lippe, Wells und unzählige andere in ihrer langen Karriere für das kontinuierliche Lesen dieses Buches eintraten, sollten wir es ihnen nicht gleich tun und dieses Buch mit dem ihm gebührenden Respekt betrachten? Sollten wir uns nicht auch um die verborgene Wahrheit bemühen, die diese treuen Gefolgsmänner des Gesetzes so erfolgreich machte? Wen würde ein vernünftiger Mensch um Erleuchtung bitten, wenn er das Bedürfnis hat, dem Gesetz der Heilkunst zu folgen und dessen Nutzen ausloten möchte? Natürlich an Hahnemann und seine treuen Anhänger und nicht an diejenigen, die das belächeln, was sie für die Phantasien eines alten Mannes halten.

Einige angebliche Homöopathen prangern Hahnemann durch Worte und Taten an, ein Theoretiker, Fanatiker und Phantast gewesen zu sein, doch sie haben niemals solche Heilungen vollbracht wie Hahnemann. Lasst alle Menschen von ihm lernen, bis sie es so gut können wie er, denn er war und ist noch immer unser aller Lehrmeister. Er war der erste Verfechter der Homöopathie, wir müssen uns auf ihn verlassen und jegliche Abweichung von seiner Lehre sollte als etwas anderes [und nicht als Homöopathie] bezeichnet werden.

Wenn es um das Gesetz geht, darf es keine Kontroversen mit anderen Menschen geben. Die Wahrheit verletzt die Menschen oftmals tief und bringt sie zum Streiten, und die Wunden, die dabei entstehen, heilen selten auf Anhieb oder ohne großen Blutverlust. Kontroversen lehren den, der nicht die Wahrheit sucht, nichts. Der vernünftige Mensch akzeptiert die Wahrheit, weil er sich ihr gewärtig ist und bereit, sie anzunehmen. Wenn alles andere erfolglos war, verzweifeln die Patienten und werden empfänglich für Neues; der alte, uneinsichtige Schulmediziner hingegen rebelliert, da er seinen Egoismus und seine Borniertheit nicht überwinden kann. Für ihn ist das Sonnenlicht so schwarz wie Rauch.

Hahnemann formulierte die Prinzipien der homöopathischen Therapie. Hahnemanns Arbeit gingen schon vereinzelt Aussagen voraus, die die Wahrheit gelegentlich schon durchschimmern ließen, sie leuchteten jedoch nicht hell genug, als dass sie als Lehrsätze hätten formuliert werden können. Er ordnete die Vorgehensweise im *Organon* und den *Chronischen Krankheiten* so, dass das System der homöopathischen Therapie als vollständig angesehen werden kann.

Homöopathie beruht weder auf Theorie noch auf Meinungen, sondern auf Tatsachen. Hypothesen und Schlussfolgerungen haben keinen Platz in Aufzeichnungen, von denen menschliches Leben abhängt. Es ist für den medizinischen Theoretiker natürlich unmöglich, über medizinische Tatsachen nachzudenken, da er davon keine Ahnung hat; daher folgert er, dass Erbrechen von einer Funktionsstörung des Gehirnes, einem Leberstau, von einem Gebärmutterreflex oder ähnlichem herrühre. Diese Liste ließe sich endlos fortführen. Mehr als irgendjemand sonst ist dieser Theoretiker davon überzeugt, dass eine exakte Diagnose von großer Bedeutung ist, doch zeigt jede Hypothese die wacklige Basis dieser falschen Schlüsse auf.

Die Verdrehung der Gedanken durch falsche Schlussfolgerungen wird nur noch übertroffen von den schwankenden Meinungen, mit denen man sich auf keinen sicheren Weg begeben kann, denn die Fragen, die Verwirrung und die wechselnden Meinungen lassen keine Kontinuität zu. Bei ihnen gibt es keine *indizierten Arzneien,* sondern endlos viele Medikamente, die in ihren Gedanken umherwirbeln. Das Krankenzimmer ist überfüllt mit Flaschen und die Mägen der Patienten gebläht von den unzähligen Dingen, die man gar nicht alle aufzählen kann: angefangen von hausgemachten Dekokten bis hin zu *Irish Stew*[16].

Je genauer und fundierter die Diagnose, desto ungenauer fällt die auf ihr basierende Verordnung aus. Die Diagnostiker sind die schlechtesten Ärzte, doch, dessen ungeachtet, kann auch die klügste Benennung von Krankheiten keinen Schaden anrichten. *Man muss sich jedoch darüber im Klaren sein, dass eine Diagnose die Natur der Krankheit nicht in der Art und Weise enthüllt, dass daraus eine Arznei ersichtlich würde.* Die Diagnose benennt Resultate und Außenansichten, während, um die heilende Arznei zu entdecken, die innere Natur durch

[16] Irisches Eintopf-Gericht.

die eigentümlichen und charakteristischen Symptome wahrgenommen werden muss (*Organon* §§ 6-8). Von höchster Bedeutung ist der Blick in das eigentümliche Innere, da er zu den ähnlichsten, folglich heilkräftigsten Arzneimitteln führt.

Es gibt ebenso viele medizinische Ansichten über eine bestimmte Krankheit wie es Ärzte gibt. Selbst in diesen Tagen, da das Sonnenlicht auf die Medizin scheint, sind noch immer blitzschnelle Veränderungen der medizinischen Ansichten vorherrschend. Ein gequälter Sterblicher wandert in einer großen Stadt von einer medizinischen Koryphäe zur nächsten, nur um sehr teure und wertlose Diagnosen von ihnen zu erhalten. Dies wäre alles nicht so gefährlich, wenn die Behandlungen in der Regel nicht auf der Diagnose beruhten. Die bloße Vermutung [dass die Diagnose der Schlüssel zur Heilung sei] ist zum Glück des Patienten wie auch des Arztes noch nicht kriminell. Einer aus unseren Reihen, Herr Chapman, hat mit seinem Probefall aufgezeigt, dass selbst die größten Genies unter den Allopathen nicht einmal den einfachsten Fall einheitlich lösen können. Das Ergebnis unterschied sich stark von dem der Homöopathie, deren Ärzte alle das gleiche Arzneimittel herausgefunden hatten. Der gleiche Test kann [mit Schulmedizinern] niemals mit den gleichen Ergebnissen wiederholt werden.

Die Epidemien der vergangenen fünfundzwanzig Jahre haben wunderbare Ähnlichkeiten in Methode und Arzneiwahl aufgezeigt. In den Aufzeichnungen, auf denen die Statistiken von Memphis und New Orleans beruhen, stellt die Gelbfieberkommission die Sicherheit der Vorgehensweise und der Ergebnisse dar. Die Männer hatten keinerlei Verbindung zueinander und erhielten durch ihre Arbeit folgende Resultate: Alle Ärzte, inspiriert vom [homöopathischen] Prinzip, kamen bei gleicher Symptomenlage in unterschiedlichen Städten auf ein und dieselben Arzneien, mit vergleichbaren Ergebnissen.

Die Genauigkeit in der Methodik beschert uns mit der guten alten Materia Medica, die mit den Jahren und durch ihren Gebrauch immer besser wird, auf der ganzen Welt bei ähnlichen Symptomen ähnliche Arzneien, dies sollte doch auf den Verstand der Menschen genug Eindruck verschaffen, um uns sicheres Gehör zu verschaffen.

In der Homöopathie hat ein Könner, wo er auch immer sein mag, eine Grundlage, auf der seine Verordnung beruht. Wann ist es je deutlicher geworden als bei Hahnemann, der durch das Studium der Choleraepidemie und unter Bezugnahme der Symptome der Materia Medica herausfand, dass *Veratrum*, *Cuprum* und *Camphora* die passenden Arzneien für diese Epidemie waren; obwohl er bis dahin noch keinen einzigen Fall von Cholera gesehen hatte! Als er gefragt wurde, welche Arzneien zu dieser Krankheit passen, hat er sich einfach der Prüfungen erinnert. Die Natur dieser Krankheit zeigte sich dem ähnlich, was er in den Prüfungen von *Camphora*, *Veratrum* und *Cuprum* gesehen hat. Daraus schloss er, dass diese Arzneien diese Krankheit heilen sollten. Sie wurden von da an mit Erfolg eingesetzt. Sie sind unser Rettungsanker bei Cholera, heute und alle Tage. Doch das war nicht einfach eine Meinung Hahnemanns. Nein, er hat die erhaltenen Prüfungssymptome lediglich mit denen der Krankheit verglichen. Daher wusste er, dass dies die Arzneien sind. Homöopathen verfügen deshalb über eine Macht, die in der medizinischen Welt einzigartig ist, nämlich die, Vorhersagen treffen zu können.

Jeder Arzt, der an das Krankenbett tritt, sollte von deutlich einzusehenden Gründen beherrscht sein (Organon §§ 1-2). Der Kranke hat ein Recht darauf. Vor Hahnemanns Zeit gab es das nicht. Der Kranke wurde schändlich behandelt. Seit der Entstehung dieses äußerst bewundernswerten und perfekten Systems haben Kranke das Recht, eine genaue Methodik und genaues Wissen zu verlangen. Es ist besser, nichts zu tun als etwas Nutzloses. Es ist besser, abzuwarten und zu beobachten, als das Falsche zu tun. In der Homöopathie muss sich jede Handlung auf deutlich einzusehende Gründe stützen. Jede Handlung des Arztes, der die Homöopathie anwendet, sollte auf den Prinzipien des Systems beruhen. Er sollte sagen: „Die Prinzipien sind wie die Grammatik, die jedes Wort deiner Sprache bestimmt." Einige sagen: „Ich glaube nicht." Wir aber müssen bekannt machen, dass Glauben beim Studium der Homöopathie nichts zu suchen hat; Hahnemanns induktive Methode lässt keinen Raum für Unglauben; deshalb hat Hahnemann im ersten Paragraphen des *Organon* geschrieben: „Des Arztes höchster und **einziger** Beruf ist, kranke Menschen gesund zu machen, was man Heilen nennt."

Hahnemanns Geburtstag

Am elften April feiern wir verständlicherweise den Geburtstag von Samuel Hahnemann. Einige werden hierzu ein Bankett veranstalten, andere werden Reden halten und einige bekommen stilles Herzklopfen. Einige werden sich mit der Feier nach außen hin als Homöopath profilieren wollen, obwohl sie heimlich Tinkturen und Komplexmittel verabreichen oder zwei Arzneien miteinander abwechseln, obwohl keine von ihnen einen Bezug zur Krankheit hat. Die stille, aufrichtige Dankbarkeit darüber, dass Hahnemann geboren wurde und gelebt hat, dass er uns die Ergebnisse seiner Entdeckungen im *Organon,* den *Chronischen Krankheiten* und der *Reinen Arzneimittellehre* hinterlassen hat, ist die beste Art und Weise, den Geburtstag dieses wunderbaren Mannes zu feiern.

Hahnemann hat uns einen äußerst großen Dienst erwiesen und keiner konnte seitdem seinen Platz einnehmen. So ist das bei allen wirklich großen und fähigen Menschen. Männer, deren Arbeit uns größten Nutzen bringt, hinterlassen niemanden, der ihre wertvolle Arbeit tun kann. Jeder muss seine eigene Aufgabe suchen und erledigen; die Menschen scheitern, wenn sie versuchen, die Arbeit eines anderen zu tun. Viele große Männer sind Hahnemann gefolgt, aber jeder hat seine eigene Aufgabe erledigt. In der Homöopathie sind viele, die den Prinzipien von Hahnemanns Organon gefolgt sind, sehr gut im Lehren, Übersetzen, Verfassen und Verordnen geworden. Es wurde aber niemand berühmt, indem er Tinkturen und Komplexmittel verordnete und die Grundsätze der Potenzierung ignorierte. Einige von denen wurden berühmte Politiker, doch keiner von ihnen wurde berühmt, weil er die Philosophie bzw. die Materia Medica gelehrt hätte. Die herausragenden Lehrer der Materia Medica waren Männer, die öffentlich für die Prinzipien der Potenzierung, die Gabe eines Einzelmittels, die ähnliche Arznei und alle Grundsätze, die wir im *Organon* finden, eingestanden sind. Alle diese Menschen feiern den Geburtstag von Samuel Hahnemann; viele andere werden Reden halten, essen und trinken und angeheitert sein.

Hörsaalplaudereien

Wenn *Belladonna*, bei chronischem Blutandrang zum Kopfe hin, die akute Äußerung des Geschehens bessert: *Calcium carbonicum* Das soll nicht heißen, dass *Calcium carbonicum* während des Anfalles die bessere Arznei wäre. *Belladonna* entspricht der akuten Erscheinungsform vollständiger. *Calcium carbonicum* würde zu stark verschlimmern, doch nach dem Anfall wird *Calcium carbonicum* die Neigung, diese Kongestionen immer wieder zu bekommen, heilen.

Wenn der Patient jedes Mal, wenn er sich erkältet, geschwollene Mandeln, Tonsillitis und chronische Verhärtungen bekommt – *Baryta carbonicum.*

Das bedeutet nicht, dass *Baryta carbonicum* die beste Arznei im akuten Anfall wäre, viele Arzneien sind besser indiziert, sondern dass eine Gabe *Baryta carbonicum* nach dem Anfall indiziert wäre, um die Rückfallneigung zu heilen.

Beginnen Sie die Behandlung einer chronischen Krankheit niemals im akuten Stadium.

Um Epilepsie zu heilen, müssen Sie zunächst eine Arznei finden, die dem akuten Anfall vollkommen entspricht und ihn abdeckt. Dann fahren Sie die Behandlung mit dem Komplementärmittel bzw. der chronischen Arznei als dem Heilmittel fort.

Eine Verordnung vor oder während des Frost- und Fieberanfalles wird die Heftigkeit des Anfalles *sicher* verstärken und die Angelegenheit verzögern, wenn nicht sogar komplizieren.

Hörsaalplaudereien

Hahnemann wurde des Mittelwechsels beschuldigt, als er sagte, dass *Bryonia* und *Rhus toxicodendron* sich abwechseln.

Hahnemann meinte damit nicht, dass Sie die eine Arznei in ein Glas und die andere in ein anderes Glas geben sollen, um zuerst das eine, dann das andere zu verabreichen; *Bryonia* und *Rhus toxicodendron* sind komplementär zueinander, Hahnemann meinte damit Folgendes: Sie finden *Bryonia*-Symptome vor und geben deshalb *Bryonia*, und wenn nun *Bryonia* seine Arbeit beendet hat, kommen Symptome von *Rhus toxicodendron* zum Vorschein. Wenn Sie nun noch etwas warten, haben Sie ein klares *Rhus-toxicondendron*-Bild vor sich. Sie geben es und nach einer Weile hat *Rhus toxicodendron* seine Arbeit erledigt. Nun erscheinen die Symptome von *Bryonia* wieder, und das geht so lange, bis Sie den Fall abgeschlossen haben.

Arnica, *Rhus toxicodendron* und *Calcium carbonicum* folgen einander oft auf diese Art: Eine Verstauchung des Gelenkes mit Zerschlagenheitsgefühl der Muskeln wird von Arn. gut abgedeckt. Der Verletzung geht es eine Zeit lang gut, aber nach einer Woche ist das Gelenk immer noch schmerzhaft und schwach. In dieser späten Phase ist nun *Rhus toxicodendron* die ähnliche Arznei. *Rhus toxicodendron* übernimmt nun den Fall, führt ihn für einige Monate gut weiter, verliert aber plötzlich die Kraft, ihn halten zu können, und der Patient bekommt von kaltem, feuchtem Wetter rheumatische Versteifungen im überanstrengten Gelenk.

Jetzt ist *Calcium carbonicum* indiziert und wird den Fall abschließen.

Hahnemann hat uns gesagt, dass wir solche Arzneimittelzyklen häufig vorfinden, z.B. *Sulphur*, *Calcium carbonicum*, *Lycopodium*, doch manche meinen, dass wir sie einfach nacheinander, vom ersten bis zum letzten, am Krankenbett verabreichen sollen, so ist es aber nicht gemeint. Der große Meister beabsichtigte, Sie wissen zu lassen, dass den *Sulphur*symptomen häufig (aber nicht immer) Calciumsymptome folgen und diesen wiederum Lycopodiumsymptome und danach wieder *Sulphur*-Symptome vorhanden sind. Das geht so lange, bis der Fall abgeschlossen ist.

Es ist wichtig für Sie, diese Dinge zu wissen, damit sie aufmerksam und vorbereitet sind, wenn die Probleme auftauchen.

Gute Ärzte machen sich sehr viele Gedanken, während sie sich mit ihren Fällen befassen und die passenden Arzneimittel heraussuchen. Der folgende, vergleichsweise einfache Fall soll Ihnen zeigen, wie Sie denken und die Symptome herausarbeiten müssen, und wie sie verschreiben, wenn Sie scheinbar nur ein einziges Symptom haben:

Eine Dame mit extremer Ruhelosigkeit der unteren Extremitäten kommt in meine Praxis. Nun, denke ich, das könnte doch v.a. *Zincum* sein, aber auch viele, viele andere. Doch ich belasse es nicht dabei. Ich befrage sie weiter und finde heraus, dass sie einige Tage zuvor im Regen und nass geworden war. „Wurden Ihre Füße nass?" „Oh nein, meine Füße blieben trocken, aber mein Kopf wurde sehr nass." Na, denke ich, das klingt nach *Belladonna*. Ich muss nachsehen, ob *Belladonna* die Ruhelosigkeit der Glieder hat. *Belladonna* hat sie tatsächlich und heilt diesen Fall ohne jeden Rückfall.

Über die Nutzlosigkeit der Klassifikation von Konstitutionen

Warum sollte uns die Klassifikation in Konstitutionstypen eine Hilfe beim Verschreiben sein? Jedes Individuum verfügt über seine eigene Konstitution. Kein klar denkender und beobachtender Homöopath kann sich mit der Einteilung von auch nur zwei Kranken in ein und dieselbe Gruppe zufriedengeben. Es ist ein fataler Irrtum, eine Einordnung nach Konstitutionstypen vorzunehmen, denn in den Augen eines echten Homöopathen gibt es keine zwei Konstitutionen, die ähnlich genug wären, gemeinsam eine Gruppe zu bilden. Ein Mensch ist nämlich tausendmal komplexer als ein Schachspiel in den Händen des besten Spielers.

Durch jede Veränderung der Zeichen und Symptome, mental wie körperlich, erhalten wir eine neue Sicht auf den ganzen Patienten, was durch eine verallgemeinerte Betrachtungsweise verloren ginge. Wie wohl allen Denkern auffällt, sind alle normalen Gemütszustände unterschiedlich, dies bestätigt die wohl bekannte Feststellung, dass es keine zwei gleichen Gemüter gibt. Und genauso erkennt der aufmerksame Arzt auch in allen anormalen Gemütszuständen das kranke Individuum. Geisteskrankheiten mögen vom Irrenarzt[17] entsprechend ihrer gemeinsamen Manifestationen eingeteilt werden, diese Einteilung ist für den Homöopathen bei der Suche nach einem Arzneimittel allerdings unbrauchbar. Zur Diagnosestellung werden die häufigen, gewöhnlichen Symptome der Geisteskrankheit herangezogen, die *eigentümlichen Symptome aber, die uns bei jedem krankhaften Geisteszustand zur Verordnung führen,* können nicht klassifiziert werden.

Nichts führt den Arzt sicherer zum Misserfolg als eine Klassifikation. Der Arzt, der aufgrund einer Diagnose verschreibt, wird, mit Ausnahme seiner Glückstreffer, scheitern. Individualisierung ist das Ziel eines jeden homöopathischen Arztes. Der erfahrene Arzt sucht immer die Symptome, die die kranke Konstitution bzw. das individuelle Leiden repräsentieren. Ein und dasselbe Symptom ist bei manchen Konstitutionen ungewöhnlich, bei einer anderen wiederum gewöhnlich, das liegt daran, dass manche Symptome bei der einen Krankheit gewöhnlich, bei der anderen jedoch ungewöhnlich sind.
Die Klassifikation ist für das gründliche Studium der Krankheiten, der pathologischen Zustände und für die Diagnosestellung wichtig. Doch jeder Krankheitsfall ist individuell und anderen Fällen unähnlich, deshalb müssen bei jedem Patienten die Symptome eruiert werden und als das Maß der Dinge gelten, die seine ungeordnete Lebenskraft repräsentieren, ansonsten folgen unseren Verordnungen nur sehr gewöhnliche Ergebnisse.

Über die Beziehung der Organe zueinander und die Richtung des Heilverlaufes

Die Richtung des Heilverlaufes wurde erstmals von Hering beschrieben: Von innen nach außen, von oben nach unten, in der umgekehrten Reihenfolge ihres Erscheinens. Dies findet sich nicht in Hahnemanns Schriften. Wir nennen es die Hering'sche Regel. In der homöopathischen Literatur findet sich kaum etwas über diese Regel, außer, dass Symptome zu den Extremitäten hin wandern, Hautausschläge auftauchen, Schleimhäute verstärkt Sekrete ausscheiden und Ulzerationen am Bein erscheinen, sobald innere Symptome verschwinden. In der Literatur gibt es keine speziellen Behauptungen dieser Art, mit Ausnahme dieser in den Vorlesungen der Post-Graduate School gemachten.

[17] Im Original: *alienist*

Das Innerste des Menschen besteht aus seinem Willen, seinem Verstand und seinem Gedächtnis; diese finden im physischen ihre Verlängerung nach außen. Diese Idee entspricht eigentlich der Richtung des Heilverlaufes, vom Innersten zum Äußersten. Bei einigen Patienten wüssten wir ohne diese Kenntnisse des Innersten und Äußersten nicht, ob unsere Verordnungen gut sind. Wenn ein Patient, der nach einer erfolgten Einnahme wiederkommt und aufgrund seiner Symptome glaubt, es gehe ihm schlechter, so ist dies normalerweise nicht der Fall, außer es sind Symptome aufgetreten, die er zuvor noch nie hatte. Wäre der Arzt nun nicht mit den Beziehungen der Organe untereinander vertraut, so käme er in Versuchung, das Arzneimittel zu wechseln. Seine Kenntnisse über die Beziehungen der Organe untereinander ermöglichen es ihm zu beurteilen, ob es dem Patienten besser oder schlechter geht.

Die physischen Organe entsprechen dem Innersten des Menschen, seinem Willen und seinem Verstand. Ob eine vorliegende Aussage ganz oder teilweise richtig bzw. falsch ist, wägt unser Intellekt durch Vergleich mit dem Gelernten ab. Während wir über etwas nachdenken und es prüfen, bleibt vieles im Gedächtnis, der Intellekt verdaut das Erhaltene, trennt das Richtige vom Falschen, eignet sich das Richtige an und verwirft das Falsche.

Der Magen nimmt die Nahrung auf; er und der Dünndarm verdauen und assimilieren das, was für unseren Körper gut ist und verwerfen Unpassendes, Unverdauliches, Falsches. Die Verdauung entspricht dem Intellekt des Menschen, sie erledigt für den Körper das, was der Intellekt für den Menschen tut.

Die Nieren verrichten eine ähnliche Aufgabe, sie scheiden im Blut das Richtige vom Falschen. Das verbrauchte Blut wird in Harnstoff und harnsaure Salze umgewandelt und ausgeschieden. Die Nieren machen das für das Blut, was unser Intellekt für die Wahrheit macht.

Auf den ersten Blick mögen Sie zwischen diesen Dingen keinen Zusammenhang erkennen, durch ausgiebige Beobachtung und Prüfung dieser Dinge wird vieles offenbar. Wenn Sie einen Menschen behandeln, dessen intellektuelle Fähigkeiten in Mitleidenschaft gezogen sind, werden, sobald es dem Patienten besser geht, Magen- oder Verdauungsprobleme auftauchen. Der Patient bekommt Krämpfe und Diarrhoe, die Störung erstreckt sich bis in den Verdauungstrakt. Ein anderer Patient reagiert auf die Besserung der Gemütssymptome mit Nierenproblemen und Albuminurie. Obwohl Rückenschmerzen und Albuminurie auftauchen, wird die Krankenschwester sagen, dass es dem Patienten besser geht. Wenn das Gegenteil eintritt, ist es schädlich. Wenn im Laufe einer Behandlung eines Patienten mit Albuminurie Gemütssymptome auftauchen, verschlechtert sich sein Zustand. Andere haben Magen- und Nierenprobleme verschwinden sehen, während Gemütssymptome auftauchten. Wenn bei einer Verordnung gegen Magenprobleme Gemütsstörungen auftauchen, so müssen Sie diese Verordnung sofort antidotieren. Die umgekehrte Richtung entspricht der Heilrichtung. Es wird bald eine Reaktion folgen, die Magen- oder Nierenprobleme werden rasch vorübergehen; greifen Sie nicht ein. Das meinen wir mit von innen nach *außen* und mit von außen nach *innen*. Dies ist eine unumstößliche Wahrheit.

In der gesetzmäßigen Richtung, von innen nach *außen*, haben wir nicht immer Gemütsveränderungen, denen Hautausschläge folgen – das geht schneller. Es geht jedoch langsamer und allmählicher, wenn der Magen oder die Nieren betroffen sind. Dann durchläuft es eine Reihe von Organen: Sowie sich der Magen bessert, werden Hautausschläge oder Katarrh erscheinen. Dem Patienten wird es anhaltend besser gehen.

Manchmal entspricht unser Intellekt den Lungen. Die Lungen erfüllen für den Körper die Arbeit, die unser Intellekt für den

Menschen erfüllt. Wenn ein Mensch unter drohender oder manifester Phthisis[18] leidet und eine Arzneigabe erhält, die Lungensymptome dadurch besser werden, sein Intellekt aber in Mitleidenschaft gezogen wird, wird der Patient sterben: Sie können ihn nicht mehr heilen. Wenn jedoch einem in Mitleidenschaft gezogenen Intellekt Bronchialkatarrh, Nierenbeschwerden, Magen- oder Verdauungsprobleme folgen, befindet sich der Patient in der Besserungsphase.

Wenn ein Individuum einen kranken Willen besitzt, wenn Liebe in Hass umschlägt, wenn er sein eigenes Leben zerstören will, seine Kinder hasst oder ihnen entflieht, wenn eine Frau ihrem Ehemann gegenüber Abneigung empfindet, wenn der gesamte Wille pervertiert ist: Mit welchen Reaktionen können wir bei solchen Krankheiten rechnen? Nach einer korrekten Verordnung werden das Herz oder die Leber Symptome entwickeln, da diese dem Willen entsprechen. Wenn Sie Ihre Verordnung aufgrund eines in Mitleidenschaft gezogenen Willens treffen, werden keine Magen- oder Nierenprobleme, sondern Herz- und Leberprobleme zum Vorschein kommen. Wenn Sie nach einer Verordnung sehen, dass sich die Herzprobleme zwar bessern, der Patient nun aber zum Selbstmord neigt, müssen Sie antidotieren, denn die Symptome schlagen die falsche Richtung ein. Wenn rheumatische Beschwerden zum Herzen hin wandern und der Patient später Suizidgedanken hegt, dann gehen die Symptome von außen nach *innen*.

Der Wille entspricht dem Herzen und der Leber. Es gibt genügend Hinweise, dass die göttliche Offenbarung und die Buchstaben Seines Wortes auf diesen Beziehungen basieren, und niemand weiß dies so genau wie die Völker des Altertums. Sobald von der Liebe Gottes die Rede ist, finden wir auch das Wort Herz in den Schriften. Wenn sie schreiben „umgürtet die Lenden eurer Gesinnung, [seid nüchtern]“[19], „eure Hüften umgürtet mit der Wahrheit“[20], wird auch auf den Intellekt Bezug genommen. In Gottes Wort finden wir all diese Beziehungen, und aus diesen Beziehungen heraus verstehen wir die Natur des menschlichen Lebens und des menschlichen Körpers. Des Menschen Leben, Seele, Verstand und Willen entsprechen seinen körperlichen Organen.

Durch die Nähe zu Swedenborg konnte ich die Beziehung zwischen dem Wort Gottes und allem, was ich die letzten dreißig Jahre gelernt habe, herausarbeiten. Wenn man damit vertraut ist, hilft es einem, die Arzneimittelreaktionen einzuordnen. Ein Mensch, der geisteskrank ist, ist sich nicht bewusst, wie krank er eigentlich ist, er ist unfähig, seinen Zustand zu beurteilen. Er denkt, es gehe ihm schlechter, wenn Lebersymptome auftreten; er *sagt*, ihm gehe es schlechter. Dies ist von innen nach außen, lasst euch nicht beirren. Der bedrohliche Leberzustand wird durch das Arzneimittel für die Geisteskrankheit verschwinden.

Diese Dinge müssen klar sein, ansonsten beherrschen sie die homöopathische Heilkunst nur auf einer sehr niedrigen Ebene. Ansonsten werden Sie ihr eigenes Werk, ihre gute Arbeit verderben. Außer in akuten Fällen sind alle Materia-Medica-Kenntnisse ohne diese Kenntnisse ungenügend. Die Homöopathie eignet sich für alte, chronische, unterdrückte Beschwerden: Gonorrhoe, Juckreiz, Hautausschläge und Syphilis. Hahnemann konnte diese Dinge alle nicht wissen und ohne sie könnte niemand Dinge tun, von denen Hahnemann noch sagte, sie seien unmöglich. Er sagte, Arzneivergiftungen seien unheilbar, doch er konnte sie deshalb noch nicht heilen, weil ihm nur die dreißigste Potenz zur Verfügung stand. Sie können ohne dieses Wissen keine unterdrückten Zustände behandeln.

Sie haben darüber gestaunt, was ich vollbracht habe. Die Arbeit in meiner Praxis unterscheidet sich durch dieses Wissen

[18] alte Bezeichnung für die durch Tuberkulose verursachte Auszehrung

[19] 1. Petrusbrief 1,13.

[20] Epheserbrief 6,14.

von der Arbeit anderer. Diejenigen, die nicht über dieses Wissen verfügen, begehen einen Fehler und zerstören das menschliche Leben, da sie nicht wissen, was eigentlich vorgeht. Die Erkenntnisse über diese Beziehungen sind der Beobachtung entsprungen. Der Arzt erhält sie nur durch das Gesetz: „Similia similibus curentur". Merken Sie sich diese Dinge. Denken Sie darüber nach und profitieren Sie davon. Nutzen Sie sie. Wenige kennen die Wahrheit, die Welt ist unwissend. Je weniger ein Mensch weiß, umso weniger Verantwortung hat er. Wenn Sie die Wahrheit erkennen, wird sie von Pflichten begleitet sein. Sie werden tausendmal verantwortungsbewusster werden. Wenn sie in die Reichweite der ewigen Wahrheit, des ewigen Gesetzes und der ewigen Ordnung kommen, nehmen sie enorme Verantwortung auf sich. Was wir auf den Konferenzen zu hören bekommen, sind für gewöhnlich nur die Meinungen von Menschen, was wir hier hören, sind keine Meinungen. Sie können mit Ihrem eigenen Verstand feststellen, dass dies wahr sein muss. Ich habe keine Meinung und preise sie auch nicht an, solange sie nicht den Stempel ewiger Wahrheit trägt.

Das ist ein Anfang, aber diese Dinge ziehen sich durch den ganzen Organismus. Die Sexualorgane stehen üblicherweise in Beziehung zum Willen. Bei Frauen, die an Beschwerden ihrer Geschlechtsorgane, ihrer Gebärmutter oder Eierstöcke, leiden, finden wir sowohl die Liebe wie auch den Intellekt von den Unterdrückungen beeinträchtigt. Bei Männern mit Störungen der Geschlechtsorgane, der Sexualität mit eingeschlossen, ist vor allem der Intellekt betroffen.

Diphtherie

Auf diese Krankheit wird im Allgemeinen mit panischer Angst geblickt und das zu Recht, denn es verlangt überdurchschnittliche Kenntnisse, um ihre Opfer in Sicherheit zu bringen. Zu behaupten, dass die Homöopathie bei dieser Krankheit nicht ausreicht, ist eine Lüge. Sie heilt alle Fälle, in denen noch genügend Lebenskraft vorhanden ist und die Arzneien klug verordnet werden. Zuzugeben oder anzunehmen, dass unser mangelndes Wissen den gemeinsamen Nenner unserer Fehlschläge darstellt, ist sowohl wahr als auch unwahr. Es ist wahr, dass größere Kenntnisse benötigt werden als der durchschnittliche Homöopath besitzt, sonst wäre er nicht gezwungen, mehrere Tode einzugestehen, die in seinen Berichten vermerkt sind. Doch es entspricht nicht der Wahrheit zu behaupten, unsere Kenntnisse und die Homöopathie auf ihrem derzeitigen Entwicklungsstand könnten nicht verbessert werden. Unsere Wissenschaft hat einen hohen Grad an Perfektion erreicht, aber die Menschen versagen häufig dabei, sie bei dieser Krankheit mit Verstand und genügend Urteilsvermögen einzusetzen und verlieren deshalb viele Patienten.

Wir finden diese Krankheit nicht ständig vor. Wenn sie auftaucht, dann meistens in einer anderen Form als beim letzten Mal. Und sobald der Arzt die Epidemiestadien und die dazu passenden Arzneien sorgfältig gesichtet hat, verschwindet sie wieder und die Fälle nehmen oft einen schweren, ungünstigen Verlauf, der Bedauern und Enttäuschung hervorruft. Der eifrige und geübte Arzt jedoch hält sich so sehr an die Prinzipien und die Materia Medica, dass seine Totenliste bemerkenswert klein ausfällt, doch es fällt auf, dass er nicht sofort eine Verschreibung vornimmt, sobald ein Symptom auftaucht. Ich wage zu behaupten, dass eines jeden Arztes Totenliste lang sein wird, der in das Krankenzimmer eilt, die Zunge ansieht, die Temperatur misst, den Puls fühlt, in den Rachen schaut, einen Abstrich vornimmt, das Haus desinfiziert und den Hals mit aseptischen Lösungen etc. ausspült. Ebenso wage ich zu behaupten, dass eines jeden Arztes Totenliste bemerkenswert kurz ist, wenn er das Krankenzimmer betritt und alle Symptome des Patienten sowie seine Umgebung (das Haus und das Zimmer) beobachtet. Wenn er alle

Heilungshindernisse erkennt und um die Bedeutung dieser Dinge weiß und abwartet, um die Entwicklung der Krankheit zu beobachten, bis sich alle Merkmale der Krankheit manifestiert haben. Und wenn er weiß, wann die Zeit gekommen ist, alle Krankheitssymptome mit der Materia Medica zu vergleichen, und wenn er weiß, welche Potenz die beste ist, wie sie verabreicht wird und wann er sie besser nicht gibt.

Wie viele von Ihnen können das von sich behaupten? Wie viele von Ihnen machen es ganz genau so? Sind nicht viele von Ihnen der Meinung, dass Sie die Medizin so schnell wie möglich in den Magen des Kindes befördern müssen, bevor es ihm schlechter geht? Fürchten nicht die meisten unter Ihnen, dass die Menschen Ihnen den Rücken kehren und einen anderen Arzt holen, wenn Sie nicht sofort etwas unternehmen? Kennen Sie irgendeine andere Art von Arbeit, die nicht gefährdet oder gar ruiniert würde von dieser Hast, die Sie bei dieser schweren Krankheit alle mit ans Krankenbett bringen? Wenn Sie dessen nicht schuldig sind, dann sind sie jetzt auch nicht gekränkt. Doch bei vielen unserer besten Leute ist dies der Fall, so dass man es besser nochmals erwähnt. Wenn Sie mit Angst und Bange an das Krankenbett treten, bedeutet das für den Leidenden den Tod. Wenn Sie aber aus Ihrem Wissen Zuversicht geschöpft haben und unseren Heilmöglichkeiten Vertrauen geschenkt haben, lässt dieses Vertrauen die Patienten der Homöopathie am Leben. Es ist nicht so, dass Sie unsere Prinzipien und unsere Materia Medica nicht kennen, doch Sie berufen sich in den Zeiten größter Not nicht auf sie. Wenn Sie in Angst und Eile sind, wird Ihr Handeln zum Scheitern verurteilt sein, da Sie zuerst abwarten, beobachten und [die Symptome] entdecken sollen. Es gibt keinen Grund zur Eile. Und wenn die Krankheit die lebensrettende Arznei noch nicht aufgezeigt hat, warten Sie einfach, selbst wenn Sie gehen und wiederkommen müssen. Lassen Sie die Krankheit sich entwickeln, bis sich ihr Charakter dem Fall eingeprägt hat und keine Fehler mehr begangen werden können.

Ein Fehler bei der ersten Arznei kommt fast immer dem Tode gleich, wenigstens aber wird der Fall verschleiert. Es wäre seltsam, wenn Sie, wo Sie doch so viel über die Kunst des Heilens wissen, eine so unähnliche Erstverschreibung machten, dass sie nicht wirkt. Sie wissen, dass, wenn die Arznei nur annähernd ähnlich ist, sie das Symptomenbild verändern wird, wenn sie aber ähnlich genug ist, wird sie heilen. Sie brauchen deshalb nicht zu hoffen, dass, wenn ihre erste Gabe nicht heilt, sie deswegen unähnlich und harmlos sei. Wenn Sie die Therapie mit der ersten Verschreibung beginnen, müssen Sie sich das Ziel setzen, damit auch zu heilen. Dann ist alles ganz einfach. Die Veränderungen, die sie nun beobachten, erfüllen die Herzen der Familie und des Arztes mit Freude. Sie dürfen deshalb niemals aufgrund der ersten flüchtigen Beweise verschreiben, sondern der Wahrheit gemäß sagen: „Zuerst muss ich mir sicher sein, das Richtige zu tun, dann mache ich weiter."

Wenn die erste Verschreibung korrekt war, wird sie die Membranen und mit ihnen alle Krankheitsmerkmale verblassen lassen.

Die erste unsauber gewählte Arznei wird sehr wahrscheinlich die Symptome verändern und dem Patienten wird es zunehmend schlechter gehen. Die nächste Verordnung wird ein Ratespiel sein, da die Hinweise zerstört wurden, und folglich sterben viele Patienten.

Sie wissen genügend über die Materia Medica und werden gute Arbeit leisten, wenn Sie sie richtig anwenden. Die Materia Medica ist vollständig und voller Reichtümer und das Repertorium zeigt ihre allgemeinen und speziellen Züge auf. Guernseys Kartenrepertorium ist eine außerordentliche Hilfe. Es wurde korrekt zusammengestellt und ist uns allen zugänglich. Wir benötigen keine größere Materia Medica, sondern wir müssen die Fehler am Krankenbett minimieren.

Derjenige, der Hahnemanns Anweisungen bezüglich der *Fallaufnahme* gewissenhaft befolgt, wird die erwähnten Fehler vermeiden und diesen *lieben und großzügigen Ratschlag* für eine Notwendigkeit halten: „Die Behandlung ist genau so, wie wir sie gemacht hätten, wenn wir am Beginn hier gewesen wären!"

Das Wichtigste, woran wir denken müssen, ist, das richtige Arzneimittel herauszufinden. Die Merkmale eines tödlichen Verlaufes dieser Krankheit sind wie folgt:

1. Keine individualisierenden Symptome.
2. Ein unwissender Arzt. Dies ist die häufigste Ursache des Misserfolges. Der Patient mag mit ganz vielen oder gar keinen Symptomen krank sein und der Arzt kennt die Bedeutung dieser Symptome nicht.

Eine gute Prognose kann gestellt werden, wenn eine Vielzahl von Symptomen vorhanden ist, die ein Arzneimittel indizieren, und wenn ein Arzt vor Ort ist, der diese Zeichen der Natur lesen kann. Überlegen Sie zuerst immer, welche der Symptome bei dieser Krankheit nicht gewöhnlich sind und studieren Sie die Arzneien mit diesen auffallenden Zügen.

Für die exsudative Entzündung des Rachens, der Nase oder des Kehlkopfes mit deutlicher Schwäche und zymotischen Anzeichen, sprich der Diphtherie, finden wir folgende Arzneien:

Acet-ac., Ail., *Am-c.*, *APIS*, ARS., *Arum-t.*, *Bapt.*, BROM, Bry., Canth., *Caps.*, Carb-ac., *Crot-h.*, *Elaps*, Hep., *Iod.*, KALI-BI., KALI-CHL., Kali-ma., Kali-p., *Kreos.*, LAC-C., LACH., LYC., *Merc.*, *Merc-c.*, *Merc-cy.*, Merc-i-f., Merc-i-r., *Mur-ac.*, *Nit-ac.*, PHOS., PHYT., RHUS-T., *Sec.*, *Sul-ac.*, *Sulph.*, und zweifelsohne viele andere.

Oftmals spricht die Krankenschwester von Erstickungsanfällen beim Einschlafen, einem Symptom, das den Anfänger oft zu *Lachesis* führt, auch wenn das Arzneimittel den Rest der Symptome gar nicht abdeckt. Die folgenden Arzneien sollten bedacht werden, da sie dieses Symptom genauso haben wie die Zymose, die Schwäche und die Exsudation: Am-c., *Arum-t.*, Bry., *Crot-h.*, Hep., *Kali-bi.*, *Lac-c.*, LACH., *Lyc.*, *Rhus-t.*, Sec., Sulph.

Das andauernde Zupfen der Lippen hat oftmals auf Arum-t. hingewiesen.

In bestimmten Fällen sind Blutungen ein alarmierendes Zeichen. Bei Blutungen aus der Nase, dem Mund und dem Rachen sind Bry., Crot-h., Lach., *Phos.*, Sec., Sul-ac. die in Frage kommende Gruppe.

Der Mundgeruch ist manchmal wichtig und führt uns dazu, die Arzneien mit fauligem Mundgeruch zu studieren: *Apis.*, *Arum-t.*, *Bapt.*, Bry., CARB-AC., *Crot-h.*, *Kali-bi.*, *Kali-chl.*, *Lach.*, *Lyc.*, MERC., *Merc-c.*, NIT-AC., PHYT., *Rhus-t.*, Sec., Sulph.

Der gut bekannte *Mercurius*-Atem wird uns immer zur Überprüfung der verschiedenen Mercuriuspräparate führen: MERC., Merc-c., Merc-cy., Merc-i-f., Merc-i-r.

Der fadenziehende, zähe Schleim aus dem Rachen und den Luftwegen ist ein oftmals wichtiger Faktor und die folgenden Arzneien kommen in Frage: *Apis.*, Arum-t., Carb-ac., KALI-BI., *Lach.*, Merc., Merc-c., *Merc-i-f.*, PHYT.

Weiß: Lach.

Gelb: KALI-BI., Lach.

Wenn die Flüssigkeiten, die der Patient zu schlucken versucht, aus der Nase herauskommen, sehen Sie sich ARUM-T., Canth., *Carb-ac.*, Kali-bi., *Kali-ma.*, LAC-C., LACH., LYC., *Merc.*, *Merc-c.*, *Merc-cy.*, *Phyt.*, *Sul-ac.* an.

Das Gangrän im Rachen finden wir unter: AIL., *Am-c.*, ARS., ARUM-T., Bapt., Carb-ac., CROT-H., *Kali-p.*, *Kreos.*, *Mur-ac.*, *Nit-ac.*, *Phyt.*, *Sec.*, Sul-ac., *Sulph.*

Bei Ulzerationen: ARS., *Arum-t.*, *Bapt.*, Chlor., HEP., *Iod.*, *Kali-bi.*, *Lac-c.*, MERC., MERC-C., *Merc-cy.*, *Mur-ac.*, NIT-AC., *Phyt.*

Wenn die Schwellung des äußeren Halses und der Halsdrüsen ein deutliches Zeichen sind: ARUM-T., *Lach.*, MERC., *Merc-c.*, *Nit-ac.*, RHUS-T.

Die folgenden Arzneien haben die ständige Neigung zu schlucken, die wir in einigen Fällen beobachten können: Arum-t., *Hep.*, *Lac-c.*, *Lach.*, *Lyc.*, *Merc.*, Merc-i-f.

Wie durch einen Klumpen im Hals: LACH.

Das erschwerte Schlucken ist bei dieser Krankheit so gewöhnlich, dass es kaum als ein Leitsymptom herangezogen werden kann. Doch manchmal ist das Leerschlucken sehr schmerzhaft und Festes kann leichter geschluckt werden, dann sollten wir an folgende Arzneien denken: *Crot-h.*, *Lac-c.*, LACH., *Merc.*, *Merc-i-f.*, Merc-i-r.

Wenn der Patient Schmerzen hat, wenn er nicht schluckt oder solche, die durch Schlucken gebessert werden, sind CAPS., IGN., Lac-c., Lach. wichtige Arzneien.

Deutliches Leiden bei Berührung des Halses ist oft ein wahlanzeigendes Zeichen und dann sind *Apis.*, Brom., Bry., Lac-c., LACH., PHYT. eine wichtige Gruppe.

Der Schmerz ist in einigen Fällen besonders deutlich, wenn der Hals mit irgendetwas Warmem in Kontakt kommt wie z.B. warmen Getränken: *Apis.*, Lach., Lyc., PHYT.

Wenn Kaltes verschlimmert, sollten ARS., HEP., LYC., Sabad., Sulph. in Betracht kommen.

Die Membranen haben zu viele Eigenschaften, um sie in diesem kurzen Aufsatz alle zu erwähnen, deshalb müssen Sie ein Repertorium zu Rate ziehen. Wenn die Exsudationen aber vorwiegend rechts sind: *Apis.*, Ign., Lac-c., LYC., *Merc-i-f.*, Phyt., Rhus-t.

Wenn es nach links wandert: Lac-c., LYC., *Sulph.*

Vorwiegend links: Brom., Crot-h., Lac-c., LACH., *Merc-i-r.*

Wenn es nach rechts wandert: Lac-c., LACH.

Exsudate abwechselnd von beiden Seiten sind nur bei LAC-C. anzutreffen.

Wenn die Exsudate vorwiegend in der Nase sind: Am-c., Kali-bi., Lyc., Merc-c., Merc-cy.

Wenn sie sich zur Nase erstrecken: Kali-bi., Merc., *Merc-c.*, *Nit-ac.*

Wenn der Larynx betroffen ist, ist es weitaus ernster. Dann müssen die folgenden Arzneien in Betracht gezogen werden: Am-c., *Apis.*, *Arum-t.*, BROM., *Carb-ac.*, *Hep.*, *Iod.*, KALI-BI., Kali-ma., *Lac-c.*, *Lach.*, *Merc-cy.*, *Merc-i-f.*, *Nit-ac.*, PHOS., *Sang.*

Wenn es sich in die Trachea erstreckt: *Iod.*, KALI-BI., *Phos.*

Die Unterscheidung zwischen Simile und Similimum

Diesen Punkt sollten wir näher betrachten: Wir versuchen, zwischen dem *Simile* und dem Similimum zu unterscheiden, doch dieser Unterscheidung kann ich nicht zustimmen. Aus der Erfahrung heraus habe ich keinen Zweifel, dass zwei Arzneien ähnlich genug sind, um die Totalität der Symptome abzudecken. Beide könnten das Similimum sein, beide wären ähnlich genug, um eine Heilung zu bewirken. Wie können Sie da sagen, beide oder eines von ihnen sei das Similimum. Bei genauerer Betrachtung können wir sagen: Die Arznei mag so unähnlich sein, dass ihre dynamische Kraft wenig oder keinen Einfluss auf die Krankheit hat; dann nähert sie sich in ihrer Ähnlichkeit an und wird immer ähnlicher. Dadurch, dass sie ähnlicher wird, wird es zunehmend schwieriger, die bestehenden Symptome zu verändern. Sie mag ausreichend ähnlich sein, um die Symptome durcheinander zu wirbeln und sie zu verändern, doch sie bewirkt keine Heilung. Sie haben den Zustand des Patienten bisher noch nicht gebessert, nur seine Symptome verändert. Häufiger als bei allen anderen Beschwerden habe ich bei der Behandlung von Wechselfieber schon so häufig einen Mittelwechsel über vier bis sechs Wochen beobachtet: Der verordneten Arznei, nur in wenigen charakteristischen Fiebersymptomen ähnlich, nicht dem Genius der Krankheit bzw. des Patienten entsprechend, folgte sofort das Komplementärmittel. Arzneien können ähnlich genug sein, um im Patienten eine Heilwirkung zu entfalten, die Gesundheit und den Allgemeinzustand zu verbessern, ungeachtet dessen, ob es sich um eine akute oder eine chronische Krankheit handelt. Wenn die Heilkraft der Arznei aufgebraucht ist, dann wird das Komplementärmittel ihre Arbeit übernehmen und fortführen. Das ist eine Erfahrung, die jeder Arzt macht, und die vollständig im *Organon* dargelegt ist. Es scheint mir, dass ich Ihnen nichts Neues erzähle, da es jedermanns Erfahrung bestätigt. Ob Sie die Psora oder ein akutes Miasma behandeln, es gibt eine Arznei, die ist ähnlich genug um den Fall durcheinander zu bringen und es gibt eine Arznei, die ist ähnlich genug, um eine Heilwirkung zu entfalten; oder das Similimum, jene Arznei, welche die vorhandenen Symptome heilt, sofort zum Verschwinden bringt.

Notfälle – Sterbebegleitung

Häufig werde ich gefragt, was bei großem Leiden getan werden kann, um dem Patienten sofortige Erleichterung zu verschaffen? Denjenigen, die nach vertrauenswürdigen Informationen verlangen und getreu unserer Prinzipien handeln wollen, sage ich, dass sie die Symptome eines jeden individuellen Falles aufnehmen und die Arznei geben sollen, die in der Lage ist, ähnliche Symptome zu produzieren. Im Großen und Ganzen ist das die Antwort, die diejenigen von mir erwarten, die mit der Materia Medica vertraut sind.

Schwindsüchtige leiden meist sehr, wenn sie sich selbst überlassen werden, und einige Ärzte, die sich keiner Alternative bewusst sind, verabreichen Morphium und andere Betäubungsmittel in dem Glauben, damit menschliches Leiden zu lindern.

Diese Art zu praktizieren kann nicht hart genug verurteilt werden. Erstens: Sie ist ein Zeichen dafür, dass unser Gesetz nicht überall angenommen wird. Zweitens: Dies ist die *schlechteste Art und Weise, dem Patienten Erleichterung zu verschaffen.* Ich würde aber niemals einen Arzt, egal welcher Couleur, seiner Hilfsmittel berauben, ohne ihm vorher gleich gute oder bessere Alternativen aufgezeigt zu haben.

Wenn der Schwindsüchtige das letzte Stadium erreicht, braucht er den Trost der wahren Heilkunst und nicht die Behelfsmittel der Mischlingssekte[21] der Allopathie. Die homöopathische Arznei ist, sofern jemand sie zu verordnen weiß, alles, was man braucht, um das schlimmste Leiden zu verringern. Jeder wahre Homöopath kennt den Wert dieser wundervollen Arzneimittel.

Einige Hinweise sollten aber beachtet werden.

Wenn das hektische Fieber, das den Patienten rapide verzehrt, mit voller Wucht zuschlägt; bei heißer Haut nachmittags, Nachtschweiß, andauerndem, brennendem Durst, einem roten Fleck auf der Wange, bei Durchfall, Stuhlentleerungen während des Hustens, *hohem Fieber* post meridiem; bei Brustenge, Erstickungsanfällen; dann sollte *Phosphorus in sehr hoher Potenz* verabreicht werden, aber *niemals wiederholt* werden. Es wird eine Verschlimmerung folgen, doch man darf nicht eingreifen, da diese schnell wieder vorübergeht, den Patienten vom Fieber befreit und der Patient nun um ein Vielfaches leichter sterben darf. Wenn bedauerlicherweise eingegriffen wird, bereitet dies dem *sterbenden Menschen große Qual.*

Die besorgniserregenden Erstickungsanfälle und die innerlichen Leiden von Thorax und Magen, der massive Schweiß, der rapide Verfall, das Verlangen, alle Kleider von Hals, Brust und Abdomen zu entfernen, der kränkliche Gesichtsausdruck und Ersticken rufen nach *Lachesis* und dies wird gegeben, so oft es benötigt wird, allerdings nicht tiefer als in der C200, um rasche Erleichterung und befriedigende Ergebnisse zu erhalten.

Wenn er zusätzlich zu diesem schrecklichen Zustand noch mit kaltem Schweiß

[21] Mongrelism of allopathy

bedeckt ist und auf jeder Bettseite einer steht, der ihm frische Luft zufächelt, sein Abdomen aufgebläht und sein Atem kalt ist, wird *Carbo vegetabilis* aufgelöst in Wasser über sechs Stunden, jede Stunde eine Gabe, Ruhe und Glückseligkeit verbunden mit großer Dankbarkeit bringen.

Doch es kommt noch eine Zeit, in der uns selbst diese Arzneien nicht mehr helfen können.

Dieser fürchterliche Zustand hat sich nicht verändert, aber zusätzlich haben wir noch die Schmerzen, die durch die sterbenden Zellen verursacht werden – Todesschmerzen, das Leiden im Endstadium. Diese Schmerzen setzen mit dem Beginn des Sterbeprozesses ein. Wenn sie im Abdomen lokalisiert sind, können wir sie, je nach weiterer Symptomenlage, mit *Arsenicum* oder *Secale* abwenden, wenn der Schmerz aber im letzten Stadium der schwindsüchtigen Veränderungen auftritt, brauchen wir eine andere Arznei. Ganz spät taucht *Tarentula cubensis* auf. Es lindert die Beschwerden eines Sterbenden wie keine andere Arznei. Ich habe gesehen, wie *Arsenicum, Carbo vegetabilis, Lycopodium* und *Lachesis* in den letzten Stunden grauenhafter Qual schnell und sanft wirken, aber *Tarentula cubensis* geht darüber hinaus. In letzter Zeit habe ich es immer in der 30. Centesimalpotenz verordnet. Wenn der Tod unvermeidlich ist und die oben genannten Arzneien am ehesten indiziert zu sein scheinen, aber nicht länger wirken und seine Freunde sagen, „Doktor, können Sie nicht etwas gegen dieses furchtbare Leiden unternehmen?"; bei Schmerzen, Brustrasseln, wenn er zu kraftlos ist, um den Schleim auszuwerfen, und der Patient noch einige Stunden zu leiden hat, kann ihm innerhalb weniger Minuten mit *Tarentula C30* genauso gut geholfen werden wie mit dem fürchterlichen Morphium.

Ich bin davon überzeugt, dass kein Arzt ein Narkotikum anwenden würde, wenn er nur einen besseren Weg kennen würde.

Gibt es Inhumaneres, als den leidenden Patienten, umgeben von weinenden Freunden, in den letzten Stunden seiner Agonie zurückzulassen? Der wahrhaftige Arzt wird in diesem Moment die Gelegenheit nutzen, seine Fähigkeiten unter Beweis zu stellen. Es ist oft passiert, dass ich an die Betten Todgeweihter gebeten wurde, die ich nicht zu Gesicht bekommen hatte, solange ihr Leiden noch heilbar war. Und ebenso oft danke ich dem großen Meister für die Möglichkeit Schmerzen zu lindern, ohne von dem Gesetz abzuweichen, welches ich so oft als universell bezeichnet habe, selbst im letzten Moment nicht – in der Sterbebegleitung[22].

Gallensteine und Nierenkoliken

Sie können bei Gallensteinen oder Nierenkoliken niemals ausschließen, dass noch mehr Steine vorhanden sind. Wenn die Steine gebildet wurden, sind sie etwas vom Patienten Getrenntes. Die Schmerzen des Patienten kommen von den Spasmen der Ureter, dem Zusammenziehen der Muskeln. Die zur Konstitution passende Arznei kann eine weitere Steinproduktion verhindern und die schmerzauslösenden Spasmen lösen. Nach der Arzneigabe kann es zum Ausstoß sowohl der Gallensteine als auch der Nierensteine kommen. Einmal wurde innerhalb von ein oder zwei Tagen ein Teelöffel voller Steine ausgeschieden. Die Fasern entspannten sich und die Niere war frei von Steinen. Wenn die Arznei dem Patienten entspricht, kann sie derartiges bewirken. Obwohl *Belladonna* häufig indiziert ist, wirkt es nicht tief, wird aber häufig von *Calcium carbonicum* oder *Calcium phosphoricum* ergänzt. Dies ist besonders dann der Fall, wenn das Bild, aber nicht die Konstitution zu *Belladonna* passt und das akute Leiden durch *Belladonna* erleichtert wird.

[22] Kent benutzt durchweg das Wort *euthanasia*, welches der Übersetzer – aufgrund der durch Missbrauch gewandelten Semantik – konsequent mit Sterbebegleitung übersetzt hat.

Natrium sulphuricum passt häufig zur Konstitution und erleichtert die akuten Beschwerden.

Ob *Natrum sulphuricum* oder das Konstitutionsmittel, was es auch immer sein mag, es bewirkt eine gesunde Gallenproduktion. Sie können nicht versprechen, dass der Patient fortan von Koliken verschont bleiben wird, wenn Sie es nur dem Zustand anpassen. Solange Steine vorhanden sind, können diese auch ausgeschieden werden. Das Konstitutionsmittel ist das Beste für den Patienten. Es bringt die Nieren dazu, gesunden Urin zu produzieren. Mehr kann darüber nicht gesagt werden, es braucht allerdings Zeit.

Sie werden nicht alle alten Leber- und Nierenkrankheiten heilen können. Der Patient kann unheilbar sein und wird weiterhin Steine produzieren. Sie haben zu wenig Lebenskraft. Manchmal wird die sorgfältig gewählte Arznei beim Patienten nur ungefähr zehn Tage wirken. Dann ist eine Heilung unwahrscheinlich, und auch der Chirurg kann nichts mehr tun. Wenn die Arznei eine langanhaltende Verbesserung bewirkt und eine Reaktion hervorruft, kann der Patient geheilt werden. Der Grund, weshalb Krebs und Schwindsucht in vielen Fällen nicht geheilt werden können ist der, dass nicht mehr genügend Reaktionskraft vorhanden ist.

Ein Ratschlag für Spezialisten

Ein vermeintlich homöopathischer Gynäkologe sagte einmal zu einigen unserer Studenten: „Sie werden scheitern, wenn Sie die Krankheiten ([Uterus-]Verlagerungen) mit Ihren homöopathischen Arzneien zu heilen versuchen. Ich habe Arzneien ausprobiert und habe keinen Nutzen entdecken können. Jetzt reponiere ich den Uterus und stabilisiere das Ganze sofort mit einem Pessar." Was wurde in solchen Fällen aus dem Gesetz? Und schon schreien die Spezialisten auf, weil ihrem Spezialgebiet nicht freies Geleit gegeben wird. Soll sich der gewöhnliche Durchschnittsarzt nun niederknien und eine solche Art von Gynäkologie verehren? Er spuckt keine großen Töne und kann es besser als der Spezialist, darauf können Sie sich verlassen. Damit möchte ich denjenigen nicht unterbewerten, der alle seine Mittel am rechten Platz einsetzt, um Gutes zu bewirken. Alle Spezialgebiete haben ihren Raum, aber unsere Spezialisten müssen besser sein als der Hausarzt, oder sie dürfen sich nicht darüber beschweren, ausgeschimpft zu werden. Wir erwarten, dass der Spezialist nicht einfach nur den mechanischen Teil seines Fachgebietes kennt, sondern dass er auch die Materia Medica seines Fachgebietes kennt. Der Durchschnittsarzt wird sagen: „Oh, ihr Materia-Medica-Anhänger seid Experten; wir sind zu beschäftigt, um diese Feinheiten zu lernen." Doch unsere Spezialisten dürfen auf diesem Gebiet nicht unwissend sein. Sie müssen wissen, wie man mit Arzneien heilt, oder sie dürfen keine spezielle Qualifikation für sich beanspruchen. Wenn ich mich mit einem Spezialisten unterhalte, erwarte ich, etwas über spezielle Indikationen für Arzneien zu erfahren und werde regelmäßig enttäuscht. Der Spezialist verfügt zur Bearbeitung der Pathogenesen über dieselben Dinge wie allen anderen, doch er vertraut gewöhnlich auf die harte Arbeit anderer und versucht, seine Fälle hineinzupressen, was in der Regel misslingt. Jeder, der sich in einem Fachgebiet als herausragend betrachtet, sollte die Prüfungen der Heilmittel suchen, die seinen Anforderungen entsprechen und sie selbst herstellen. Viele Jahre harten Studiums werden seine Arbeit belohnen und er wird nichtsdestotrotz auf medizinische Schriften zurückgreifen können, in denen Erfahrungen anderer bei der Behandlung ähnlicher Krankheiten festgehalten sind. Der Spezialist ist angeklagt, die Materia Medica nicht zu kennen – tatsächlich aber sind sie ihre eigenen Ankläger, wenn sie zugeben, dass sie die meisten ihrer behandelten Fälle mechanisch lösen. In allen nicht chirurgisch zu behandelnden Fällen sollte es die Ausnahme sein, dass man mit Hilfe der Materia Medica nicht zu heilen vermag. Wenn man auf andere Mittel zurückgreift, dürfen sie nur als Palliativum, nicht als Heilmittel betrachtet werden. Es gibt Beispiele, in denen eine Palliation klug ist, doch dieser Weg darf nicht als heilend bezeichnet werden. Der allzu freie Gebrauch von Palliativen liegt wie ein Fluch auf der Homöopathie, und diese werden aufgrund der Unkenntnis der homöopathischen Philosophie und Materia Medica angewandt. Die Ärzte verwenden Palliative, wenn sie nicht mehr weiter wissen, so wie der Chirurg als letzten Ausweg das Bein abnimmt. Hätte er die Krankheitsprozesse zu verhindern und ihnen vorzubeugen gelernt, hätte er das Bein retten können. Es ist gang und gäbe, einen verlagerten Uterus mit Hilfsmitteln wieder in die richtige Lage zu positionieren und ihn dann mit Medizin zu stärken. Wer ist so klug, dass er nach dem Verschwinden der Symptome, der einzig wahren Ausdrucksmöglichkeit der Krankheit, weiß, welche Arznei er verordnen muss? Trotzdem ist dies der Weg, den einige unserer Spezialisten gehen und sich dann darüber beschweren, dass „das Gesetz versagt hat." Es mag einige Gründe geben, zuerst die Symptome für die Arzneiwahl aufzunehmen und dann ein Pessar einzusetzen; aber dem Erfahrenen wird diese Vorgehensweise torhaft erscheinen, da jeder genau weiß, dass die Symptome auch ohne mechanische Hilfsmittel sofort verschwinden. Nach zwei Tagen mit der richtigen Arznei braucht man keine Unterstützung mehr. Noch einmal: Wenn Unterstützungsmaßnahmen verwendet werden, weiß niemand, ob seine Arzneiwahl gut oder schlecht war.

Die Heilung dieser Krankheit ist ohne jegliche Unterstützungsmaßnahmen nur mit der reinen Arzneibehandlung möglich, und es gibt zu viele Beweise, um es zu leugnen. Lasst den Spezialisten keine Ansprüche auf sein Können erheben, der nicht fähiger ist als jeder durchschnittliche Arzt. Es ist nicht von Bedeutung, wie oft eine Frau untersucht wird, sondern nur, dass sie sicher, sanft und dauerhaft geheilt wird. Die Frage regelmäßiger Untersuchungen ist lächerlich. Doch zunächst stellt sich die Frage, ob Sie sicher, schnell und dauerhaft heilen. Ob sich der Arzt, wenn er sie öfter untersucht, eher was zusammenreimen kann und die Patientin das aushält, nun gut, das muss er mit seinem eigenen Gewissen vereinbaren; er darf aber nicht in einer Art und Weise eingreifen, dass er die Genesung, die in den meisten Fällen mehr oder weniger schnell vonstattengeht, verzögert. Ich nehme zu Recht daran Anstoß und kritisiere es, wenn Frauen zu Spezialisten gehen und dort enorme Geldsummen für Behandlungen ausgeben, obwohl sie mit einigen wenigen Gaben der sorgfältig gewählten homöopathischen Arznei geheilt werden könnten. Solche Dinge kommen nicht bei unseren Anfängern vor, sondern bei denen, die Führungspositionen innehalten. Wenn es einer wagt, dies anzufechten, kann ich entsprechende Unterlagen vorlegen. Und das Schlimmste an der ganzen Sache ist, dass sie mit ihrer Heuchelei lediglich ihre abgrundtiefe Ahnungslosigkeit verbergen. Diese Leute sind normalerweise zu weise (?), um sich von einem amerikanischen Lehrer oder Autor belehren zu lassen. Sie fahren fort mit ihrer beschränkten Ausrüstung für Lokalbehandlung und einem Fingerhut voll Materia Medica, denn mehr haben sie nicht, um sich den Anschein eines Homöopathen zu geben. Wenn die Repräsentanten der homöopathischen Schulen ihre Polychreste so lernten, dass sie sie überall vergleichen könnten, würde auch die Forderung nach mechanischen Hilfsmitteln und dem lokal anzuwendendem Dreckszeug abnehmen. In der Medizin dürfte es keine Moden geben. Was vor fünfzig Jahren in den Händen eines Meisters gut war, sollte heute eigentlich noch genauso gut sein. Die Abweichungen rühren daher, dass man von den Methoden der frühen Ärzte abgerückt ist, die noch keine Maschinen hatten, die ihnen die Arbeit und das Denken ersparten. Wenn die Meister diese Fälle einfach nur mit ihrer großartigen Arbeit heilten, um wie viel besser sollten wir es tun. Diesen hohen Grad an Perfektion werden unsere Spezialisten niemals erreichen, solange sie sich mit jeweils den Palliativen zufrieden geben, die gerade in Mode sind. Ich bin frappiert ob der palliativen Wirkung einiger dieser Unterstützungsmaßnahmen, über die „große Kunstfertigkeit", mit der unsere Spezialisten Arzneien verabreichen, bin ich allerdings niemals verwundert. Und ich kann noch immer keinen vernünftigen Grund finden, weshalb ein nichtchirurgischer Fall von einem angeblich homöopathisch arbeitenden Spezialisten behandelt werden sollte. Wenn sie sich zusammensetzen würden, um die Materia Medica in ihre Arbeit aufzunehmen und ihre Philosophie zu berichtigen, dann und erst dann können sie die Patienten für sich beanspruchen, die einen Spezialisten konsultieren wollen. Ich sehe nicht ein, weshalb ein Homöopath einem Patienten anraten sollte, angeblich homöopathische Spezialisten zu konsultieren, deren Hauptmittel von Allopathen entwickelt und angewendet werden. Ich kenne keinen Grund, weshalb ein homöopathischer Spezialist allopathisches Werkzeug mit größerem Nutzen einsetzen könnte als der Allopath selbst. Wenn die allopathischen Mittel besser sind als unsere, warum dann noch das sine qua non[23] der Homöopathie, das Gesetz, aufrechterhalten? Wenn die Kombination von allopathischen und homöopathischen Mitteln besser funktioniert, warum tun wir uns dann nicht mit Gleichgesinnten, den Eklektikern, zusammen?

Die Homöopathie: Eine Skizzierung ihrer grundlegenden Prinzipien

Nachdem wir in unserer Diskussion gerade einen Punkt erreicht haben, der sich vielleicht nicht so leicht erschließen lässt, und ich selbst hier in diesem Zentrum der Hahnemannier auf Personen treffe, die die Begriffe *Glaube* und *Meinung* noch nicht hinter sich gelassen haben, möchte ich meine Zuhörer bitten, beides beiseite zu lassen. Betreten Sie mit mir einen Weg zu denken und zu forschen, und lassen Sie das Ergebnis nicht von ihren Ansichten, Meinungen oder Glaubensvorstellungen beeinflussen. Denn diese haben in einer wissenschaftlichen Diskussion keinen Platz. Um die Aussagen in §16 der fünften[24] und letzten Auflage von Samuel Hahnemanns *Organon* zu prüfen, sollte man frei von Meinungen, Glauben und Vorurteilen sein.

Die Lehren, die in diesem Abschnitt enthalten sind, sind das Ergebnis jahrelanger Überlegung und gesichteter Erfahrung, und sie stehen im Widerspruch zu den Behauptungen anerkannter Autoritäten. Doch wenn sie die Grundfesten der Wahrheit bilden oder auch nur ein Teil davon ausmachen, so müssen wir ihren Kern erforschen und uns vor dem verbeugen, was sie uns enthüllen. Obgleich Draper und Carpenter nicht zu diesem inneren Bereich vorgedrungen sind, haben sie nicht aufgezeigt, dass Hahnemanns Schlüsse unlogisch oder unmöglich waren. Sie sind bei der Zellbildung stehengeblieben, doch das Leben, der Sitz der Krankheit, ist ihnen unbekannt. Die Gegner dieser Lehre, welche Hahnemanns Schüler als große Wahrheit erkannt haben, können vergeblich suchen und endlos viele Autoritäten zitieren, sie werden zu folgendem Ergebnis kommen: weder gefunden noch bewiesen, also unbekannt. Diese Autoren, welche die Lebenskraft nicht kennen, verleugnen ihre Existenz. Sie können sie nicht sehen, sie können sie nicht beeinflussen, sie können sie mit ihren bekannten Geräten, die sie der Chemie und Physiologie entlehnt haben, nicht sichtbar machen. Nichtsdestotrotz wird die Zeit kommen, in der die Physiologie sich mit dieser Frage als unbestreitbarer Tatsache auseinandersetzen

[23] *Sine qua non*: Unabdingbare Voraussetzung

[24] Für das Verständnis dieses Abschnittes kann auch § 16 der 6. Auflage zur Lektüre dienen.

muss. Dann wird die große Lücke in dieser Wissenschaft mit etwas gefüllt werden, das die medizinische Wissenschaft auf eine solide Grundlage stellen wird. Derzeit spricht uns die Allopathie unsere Grundlage ab, und auch innerhalb Hahnemanns Anhängerschaft wird sie angegriffen.

Da man mir wahrscheinlich vorwerfen wird, radikal zu sein, lassen sie mich erklärend hinzufügen, dass nicht alle so genannten Homöopathen die Lehre von der Dynamis als wahr anerkennen, sondern sie lediglich als Theorie bezeichnen. Wie in der Religion gibt es auch in der Homöopathie Menschen, die mehr oder weniger fest daran glauben. Manche werden hineingeboren, während andere es sich erst erarbeiten müssen. Man ist nicht automatisch ein Christ, nur weil die Eltern Christen sind. Doch selbst wenn man an Christus und Seine Lehren glaubt, ohne Seinem Beispiel zu folgen oder Seine Gebote zu befolgen, so unterscheidet man sich doch von einem Juden. Genauso verhält es sich mit einem Homöopathen: Homöopath ist, wer an das Heilgesetz glaubt. Doch wie bei den Anhängern Christi verhält man sich nur dann vorbildlich, wenn man dem Thron der Gnade eng verbunden bleibt, bzw. wenn man bei jeder Handlung das Gesetz als Richtschnur nimmt. Um ein beispielhafter Anhänger des meisterlichen Heilkünstlers zu sein, muss man ihm nahe sein und es ihm genau nachtun, damit unser Heilverfahren den höchsten Grad der Vollendung erreichen kann. Es ist nicht so, dass ich jedem blind folge, der ausgiebig hofiert wird. Nachdem wir Hahnemann aber als den größten Heilkünstler erkannt haben, der je gelebt hat, geziemt es sich, dass wir ihn und seine komplexe Philosophie vollständig studieren. Wir müssen, wenn möglich, erforschen, worauf seine große ärztliche Leistung beruhte, dann werden wir sehen, ob es sich lohnt, ihm als Heilkünstler nachzueifern. Wenn wir herausfinden, dass er ein echter Denker und Philosoph war und seine Lehren wirklich die einzig wahre Methode aufzeigen, um Kranke zu heilen, so lasst uns ihm auf seinem ganzen langen Weg folgen. Wir dürfen nicht eine Haaresbreite abweichen, bis wir den Punkt erreicht haben, wo der Meister uns und seine großartige Philosophie zurückgelassen hat. Diejenigen, die nur zum Teil gemäß Hahnemanns Lehre arbeiten und die [daraus resultierende] große Lücke mit „Erfahrungswissen" füllen wollen, arbeiten mit Methoden, die der Meister eindeutig verurteilt hat. Und auch wenn es eine unangenehme Wahrheit ist, so muss sie doch ausgesprochen werden: Sie sind keine Homöopathen, die in die Fußstapfen des Meisters treten. Sie erfüllen nicht das Gesetz und sind keine Hahnemannier. Hahnemann sagte zu einem seiner Freunde in Paris, der ihm zu seiner großen Anhängerschaft gratulierte: „Ja, es gibt ziemlich viele Homöopathen, meine treuen Anhänger jedoch kann man an zehn Fingern abzählen."

Ich spreche als ein Vertreter der Philosophie Hahnemanns zu *Ihnen*, die Sie alle seine erklärten[25] Anhänger sind. Da ich erfahren habe, dass die *Central New York Society* dem Meister gerecht werden und alles von ihm lernen möchte, habe ich den weiten Weg unternommen, um dieses Thema etwas zu erhellen.

Während einige Feinde der Homöopathie wie auch einige angebliche Anhänger des Heilgesetzes Hahnemann als Phantasten bezeichneten und ihn noch weiter verunglimpften, sollte man betonen, dass er niemals aufgehört hatte, klar zu denken. Wir sollten auch seine jüngsten Überlegungen vollständig erfassen, bevor wir versuchen, auf eigene Faust weiterzumachen oder uns eine andere Philosophie zusammenzubasteln.

Bevor wir die Aussagen des Meisters eingehender diskutieren, lasst uns noch einen Blick auf das Leben dieses großen Mannes werfen. Lasst uns herausfinden, welche Art Mensch er war und weshalb er auf die

[25] Im Original „professed", was auch „angeblich" bedeuten kann. Anm. d. Übers.

unsichtbare Lebenskraft schloss. Die Frage ist, ob er nur durch Nachdenken darauf gekommen ist oder durch die Anwendung potenzierter Arzneien, sozusagen aus der Erfahrung heraus.

Burnett sagt: „Wir wissen genug von Hahnemanns Vater, um sicher zu sein, dass er kein gewöhnlicher Mann war, da er dem jungen Samuel selbständiges Denken beigebracht hat. Man sagt, er habe ihn zu diesem Zweck alleine eingeschlossen, mit einem Thema, über das er nachdenken sollte."

In Amekes *History of Homeopathy* wird deutlich, dass Hahnemann seine Schulbildung mit großem Eifer zum Abschluss brachte, da sein Vater nur über ein beschränktes Einkommen verfügte.

Der Historiker findet unzählige Belege dafür, dass Hahnemann übersinnliche Ergrübelungen niemals gutgeheißen hätte. Seine Schlussfolgerungen beruhen alle auf Fakten, niemals auf Theorien oder Spekulationen. Ich verweise Sie auf seinen Aufsatz *Ueber den Werth der speculativen Arzneysyteme* (1808) in seinen *Gesammelten kleinen Schriften*, wo er dieses Thema meisterlich behandelt. Die Abhandlung zeugt von einem großartigen Verstand und einer umfassenden Kenntnis der zeitgenössischen Medizin, welche er revolutioniert hat.

Im Jahre 1792 forderte er die Ärzte auf, sich für die Behandlung von Leopold II. zu rechtfertigen. Schon so früh erkannte dieses Genie die Schädlichkeit der zeitgenössischen Heilkunde. Außerdem kannte er sich in vielen wissenschaftlichen Gebieten bestens aus.

Er war der erste, der systematisch Arzneimittelprüfungen durchführte. Ab 1790 führte er Prüfungen durch und empfahl in allen seinen Schriften, nur solche Arzneien zu verwenden, deren Wirkungen eingehend bekannt sind. Und nur die Arzneimittelprüfung am Gesunden ermöglicht Aussagen über die Wirkung. Dies stimmt auch mit seiner Art und seinem Handeln überein: wohin man blickt, man spürt immer, dass er exakt denkt und vorgeht.

Als er 1790 Cullens *Materia Medica* übersetzte, stieß er auf dessen Ausführungen über die Chinarindenwirkung bei der Heilung von Fieber und Frost. Cullen beschrieb die Heilwirkung als eine „stärkende, über den Magen wirkende Kraft." Hahnemann weigerte sich, diese Erklärung anzuerkennen und führt wie folgt aus: „Substanzen, welche eine Art von Fieber erregen (sehr starker Kaffee, Pfeffer, Wohlverleih, Ignazbohne, *Arsenik*) löschen die Typen des Wechselfiebers aus." „Ich nahm des Versuchs halber etliche Tage zweimahl täglich jedesmahl 4 Quentchen gute *China* ein." Die Ergebnisse sind wohl bekannt und müssen hier nicht erwähnt werden. Wir sehen aber auch, dass Hahnemann Cullens Behauptung nicht grundlos, sondern als Reaktion auf deutliche einsehbare Gründe ablehnt, denn Cullens Meinung war nichts als bloße Vermutung, eine von vielen, die geäußert werden, wenn Menschen sich genötigt fühlen, etwas zu sagen. Es waren Tatsachen, die Hahnemann dazu veranlassten zu sagen, dass *Ipecacuanha* bestimmte Formen künstlichen Fiebers erzeugen können müsse, um intermittierendes Fieber heilen zu können. Durch Schlussfolgerungen arbeitete er Schritt für Schritt das großartige Heilgesetz heraus. Obwohl ihm die Beweise bereits vorlagen, hat er sein *Similia Similibus Curentur* bis zu diesem Zeitpunkt nicht formuliert. Wir finden tatsächlich erst 1796 in seinem Aufsatz *Versuch über ein neues Prinzip zur Auffindung der Heilkräfte der Arzneisubstanzen* in Hufelands *Journal* etwas darüber. Inzwischen finden wir diesen Aufsatz in seinen *Gesammelten kleinen Schriften*. In diesem Essay empfiehlt er, die Arzneien roh, aber sehr niedrig dosiert anzuwenden: man gebe „dieß gewöhliche Mittel nur in der Gabe, wo es die von ihr zu erwartende künstliche Krankheit kaum merkbar äussere." Zu diesem Zeitpunkt hatte er das Wesen der Lebenskraft noch nicht entdeckt.

Im Jahre 1801 schrieb er eine Abhandlung über die *Heilung und Verhütung des Scharlach-Fiebers*. Darin empfiehlt er die

Verwendung einer *Opium*tinktur, die im Verhältnis 1:500 mit Alkohol verschüttelt wird. Eine Gabe entspricht einem Tropfen dieser Zubereitung.

Erst nach 1801 führte er die Centesimalskala ein. In diesem Jahr verwendete er *Belladonna* und *Chamomilla* in der dritten bzw. vierten Dilution [d.h. C3, C4].

Er bemerkte sehr schnell, dass sich die Verringerung der Arzneimittelquantität nicht proportional zur Arzneimittelwirkung verhält. Außerdem zeigte sich verblüffenderweise, dass den Arzneien, die so stark verdünnt waren, weder chemisch noch physikalisch eine Wirksubstanz nachgewiesen werden konnte, sie aber dennoch eine große Heilkraft besitzen.

Laut Hufeland war Hahnemann der größte Chemiker seiner Zeit, ihm war also bewusst, dass es der Wissenschaft damals unmöglich war, die Arzneibestandteile in seinen neuentdeckten Heilmitteln nachzuweisen. Seine Feinde sagten, er habe in Physik, Botanik, Chemie, Geologie, Astronomie, Pharmazie usw. eine sehr gute Ausbildung besessen. Seine größte und letzte Errungenschaft war die Entdeckung der Lebenskraft, welche ihn von allen anderen Menschen unterscheidet und den Hahnemannismus begründete, der so lange existieren wird wie die Welt, auf der wir leben.

Sie mögen die Homöopathie an sich reißen und mit modernen Abscheulichkeiten wie dem Eklektizismus[26] beschmutzen und aufgrund ihrer Macht und zahlenmäßigen Überlegenheit aus ihr machen, was sie wollen. Sie werden aber nicht genug Macht haben, den Hahnemannismus abzuschaffen, welcher eine lebendige Wahrheit ist und für immer bleiben wird, solange es Menschen gibt, die die Wahrheit lieben und keine Angst haben, ihre wahre Überzeugung auszusprechen. Ich mag eigentlich keine -ismen. Doch wir sind, Herr Vorsitzender, in diesem Fall nur auf der sicheren Seite, wenn wir an diesem -ismus festhalten, denn jede andere Bezeichnung, die sich durchsetzte, würde von ihnen ebenso gestohlen wie der ehrenwerte Begriff „Homöopathie". Er ist kein Synonym mehr für Hahnemanns Lehren und deren beste Vertreter, sondern wird auch von denjenigen gebraucht, die sich eben nicht seiner Methoden bedienen. Wenn ein wissbegieriger Allopath sich bei diesen modernen „Homöopathen" informieren möchte, so lernt er nichts über die Lehren Hahnemanns. Weshalb? Ganz einfach, weil die Hochschulen den sechzehnten Paragraphen des *Organons* nicht gelehrt haben. Sie haben es versäumt, ihren Neuzugängen die Grundlagen beizubringen und haben sie stattdessen in Aufbauseminare gesetzt, die sie ohne die Grundlagen niemals verstehen können. In welcher anderen Wissenschaft wird so vorgegangen? Eine Grundvoraussetzung zur Aufrechterhaltung unserer Wissenschaft ist die Kenntnis ihrer höchsten Leitsätze und das Wissen, wie man diese lehren kann.

Lassen Sie uns die verschiedenen Auflagen des *Organons* ansehen und wir werden sehen, welch ein sorgfältiger Mensch sein Autor war. Er war keiner, der die Theorien anderer annahm, ohne sie vorher gründlich geprüft und die Fakten beachtet zu haben, auf denen die Theorie basiert. Sein schöpferischer Geist, seine Entschlossenheit, seine große Gabe zu beobachten und zu vergleichen sowie seine wunderbare Begabung, logisch zu denken, sind an jeder Stelle seines Werkes zu spüren. Übersinnliche Ergrübelungen waren ihm zuwider, und er vermied in der ersten Auflage seines *Organons*, die 1810 erschienen ist, jeglichen Bezug darauf. Alles, was er sagte und tat, war äußerst überlegt. Folglich werden Sie in den ersten vier Auflagen seines *Organons* vergeblich nach dem Begriff bzw. dem Konzept der Lebenskraft suchen. Er sprach nur vom Inneren des Organismus.

In § 7 der ersten Auflage heißt es: „In den Arzneien muß ein heilendes Princip vorhanden seyn; der Verstand ahnet es.

[26] Im Original: *mongrelism* = Mischung

Aber sein Wesen ist uns auf keine Weise erkennbar –; blos seine Aeußerungen und Wirkungen lassen sich in Erfahrung abnehmen."

Dreiundzwanzig Jahre später, im Alter von 78 Jahren, nannte er in der 5. Auflage von 1833 in § 9 und 10 die Einheit einer körperlichen Aktivität Lebenskraft. Hieraus ist ersichtlich, dass Hahnemann durch lange praktische Erfahrung zu diesem Ergebnis kam. Zu diesem Schluss hatte ihn die frühere Entdeckung geführt, dass in einer Arznei einer der Lebenskraft ähnliche Kraft wirkt (*Organon* 1. Auflage, § 5), die erst offenbar wird, wenn sie auf den Organismus einwirkt. Hiermit habe ich Ihnen aufgezeigt, dass es keine metaphysischen Spekulationen waren, die den Meister zu dem Konzept der Lebenskraft führten, sondern lange praktische Erfahrung und experimentelle Forschung.

Lassen Sie uns einfach mal über allgemeine medizinische Problemstellungen nachdenken und schauen, welche der uns vorliegenden wir lösen können, und lassen sie uns dann wieder zur Lebenskraft zurückkehren. In den altehrwürdigen Fachbüchern lesen wir immer wieder von einem Zustand des menschlichen Körpers, der als Diathese bekannt ist. Es soll sogar mehrere davon geben. Außerdem sollen die Diathesen angeboren sein und den Menschen krankheitsanfällig machen. Was sind diese Diathesen, aus denen so viele Krankheiten erwachsen können? Der eine erkrankt an Krebs, der andere an Geisteskrankheit, der nächste an Tuberkulose oder Epilepsie oder der Brightschen Krankheit oder Morbus Hodgekin. Was ist die skrofulöse Diathese? Welches sind die üblen Krankheitsempfindungen, die jeder Organveränderung vorausgehen? Ist diese schleichende Verstimmung der Lebenskraft es möglicherweise gar nicht wert, dass man sich darüber Gedanken macht? Kann es sein, dass die Nieren ihr Gewebe ohne zugrundeliegende Ursache umbauen und zu Wachsnieren werden? „Nein!" muss ihre Antwort lauten! Was ruft diese Läsionen hervor und weshalb verursachen die als Auslöser bezeichneten Ursachen nicht immer die gleichen Beschwerden? Warum bekommt nicht jeder, der diesen Ursachen ausgesetzt ist, Wachsnieren? Sie entgegnen, es liege ein prädisponierender, entscheidender Einfluss zugrunde – die Diathese. Doch die Diathese gründet nicht auf Tatsachen, sondern nur auf Vorstellungen. Sie dient als bequeme Erklärung für Dinge, welche uns verborgen sind. Sie ist das Aushängeschild der Lehrbücher, aus denen wir keinen Nutzen ziehen können. Die Allopathie hat uns nicht eine Lektion gelehrt, doch ihre Literatur hat uns klugerweise mit einer Menge bedeutungsloser Begriffe versorgt.

Wir lesen von der Schwäche, der Wassersucht usw., die von der Brightschen Krankheit herrühren, doch wir lesen nichts von den Symptomen, die auch schon vor der eigentlichen Krankheit vorhanden waren. Sind sie so belanglos? Sind sie nicht vorhanden? Doch, sie sind vorhanden! Also was sind sie dann? Wir lesen von Auslösern und Veranlagungen, aber wir lesen nichts darüber, warum eine ähnliche Kombination ebendieser Ursachen nicht immer in einer Brightschen Krankheit endet. Berechtigterweise stellen wir diese Fragen einer Medizin, die von sich selbst behauptet, wissenschaftlich zu sein und öffentliche Mittel beansprucht. Ich bringe Ihnen ein weiteres Beispiel. Wir lesen dort von einer auf sich selbst beschränkten Krankheit namens Scharlach (Scharlachfieber). Jeder Allopath nimmt sofort eine Oppositionshaltung ein, wenn Sie ihm erzählen, dass Scharlachfieber keine auf sich selbst beschränkte Krankheit ist. Wenn Scharlach eine auf sich selbst beschränkte Krankheit wäre, würde sie entweder in ihrer Auflösung oder im Tod enden. Es wäre dann eine Gesetzmäßigkeit, dass das Kind gesund wird – oder eben stirbt. Nicht alle sterben, sogar unter schulmedizinischer Behandlung überleben einige. Bei diesen sehen wir dann, dass auf Scharlach Ohrabsonderungen folgen. Diese Absonderungen gehören gemäß der anerkannten Lehre nicht zum Scharlach, denn dieser ist ja eine auf sich selbst beschränkte Krankheit. Vor dem Scharlach war das Kind völlig gesund: Was sind dann diese neuen Beschwerden? Spezialisten behandeln diese Otorrhoe, als sei sie eine neue Krankheit. Wenn dem so wäre, woher kommt sie und wie ist sie beschaffen? Ein Anfänger kann Ihnen eine lange Bezeichnung nennen und Ihnen versichern, dass es ein Katarrh sei. Das ist aber nicht befriedigend. Woher kommt diese Absonderung? Trat sie spontan auf oder ist sie das Ergebnis einer schleichenden Störung der Lebenskraft? Ich sage Ihnen, es lag an einer latenten Störung der Dynamis, denn es lagen zuvor keine Gewebeveränderungen vor und der Scharlach ist auch schon lange wieder vorbei. Wir wissen weder, dass diese neuen Beschwerden in Wirklichkeit chronische Beschwerden sind, noch dass der Scharlach kein chronisches Element hat. Hat dieses kranke Ohr diesen Ausfluss nun einfach produziert, weil die Zeit günstig war? Hat der Scharlach die Schleimhäute des Hörorgans so geschwächt, dass dieses Etwas, das durch den schlecht behandelten Scharlach entfacht wurde, sich bevorzugt dort niederschlägt? Ich sage bewusst, wenn schlecht behandelt wurde, da auf einen korrekt behandelten Scharlach nämlich keine Otorrhoe folgt. Meine Patienten haben keine solchen Beschwerden. Seit ich ihr wahres Wesen kenne, habe ich keine solchen Komplikationen mehr gehabt. Was sollte denn jahrelang in einem latenten Stadium schlummern, von Generation zu Generation vererbt werden, zu jedem Zeitpunkt offenbar werden können und jene Komplikationen verursachen, die den auf sich selbst beschränkten Krankheiten folgen? Wir haben das Recht, auf solcherlei Fragen eine anständige Antwort zu bekommen. Wenn eine vitale Störung in der Lage ist, jahrelang unsichtbar und außerhalb unseres Gewebes zu existieren, dann muss es einen unsichtbaren Ort geben, an dem sie untergebracht ist – oder sie existiert eben nicht. Kann nun noch angezweifelt werden, dass eine Krankheit schon jahrelang besteht, auch wenn noch kein pathologischer Befund vorliegt? Rokitensky behauptet, die Skrofulose weise keine Pathologie auf. Der materiellen Schule zufolge dürfte es also weder Skrofulose noch Struma geben. Da diese skrofulösen Manifestationen keine Ursache haben, dürften sie konsequenterweise auch nicht existieren. Warum enden nicht zwangsläufig alle Verletzungen der Synovialmembran des Ileofemoralgelenkes in einer Hüftgelenkserkrankung? Warum schließen sich manche Abszesse nach der Eiterabsonderung, während andere Fisteln und Höhlen bilden? Wenn Sie hierzu – von Hahnemanns Werken abgesehen – ihre Literatur zu Rate ziehen, werden sie Spekulationen und bloße Theorien, aber keine brauchbaren Schlussfolgerungen finden.

Hahnemann beschreibt drei konstitutionelle Miasmen, die entweder latent vorhanden sind oder sich in der Lebenskraft herausbilden und fortschreiten, ohne irgendwelche Gewebeveränderungen zu bewirken. Diese Miasmen können aber auch ihre zerstörerische Aktivität entfalten, die Organe angreifen und vielgestaltige Läsionen hervorbringen, die wir Krankheiten nennen. Diese Miasmen sollten als die primäre Ursache erkannt werden, aus der letztendlich unheilbare Krankheiten sowie alle Formen von Gewebeveränderungen resultieren. Wollen wir aus diesen Betrachtungen eine Lehre ziehen oder sie als bloße Theorie an uns vorübergehen lassen? Hahnemann lehrt uns das Wesen dieser Miasmen. Es ist nicht meine Aufgabe, näher darauf einzugehen. Ich möchte sie Ihnen lediglich ins Gedächtnis rufen, da sie die Grundlage des sechzehnten Paragraphen darstellen, auf der das Studium dieses Paragraphen vervollkommnet werden kann. Die Fragen, die wir beantworten müssen, lauten:

> Erstens: Gibt es einen solchen Zustand unsichtbarer, immaterieller Krankheit?
>
> Zweitens: Wenn dem so ist, haben dann alle Krankheiten die gleiche Beschaffenheit?

Drittens: Ist es dann vernünftig, eine Krankheit von immateriellem Wesen mit materiellen Wirkstoffen zunichte zu machen?

Hahnemanns frühe Schlussfolgerung war, dass Krankheiten immaterieller Natur sich demnach nur auf einer ähnlichen Basis und in einer ähnlichen Umgebung entwickeln können, wenn sie mit einer Kraft in Berührung kommen, die der Krankheit wiederum ähnlich ist. Um diese Krankheit mit einer Arznei zu heilen, müssen wir eine gleichermaßen immaterielle Kraft ausfindig machen.

Der unsterbliche Hahnemann hat das Geheimnis der Lebenskraft gelöst und sie Dynamis genannt. Seine Erläuterungen hierzu sind in §16 zusammengefasst. Dieser Paragraph beinhaltet den wichtigsten Baustein der Hahnemann'schen Lehre, ohne den das ganze Gebäude in sich zusammenfallen und eingeebnet werden würde. Ohne diese Vollendung seiner Lehre wären seine Anhänger dort, wo alle sind, die sie nicht angenommen haben: Sie strampelten sich im Morast der Unsicherheit ab und trieben in den schnellenden und trüben Flüssen der Vermutungen und des Misserfolgs umher. Der sechzehnte Paragraph bringt alle Vorstellungen dieses großen Philosophen bezüglich Krankheit auf den Punkt. Lassen Sie uns diese Wildnis betreten und sehen, wohin wir geführt werden. Wenn wir die Lehre annehmen, können wir Krankheitsresultate und Gewebeveränderungen nicht mehr als die Ursache einer Krankheit betrachten, sondern nur noch als deren Konsequenz. Die Molekularbewegungen bzw. die Lebensvorgänge sind eine Warnung, dass die Fortführung eines verkehrten Lebenswandels letztendlich den Tod bedeutet. Wir müssen das Leben in dem Sinne verstehen, wie es Hahnemann verstanden hat, nämlich als gesunde, ordnungsgemäße Abläufe des Organismus. Wenn diese aus irgendeinem Grund nicht mehr ordnungsgemäß ablaufen, haben wir es mit Krankheit zu tun. Die Symptome, das vom Gesunden Abweichende, sind der einzige Beleg dafür, dass Krankheit vorliegt. Wir haben sie zur Sprache der gestörten Lebenskraft erkoren: „ ... so muß die Gesamtheit dieser ihrer Symptome, *dieses nach außen reflectierende Bild des innern Wesens der Krankheit, d.i. des Leidens der Lebenskraft*, das Hauptsächlichste oder Einzige sein, wodurch die Krankheit zu erkennen geben kann, welches Heilmittel sie bedürfe ..." (§ 7, *Organon*). Die Lokalisation ist immer ein sekundärer Zustand oder das Krankheitsresultat, wohingegen veränderte Empfindungen die primäre Erscheinungsform sind. Die primären bzw. veränderten Empfindungen entgehen oftmals der Beobachtung, wie beispielsweise bei der Gonorrhoe. Die Krankheit hat den Organismus in einem Zeitraum von etwa acht Tagen durchdrungen, und letztlich ist der Ausfluss Zeichen der Lokalisation. Das gilt für alle ansteckenden Krankheiten und soweit wir wissen auch für alle anderen Krankheiten. Betrachten wir Krankheit aus einem anderen Blickwinkel und betrachten wir sie als solche, sobald sie sich in einem Lokalgeschehen äußert. Dann geben wir der Krankheit einen zum krankhaft veränderten Zustand oder zum Ort des Geschehens passenden Namen. Wir verfolgen sie zu ihren sichtbaren Anfängen zurück und verfallen dem Glauben, dass es abgesehen davon keine andere Ursache gebe. Ist das nicht so, als wenn wir etwas erforschen, das keinen Anfang, sondern nur ein Ende hat? Wenn wir aber alle Gewebeveränderungen als Produkt der Krankheit betrachten, dann sind wir in der richtigen Ausgangsposition und können fragen: Was ist die eigentliche Krankheit? Diese Frage führt uns zurück in die Zeit, als noch keine Gewebeveränderungen vorlagen. Dennoch finden wir in dieser Zeit ausreichend Symptome, die davon zeugen, dass sich zu diesem Zeitpunkt im unsichtbaren Königreich vieles in Unordnung befand, was jedoch mit dem Skalpell nicht zu beheben gewesen wäre. Wir müssen uns mit dieser vor-pathologischen Zeit, den damaligen Vorgängen im Organismus beschäftigen. Bevor die

Gewebeveränderungen aufgetreten sind, gab es eine Ursache, den Krankheitszunder, die krankhaft veränderten Lebensvorgänge, sonst hätten sich die Zellen nicht verändern können. Was besteht vor den Gewebeveränderungen und Zelldeformationen, wie ist es beschaffen? Es gibt zweierlei Möglichkeiten, das Richtige und das Falsche. Ersteres kennzeichnet sich durch die einwandfreie Funktion aller Lebensvorgänge und der Abwesenheit aller subjektiver Beschwerden – es ist der Zustand körperlicher [seelischer und geistiger] Behaglichkeit und Leichtigkeit. Letzteres ist durch die Anwesenheit subjektiver Krankheitsempfindungen gekennzeichnet. Den ersten Zustand nennen wir Gesundheit, den zweiten Leiden bzw. Krankheit. Letztere können nicht quantitativ gemessen werden, da sie an sich qualitativ beschaffen sind und die Umkehrung einer zuvor geordneten Kraft zur Folge haben. Es ist gleichermaßen schwierig aufzuzeigen, dass quantitativer Einfluss notwendig ist, um wesentliche Veränderungen hervorzurufen, wie, dass es eine messbare Zahl schädlicher Kräfte gibt, die dem Menschen sehr schaden. Daraus können wir schließen, dass rein qualitative Ursachen zerstörerisch agieren. Wir haben nun das Recht anzunehmen, dass alle krankhaft veränderten Lebensvorgänge primär rein qualitativer Natur im Sinne fehlgeleiteter Kräfte sind und dass dieser Krankheitszunder die Krankheit und alles was mit ihr zu tun hat, ist.

Wir dürfen nun annehmen, dass das Leben eine Kraft ist, die sich selbst erhalten kann, sofern das Medium, durch das sie wirkt, nicht kaputtgeht oder beschädigt wird. Um auf die Dynamis einzuwirken ohne ihren Träger zu stören, muss eine Kraft außerdem in Beziehung zur Lebenskraft gestellt werden: Ihr ebenbürtig, von gleicher Beschaffenheit und immateriell. Es braucht kaum weitere Beweise, dass diese grundlegende Umkehrung des Lebens möglich ist, beobachten wir doch täglich diese Missempfindungen, von denen wir wissen, dass sie jahrelang vorhanden sein können, ohne quantitative Veränderungen zu bewirken oder sich zu lokalisieren. Soweit Hahnemanns Schlussfolgerung. Wir haben Folgendes herausbekommen: Wenn eine ebenso subtile Kraft notwendig ist, um Krankheit zu verursachen und das harmonische Verhältnis der Lebensvorgänge zu stören, müssen wir dann nicht daraus schließen, dass die Heilkraft, um ein korrektives Prinzip zu sein, ebenso beschaffen sein muss wie das Lebensprinzip, die Krankheitsursache und die Krankheit selbst? Und das Similegesetz, das einzige seiner Art, das der Menschheit bekannt ist, bringt die Heilbeziehung zwischen Krankheit und Heilmittel zum Ausdruck. Zwischen zwei verschiedenartigen Kräften kann es keine wesentliche Übereinstimmung geben. Die Kräfte müssen von ähnlicher Qualität und frei von Quantität sein. Mit diesen Kräften einen Antagonisten zu überwältigen, ist nicht im Sinne der homöopathischen Wissenschaft, eine gestörte bzw. pervertierte Kraft wieder ins Gleichgewicht zu bringen jedoch schon.

Ein Zuviel dieser Kräfte, ein Überschuss im qualitativen Sinn ist nicht möglich, hat auch nicht mit unserer Problemstellung, der Ähnlichkeitsbeziehung, zu tun. Unser Ziel ist es, den höchsten Grad an Ähnlichkeit, nicht an Menge, zu erzielen. Was ist das Ähnliche? Es ist eine [der Krankheit] ähnliche Äußerung der [Arznei-] Wirkung, die im Gegensatz zur Menge [der Arznei] unabdingbar ist. Wenn wir davon ausgehen, dass die Dynamis geistartig ist – ich glaube meine Ausführungen haben dies deutlich gemacht – sind alle angewandten und eingenommenen Quantitäten alles andere als ähnlich, sie sind unähnlich. Sie besitzen ein Zuviel an Quantität, als dass sie das Gleichgewicht wiederherstellen könnten. Mit anderen Worten: Sie wirken konträr und demzufolge niemals heilend. Sie sind in keiner Weise stärkend, im Gegenteil, sie verhindern die Rückkehr zum Normalzustand, indem sie den Träger der Lebenskraft, durch den sie wirken, schädigen. Wie der Meister so oft betonte, wurde schon immer zu viel von einer Arznei gegeben, als dass diese hätte heilend wirken können. Die Dosen waren schon immer zu groß, um zu heilen. Der Begriff Quantität beinhaltet auch immer die Vorstellung von Stärke. Diese Stärke hat aber im homöopathischen Sinne überhaupt nichts mit der Heilkraft zu tun. Das Ziel des wahren Heilkünstlers ist es, die Heilmittel auf ihre qualitativen Grundeigenschaften zu reduzieren, damit sie wirken können. Sie können, bevor sie nicht ihrer eigenen Materie entledigt wurden, weder korrektiv, noch ähnliches Heilmittel sein.

Diese Ansicht scheint einigen Ausführungen Hahnemanns zu widersprechen. In § 45 schreibt er „ ... es vernichten sich zwei, der Art nach zwar verschiedene, aber in ihren Aeußerungen ... einander sehr ähnliche Krankheiten, sobald sie im Organismus zusammentreffen, nämlich die stärkere Krankheit die schwächere ..." Das scheint nur so. Die beiden Krankheiten sind sich nur partiell ähnlich und überwältigen sich demzufolge auch nur teilweise. Wenn nun ein Teil dieser Krankheit die andere bewältigt, kann dieser nicht bewältigte Teil der Krankheit ständig erneuert werden, und die Krankheit somit unbehelligt ihren Weg gehen. In § 34 schreibt Hahnemann: „ ... Es wird vor allem zur Heilung erforderlich, daß sie eine der zu heilenden Krankheit *möglichst ähnliche Kunstkrankheit sei, die, mit etwas stärkerer Kraft ... das Lebensprinzip ... in eine der natürlichen Krankheit sehr ähnliche, krankhafte Stimmung versetze, um in ihm das Gefühl von der natürlichen Krankheits-Verstimmung ... zu vernichten.*" Diese Aussage dürfte richtig sein, aber ich denke, es ist nur allzu offensichtlich, dass die Ähnlichkeit die Grundvoraussetzung ist, damit sich die beiden zerstören, oder besser ausgedrückt: damit das Übel in der Dynamis, der geistartigen Lebenskraft, korrigiert werden kann.

Es gibt kein Gebilde, welches überwältigt werden könnte – es gibt nur eine irregeleitete Kraft, die korrigiert werden muss. Jede Krankheit wird abklingen, wenn etwas Schädliches auf sie einwirkt, das eine ihr ähnliche Krankheit auslösen kann, ungeachtet dessen Stärke. Diese Sichtweise stärkt das Similegesetz und ist in Übereinstimmung mit den immateriellen Vorgängen. Man fügt keine neue Kraft hinzu, sondern benutzt die vorhandene Kraft, um das irregeführte Lebensprinzip wieder in Ordnung zu bringen.

Der schädliche, krankheitserregende Einfluss hat nichts mit materieller Wirkung zu tun. Wenn etwas so grob ist, dass man es sehen und handhaben kann, dann wird es schwerlich eine krankmachende Wirkung besitzen. (Einige misstrauische Experimentatoren führten Prüfungen mit Verdünnungen durch. Dabei haben sie jedoch vergessen, dass zur Ansteckung meist eine spezielle Prädisposition notwendig ist, und diese Prädisposition kann nicht auf Befehl erteilt werden. Wenn sie aber vorgefunden wird, so bietet sie uns eine günstige Gelegenheit, die krankmachenden Arzneikräfte im Versuch zu entdecken (§ 31).) Die gefährlichen und schädlichsten Wirkungen sind uns unbekannt. Selbst die Klügsten haben die Ursache für Cholera oder Gelbfieber bisher noch nicht gefunden[27]. Die Ursache für Pocken ist noch unbekannt. Dieser feine Krankheitshauch, der wie im Sturzflug die Dörfer überkommt, kann mit unseren groben Messmethoden nicht erfasst werden. Selbst wenn das Pockengift millionenfach mit Luft verdünnt ist, kann es hervorbrechen, wenn man durch alte Kleidungstücke oder Postsendungen damit in Berührung kommt oder es eingeatmet wird. Die Wirkung, die es auf unsere Dynamis ausübt, häuft sich an, bis der Patient Schaden erleidet – und das alles nur, weil die Lebenskraft in Unordnung war.

[27] Der erste der beiden Erreger, das Vibrio Cholerae wurde erstmals 1854 von Filippo Pacini isoliert. Allgemein bekannt wurde der Erreger erst nach der erneuten Isolierung durch Robert Koch 1883.

In § 16 heißt es: „ ... (die Krankheiten) können auch durch den Heilkünstler nicht anders von ihr entfernt werden, als durch geistartige (dynamische), virtuelle Umstimmungs-Kräfte der dienlichen Arzneien auf unsere geistartige Lebenskraft ...". Da die Lebenskraft ebenso wie auch die Elektrizität etwas Immaterielles ist, gibt es nichts, das herausgespült werden müsste, man muss nur eine einfache vitale Störung beheben. Nur etwas Immaterielles kann ähnlich genug sein, um heilend darauf zu wirken. Materielle Wirkstoffe mögen zwar Veränderungen im Organismus bewirken und dadurch die immaterielle Störung unterdrücken oder vorübergehend aussetzen. Diese wird aber wiederkommen, sobald sein Medium [der Patient] wieder seine normale Leitfähigkeit erreicht hat.

Wir sehen nun auf einen Blick, dass die erforderliche Heilung nicht über den Organismus abläuft, da materielle Substanzen größtenteils über den Organismus wirken, erreichen sie die wahre Krankheit nicht: Krankheitsursachen sind hoch verdünnt, also von ähnlicher Beschaffenheit wie unsere Lebenskraft, deshalb müssen unsere Arzneien den Weg über den Organismus meiden und stattdessen vitale Impulse setzen, um die gestörte Lebenskraft wieder zu korrigieren. Sowohl Krankheit als auch Heilung basieren auf einer Affinität bzw. Empfänglichkeit unserer Lebenskraft gegenüber krankmachenden und heilenden Kräften. Die Verdünnung muss so weit vorangetrieben werden, bis beide Sphären miteinander korrespondieren bzw. bis kein [materielles] Hindernis [in den Arzneien] mehr vorhanden ist. Der Punkt, an dem die größte qualitative Ähnlichkeit zwischen diesen Kräften erreicht ist, variiert. So wie wir in gewissem Maße innerhalb der sehr weiten Bandbreite der Verdünnungen beobachten, dass einige schnelle Heilungen mit tiefen Verdünnungen stattfinden, so bescheren uns die hohen und höchsten Verdünnungen doch die bemerkenswertesten Ergebnisse. Niemand bestreitet, dass niedrige Verdünnungen heilen, wodurch auch die Lehre nicht widerlegt wird. Aufgrund des innewohnenden dynamischen Prinzips muss man aber sagen, dass die tiefen Verdünnungen unwirksamer sind als die hohen, da diese so weit verdünnt wurden, dass sie der geistartigen Krankheit und der geistartigen Lebenskraft qualitativ ebenbürtig sind. Die bemerkenswerten Veränderungen, die wir manchmal durch die niedrigen Verdünnungen beobachten, sind das Ergebnis der Erstwirkung, die Hahnemann zu vermeiden suchte. Um solche Ergebnisse herbeizuführen, muss die Arznei aber wiederholt werden, während sich bei einer verdünnten Arznei die Einmalgabe als heilend erweist und nicht in erster Linie auf den Organismus einwirkt. Lasst uns, aus rein praktischen Gründen, die Ergebnisse betrachten, die wir erhalten, wenn wir den Anweisungen des Meisters folgen, und diese mit denen vergleichen, die diejenigen erhalten, die seine Lehre missachten. Hahnemann ließ sich in seinen späten Jahren immer von der Lehre des sechzehnten Paragraphen leiten.

Die erste Gruppe befolgt Hahnemanns Lehren, nimmt die Lehre von der Lebenskraft an, vollbringt Heilungen und legt dieselben Beweise vor wie die andere Gruppe, mit dem Unterschied, dass die Patienten der ersten geheilt werden. Sie hatten niemals das Bedürfnis, andere Methoden anzuwenden, als jene, die Hahnemann lehrte. Sie haben keine Rückschritte gemacht, ganz im Gegenteil, sie haben etliche Fortschritte gemacht. Welche Fortschritte haben sie gemacht? Lasst sie uns einmal ansehen. Wenn sie den 41. Paragraphen des *Organons* heranziehen, werden sie es sehen. Hahnemann erklärt darin, dass es fast unmöglich ist, einige Krankheiten auszumerzen, da sie mit Arzneien, die keinen Bezug zur Krankheit hatten, kompliziert wurden. Seine Arzneien hingegen seien immer in der Lage gewesen, einfache, nicht-komplizierte Krankheiten erfolgreich zu heilen. Als Hahnemann diesen Paragraphen schrieb, benutzte er, von wenigen Ausnahmen abgesehen, lediglich die 30. Centesimalpotenz. Welche Belege haben seine treuen

Nachfolger für die Wahrheit seiner Lehre und die Fortschritte, welche seit damals gemacht wurden? Die Tatsache, dass sich eben doch viele dieser äußerst komplizierten Krankheiten ausmerzen lassen und dass die Arzneisymptome durch sehr hohe Potenzen gebändigt werden können. Diese lassen die einfache Ursprungskrankheit zurück, die sich dann in ihrem natürlichen Träger [dem Patienten] offenbaren kann, sodass sie mit der 30. Potenz des Meisters geheilt werden kann. Diejenigen, die diese Lehre als ein Dogma zurückwiesen, haben solche Heilungen niemals gesehen und werden sie auch niemals sehen. Ja, wenn wir uns an die Fakten halten und uns unbeirrbar an den Lehren des unsterblichen Hahnemanns orientieren, dann werden wir Fortschritte machen. Sehen wir uns doch einmal die anderen an. Was kann über diese Gruppe gesagt werden? Ihre Heilungen sind nichts als Betrug. Wenn sie ihre Fälle tatsächlich geheilt hätten, müssten sie nicht Zuflucht in den neuesten Marotten des empirischen Metiers suchen. Sie wandten sich von der Lehre des sechzehnten Paragraphen ab, und mit welchem Ergebnis? Sie wissen, dass sie Kranke nicht heilen können und sie weigern sich sogar zu glauben, dass es sonst irgendjemand kann. Man zweifelt eine Heilung nicht an, wenn sie mit dem übereinstimmt, was man tagtäglich zu Gesicht bekommt. Sie aber sagen, dass Malaria Chinin verlange, während ein Nachfolger des Meisters alle seine Fälle mit der entsprechenden potenzierten Arznei heilt. Sie aber sagen, dass die Materia Medica, die von Hahnemann und seinen Nachfolgern als so zufriedenstellend angesehen wurde, ein Fehlschlag sei und der Revision bedürfe. Irgendetwas ist falsch, und wir benötigen keinen besseren Beweis ihres Misserfolges als den des obersten Verleumders J.P. Dake: Er benötigt für seine Praxis einen großen Vorrat an Warners Dragees, einer plumpen Arzneimischung. Wenn das für ihr Oberhaupt zutrifft, was in Gottes Namen brauchen dann die weniger Hellen, die sicherlich bei Weitem nicht so bewandert sind? Sie haben verkündet, dass jemand, der eine Arznei einfach nach dem Similegesetz aussucht, so gut sei wie man in der Heilkunst nur werden kann, und der seine Patienten sodann mit Senfpackungen und allerlei Lokalanwendungen, die er erkoren hat, behandeln kann. Sie sagen sogar, dass die Lokalanwendung durch die innere Arznei unterstützt würde.

Bereits die kleinste Abweichung von der Lehre der Lebenskraft ist gefährlich und führt zum Fehl-Schlag, wie auch zu einer nachlässigen Arbeitsweise. Nicht nur die Einhaltung der Regeln zur Auswahl der Arzneien, auch die Lehren des sechzehnten Paragraphen müssen befolgt werden, um Sicherheit zu erlangen. Sehen Sie sich doch nur einmal die wechselhaften Richtungen und die Gedankenträgheit an. Prüfen Sie einmal die Rezepte in den Karteien irgendeiner Apotheke einer großen Stadt. Was werden Sie finden? Eine Menge sog. homöopathischer Verordnungen. Das einzig homöopathische an diesen Verordnungen ist allerdings die Unterschrift eines angeblich homöopathischen Arztes.

Hahnemann betrachtete die Lebenskraft und die Abweichung von Gesundheit als elementare Kräfte. Wir können nicht den sechzehnten Paragraphen studieren und diesen Teil der Lehre von der Lebenskraft ignorieren. Wie abstrus muss es jemandem erscheinen, der diese Wahrheiten verstanden hat, auch nur einen Moment lang die Wechselfolge [verschiedener Arzneien] in Erwägung zu ziehen, die der Meister in § 272[28] und dessen Fußnote so eindeutig verurteilt hat: [In keinem Falle von Heilung ist es nöthig, mehr als eine einzige, einfache Arzneisubstanz auf einmal anzuwenden[2]. 2) Es haben zwar einige Homöopathiker versucht, in Fällen, wo sie für den einen Theil der Symptome eines Krankheits-Falles das eine, für den andern Theil derselben aber ein zweites

[28] In der 6. Auflage findet sich eine Entsprechung dieses Paragraphen in § 273.

Arzneimittel passend homöopathisch erachteten, beide Arzneimittel zugleich oder fast zugleich einzugeben; aber ich warne ernstlich vor einem solchen Wagstück, was nie nöthig seyn wird, wenn's auch zuweilen dienlich schiene.] Nehmen wir einen Gemütszustand, der eindeutig *Nux vomica* indiziert und in Verbindung mit einer pulsatillaartigen Menstruation auftritt: Menses zu spät, spärlich und blass. Beim Ersten ist *Pulsatilla* der mürrischen Stimmung wegen kontraindiziert, beim Zweiten ist *Nux vomica* wegen der Beschaffenheit der Menstruation kontraindiziert. Beide sind kontraindiziert, da keine von ihnen mit der gestörten, in den Symptomen zum Ausdruck kommenden Lebenskraft korrespondiert. Wie kann es sein, dass sie durch die Kombination miteinander auf einmal ähnlich sein sollen? Hahnemann spricht überall davon, dass wir nur solche Arzneien anwenden sollen, die wir durch die Prüfung am gesunden Menschen auch vollkommen erfasst haben. Hier aber haben wir es mit einem Gemisch zu tun, von dem wir kaum etwas wissen. Kann es denn logisch erscheinen, dass ein unbekanntes Gemisch zweier dem Geschehen un-homöopathischer Elemente heilend wirkt? Diese Abweichungen, welche die Lehre des sechzehnten Paragraphen ignorieren, sind die Grundlage jeglichen Misserfolgs. Sie lassen den Ruf nach einer Revision der Materia Medica und nach einer sogenannten modernen Homöopathie laut werden. Ich betone es noch einmal: Die moderne Homöopathie ist durch die Abweichung von den Lehren des unsterblichen Hahnemann hervorgebracht worden. Die Materia Medica bietet diesen Menschen nicht das, was sie wollen, deshalb besteht der Großteil ihrer Verordnungen aus plumpen Arzneimischungen. Diese Abweichler haben sich so weit von Hahnemanns Methoden entfernt, dass der Beruf des Homöopathen heute, wenn man von der Masse ausgeht, nichts weiter als eine Karikatur ist, die alle Prinzipien der Homöopathie, die sie [von anderen Medizinsystemen] unterscheidet, verletzt hat.

Sie mögen darin kurzfristig Trost finden, jeder normale Mensch aber muss sich sagen: „Vater, vergib ihnen, denn sie wissen nicht, was sie tun!"

Anmerkung zur Veränderung von Symptomen

An die Verleger des „Homoeopathic Physician": - Im Interesse der Mitglieder der Rochester Hahnemannian Society möchte ich bezüglich der Kasuistik Dr. Grants im „Homoeopathic Physician", Oktober, Seite 538, letzte Zeile, als er *Stannum* verordnete, etwas anmerken.

Er stellt fest, dass sich das Sputum des Patienten beim Folgetermin geschmacklich hin zu „salzig" verändert hat. *Stannum* hat sowohl salzigen als auch süßlichen Geschmack, und es geschieht häufig, dass während der Behandlung ein Symptom innerhalb des Wirkbereiches einer Arznei in ein anderes übergeht. Wenn sich ein Symptom allerdings so verändert, dass es nicht mehr zum Wirkspektrum der Arznei gehört, so vollzieht sich die Heilung entweder sehr langsam oder aber es handelt sich um keine Heilung.

Wenn ein Patient wiederkommt und seine Symptome schlimmer wurden oder sich verändert haben, muss man überprüfen, ob die neuen Symptome zur verordneten Arznei gehören. Wenn sie dazugehören, war es eine gute Verordnung und der Arzt sollte sich sagen: *Sac-Lac*. Wenn die neuen Symptome nicht zur Prüfung der verordneten Arznei gehören, wird sich durch Abwarten klären, welche der beiden Schlussfolgerungen gezogen werden muss:

1. Der Fall benötigt eine andere Arznei.
2. Wenn der Fall mit einer raschen Genesung einhergeht, wird sich zeigen, dass die neuen Symptome eines Tages zu den pathogenetischen Symptomen (der Arznei) gehören.

Wenn wir diese Wachsamkeit pflegen, wird sie uns zu einer großen Präzision in der Verschreibung führen, da alles, was wir so in Erfahrung bringen, Teil unseres wertvollen Wissens wird. Das ist ein sehr weites Feld, und das der Hochpotenzen ist ein besonders fruchtbares. Die bedeutsamste Forschung im Bezug auf die Materia Medica besteht darin, zu beobachten, was sich [bezüglich der Symptomatik] in der Verschlimmerungsphase von Hochpotenzen entwickelt und in welche Richtung die Symptome gehen.

Wie wir uns mit dem Repertorium befassen sollen

Nachdem alle Symptome des Patienten niedergeschrieben sind, sollte man das Repertorium zur Hand nehmen. Der Anfänger sollte nicht den Versuch unternehmen, die Anamnese abzukürzen. Zur Übung sollte er die *vollständige Hauptrubrik* herausschreiben. Im Fall von *Melancholie* sollten die dazugehörigen Arzneien in ihren jeweiligen Graduierungen herausgeschrieben werden. Wenn die *Melancholie* allerdings *nur vor* der Menstruation auftritt, so ordnen Sie die passende Unterrubrik so an, dass man auf einen Blick erkennen kann, welche Arzneien der *Hauptrubrik* diese *bestimmte* Verschlimmerungszeit haben. Viele unserer großartigsten Heilungen sind mithilfe der *Hauptrubrik* vollbracht worden, wenn die spezielle Rubrik nicht weiterhilft. Die sorgfältigen Aufzeichnungen der letzten zehn Jahre werden uns einerseits zeigen, dass viele Arzneien der Hauptrubriken abgewertet werden können, andererseits werden sie uns großartige klinische Bestätigungen liefern. Je länger man so arbeitet, desto kürzer kann der vielbeschäftigte Arzt seine Fallnotizen fassen.

Die spezielle Verschlimmerung ist eine große Hilfe, doch solche Hinweise fehlen oft, deshalb muss die Hauptrubrik für unsere Zwecke brauchbar gemacht werden. Wir müssen also *analog* vorgehen. Hierzu leistet das *Therapeutische Taschenbuch* von Bönninghausen die besten Dienste.

In Mintons hervorragendem Werk finden wir unter Menstruationsleiden, die durch Hitze gebessert werden, *Arsenicum* und *Nux vomica* auf und durch feuchte Hitze *Nux moschata* Wenn die Symptome eines Falles aber weder zu der einen noch zu der anderen Arznei passen, müssen wir tiefer in die Materia Medica eindringen. Wir können die *Anamnese* entsprechend ausrichten, die Hauptrubrik verwenden und alle Arzneien heranziehen, die durch Wärme und warme Anwendungen gebessert werden.

Um methodisch vorzugehen, sollte die Hauptrubrik in den Aufzeichnungen des Arztes auftauchen, darunter die spezielle Rubrik. Wenn man sorgfältig so vorgeht, erhält man nach zehn Jahren des Abgleichs von Haupt- und Unterrubrik eine sehr aufschlussreiche Lektüre. Was für eine Arznei im Allgemeinen gilt, gilt für diese Arznei häufig auch im Speziellen, vor allem, wenn keine bekannte *Kontraindikation* eine *Ausnahme* begründet.

Wenn diese Vorgehensweise von Neulingen befolgt wird und sie parallel zur *Anamnese* immer die *Materia Medica* konsultieren, so werden sie dann, wenn ihre Praxis etabliert ist, mit ihrer Arbeit leicht und zügig vorankommen. Ein junger Arzt kann nur wenige Patienten am Tag sorgfältig behandeln. Er wird mit der Zeit schneller und kann nach einigen Jahren auch zwanzig oder dreißig Patienten am Tag behandeln. Jeder Arzt, der diese *Vorgehensweise meidet, sollte auch nicht vorgeben, homöopathischer Arzt zu sein, da er den rechten Weg nicht kennt*: Der Wunsch [ein guter Arzt zu sein] geht der Handlung immer voraus.

Die Patienten werden ihre Symptome nicht immer so ausdrücken, dass die *wahre Natur* der Symptome zum Vorschein kommt. Dann wird das Urteilsvermögen des Arztes benötigt, um die Symptome richtig einschätzen zu können. Tatsächlich wird der junge, manchmal aber auch der alte Arzt an den wahren Symptomen vorbei geleitet und nimmt eine falsche Verordnung vor. Die Fallaufnahme ist häufig sehr schwierig. Manchmal kann man die Anamnese abkürzen, indem man ein besonders auffallendes Symptom herauspickt, welches den Schlüssel zum Fall enthält. Ein junger Arzt wird diese Besonderheiten nicht besonders häufig entdecken, und er sollte es auch lieber nicht versuchen. Oftmals ist es sehr bequem die Sache dadurch abzukürzen, dass man in einem Fall drei oder vier wesentliche Symptome zusammenfasst und alle Arzneien eliminiert, die in diesen Symptomen nicht vorkommen. Ein Arzt mit großer Erfahrung mag seine Arbeit so abkürzen können. Ich habe es oft erlebt, dass junge Ärzte fälschlicherweise eine Modalität für ein Symptom halten. Für eine korrekte Verordnung ist dies verhängnisvoll. Das Symptom ist die Empfindung bzw. der Zustand, die Modalität ist lediglich eine Abwandlung des Symptoms. Ein Symptom wird durch seine Modalität oft *eigentümlich* oder *charakteristisch*.

Wenn eine Empfindung im *Repertorium* nachgeschlagen wird, sollten alle dazu passenden Arzneien herausgeschrieben werden, die Individualisierung setzt mit den Modalitäten ein.

Ich werde immer und immer wieder gefragt, was in einem vorliegenden Fall denn als eigentümlich zu gelten habe. Durch etwas Nachdenken sollte eigentlich jeder selbst dahinter kommen.

Eine hohe Temperatur, Fieber *ohne Durst*, ist in einem bestimmten Maß *eigentümlich*. Ausgeprägter Frost mit Durst auf kaltes Wasser ist eigentümlich. Durst mit Fieber ist nicht eigentümlich, da wir sicher sagen können, dass es gewöhnlich ist, *Hitze zusammen mit Durst* vorzufinden. Hitze ohne Durst ist eben ungewöhnlich. Das Gewöhnliche eines Falles ist niemals *eigentümlich*. Es scheint zu banal zu sein, um einer Erklärung zu bedürfen, lassen wir den, der es bereits weiß, diese Stelle überspringen. Pathognomonische Symptome sind zur Individualisierung nicht geeignet und niemals eigentümlich in unserem Sinne.

Ich wurde gefragt, was ich damit meine, wenn ich Anfängern rate: *Behandelt den Patienten, nicht die Krankheit.* Meine Antwort lautet immer wie folgt: Ein Symptom, das wir bei bestimmten Krankheiten nur selten vorfinden, ist ein untypisches Symptom der Krankheit, aber ein eigentümliches des Patienten. Daher sind die Eigentümlichkeiten des Patienten das, was ihre persönliche Krankheit von allen anderen Krankheiten gleichen Namens unterscheidet. Diese Eigentümlichkeiten machen die Krankheit individuell und sie kann demzufolge auch nur individuell behandelt werden. Diese Individualität des Patienten wird durch die *eigentümlichen* Symptome offenbar. Sie sind fast immer deutlich zu erkennen und der wahre Heilkünstler wird immer nach ihnen Ausschau halten. Der Arzt, der *Aconitum* gegen Fieber gibt, hat keine Ahnung vom Geist des Gesetzes oder den Pflichten eines Arztes. Dasselbe gilt, wenn er *Colocynthis* gegen Koliken, *Arsenicum* gegen Frost usw. verordnet.

„Was sollen wir aber machen, wenn wir verschiedene Eigentümlichkeiten in ein und demselben Patienten vorfinden, wenn eine Arznei nicht alles abdeckt?" In diesem Fall wird der kluge Arzt sein Repertorium zur Hand nehmen und darin eine Arznei suchen, die allen [eigentümlichen Symptomen] so ähnlich wie möglich ist. Wenn er bereits einige Jahre so arbeitet, braucht er auch keine dummen Fragen mehr zu stellen. Der Faule hat seine Tage mit närrischen Vergnügungen verbracht, der Kleingläubige hat so viele wertvolle Fakten ignoriert, dass er ständig öffentlich dumme Fragen stellen muss und derart schlecht aufgenommene Fälle vorträgt, dass man sofort erkennt, aus welchem Stall er kommt. Er hat das *Repertorium* nicht benutzt und weist eine völlige Unkenntnis der Rubriken sowie der üblichen Vorgehensweise bei der Fallaufnahme, wie Hahnemann sie uns gelehrt hat, auf. Zum Glück können nicht sie allein für ihre Ahnungslosigkeit haftbar gemacht werden.

Doch wer trägt die Verantwortung, und wer soll „den ersten Stein werfen?"

Es ist so einfach, über die Sünden hinwegzusehen, derer wir selbst schuldig sind, dass wir scheinbar keinen Richter und keine Geschworenen finden, die den ersten Gesetzesbrecher anklagen.

Der Ruf nach Freiheit ist ein schmerzlicher Fehler, da die Freiheit schamlos ausgenutzt wurde und immer noch wird. Damit soll nur das Gesetz gebrochen werden, und wenn wir nur ein wenig nachgeben, so endet es letztendlich in vollkommenem Eklektizismus. Ein Resultat der Freiheit ist, dass das Repertorium, das die alten Heilkünstler so häufig benutzt hatten, jetzt gar nicht mehr bzw. nur noch eingeschränkt benutzt wird. Wenn Bönninghausen das Repertorium mit den wenigen Arzneien, die damals schon geprüft waren, benutzte, wie dringend benötigen wir es dann!

Zum Gebrauch des Repertoriums

Seitdem mein Repertorium in Buchform erhältlich ist, drängen mich meine Freunde dazu, meine eigene Repertorisationstechnik niederzuschreiben. Mir ist klar, dass dies ein sehr schwieriges Unterfangen ist, ich werde dennoch versuchen, meine eigene Repertorisationsmethode darzulegen. Ich bin mir ziemlich sicher, dass andere erfolgreiche Homöopathen ähnlich arbeiten.

Für den sorgfältig arbeitenden Homöopathen ist der Gebrauch eines Repertoriums unerlässlich. Unsere Materia Medica ist ohne Repertorium derart schwierig zu handhaben, dass selbst der beste Homöopath nur unzulängliche Ergebnisse zustande bringen kann.

Das Repertorium kommt zum Einsatz, nachdem der Fall nach Hahnemanns Vorgaben sorgfältig aufgenommen wurde. Ich beabsichtige nicht, nun die gebräuchlichen Rubriken anzuführen, denn diese kennen wir alle sehr gut. Bei einem gut aufgenommenen Fall mit ausreichend Symptomen werden sich die Krankheitsmanifestationen in Empfindlichkeit auf unterschiedliche Einflüsse wie dem Wetter oder Hitze und Kälte äußern, aber auch in Verlangen und Abneigungen, in Gemütssymptomen und verschiedenen Körperregionen.

Wenn ich einen Fall analysiere, wähle ich zuerst alle Symptome aus, die seinen Allgemeinzustand beschreiben. Das sind die Verschlechterungen und Besserungen des Allgemeinzustandes des Patienten oder vieler seiner Symptome. Als Nächstes sehe ich mir alle seine Sehnsüchte und Begierden sorgfältig an, geistige wie körperliche, seine Verlangen und Abneigungen, Antipathien, seine Furcht und Ängste etc. Dann widme ich mich den Beeinträchtigungen seiner geistigen Fähigkeiten, seinem logischen Denkvermögen, seinem Gedächtnis und den Ursachen seiner mentalen Störungen etc. Diese ordne ich jetzt derart an, dass ich gegenüber alle Arzneien notieren kann, die ich in den entsprechenden Repertoriumsrubriken finde. Beim Auswerten der Rubriken zeigt sich schnell, dass nur wenige Arzneien alle Symptome abdecken. Um die Arznei zu bestimmen, die den besonderen Symptomen am ähnlichsten ist und bisher noch nicht hervorgetreten war, müssen jetzt nur noch wenige Arzneimittel miteinander verglichen werden. Hahnemann lehrt in § 153, dass wir besonders auf die eigentümlichen und charakteristischen Symptome achten sollen. Außerdem lehrt er, dass der Arzt seinen Patienten äußerste Aufmerksamkeit schenken soll. Wenn diese beiden Dinge nun gebührend beachtet wurden, zeigt sich, dass Hahnemann ein Symptom dann als charakteristisch betrachtete, wenn es nicht für die Krankheit, sondern für den Patienten charakteristisch ist. Die vielen Symptome, die wir anfangs für den Arzneimittelvergleich ausgewählt haben, sind Symptome, die den Patienten charakterisieren und etwas über ihn aussagen. Durch diese Vorgehensweise mit einem Teil der Symptome reduzieren wir die Liste der in Frage kommenden Arzneien auf einige wenige, vielleicht sogar auf eines. Ebenso wie man die Totalität der Symptome betrachten muss, um eine homöopathische Verschreibung zu tätigen, müssen wir nun die verbliebenen Symptome betrachten, um sicherzustellen, inwiefern diese wenigen Arzneien allen Eigentümlichkeiten entsprechen.

Man kann einwenden, dass das eben genannte nur Routinearbeit darstelle, jeder es genau auf diese Art und Weise mache. Gut, doch nun fangen die Probleme erst an. Einen symptomenreichen Fall auszuarbeiten, ist der einfachste Teil der Repertoriumsarbeit. Wenn Sie allerdings einen einseitigen Fall bekommen oder wenn der Patient seine Symptome in einer Sprache darlegt, die so nicht in den Prüfungen auftaucht, dann sieht die Sache ganz anders aus. Die Aufzeichnungen sollten die Sprache des Patienten so genau wie möglich wiedergeben. Durch langjährige Lehrtätigkeit und ausgedehnten Briefwechsel bin ich zu dem Ergebnis gekommen, dass es für viele sehr schwierig ist, die wahlanzeigenden Symptome zu erkennen. Es werden viele Fälle ohne Allgemeinsymptome und ohne Gemütssymptome gezeigt – sie enthalten überhaupt kein charakteristisches Symptom, nur die gewöhnlichen Symptome der Krankheit. Wenn auf der Grundlage dieser Symptome eine erfolgreiche Verordnung gemacht wird, so ist es wohl nichts anderes als ein „Glückstreffer". Das ist keine wissenschaftliche Verordnung. Viele Fallaufzeichnungen enthalten seitenweise vage Angaben und eine Keynote, die als schändlicher Lockvogel dient. Deshalb versagen so viele Ärzte.

Wenn eine Fallaufzeichnung keine Symptome enthält, die den Patienten charakterisieren, braucht sich kein Arzt zu wundern, wenn er versagt. Um heilen zu können, muss die Arznei sowohl den Symptomen des Patienten als auch den pathognomonischen Symptomen der Krankheit ähnlich sein.

Um Ihnen die Anforderungen, die die Repertoriumsarbeit an uns stellt, vor Augen zu führen, nehmen wir eine hypothetische Symptomengruppe, wie sie bei jedem Menschen vorkommen kann. Wir finden häufig das Symptom „Schreibkrampf", sowohl in einem ausgewogenen Fall als auch isoliert. Bevor wir es als Teil eines Falles richtig zu Papier bringen, muss es in seine Elemente unterteilt werden. Wenn wir nur „Schreibkrampf" nähmen und sonst nichts dazu sagten, hätten wir nur eine begrenzte Anzahl an Arzneien, die zur Heilung in Frage kommen. Wie wir sehen werden, sind unsere Ressourcen aber unbegrenzt. Wenn wir uns den „Schreibkrampf" genauer ansehen, können es sowohl die Finger, die Hand, der ganze Arm oder eben alle drei sein, die verkrampft sind. Manchmal ist eine Taubheit mit Kribbeln einer oder aller drei Körperteile vorhanden. Manchmal tritt ein Gefühl von Lähmung in einem oder allen drei Teilen auf. Manchmal äußert es sich als ein Prickeln in den Fingern oder der Hand. Alle diese Leiden kommen vom Schreiben oder werden durch Schreiben schlimmer.

> Krämpfe in den Fingern, beim Schreiben: Brach., Cocc., Cycl., *Mag-p.*, STANN., Tril.
>
> Krämpfe in der Hand, beim Schreiben: *Anac.*, Euph., MAG-P., *Nat-p.*, Sil.
>
> Krämpfe im Handgelenk, beim Schreiben: Amyl-n, Brach.
>
> Gefühllosigkeit der Finger, beim Schreiben: Carl.
>
> Gefühllosigkeit der Hand, beim Schreiben: Agar., *Zinc.*
>
> Gefühl von Lähmung beim Schreiben: Acon., Agar., Chel., *Cocc.*

Das ist alles, was die Materia Medica zu diesem Thema zu bieten hat. Wenn sich kein Erfolg einstellt, so liegt das oft daran, dass wir nur auf dürftige Aufzeichnungen der Krankengeschichten zurückgreifen können. Doch wir haben gerade damit begonnen, diese störende Gruppe von Symptomen mit in Betracht zu ziehen. Tatsächlich führen uns die spärlichen Rubriken, die ich Ihnen oben gezeigt habe, manchmal zum erforderlichen Heilmittel. Meistens aber nicht, dann sollten wir wie folgt vorgehen:

Krämpfe in den Fingern, der Hand, dem Handgelenk usw.: Benutzen Sie die Hauptrubrik auf Seite 938[29] meines Repertoriums – das ist eine lange Liste.

Taubheit der Finger und Hände: Seite 999 und 1000, benutzen Sie auch hier die Hauptrubrik.

Lähmungsgefühl in Fingern und Händen: Benutzen Sie die Hauptrubriken auf Seite 1118 und 1119.

Nachdem Sie diese sorgfältig herausgeschrieben haben, nehmen Sie aus dem Kapitel „Allgemeines" auf Seite 1278 die Rubrik „Anstrengung" und schreiben Sie jene Arzneien heraus, deren Symptome sich durch Anstrengung verschlimmern. Denn Schreiben ist nichts anderes als anhaltende Anstrengung. Wenn wir diese einfache Lektion gelernt haben, wird der Arzt auf einen Blick erkennen, dass uns dieser Arbeitsvorgang die Arzneien aufzeigt, die ihre Kraft in Händen oder Fingern verlieren oder Krämpfe haben usw., ganz gleich ob dies durch das Spielen von Saiteninstrumenten, Klavierspielen oder die anhaltende Betätigung mit einem Werkzeug oder sonstigem Gerät herrührt. So wird eine Hauptrubrik richtig benutzt.

Darüber hinaus, wenn die Heilung mit auf diesem Weg eruierten Arzneien vollzogen ist, können diese Arzneien zu der oben stehenden, spärlichen Liste der besonderen Symptome hinzugefügt werden, so wird unser Repertorium immer nützlicher. Das ist die legitime Anwendung der klinischen Symptome, es ist die angemessene Anwendung der Hauptrubrik mit dem Ziel, unsere spärlichen Rubriken auszubauen. Das neue Repertorium ist bisher das einzige, das genügend Platz für die Eintragung dieser Informationen offen lässt. Wenn sich weltweit eine große Anzahl korrekt arbeitender Homöopathen an dieser Erweiterung beteiligen, könnten wir schon bald ein Repertorium mit relativ umfangreichen Unterrubriken haben. Unsere Hauptrubriken sind von Bönninghausen sehr gut ausgearbeitet worden, er hat allerdings übertrieben, indem er reine Einzelsymptome in die Hauptrubrik mit aufgenommen hat, was irreführend ist und zu Misserfolg führen wird. Der Erfolg des *Taschenbuch*es von Bönninghausen rührt von seinem Aufbau her. Es erlaubt uns, die Hauptrubriken mit den Modalitäten zu kombinieren und somit ein individuelles Symptom zu erhalten, gleich, ob es sich um ein allgemeines oder spezielles handelt. Dieses Merkmal ist, wie alle seine Benutzer wissen, in meinem Repertorium erhalten geblieben. Die Hauptrubriken können auf diese Art und Weise verwendet werden. Eine große Rubrik wird durch diverse Unterrubriken ergänzt, von denen keine etwas über den Patienten aussagt. Somit kann deren Anwendung entweder ein „Volltreffer oder Fehlschlag" sein, meist jedoch ein Fehlschlag. Hier ein Beispiel: Verschlimmerung durch Schreiben ist eine partikuläre Rubrik. Darin ist nicht eine Arznei enthalten, bei der das Schreiben beim Patienten an sich eine Verschlimmerung hervorruft, sondern vielmehr an den Augen, dem Kopf, den Händen, dem Rücken (wegen der gebeugten Haltung) etc. Es ist nutzlos, die Verschlimmerung durch Schreiben heranzuziehen, wenn er Kopfschmerzen hat, da die Arzneimittel sich auf andere Teile beziehen, die mit Kopfschmerzen nichts zu tun haben. Wenn man diese sich auf die Hand beziehende Modalität für die Gemütssymptome anwendet, so ist das eine Verdrehung des Sachverhaltes. Da es sich nicht um eine Allgemeinrubrik handelt, sollte die Verschlimmerung durch Schreiben auf die Symptome beschränkt bleiben, die durch Schreiben schlimmer bzw. aufrecht erhalten werden. So ist es in meinem Repertorium angelegt. Bei der

[29] Die Seitenzahlen weichen je nach Repertoriumsausgabe ab.

großen Rubrik „Bewegung“ ist es vollkommen anders. Wenn wir uns mit *Bryonia* in dieser Rubrik und in der Materia Medica befassen, werden wir sehen, dass es viele einzelne Symptome aufweist, die durch Bewegung verschlimmert werden. Es erscheint gar, als erfahre der ganze Patient durch Bewegung eine Verschlimmerung. Folglich wird man feststellen, dass „Bewegung“ eine Rubrik ist, die das Ausmaß der Verschlimmerung sowohl in Beziehung zum allgemeinen als auch zum speziellen körperlichen Zustand aufzuzeigen hat. Das alles muss in den Rubriken des Kapitels „Allgemeines“ beinhaltet sein. All jene Rubriken, die so viele Einzelheiten modifizieren, dass der ganze Patient dadurch in dieser Art verändert zu sein scheint, müssen als Allgemeinsymptom gewertet werden. Durch die Verwendung von Bönninghausens *Taschenbuch* wurden viele wunderbare Heilungen bewerkstelligt, denen aus oben genannten Gründen allerdings auch viele Fehler folgten. Das neue Repertorium ist angefertigt worden, um alle einzelnen Symptome mit den zugehörigen Umständen aufzuzeigen. Es wird aber noch so lange in den Kinderschuhen stecken, bis sich alle Benutzer zusammenschließen und ihre sorgfältig dokumentierten Erfahrungen an den Autor senden. Der Autor widmet sein Leben dem Wachstum, der Vollständigkeit und der Vervollkommnung dieses Werkes und bittet alle wahrhaftigen Homöopathen zur Kooperation, indem sie alle Fehler und Auslassungen notieren. Über allem aber steht folgende Aufgabe: Wenn eine Allgemeinrubrik eine Modalität liefert, durch die ein lokales Symptom geheilt wird, so soll dies in unsere Aufzeichnungen mit einfließen.

Idiosynkrasie

In der allopathischen Nomenklatur wird dieser Ausdruck zur Beschreibung eines bestimmten Zustandes verwendet: Es wird angenommen, dass sich bestimmte Patienten andauernd in einem Zustand der Überempfindlichkeit befinden. Es ist durchaus bekannt, dass bestimmte Patienten sehr stark auf bestimmte Arzneien reagieren. In Ermangelung einer besseren Erklärung haben sie diese Empfänglichkeit Idiosynkrasie genannt. Es wird davon ausgegangen, dass viele Menschen diese Eigenart besitzen, tatsächlich aber besitzt jeder Mensch eine Idiosynkrasie oder Empfänglichkeit für irgendetwas. Es sind Fälle größter Empfänglichkeit gegenüber bestimmten Giften oder giftigen Gasen aktenkundig. In Kalifornien wurde ein vier Jahre altes Kind mit vier Tropfen Laudanum vergiftet. Ich habe schwerste Symptomatiken erlebt, die erwachsene Menschen auf einen einzigen Tropfen Aconit hin bekommen haben. Ich kenne eine große, kräftige Frau, die starre und steife Gelenke bekommt, sobald sie Faulgas oder die Luft in einem Toilettenhäuschen einatmet. Ich wurde kürzlich in folgendem Fall um Rat gefragt: Ein Handlungsreisender bekam jedes Mal, wenn er in einem Zimmer schlief, in dem „Persisches Insektenpulver“[30] benutzt wurde, einen Bläschenausschlag, unter dem er stark litt. Ich kannte einmal einen Mann, der von einer kaum merklichen Spur Kampfer, die er trotz aller Vorsichtsmaßnahmen auf seinen täglichen Weg versehentlich inhalierte, stark leiden musste. Ich bin mit einem Arzt bekannt, der sich nicht einen Löffel Eierkrem essen traut, da er sonst in weniger als zwei Stunden Durchfall bekommt.

Vor Jahren erzählte mir ein praktizierender Arzt, dass er keinen Rhabarber in seinen Satteltaschen transportieren könne, da er von dem Geruch sofort Durchfall bekomme. Es gibt Menschen unter uns, die von den gewöhnlichsten Speisen krank werden. Ich nehme an, dass jeder Mensch schon einmal diese sonderbaren Idiosynkrasien beobachtet hat. Warum hat kein kluger Allopath uns erklärt, was es damit auf sich hat? Warum wurde die Lösung

[30] Insektenpulveraus *Chrysanthemum Coccineum.*

dieses Problems Hahnemann und dem Similegesetz überlassen? Wie leicht kann die ähnliche Kraft im Körper so einen Aufruhr verursachen. Gäbe es keine Idiosynkrasie, dann gäbe es auch keine Krankheit. Wenn diese Empfänglichkeit vorhanden ist, dann wird der Giftstoff, der millionenmal kleiner ist, als dass er mit dem Mikroskop erkannt werden könnte, seine Arbeit verrichten und Krankheit, vielleicht sogar den Tod, hervorbringen. Der ach so kluge Pathologe jedoch kennt bezüglich dieser zerstörerischen Kraft weder Ursache noch Heilmittel.

In unseren Arzneimittelprüfungen sehen wir, dass ein Prüfer bereits durch eine einzige Gabe einer Arznei deren ganze Arzneiwirkung zu spüren bekommt, während andere die Arzneiwirkung erst spüren, nachdem sie die Arznei oft oder über Tage hinweg eingenommen haben. Bei manchen Prüfern wirken die hohen Potenzen gut, bei anderen benötigt man große Mengen der Tinktur, damit sie überhaupt eine Wirkung spüren.

Homöopathizität ist beinahe, wenn nicht sogar ganz und gar, identisch mit Idiosynkrasie. Einer meiner Patienten sagte, dass ich ihm auf keinen Fall etwas mit Strychnin geben dürfe, da ihm bereits die kleinste Menge dieser Arznei große Beschwerden verursache. Seine Arznei war *Nux vomica*, er machte sie in der zweiten Potenz ausfindig, nannte sie allerdings Strychnin. Diese Arznei heilte ihn dauerhaft. Die Ärzte, die rohe Drogen verschreiben, liegen mit ihrer Arzneimittelwahl glücklicherweise meist weit daneben, ansonsten würden sie unsägliches Leid verursachen. Während der [gesunde] Prüfer sogar eine beträchtliche Menge ungeeigneter, roher Arzneien ertragen kann, ohne dass dies großes Leid verursachte, ist die Empfindlichkeit kranker Nerven auf die homöopathische Arzneikraft enorm. Es ist mehr als wahrscheinlich, dass das vier Jahre alte Kind, das mit vier Tropfen Laudanum vergiftet wurde, in einem einzigen Kügelchen *Opium* sein Heilmittel gefunden hätte. Idiosynkrasie kann durch Arzneisubstanzen ausgelöst werden. Daher bekommen Thujaprüfer von Zwiebeln Durchfall; wird es Colchicumprüfern vom Geruch von Eiern übel; können *Plumbum*-prüfer keinen Fisch essen; können Lycopodiumprüfer keine Austern essen, während es Ignatiaprüfern von Zucker und Süßigkeiten übel wird. Nicht alle [Prüfer] leiden auf diese Art und Weise, aber viele. Diese eigentümlichen Idiosynkrasien werden von der entsprechenden Arznei auch geheilt. Ich habe diese eigentümliche Diarrhoe, die nach jedem Zwiebelgenuss auftritt, schon häufig mit *Thuja* geheilt. Welche Erklärung hat unser gelehrter Pathologe für diese Zustände? Kann er sie mit seiner Weisheit heilen? Nein! Seine braven Patienten leiden weiterhin an ihren eigentümlichen konstitutionellen Beschwerden und der gute alte Doktor tröstet sie oder ihn mit beruhigenden Worten, einer Gabe *Opium* oder einer Kalkmixtur.

Wie alle Homöopathen wissen, wurde jegliche Arznei, die dauerhaft heilt, nur aufgrund der Hahnemann'schen Philosophie erschlossen. Und die Idiosynkrasie, dieser Stolperstein der normalen (?) Ärzte, wurde die Basis der wissenschaftlichen Medizin [der Homöopathie] und erklärt sich von selbst, wenn man die Philosophie Hahnemanns verstanden hat.

Wie alle Homöopathen wissen, ist bei den rohen Stoffen nicht immer eine ausgeprägte Empfänglichkeit zu beobachten. Wir können beispielsweise beobachten, dass reines Salz nicht die geringste Beeinträchtigung verursacht, auch wenn es den Patienten danach verlangt und er es in großen Mengen zu sich nimmt, während die hohen Potenzen ausgeprägte Verschlimmerungen verursachen. Das gleiche können wir bei den Kalksalzen beobachten, wenn die Knochensalze merklich ausgeschwemmt sind. Deswegen kann in einem Fall, in dem Kalk indiziert ist, aber Kalkwasser verabreicht wird, nicht der geringste therapeutische Effekt erzielt werden. Die hohen Potenzen allerdings wirken heilend und die entsprechenden Salze können wieder ihrer natürlichen Quelle, unserer Nahrung, entnommen werden.

Da man keine Bezeichnung für dieses Unbekannte hatte, wurde diese übermäßige Empfänglichkeit Idiosynkrasie genannt. Sie ist ganz offensichtlich das pathologische Pendant der arzneilichen Heilwirkung und drückt sich in vielen Fällen in einer übermäßigen Reizantwort auf die heilende Arznei aus.

Die besten Arzneimittelprüfungen erhalten wir mit Prüfern, die eine Idiosynkrasie gegenüber bestimmten Arzneien haben. Deshalb sind die potenzierten Arzneien auch so wertvoll für unsere Prüfungen, selbst wenn nur ein vergleichsweise kleiner Teil der Prüfer Prüfungssymptome entwickelt. Durch die fortgesetzte Einnahme potenzierter Arzneien entwickelt sich eine Empfänglichkeit für bestimmte Arzneien und die Prüfer werden von Mal zu Mal besser. Ich habe beobachtet, dass Patienten homöopathischen Arzneien gegenüber immer empfindlicher werden, wenn sie über einige Jahre hinweg ausschließlich potenzierte Arzneien zu sich genommen haben, während die Einnahme roher Arzneien die Reaktionskraft des Organismus derart schwächt, dass sich keine schönen Symptome entwickeln können, geschweige denn gespürt werden. Ich habe Patienten, bei denen sich die Heilkraft einer Arznei durch eine einzige Gabe einer selbst hergestellten Hochpotenz voll entwickelt. Von mehr Arznei würden diese Menschen – der überschießenden Arzneiwirkung wegen – krank werden. Daran erkennen wir deutlich, dass im Menschen chronische und akute Idiosynkrasien vorhanden sind. Sie sollte nicht wie ein Defekt des Patienten bedauert, sondern ihr Ausdruck, die Symptomatologie, sollte umfassend studiert werden. Das ist die schöne und angenehme Arbeit der Anhänger Hahnemanns. Wir sind durch die Existenz der Idiosynkrasie nicht verwirrt [wie die Allopathen], sondern ermutigt. Als wir sie entdeckt haben, bekamen wir durch diese Informationen eine starke Handhabe über die Konstitution unserer Patienten. Sie kann eine Eigenart der Patientin bzw. des Patienten und ein Leitsymptom sein, das uns zur heilenden Arznei führt.

Das ist Homöopathie

Man muss sich doch sehr wundern, dass viele scheinbar gute homöopathische Ärzte sich vom Gesetz lossagen und sich stattdessen andere Methoden aneignen wie Gesundbeten, Christliche Wissenschaft, Hypnose, Mind Cure[31], Osteopathie und so weiter. Der Grund hierfür ist unzweifelhaft in der Unkenntnis über die homöopathische Wissenschaft zu suchen. Es wurde zwar die Kunst studiert, die Wissenschaft der Kunst allerdings wurde vernachlässigt.

In der Homöopathie werden Arzneien angewandt, die in der Lage sind, ähnliche Symptome beim Gesunden hervorzurufen. Wenn wir die Heilungen des Hypnotiseurs anerkennen müssen, dann müssen wir alle Heilungen, gleich welcher Herkunft, anerkennen.

Der Hypnotiseur weiß nichts über die Qualität oder Gestalt der Kräfte, die er anwendet. Er weiß nicht, welche Symptome er beim Gesunden hervorrufen würde. Er gibt auch nicht vor, sie gegen Symptome einzusetzen, die sie auch hervorrufen kann. Wenn das stimmt, warum sollte der Homöopath daran denken, sie einzusetzen?

Ich glaube, es ist im Interesse der Homöopathie und der Patienten, an unserer Grundlage, dem Similegesetz, festzuhalten.

Die Symptome, die durch das Hypnotisieren verursacht werden, sind meist bei Kranken und Schwachen beobachtet worden, deshalb sind sie zweifelhaft.

---

[31] *Mind Cure:* Neugeist-Bewegung. Sie geht auf Phineas Parkhurst Quimby zurück. Krankheit ist die Folge negativen Denkens, Heilung geschieht durch „richtiges", Gott bejahendes Denken. Quelle: (01.04.2010) http://de.wikipedia.org/wiki/Phineas_Parkhurst_Quimby

Kein menschliches Wesen sollte seiner Freiheit weder beraubt noch in ihr eingeschränkt werden.

Es ist ein grundlegendes Prinzip der Homöopathie, dass Heilung Veränderungen der Ordnung bewirkt, vom Zentrum zur Peripherie. Das gilt nicht für alle -ismen und -pathien und Modeerscheinungen der Gesundheitsbranche, die um Kundschaft werben. All jene, die mit den Lehren der Homöopathie vertraut sind, wissen, dass das Verschieben der Symptome von einem Ort zum anderen, auf die Oberfläche oder von der Oberfläche weg, dem Patienten niemals von Nutzen ist, ganz im Gegenteil, oft erweist es sich als gesundheitsschädlich.

Oft werden uns Ergebnisse vorgelegt, die als Heilungen bezeichnet werden, doch sie sind weder durch ein Gesetz bestätigt, noch wurden verifizierte Symptome verwendet und man hat nicht beobachtet, ob die Veränderungen in einer bestimmten Richtung ablaufen. Wenn wir solche Ergebnisse als Heilungen anerkennen, müssen wir auch die Heilungen der Allopathie anerkennen. Wenn wir jedoch diese Meinungen dulden, haben wir keine Trennlinie mehr zwischen der Homöopathie und der Allopathie.

Es ist das altbekannte Problem, dass man die Erfahrung über das Gesetz stellt. Wir können das bei den Anhängern der frühen Lehrer wie Hering, Lippe etc. beobachten. Sie folgten der Erfahrung und nicht der Lehre. Diejenigen, welche imstande waren, sich an die Lehre zu halten, wurden vor dem Fall gerettet.

Denken wir einen Moment nach, um daraus unsere Schlüsse zu ziehen. Stellen wir uns die vielen Menschen vor, die Herings Lehren gehört haben: Wie viele von ihnen praktizieren so, wie er es gelehrt hat? Allen wurde die Erfahrung gelehrt, und als sie Herings Heilungen sahen, waren sie überzeugt. Als sie dann auf sich alleine gestellt waren, haben sie seine Lehre vergessen, sie konnten nicht mehr Herings Blickwinkel einnehmen und so erhielten sie auch andere Ergebnisse.

Die Kunst des Heilens darf nicht als Erstes gelehrt werden. Zuerst muss die Wissenschaft gelehrt werden, dann erst die Kunst – zuerst das Gesetz, dann die Erfahrung.

Es ist der verkehrte Weg, Schüler am Krankenbett von etwas zu überzeugen. Richtigerweise muss man zuerst die Wissenschaft lehren und den Geist davon überzeugen, dass die Lehren wahr sind, dann kann die Kunst am Krankenbett gelehrt werden.

Diese Methode wird in stetem Lernen münden. Diejenigen, die abgefallen sind, wurden Zeugen der Kunst und ihrer Ergebnisse und glaubten dadurch daran. Doch da es ihnen an Wissen mangelte, um diese Arbeit zu bewerkstelligen, fielen sie ab und leugneten alles. Es ist an der Zeit, dass unsere gewissenhaften Homöopathen dieser wichtigen Tatsache ins Auge sehen.

Nichts ist einfacher. Warum hat jemand Misserfolg? Ganz einfach: Weil er nicht weiß, wie es geht. Er mag ja glauben, weiß aber trotzdem nicht, wie es geht. Das Wissen, wie man heilt, stützt sich auf eine Reihe von Kenntnissen, und diesen wurde wohl nicht genügend Aufmerksamkeit geschenkt. Keiner, der je diese Kenntnisse besaß, wanderte jemals ab zur Hypnose oder zur Christlichen Wissenschaft, zum Gesundbeten oder zur Osteopathie und er verwendet auch keine rohen Medikamente.

Alle, die dieses Wissen erlangt haben, heilen eifrig Kranke. Sie sind erfolgreich, ihre Praxis floriert, sofern ihre Person in der Öffentlichkeit nicht unangenehm auffällt. Die Wahrheit bewahrt die Menschen vor den hypothetischen Verlockungen der medizinischen Praxis.

Es scheint am wichtigsten zu sein zu wissen, wie und was die Ärzte auf dieser Welt praktizieren, das Warum allerdings würde uns zu erfolgreicheren Methoden führen. Welche Bedeutung hat es für die medizinische Praxis, wenn ihre Taten keine einzusehenden Gründe haben?

Ein Student verlässt seinen Lehrer, um eigene Erfahrungen zu machen. Und obwohl er glaubt, die Arzneien genauso zu verordnen wie sein Lehrer, sind die Ergebnisse nicht die dieselben. Das liegt daran, dass er für sein Handeln nicht dieselben Gründe hatte wie sein Lehrer. Jemand, der erfolgreich ist, hat Gründe für sein Handeln gefunden. Noch einmal: Alle, die seine Verordnungen nachahmen wollen, ohne über seine Kenntnisse zu verfügen, werden scheitern und sich unsaubere Praxismethoden aneignen.

Es gibt noch einen -ismus, der Hahnemanns Lehre zerstört, nämlich das missverstandene Keynotesystem. Dieses System zielt nur auf unser Gedächtnis ab, es schult unseren Verstand nicht so, dass wir die Charakteristika unserer Arzneien verstehen. Dadurch prägen sich unserem Gedächtnis nur wenige Fragmente der Arzneien ein. Die Natur der Arzneien und des Patienten wird dabei ausgespart, obwohl dies die Seele von Hahnemanns Lehre ist. Wenn wir in unseren Überlegungen diese Seele, dieses geistige Bild aussparen, dann übergehen wir alles, worauf eine homöopathische Verordnung beruht, nämlich die *Totalität*.

Ich glaube, es ist die Pflicht eines jeden wahrhaftigen Mannes, sich dieser abgekürzten, fragmentarischen Verordnungsweise zu widersetzen. Die kursierenden kleinen Bücher, die die homöopathische Verordnung einfacher machen sollen, verhindern mit Sicherheit gerade dies: eine homöopathische Verordnung. Der Autor hat schon einige dieser Kurzfassungen kommen und gehen sehen und erwartet nicht, dass es jemals einen einfachen Weg zu guten Verordnungen geben wird. Die *Grundlage einer homöopathischen Verordnung ist die Totalität der Symptome,* die der Homöopath zur Erschließung des Arzneimittelbildes in Betracht ziehen muss.

Wir müssen die vollständige Fallaufnahme beibehalten.

Wir müssen bei unseren Potenzen große Sorgfalt walten lassen.

Es ist wichtig, die Potenzen auf ihren Bezug zu den Patienten hin zu beobachten.

Wir müssen uns mehr mit der homöopathischen Wissenschaft und auch ihrer Kunst befassen, damit unsere aufrichtigen Männer sich nicht von Gesundbeterei, Hypnose, Osteopathie und anderen zahlreichen -ismen beirren lassen, die hier nicht alle erwähnt werden können.

Die Homöopathie macht bei der Behandlung chronischer Krankheiten große Fortschritte, allerdings nur auf den von Hahnemann vorgegebenen Pfaden. Der Autor hat selbst keine Entdeckung gemacht, die er einbringen kann. Er hat gelernt, dem Überlieferten treu zu bleiben und dankbar dafür zu sein.

Wenn wir unsere Selbstsüchtigkeit ablegen können, wird uns das Similegesetz direkt zu den Arzneien führen, die dem Heilbaren Heilung und dem Unheilbaren Linderung verschaffen.

Heilmittel für Malaria-Fieber

Unter „Malaria-Fieber“ verstehe ich solche, die vermischt und nicht eindeutig intermittierend sind und gewöhnlich als Thypho-Malaria[32] bezeichnet werden, so wie wir sie im Besonderen in dieser Stadt hier antreffen. Ich meine nicht solche, die für sich als Gruppe über eine klare Apyrexie verfügen. Die Klasse der vermischten Fieber, die Gegenstand dieses Artikels ist, beschränkt sich auf die Fälle in St. Louis, in denen sich die intermittierenden Fieber mit den thyphoiden Fiebern vermischt haben. Es ist bekannt, dass manche vor allem thyphoide Symptome aufweisen, andere wiederum eher Symptome intermittierenden Charakters. Diese Mischform ist es, die uns so viel Ärger beschert. Ich habe mich der Aufgabe angenommen, Ihnen nun den

[32] Der Terminus *Typho-Malaria* drückt die damalige Verwirrung bezüglich einer eindeutigen Diagnosestellung aus.

bestmöglichen Leitfaden für unsere Arbeit zur Verfügung zu stellen. Ich habe nicht viele Arzneimittel angeführt, die allgemein als sehr wichtig angesehen werden, da ich keine Symptome gefunden habe, die diese indizieren würden. Der selten indizierten Arzneien wegen möge dieser Artikel eine lange Lebensdauer haben, da diese Arzneien die nützlichsten sind.

Antimonium crudum: Die Unordnung im Magen, die Übelkeit, das Erbrechen, die große Erschöpfung, die weiße Zunge, die Durstlosigkeit, die Verstopfung und die Diarrhoe müssen uns zu dieser Arznei führen. Die wenigen oder zahlreichen Begleiterscheinungen kontraindizieren diese Arznei nur selten.

Arnica: Dies ist eine häufig verwendete Arznei. Zerschlagenheitsgefühl am ganzen Körper, der Patient beschwert sich über sein zu „hartes Bett" und die Schmerzen, das Wundheitsgefühl am ganzen Körper. Die Schmerzhaftigkeit zwingt ihn, sich zu bewegen, und er dreht sich von einer Seite auf die andere, wo er wiederum dieses Wundheits- und Zerschlagenheitsgefühl bekommt, das ihn zu erneuter Bewegung nötigt. Er ist durstig und jammert, er verlangt schreiend nach Linderung „oder er wird sterben". Es liegt eine große Erschöpfung vor und er hat starke Schmerzen in Magen und Darm, drückende und schneidende Schmerzen im Magen mit Übelkeit und Erbrechen. Sehr häufiges Aufschwulken, schmeckt nach verdorbenen Eiern. Dabei hat er einen üblen Geschmack im Mund, Diarrhoe mit schwarzem Wasser und blutigen Stückchen schleimigen Stuhls. Widerwillen gegen Speisen, Milch, Brühe und Fleisch. Kälte im Magen und dem Frost geht großer Durst voraus.

Arsenicum album: Entkräftung, Angst und Furcht vor dem Tod. Extreme Erschöpfung mit häufigem Durst auf kleine Schlucke Wasser, kaltes Wasser, welches Übelkeit und Erbrechen verursacht. Diarrhoe, spärlicher Stuhl, dunkel, wässrig, stinkend, mit Tenesmus, der Patient ist mit kaltem Schweiß bedeckt und hat blaue Flecken auf der Haut. Trockene, rissige Zunge. Sein Mund und sein Schlund sind ausgetrocknet und er möchte nur so viel Wasser wie nötig ist, um die trockene, schleimige Oberfläche zu befeuchten. Im Anfangsstadium geht er von Bett zu Bett, und obwohl die Bewegung nicht bessert (anders als bei *Rhus toxicodendron*), zwingen seine Angst und Ruhelosigkeit ihn, sich zu bewegen. Die Verschlimmerung des Fiebers und die Furcht nach Mitternacht weisen besonders auf *Arsenicum* hin. Ebenso wichtig ist die allgemeine Besserung durch Wärme und die Besserung durch warme Getränke. Das Brennen im Magen, in den Eingeweiden, den Schleimhäuten sowie der Haut, wie es in vielen Fällen auftritt, entspricht erfreulicherweise dem Arzneimittelbild von *Arsenicum*.
Die unwillkürlichen Stühle weisen im Allgemeinen auf *Arsenicum* hin, allerdings können auch *Arnica* und *Phosphorus* indiziert sein. Letzteres habe ich nicht häufig indiziert gesehen. Gelegentlich sind folgende Symptome vorhanden und weisen auf *Phosphorus* hin: Zunge und Mund trocken und brennend, anhaltender, großer Durst auf große Mengen eiskalten Wassers, welches erbrochen wird, sobald es im Magen warm wird. Oder Gurgeln vom Magen bis ins Abdomen, welches bei entspanntem Schließmuskel unfreiwilligen Stuhlabgang verursacht. Heißer Kopf, Verlangen magnetisiert zu werden, überwältigende Ängste, er glaubt in jeder Ecke etwas herauskriechen zu sehen, Nasenbluten, faulige Absonderungen (Sordes) an den Zähnen. Gesicht blau, aufgedunsen, hippokratisch. Die fürchterliche Trockenheit wird durch Trinken nicht gebessert, er möchte das kalte Wasser in einem Guss seinen Hals hinunterfließen lassen. Er ist benommen, deliriert und rutscht zum Fußende des Bettes hinunter (wie auch *Phosphoricum acidum* und *Rhus toxicodendron*). Er beantwortet keine Fragen oder er gibt falsche Antworten auf die ihm gestellten Fragen. Große Gleichgültigkeit.

Baptisia: Der Patient befindet sich in einem eigenartig abgestumpften Zustand, sieht aus wie berauscht, sein Gesicht ist düster und verfärbt und er ist geistig ruhelos. Er glaubt, sein Körper sei über das ganze Bett verteilt, und er versucht die Stücke wieder zusammenzusetzen. Er glaubt, seine Glieder sprächen miteinander, seine Antworten sind unkorrekt, als sei er berauscht. Er scheint die Antwort zu verstehen, bemüht sich, sie zu beantworten, schläft dann aber ein oder fällt in der Mitte des Satzes in einen Stupor. Er hat eine unreine Zunge und Mundgeruch. In der Nacht ist sein Delirium am stärksten ausgeprägt, seine Funktionen sind alle verlangsamt und sein Fieber ist niemals sehr hoch. Sein Puls ist oft schwach und weich, manchmal ist seine Hautoberfläche kalt.

Bei Diphtherie sind die Membranen dunkel und sehen aus, als lösten sie sich ab, die Exsudation ist dunkel. Die Oberfläche ist geschwollen und droht gangränös zu werden. Schließlich wird sie dunkel, zerklüftet, übelriechend und geschwürig. Der Patient ist zu stumpf, um sich über die Schmerzen zu beschweren. Der Zungenbelag ist gelblich oder weiß. Zuerst ist er weiß, dann wird er schnell schmutzig und braun. Die Zunge fühlt sich an wie verbrannt oder verbrüht, sie ist aufgesprungen und rissig mit dunklem Blut. Er hat selten großen Durst, doch wenn er Wasser angeboten bekommt, wird er eine große Menge davon trinken und wieder zurück in seinen Stupor fallen. Wir finden ein typhoides Abdomen vor und der Stuhl kann bei dieser Arznei gelb, breiig, pastös, blutig und sehr stinkend sein. Stühle reinen Blutes oder bluten Schleimes sind möglich. Die Stühle sind sehr erschöpfend und wundmachend. Unfreiwilliger Stuhlabgang. Die Abwehrspannung und Tympanie des Abdomens sind sehr ausgeprägt. *Baptisia* ist kein Spezifikum für das Typhusfieber, dennoch heilt es sofort, wenn die oben genannten Symptome vorhanden sind. Mit dieser Arznei kann der Fall sowohl eröffnet als auch geschlossen werden. *Arnica*, *Hyoscyamus*, *Lachesis*, *Muriaticum acidum* und *Opium* sind ihm besonders ähnlich.

Der *Arnica*-Patient vergisst während des Sprechens die Worte, fällt aber während er antwortet nicht in einen tiefen, endlosen Schlaf. *Baptisia* hat das Wundheits- und Zerschlagenheitsgefühl von *Arnica*, nicht aber die begleitende Ruhelosigkeit. Die Schmerzempfindlichkeit ist bei *Arnica* deutlich ausgeprägt, bei *Baptisia* fehlt sie beinahe. Viele Stuhlsymptome lassen keine Unterscheidung dieser beiden Arzneien zu: Beide haben dunklen, profusen, wässrigen, stinkenden Stuhl sowie große Schmerzhaftigkeit der Weichteile, als seien sie verletzt. Die einzigen Symptome, aufgrund derer eine Auswahl getroffen werden kann, scheinen die Gemütslage und der benebelte Zustand zu sein.

Einer meiner Patienten litt heftig unter Frost, er stöhnte vor Schmerzen und verkündete, er werde sterben. Sein Stuhl war beinahe unwillkürlich, stinkend, dunkel und wässrig. Er antwortete mir zwar nicht höflich, sagte aber, dass er wund sei, wie verschrammt. Zwischen den heftigen Bauchschmerzattacken war er benommen, wie betrunken. Wenn man ihn aufweckte, war er schnippisch und konnte nicht sagen, was er wohl wollte.

Sein Stuhl ließ mich an *Baptisia* denken, *Arnica* hat allerdings den gleichen Stuhl und auch den Gemütszustand, daher muss es die passendste Arznei sein. Es gebot seinem Frost Einhalt. Die Heftigkeit dieser Anfälle ließ mich einen kongestiven Frost voraussahnen, die Arznei beruhigte ihn aber schnell.

Ich stelle fest, dass häufig *Baptisia* gegeben wird, obwohl eigentlich *Hyoscyamus* die angemessenere Arznei wäre. Bei *Hyoscyamus* haben die Patienten einen schweren Stupor, doch wenn man sie weckt, antworten sie richtig. Ihre Zunge ist trocken, schwarz und steif, allerdings ohne die Schleimhautschwellungen, die der Verschorfung oder dem Gangrän vorausgehen. *Baptisia* hat unfreiwilligen Stuhlabgang, aber nicht Stuhl zusammen mit Urin, wie *Hyoscyamus*, ebenso wenig möchte *Baptisia* in ihrem Delirium ihre Genitalien entblößen.

Arsenicum produziert einen Stuhl, der nicht immer vom Baptisiastuhl unterschieden werden kann. Der Durst allerdings, bei *Baptisia* sehr selten, die extreme Entkräftung und die Ruhelosigkeit erlauben uns die richtige Arzneiwahl zu treffen. *Arsenicum* neigt zum Gangrän, ist aber nicht so aufgedunsen, halbdurchsichtig und bläulich. Es hat schon dieses bläuliche, düstere Aussehen der Haut, dies geht aber mit dem abgehärmten Aussehen des Antlitzes einher. *Baptisia* hat ein bläuliches, aufgedunsenes Aussehen des Gesichtes, welches nicht so ödematös ist wie das von *Arsenicum*. Es ist das Resultat einer venösen Stauung, nicht transsudativ wie bei *Arsenicum*. *Baptisia* hat nicht die Hitze von *Arsenicum*, beide haben unwillkürlichen Stuhl, *Arsenicum* hat allerdings unwillkürlichen Stuhl und Urin. Beide haben brennende Magenschmerzen, *Arsenicum* aber hat eine ausgeprägte Übelkeit, die wir bei *Baptisia* nicht finden. *Baptisia* verursacht leichtes Erbrechen ohne große Übelkeit. *Baptisia* hat selten starken Durst, wenn er aber vorhanden ist, dann nach einer großen Menge kalten Wassers. Das ist kein herausragender Zug von *Arsenicum*.

Das Delirium von *Arsenicum* ist von Unruhe geprägt, *Baptisia* hingegen ist passiv. Wenn er nicht gestört wird, liegt *Baptisia* manchmal den ganzen Tag da ohne sich zu bewegen. *Arsenicum* hingegen bewegt sich ständig und ist immer in Eile. *Baptisia* wird machen, was man ihm sagt, *Arsenicum* ist reizbar und möchte das tun, was er will. Er hat seltsame Phantasien von Insekten und Einbrechern, und er hat viele Ängste.

Hyoscyamus entspricht dem fortgeschrittene Kontinuumstadium. Die Zunge ist schwarz, trocken und steif. Er kann sie nicht herausstrecken, seine Lippen sind trocken und blutig, er verliert im Bett unbewusst Harn, deliriert viel. Der Patient beantwortet Fragen korrekt und fällt dann in den Stupor (wie bei *Arnica*; *Baptisia* fällt in Stupor, während er versucht zu antworten). *Hyoscyamus* hat Fälle geheilt, in denen die Patienten in einem Zustand waren, aus dem sie nicht mehr geweckt werden konnten. Der tiefe Stupor, das verhärmte Antlitz, der unwillkürliche Stuhl- und Urinabgang, das Herunterrutschen im Bett, das Zupfen an der Bettdecke und das Flockenlesen zeichnen, wenn wir sie in Beziehung zu den oben erwähnten Symptomen setzen, die Krankengeschichte als Hyoscyamusfall aus.

Muriaticum acidum ist eine der Arzneien, die außer Acht gelassen werden, doch sie ist eine der wertvollsten.

Klinische Symptome: Die saubere, trockene, rote, manchmal bläuliche Zunge ist ein wichtiges Leitsymptom (im Gegensatz zu der glatten, glänzenden Zunge von *Lachesis* und *Kalium bichromicum*). Bewusstlosigkeit, Jammern und Ruhelosigkeit können vorhanden sein. Durst auf Saures und Wein sind wichtige Symptome. Dunkler, breiiger Stuhl; unwillkürlicher Urinabgang; lautes Stöhnen, herabhängender Unterkiefer; die Zunge verschrumpelt und trocken wie Leder; Darmblutungen. Diese Arznei steht zwischen *Rhus toxicodendron* und *Bryonia*. Dem Patienten geht es durch Bewegung nicht besser (*Rhus toxicodendron*) aber auch nicht schlechter (*Bryonia*). Es beherrscht die septischen Vorgänge genauso gut wie *Bryonia* oder *Rhus toxicodendron*.

Gelsemium zeichnet sich aus durch: Schwere der Glieder und Durstlosigkeit, glänzende Augen, kleine Pupillen, lebhaftes Delirium, eine extreme Bangigkeit ums Herz, lähmungsartige Schwäche, Furcht vor dem Tod, Geschwätzigkeit und Sprechen im Schlaf. Zum anderen hat *Gelsemium* ein fahles und blasses Gesicht, erweiterte Pupillen und ein ständiges Schweregefühl. Die Gemütssymptome und die Nervenschwäche sind sehr ausgeprägt. Die septischen Symptome sind nicht so ausgeprägt wie bei *Arsenicum, Baptisia, Arnica* und *Phosphorus* Zittern der Zunge, gelber Zungenbelag. Wenn viele Symptome auf eine zerebrale Hyperämie hindeuten, ist das bei dieser Art Fieber ein Hinweis auf *Gelsemium*, seltener auf *Belladonna*. Die Schlaflosigkeit ist so markant wie alle Merkmale bei dieser Art Fieber und *Gelsemium* ist mit hoher

Wahrscheinlichkeit das Heilmittel. Er ist die ganze Nacht hellwach. „Ich habe heute Nacht überhaupt nicht geschlafen", ist die übliche Antwort (*Coffea, Opium*). Häufig verspüren die Patienten einen Schmerz, der auf und ab verläuft, Schmerz mit Kontraktionen der Rückenmuskulatur und Steifheit, so als gäbe es meningeale Komplikationen; Schmerzen erstrecken sich von der Wirbelsäule bis zum Kopf und den Schultern.

Lycopus virginicus hat mir schon große Dienste erwiesen. Es ist *das* Arzneimittel, wenn der Patient benommen ist und keine Fragen beantwortet, wenn er wächsern und kalt ist, sein Puls zwar sehr langsam, aber dennoch voll und groß, weich und zusammendrückbar ist. Er wird schwer gebeutelt, hat braune Blutungen aus dem Darm und ein gelbbraunes, ausdrucksloses Gesicht. Wenn er Fieber hat, so ist es nicht besonders hoch, Erstickungsanfälle, Verschlucken. Seine Augen sind ausdruckslos, seine Venen voll. Sein Gesicht ist aufgedunsen und seine Augen scheinen aus ihren Höhlen herauszukommen.

Rhus toxicodendron ist eine der wichtigsten Arzneien. Die Ruhelosigkeit, die Besserung durch Bewegung, der große Durst, die trockene Zunge, der Sordes und der rötliche, wässrige, schaumige Stuhl morgens, das sind die Symptome, die nach *Rhus toxicodendron* rufen. Häufig finden wir auch: Frostigkeit, als wäre er mit kaltem Wasser übergossen worden bzw. als flösse kaltes Wasser durch seine Adern, im Anschluss daran Fieber ohne Schweiß und ruhelose Schmerzen. Der Patient bewegt sich viel, um sich Erleichterung zu verschaffen. Wenn er eine neue Lage einnimmt, ist er so erschöpft, dass er denkt, er könne sich jetzt endlich erholen. Doch bald zwingen ihn seine Schmerzen und seine Ruhelosigkeit schon wieder, eine neue Lage einzunehmen. Das wiederholt sich den ganzen Tag und die ganze Nacht hindurch, er findet weder Ruhe noch Schlaf. Er hat einen trockenen Husten.

Bryonia ist das Gegenteil von *Rhus toxicodendron* Die Schmerzen sind stark und werden durch die geringste Bewegung sogar noch verschlimmert. Er verlangt nach großen Mengen kaltem Wasser, allerdings nur gelegentlich. Er hat diese trockene, braune Zunge. Normalerweise ist er verstopft, sein Stuhl ist trocken und hart, wie verbrannt. Tympanitisches Abdomen, fauliger, bitterer Mundgeschmack, häufiges Nasenbluten. Oft haben die Patienten einen Husten unter häufiger Beteiligung des rechten Lungenflügels. Der Patient deliriert. Er ist geschäftig und möchte nach Hause gebracht werden. Zunahme des Fiebers und des Deliriums zwischen 21 Uhr und Mitternacht. Bei *Rhus toxicodendron* sind das Fieber und das Delirium die ganze Nacht über am schlimmsten, oftmals hält es den ganzen Tag an. Meinem Notizbuch entnehme ich, dass bei vielen schwerwiegenden Erkrankungen, die mit *Rhus toxicodendron* geheilt wurden, um 5 Uhr und um 17 Uhr eine Verschlechterung des Gemütszustands und des Fiebers eintrat. *Bryonia* hat selten die für *Rhus toxicodendron* typischen Muskelzuckungen. Des Weiteren findet sich die Urtikaria, gewöhnlich zu Beginn des Fiebers, nur bei *Rhus toxicodendron* Die allgemeine Verschlimmerung durch Kälte ist charakteristisch für *Rhus toxicodendron, Bryonia* jedoch wird durch Kälte öfter gebessert.

Die starken, langanhaltenden Kopfschmerzen sind – in meinen Bryoniafällen – in den Schläfen und Augen lokalisiert und durch Kälte gebessert. Schwellung der Augen sowie ein aufgedunsenes, blaues Gesicht.

Colchicum wurde in einem Fall mit großem Erfolg angewandt, wo der Patient eine extreme Abscheu gegenüber dem Anblick oder dem Geruch von Speisen hatte.

Natrium sulphuricum ist eine sehr wichtige Arznei. Der Patient gibt an, dass er sich schon seit langem nicht gut fühle: Sein Schlaf sei nicht erholsam, er habe seit langem einen schlechten, bitteren Mundgeschmack und seine Zunge weist einen dicken, gelben, klebrigen Belag auf. Er erbricht nun Galle und Schleim, hat Hinterkopfschmerzen und Knochenschmerzen. Der Frost setzt ein, dann ein Quasi-Kontinua-Fieber mit gelegentlichem Frost. Er ist appetitlos, seine Haut ist gelb und er leidet unter gelblicher, mit grünem Schleim vermischter Diarrhoe.

Ipecacuanha: Wenn Rückenschmerzen, Durstlosigkeit, andauernde Übelkeit, Erbrechen grünen Schleimes, eine rote, fleckige Zunge und bitterer Mundgeschmack vorliegen und der Fall durch Chinin verdorben wurde, so ist *Ipecacuanha* das Arzneimittel.

In der dritten und vierten Woche erreichen viele Fälle ihre absolute Talsohle. Die Zunge ist manchmal rot und glatt, die Papillen verschwunden. Die Zunge ist wie eingeebnet und glatt, mit einer glänzenden Oberfläche. Häufiges Erbrechen klebrigen, zähen Schleimes und Galle. Die Patienten sind abwechselnd teilnahmslos und delirös.

Eupatorium perfoliatum hat in vielen Fällen gewirkt, in denen folgende Symptome vorhanden waren: bitterer Mundgeschmack, Schmerzen in den Knochen, als wären sie gebrochen; gelbe Haut; heftige Kopfschmerzen Tag und Nacht, schlimmer während des dürftigen Schweißes, falls überhaupt Schweiß vorhanden ist, denn in vielen Fällen ist überhaupt kein Schweiß vorhanden, dafür aber eine große Trockenheit der Haut und Erbrechen von Galle.

Diese Arzneien sollten bei Fieber ohne Schweißstadium in Betracht gezogen werden: Ars., Bapt., Bell., Bry., Cham., Colch., Eup-per., Gels., Hyos., Ign., Ipec., Kali-bi., Lach., Lyc., Merc., Nit-ac., Nux-v., Op., Phos., Ph-ac., Rhus-t., Sulph.

Meist heilen wir unsere Patienten mit Arzneien von dieser Liste. Wenn die Erschöpfung am stärksten hervorsticht, sind Arn., Ars., Bapt., Chin., Gels., Hyos., Lach., Lycps-v., Phos., Ph-ac. und Rhus-t. unsere nützlichsten Arzneien.

Wenn Symptome der Kongestion hervorstechend sind, ist *Arnica* die Arznei. Wie Sie bemerkt haben, habe ich nicht viele unserer sog. Rettungsanker angeführt, da ich nicht der Ansicht bin, dass sie uns eine große Hilfe sind. *Acononitum, Belladonna* und *China* war nicht in einem meiner Fälle indiziert. Bei einigen langandauernden Fällen waren Bäder und Einreibungen mit Schmalz von großem Nutzen. Niemals aber gebrauchte ich Kanthariden, Stimulanzien oder Chinin. Ich vertraue auf die Einzelgabe. Bei dieser Art Fieber verabreiche ich die indizierte Arznei aller vier Stunden, tagsüber und nachts, bis die Besserung einsetzt, dann wiederhohle ich behutsam.

Wie man Organverlagerungen ohne mechanische Hilfsmittel beheben kann

Würde man an anderer Stelle als in der Hahnemann Association feststellen, dass eine Verlagerung des Uterus ohne mechanische Hilfsmittel behoben oder gelindert werden kann, so würde man auf wenig Unterstützung treffen, weder für diese Behauptung noch für dieses Vorgehen. Doch da wir voraussetzen, dass unser Heilgesetz universell ist, müssen wir nicht beteuern, dass unsere Materia Medica – wie wir wissen – ausgereift genug ist, um solche Zustände ohne mechanische Hilfsmittel zu bewältigen.

Jeder praktizierende Arzt, der auch Frauen[leiden] behandelt, wird viele Fälle dieser Art haben. Die verschiedenen Klassifizierungen, in die sich die Lehrbücher der Pathologie geflüchtet haben, sind für die Heilung kaum von Bedeutung. Einzig die vielen Symptome bereiten uns die Hoffnung, diese Fälle zu einem guten Abschluss zu bringen, namentlich einer durchgreifenden und dauerhaften Heilung. Ein Anhänger Hahnemanns hat in seiner Praxis keinen Bedarf an mechanischen Stützvorrichtungen, er vertraut immer der angezeigten Arznei. Die tatsächlichen Heilungen sind der beste Beweis. Ob diese Methode erfolgreich oder mit Fehlern behaftet ist, über ihren Nutzen müssen die lebenden Beweise Zeugnis ablegen. Die Berichte einiger Fälle scheinen zur Erläuterung ganz brauchbar zu sein. Sie zeigen auf, was getan werden muss und wie die Arbeit ausgeführt werden muss, um den Einsatz solcher mechanischen Hilfsmittel bei Organverlagerungen zu vermeiden.

Wann immer eine Patientin bei einem hahnemannischen Arzt vorstellig wird, um die Vielzahl der Symptome, die die Störung begleiten zu lindern, müssen nicht nur diese Symptome aufgenommen werden, es müssen vielmehr alle erhältlichen Symptome des Falles, von der Kindheit bis jetzt, nach den Anweisungen des *Organons* genau notiert werden. Es müssen alle Details der Allgemeinsymptome aufgenommen werden, da das Symptomenbild sich wahrscheinlich aus den Begleiterscheinungen zusammensetzt oder von ihnen untermauert wird. Die Untersuchung, wie sie normalerweise durchgeführt wird, hat für den Fall nur geringe Bedeutung, da sie keine besonderen Charakteristika enthüllt, auf die der Arzt sich für sein Symptomenbild verlassen kann. Vielen dieser Frauen wurden diese Hilfsmittel bereits von ihrem vorherigen Arzt verpasst. Unter diesen Voraussetzungen sind die wertvollsten Symptome nicht mehr vorhanden. Durch diese Hilfsmittel erfährt sie Linderung, sie ist in der Lage, ohne großes Leid zu gehen, zu stehen und ihren familiären Pflichten nachzukommen. Diese Hilfsmittel müssen aber sofort vom Arzt oder der Patientin, sofern sie darin unterwiesen wurde, entfernt werden. Sie braucht sofort Sac-lac. und mindestens eine Woche Zeit, damit sich ihr vollständiges Symptomenbild wieder entwickeln kann. Manchmal dauert es einen Monat, bis die alten Symptome wieder auftauchen, die sie hatte, bevor man sich mit diesen Hilfsmitteln an ihr zu schaffen machte.

Die Patientin wird gewöhnlich dem Arzt gegenüber sagen, dass sie nicht laufen könne, wenn sie ihr Pessar entferne. Aber genau das ist wichtig, es ist genau das, was ich im Allgemeinen von ihr hören möchte. Ich stelle ihr dann sofort die Frage: „Warum können Sie nicht laufen, wenn das Hilfsmittel entfernt wird?“ Ihre Antwort liefert mir die benötigten Symptome, die ich niederschreibe. Sobald ausreichend Zeit verstrichen ist, ergeben diese Symptome mit den anderen zusammen dann das vollständige Bild, das vor der Anwendung des Pessars vorgeherrscht hat. Jetzt können wir das vollständige Symptomenbild erkennen. Manchmal kann sie die Symptome, die vor dem Einsetzen des Pessars bestanden und jene, die nach der Entfernung desselben zurückgekehrt sind, in größter Ausführlichkeit schildern, da sie ihr so geläufig sind. Andere wiederum schenken ihren wahren Symptomen nur wenig Aufmerksamkeit, da sie ihr Pessar schon sehr lange tragen und ausgiebiger Lokalbehandlung ausgesetzt waren.

Es ist nicht von Bedeutung, wie schnell sich die Symptome wieder entwickeln. Sie müssen sich lediglich in ihrer Gesamtheit entwickeln, damit sie die wahre Sprache der Natur sprechen können und es nicht zu Fehlinterpretationen kommt, wie es manchmal geschieht, wenn diese mechanischen Hilfsmittel die umliegenden Organe vollkommen verändert haben. Wenn er diese Details nicht in ihrer Gesamtheit erfragt, braucht kein Arzt eine homöopathische Verordnung vorzunehmen. Die entfernten Symptome, gleich, wie die Symptome entfernt wurden, sind die Äußerung der inneren Natur der zu heilenden Krankheit. Wenn diese nicht vorhanden sind, muss man ihnen gestatten, wieder aufzutreten, um an den intelligenten Arzt appellieren zu können, so wie es alle Krankheiten in Form von Zeichen und Symptomen machen. Und wenn sich die Krankheiten dem Arzt nicht durch Zeichen und Symptome offenbaren, sind sie unheilbar. Wenn alle Hilfsmittel vollständig entfernt wurden, wenden sich die Krankheiten gewöhnlich durch die ursprünglichen Zeichen und Symptome an den intelligenten Arzt.

Es wird behauptet, dass betagte Frauen diese Hilfsmittel notwendigerweise benötigen.

Diese Aussage trifft, falls überhaupt, nur selten zu, da die angemessene Arznei die Organverlagerungen auch bei schwachen und ausgezehrten Frauen beheben wird. Lassen sie uns beispielsweise folgenden Fall ansehen:

Eine 65 Jahre alte Frau konsultierte mich wegen eines Vorfalles. Zum Laufen musste sie immer eine Bandage tragen. Niederlegen verschaffte ihr etwas Linderung. Sie hatte eine stinkende, blutig-wässrige Leukorrhoe, sie war sehr abgemagert, wächsern und blutarm. Ihre Haut war sehr trocken und verschrumpelt. Ihre Zehen wurden dunkel und hatten gangränöse Flecken. Gelegentlich hatte sie Anfälle von blutiger Diarrhoe. Große Schwäche. Sie glaubte, es ginge dem Ende zu. Sie litt schon seit über zwanzig Jahren an diesem ausgeprägten Prolaps. Es wurden schon zahlreiche Versuche unternommen, diesen Beschwerden mit mechanischen Hilfsmitteln entgegenzuwirken, was allerdings wegen der Schmerzen ihrer Geschlechtsorgane jedes Mal scheiterte. *Secale* heilte diese Frau in sehr kurzer Zeit, die Frau nahm zu, wurde kräftiger, bekam wieder Farbe und ist wieder bester Stimmung. Wenn eine Heilung bei den Frauen bewirkt werden kann, die diese mechanischen Hilfsmittel nicht vertragen, warum sollte sie dann nicht auch bei Frauen möglich sein, die keine Probleme mit diesen mechanischen Vorrichtungen haben? Routinemäßig denkt ein Arzt bei Prolaps nur selten an diese Arznei, sie passte aber zu den Besonderheiten dieser Patientin.

Ein weiterer Fall, bei dem eine Arznei verordnet wurde, an die man bei Prolaps nur selten denkt, ist folgender:

Eine große Frau litt seit vielen Jahren an einem ausgeprägten Prolaps. Sie hatte ein starkes Nach-unten-Drängen im Becken. Beim Stuhlgang quollen viele hämorrhoidale Schwellungen hervor, die sich anfühlten, als würden sie durchbohrt werden; starkes Brennen, oftmals von Hämorrhagie begleitet. Extreme Schmerzen und Qualen beim Gehen: durch das Kreuzbein und die Hüften hindurch, wie wenn alles zerschlagen wäre. Die Schmerzen erstreckten sich den Oberschenkel hinunter. Nur das Liegen im Bett war ihr angenehm. *Aesculus* heilte die Patientin umgehend. Als sie zur Behandlung erschien, trug sie ein Hufeisenpessar, welches wie gewohnt von der Patientin entfernt wurde, damit die Symptome des Prolapses erscheinen durften.

Ein weiterer nennenswerter Fall war folgender: Eine Frau mittleren Alters und mehrfache Mutter erwachsener Töchter kam mit einem scheinbar äußerst wichtigen und eigenartigen Gemütssymptom zu mir, das mir von ihrem Ehemann beschrieben wurde. Sie verlangte einzig, von ihren Ängsten befreit zu werden. Sie erzählte mir nichts von dem Prolaps, an dem sie schon seit Jahren litt. Ihre Ängste waren folgender Natur: Furcht, wenn ihr Ehemann fort ist; Furcht, dass er nicht wieder zurückkehren würde; Furcht, dass er sterben würde; Furcht, dass er vom Wagen überfahren würde. Die Ängste nahmen ein derartiges Ausmaß an, dass sie während seiner gesamten Abwesenheit weinen musste. Sie hatte ihn sogar zu seinem Arbeitsplatz begleitet, nur um bei ihm zu sein. Sie hatte kein Bedürfnis zu erwähnen, dass sie zu dieser Zeit an einem Prolaps litt und ein Pessar trug, sie dachte nicht daran, dass es zwischen ihrer Organverlagerung und ihren Ängsten einen Zusammenhang geben könnte. Als ich aber nach Symptomen Ausschau hielt, stellte ich fest, dass ihre Organverlagerung intensiv behandelt wurde und dass sie ein Pessar trug. Sie wusste so wenig von der Homöopathie, dass sie davon ausging, dass ihr Spezialist weiterhin ihren Prolaps behandeln würde. Zu mir kam sie nur deswegen in Behandlung, da sie von meinen guten Erfolgen bei der Behandlung von Gemütssymptomen gehört hatte. Ich bestand auf der Entnahme des Pessars, und es wurde entfernt. Dann informierte sie mich über die Wichtigkeit ihres Pessars und das Wesen der Organverlagerung, die von ihrem behandelnden Arzt so sorgfältig diagnostiziert worden war. Die anderen

Symptome des Falles, nachdem sie sich hatten entwickeln können, waren: reichlicher Menstruationsfluss, schwarz und klumpig; äußerste Empfindlichkeit der Geschlechtsorgane, sie konnte während ihrer monatlichen Unpässlichkeit nicht einmal ihre normale Binde tragen. Diese Symptome vervollständigten das Symptomenbild, das so eindeutig auf Platina hinwies, dass nicht einmal einem Anfänger ein Fehler unterlaufen hätte können. Diese Arznei reichte aus, um nicht nur ihre Gemütssymptome zum Verschwinden zu bringen, vielmehr war sie auch nie wieder auf mechanische Hilfsmittel angewiesen.

Es ist nicht notwendig, weitere Fallberichte hinzuzufügen. Folgende Arzneien sind bekannt dafür, solche Zustände zu heilen, sofern sie indiziert sind: Bell., Lil-t., Murx., Nux-v., Podo., Puls., Sep. Die Indikationen für diese Arzneien sollten eigentlich allen klar sein, denn sie sind in den Lehrbüchern alle beschrieben und sind jedem zugänglich, der das Bedürfnis hat, dem Gesetz zu folgen. Es ist keine geheime Methode, die der Hahnemann'sche Arzt bei der Behandlung solcher Leiden anwendet. „Damit es jedermann verständlich sei."[33]

Eine Patientin weist folgende Symptome auf: volle Venen; nach unten ziehende Schmerzen im Becken, als ob der Uterus durch die Vagina herauskäme; extreme Empfindlichkeit gegenüber dem Rütteln im Zug oder der Straßenbahn; ausgeprägte Hitze des Menstruationsflusses, der gewöhnlich aus reichlichem, klumpigem und schwarzem Blut, vermengt mit hellrotem Blut, besteht; instinktives Verlangen, auf die äußeren Genitalien mit der Hand oder einer Binde Druck auszuüben, damit die inneren Organe nicht herauskommen. An welche andere Arznei als *Belladonna* könnte man da denken?

Dem gleichen Nach-unten-Drücken und demselben Verlangen nach äußerlichem Druck gegen die Geschlechtsorgane fügen wir noch ein übles Hunger- und Leeregefühl im Magen hinzu, das selbst nach dem Essen noch besteht. Sowie anhaltende Verstopfung und einen Sexualtrieb, der sie wahnsinnig macht. Wer denkt da nicht an *Murex*?

Nun fügen wir dem Bild eine überwältigende Schläfrigkeit hinzu, die so ausgeprägt ist, dass sie sich den Tag über kaum wach halten kann. Wem käme da nicht *Nux moschata* in den Sinn?

Sehen Sie sich nun das extrem kratzbürstige Naturell mit Darmschmerzen an. Die starken Schmerzen, der erfolglose Stuhldrang, der andauernde Harndrang. Wer würde da nicht an *Nux vomica* denken?

Diese nach unten drückenden Schmerzen bei jedem Stuhlgang mit Rektumprolaps; das Wechselspiel von Diarrhoe und Obstipation. Die schreckliche Leere des Bauchraumes nach dem gussartigen, den ganzen Darm komplett entleerenden Durchfall. Dieses Leeregefühl steigert sich so stark, dass sie sich fühlt, als bräche sie zusammen. Wer würde da nicht *Podophyllum* in Betracht ziehen?

Als Nächstes mögen Sie fragen, wie schnell diese Fälle geheilt werden können. Das hängt vor allem davon ab, wie stark die Symptome durch die vorausgegangenen unsachgemäßen Behandlungen durcheinander gebracht wurden und inwiefern die Konstitution der Patientin durch Überarbeitung geschädigt wurde. Es hängt außerdem von der Hartnäckigkeit des zugrunde liegenden Miasmas ab, gegen welches die Arzneien gerichtet sein müssen. Wenn z.B. *Belladonna* sofortige Erleichterung verschaffte, dann wird es normalerweise vom chronischen Komplementärmittel gefolgt. Ein Fall ist noch nicht abgeschlossen, wenn bloß die Symptome der Organverlagerung verschwunden sind. Tief wirkende Arzneien sind häufig am Schluss der Behandlung indiziert, die erste Arznei legt häufig nur den Grundstein für die Heilung. Meiner Erfahrung nach reichen gewöhnlich zwei Arzneien zur Heilung aus, der benötigte Zeitraum beträgt zwischen sechs Monaten und einem Jahr.

[33] Habakuk 2:2.

Bei sehr geschwächten Patientinnen dauert es deutlich länger. Die Fehlerquote sollte sehr gering ausfallen. In der Tat gibt es für den sorgfältigen Arzt keinen leichter zu behandelnden Zustand. Um dies zu unterstreichen, möchte ich noch betonen, dass ich bisher noch keinen einzigen Fehlschlag erlebt habe: Alle meine Patientinnen hatten nie wieder das Bedürfnis, mechanische Hilfsmittel zu benutzen.

Murex – Sepia

Sehr geehrter Herausgeber des *Medical Advance*,

Fragen Sie bitte Dr. Kent, woher er die Murexsymptome auf Seite 478 des *Advance*, die „Schmerzen beim Niederlegen" hat? Wenn er recht hat, muss ich *Murex* in meinen *Homöopathischen Therapeutika*, S.972, berichtigen. Dort steht: „Besser durch Essen und Niederlegen." Laut Dunham, *Hom. Review IV.,* S.405, heißt es: „Die Gemütssymptome sind beim Sitzen schlimmer als beim Gehen; beim Gehen verschwinden sie und tauchen beim Hinsetzen wieder auf. Seite 406: Herings Patient musste sich ins Bett legen und liegen bleiben. Die große Müdigkeit und Erschöpfung im Bereich der Lendenwirbelsäule führt uns eher zu der Modalität: besser durch Hinlegen, und dann haben wir da noch dieses Gemütssymptom. Möge Dr. Kent diesen Punkt gefälligst aufklären, da es so scheint, als habe er dieses Symptom von Minton, S. 227, abgeschrieben: „Alle Schmerzen tauchen beim Niederlegen auf", welches wiederum nur von Herings zweitem Fall stammen kann, wo es ihr in keiner Lage angenehm ist. Außerdem stellt sich die Frage, ob *Sepia* durch Hinlegen eine Besserung erfährt. Minton gibt bei *Sepia* Besserung beim oder nach dem Aufstehen aus dem Bett oder vom Sitzen an, wodurch man auf eine Verschlimmerung während des Sitzens bzw. Liegens schließen könnte. Man kann beim Studium der Symptome niemals zu kritisch sein.

Samuel Lilienthal

Das Leeregefühl im Magen wird durch Niederlegen gebessert, diese Modalität stimmt aber nicht mit den anderen von *Murex* überein. Bei *Sepia* wird dieses Symptom durch Umhergehen gebessert und durch den Geruch von Speisen verschlimmert.

Die Hitzewallungen von *Sepia* werden durch Bewegung ausgelöst (Hg). Wir finden in den meisten Arzneimitteln entgegengesetzte Modalitäten. Bei *Sepia* verschwinden einige Beschwerden durch heftige Betätigung, andere werden durch Ruhe gebessert (Allens *Encyclopedia*, S.649). „In Ruhe und im Liegen geht es ihr am besten."

Bei *Murex* tauchen die Wallungen sowohl im Bett als auch bei Bewegung auf. Der Kopfschmerz von *Sepia* ist besser an der frischen Luft, sofern sie angenehm ist, sowie durch heftige Bewegung.

Murex: „Als würde eine Schlange über die gesamte Gegend der falschen Rippen auf der linken Seite kriechen; große Niedergeschlagenheit; ihr ist, als wäre sie hoffnungslos krank. Sie musste sich ins Bett legen und liegen bleiben." Dunham, *The Science of Therapeutics, S.384.*

Das sind nicht die Uterusschmerzen, die *Murex* hervorrufen und heilen kann. Es ist eine Myalgie, andersartig als die schneidenden Schmerzen im Uterus, die im Bett auftauchen und durch Sitzen und Gehen gebessert werden. Sobald sie erschöpft ist, muss sie sich, um Erleichterung zu erfahren, hinlegen. Aber die schneidenden Uterusschmerzen kommen wieder, gehen durch und durch und erstrecken sich diagonal nach oben und zwingen die Patientin dazu aufzustehen und umherzugehen. Ich habe gesehen, wie *Murex* C200 diesen Zustand hervorbrachte, und wenn ich ihn in meiner Praxis sehe, weiß ich, dass *Murex* und nur *Murex* die Arznei der Wahl ist.

Die Schmerzen werden nicht von der für *Rhus toxicodendron* typischen Ruhelosigkeit begleitet. Es ist nämlich der Schmerz und nicht die Ruhelosigkeit, der die Patientin zur Bewegung, sprich zum Umhergehen zwingt. Eine meiner Prüferinnen beschrieb folgendes Symptom: „Durch die schneidenden Schmerzen im Unterleib erwache ich nachts, dann muss ich aufstehen und umhergehen. Wenn ich dann umhergehe, taucht das Senkungsgefühl auf, dann habe ich das Verlangen, alles mit meinen Händen festzuhalten."

Diese Prüferin möchte sich hinlegen, um das Gefühl zu lindern, dass ihr Uterus durch ihre Vagina herauskäme. Und wenn sie dann eine Weile daliegt, tauchen ihre Schmerzen wieder auf. Dies hat sich in meiner Praxis vielfach bestätigt. Ich habe aber, bevor ich es bei Minton, S.227 gesehen habe, noch nie davon gelesen. Bei Allen, Band VI, *Murex*, Allgemeinsymptome heißt es: *„Die Schmerzen sind beim Sitzen schlimmer* als beim Gehen; und die Schmerzen, die ich während der Bewegung nicht mehr spüre, tauchen sofort wieder auf, sobald ich mich setze." Bei den unteren Extremitäten heißt es: „Schmerzen in der Hüfte und Lende – die Hüftschmerzen halten aber auch an, wenn sie sich nicht hinlegt." Ich interpretiere das folgendermaßen: Schlimmer beim Niederlegen und besser durch Umhergehen, obwohl es durch Gehen nicht vollständig gebessert wird. Mit den Schmerzen und dem Leiden von *Sepia* verhält es sich so: Die Kopfschmerzen werden durch Kopfschütteln schlimmer, durch heftige Bewegung jedoch besser. So ist es mit vielen körperlichen Schmerzen, die quälenden abwärtsdrängenden Schmerzen aber werden durch Liegen im Bett gebessert. Das Abwärtsdrängen von *Sepia* ist dem von *Murex* so ähnlich, dass ich sie nicht voneinander unterscheiden kann: besser durch Liegen; tritt im Stehen auf; Sitzen und Kreuzen der Beine bessert und es verschwindet beim Liegen. Wiederum weist *Sepia* das scheinbare Gegenteil auf, siehe Allens *Encyclopedia*, S.624 am Seitenende: „Das Gefühl des Nach-unten-Ziehens und -Drückens im Bauch kehrte um 8 Uhr wieder; *Druck, als würden die Eingeweide durch die Genitalien herauskommen.* Die Beckenschmerzen waren in den wachen Momenten die ganze Nacht über beträchtlich. Sie wurden nur vorübergehend besser, wenn ich mich mit bis zum Bauch hochgezogenen Beinen auf die Seite legte. Ich wachte am Morgen ohne die Schmerzen auf, sie kamen aber wieder, sobald ich mich bewegte ... Ich muss daraus schließen, dass es *Sepia* im Allgemeinen durch Niederlegen besser geht. Abgesehen von einigen rheumatischen Schmerzen, die zuerst durch langsame Bewegung schlimmer werden, aber letztendlich durch schnelles Gehen gebessert werden. Wann immer ich es am Krankenbett habe beobachten können, heilte *Sepia* den Prolaps, der dieses schreckliche Abwärtsdrängen hatte, als wenn die inneren Geschlechtsorgane herauskommen wollten und es begleitet war von: „Leeregefühl" im Magen; dem Gefühl einer Kugel im Rektum und Verstopfung; und die Patientin das Verlangen hat, ihre Vulva mit einer Binde zu stützen und das Abwärtsdrängen durch Kreuzen der Beine, Sitzen und Liegen besser ist. Das sind die Symptome, die wir vorfinden, und wenn man es nicht in einer zu tiefen Potenz gibt, so heilt *Sepia* nicht nur gelegentlich, sondern immer.

Siehe Dunham, *The Science of Therapeutics,* S.365: „Während die Sepiaschmerzen von 9 Uhr bis mittags schlimmer und durch Ruhe besser sind, werden sie durch Bewegung und Beschäftigung[34] verschlimmert." Dies bezieht sich auf die Prolapsschmerzen, die er (Dunham) mit denen von *Lilium tigrinum* vergleicht, die durch Ruhe schlimmer werden, wie die von *Murex*, S.319. „Die *Schmerzen* sind dumpf; lähmungsartige Schmerzen herrschen vor, die durch Wärme und heftige Bewegung besser werden. Schlimmer in Ruhe und nachts." Dies zeigt, dass Dunham die beiden Schmerzarten, die *Sepia* hervorrufen und heilen kann, vollkommen verstanden hat. Dunham sagt, dass der Großteil der durch *Sepia* hervorgerufenen Schmerzen durch Ruhe verschlimmert wird, er unterstreicht aber, dass die

[34] Kent schreibt motion, im Original bei Dunham findet sich occupation.

Gebärmutterleiden durch Ruhe deutlich gebessert werden.

Über die Potenzwahl

Ich möchte mich beim Verband entschuldigen, dass ich kein Manuskript dabei habe. Ich war zu müde und zu krank, um eines vorzubereiten. Ich machte den Fehler und schob die Vorbereitung zu lange auf. Als die Semesterferien begannen, hatte ich einen leichten Zusammenbruch und seitdem war ich nicht in der Lage, ein Manuskript anzufertigen. Ich werde jedoch einfach einen Vortrag aus dem Stegreif halten.

Die Fragen, welche Potenz in einem bestimmten Fall und welche Potenz zur gewohnheitsmäßigen Anwendung die beste ist, sind ein weites Feld. Als ich noch ein Junge war, spielte ich mit den Hühnerfüßen, die für das Familienessen vorbereitet waren: Dies waren meine ersten Anatomiestudien. Ich habe herausgefunden, dass sich durch das Ziehen an bestimmten Sehen oder Schnüren, wie ich sie damals nannte, die entsprechenden Zehen krümmten. Jeder dieser Zehen konnte durch Ziehen der jeweiligen Schnur kontrahiert werden. Das war, im Vergleich zur natürlichen Bewegung, als die Füße noch am Huhn selbst waren, eine doch sehr plumpe, unbeholfene Bewegung. Ich spanne nun einen weiten Bogen, wenn ich von den vielen homöopathischen Ärzten spreche, in deren Praxisräume ich gekommen bin und dort nur Tinkturen vorgefunden habe. Ich denke, das zeugt von noch größerer Unbeholfenheit, als an den Schnüren eines Hühnerfußes zu ziehen, um dessen Zehen zu bewegen.

Ich war in den Praxen anderer Homöopathen, in den ich nur CM-Potenzen vorfinden konnte. Meiner Meinung nach war auch diese Potenzauswahl willkürlich. Dies zeugt von einer willkürlichen, unbegründeten Vorliebe für bestimmte Potenzen. Zwischen den Tinkturen und der CM existiert eine großartige Vielfalt. Die Wahl der besten Potenz hat meiner Meinung nach weniger mit dem Gesetz als mit der Erfahrung zu tun. An dieser Stelle öffnet sich ein fast endloses Feld für Mutmaßungen und Beobachtungen, das von den Tinkturen bis zu den höchsten Potenzen reicht und möglicherweise einige nützliche Regeln offenbart, die anderen als Orientierungshilfe dienen könnten. Die verschiedenen Potenzen stehen alle mehr oder weniger mit den jeweiligen Menschen in Beziehung; und genau diesen Menschen sollen wir studieren. Laut Hahnemann ist die C30 sowohl tief als auch kräftig genug, um damit zu beginnen. Auch ich fand diese Potenz viele Jahre hinweg stark genug, um mit ihr zu beginnen. Sowohl bei der Potenzwahl als auch in anderen Teilgebieten der Homöopathie trägt die Individualisierung zu größerer Genauigkeit und weiterreichendem Erfolg bei und verschafft uns Erfolge, die wir andernfalls nicht hätten erzielen können. Manche Patienten sind sehr empfindlich gegenüber hohen Potenzen, werden aber von der 200sten oder 1000sten Potenz milde und dauerhaft geheilt. Andere wiederum werden von den höchsten Potenzen regelrecht in Stücke gerissen. Der wahllose Gebrauch lediglich einer Potenz bringt Schande über unsere Heilkunst. Alle Potenzen, von der dreißigsten bis zur millionsten, haben ihre Berechtigung. Es gibt keine einzige Potenz, die nicht bei irgendeiner der zahlreichen Krankheiten zur Anwendung käme. Außerdem kommt es auf die Art der Krankheit an: Der Zustand von Herzkranken oder Pthisikern würde durch die höchsten Potenzen oftmals derart verschlechtert werden, dass ihr Tod dadurch beschleunigt würde. Diese Patienten vertragen die C30 oder C200 besser. Wenn sie mit tieferen Potenzen darauf vorbereitet wurden, geht es auch sehr sensiblen Patienten unter der Wirkung einer Hochpotenz gut. Ich habe regelmäßig Patienten gesehen, denen die 1000er eine Zeitlang gut geholfen hat, dann allerdings hörte die Arznei auf zu wirken. Eine weitere Wiederholung hätte keinen Effekt. Dann benötigten wir die XM, die jetzt ihre sehr gute Heilwirkung entfalten kann und dauerhaft heilt. Lassen Sie zwischen den benötigten Gaben ausreichend Zeit, bis die Wiederholung keinen Effekt mehr zeigt. Wenn Sie sicher sind, dass es sich um das Similimum handelt, geben Sie die Arznei in einer höheren Potenz, bis auch diese nicht mehr wirkt, so fahren Sie bis zur höchsten Potenz fort. Auf diese Art und Weise bekommen unsere Patienten eine ganze Potenzreihe, deren Heilwirkung wiederum über viele Jahre anhält.

Diese anhaltende Heilwirkung ist bei sehr tiefsitzenden, chronischen Krankheiten unerlässlich. Die Heilwirkung einer Arznei würde sich bereits nach wenigen Monaten erschöpfen, wenn wir nur eine Potenz verwenden würden. Die Wirkung einer jeden Potenz, ob hoch oder tief, wird nach einiger Zeit erlöschen. Daraus wird sofort ersichtlich, wie nützlich die Kenntnisse um mehr als eine Potenzstufe sind. Hahnemann gab uns diesbezüglich folgenden Grundsatz: Wenn die Wirkung einer Arznei erschöpft sei, so soll man eine Gabe *Sulphur* geben, um die Empfänglichkeit wieder anzufachen. Wenn wir die Potenzen allerdings sachgemäß variieren, ist das kaum nötig. Die frühen Homöopathen mussten diese Vorgehensweise öfter anwenden, da sie im Gegensatz zu uns eine beschränkte Anzahl an Arzneien hatten. Ich habe *Sulphur* schon lange nicht mehr als interkurrente Arznei benötigt, da die indizierte Arznei, bei sachgemäß variierten Potenzstufen, ihre Heilwirkung nur selten erschöpft. Viele homöopathische Ärzte berichteten mir davon, dass sie mit der dritten, sechsten oder zwölften Potenz ein angemessenes Ergebnis erzielten, die Heilwirkung dann aber vollständig erlosch. Diese Ärzte arbeiten nur mit einer beschränkten Auswahl an Potenzen, sie werden keine vollständige Heilung zustande bringen. Ich habe schon etliche Patienten erlebt, die wiederholt das richtige Arzneimittel in einer Tiefpotenz bekommen haben. Sie machten keine Fortschritte, da ihre Empfänglichkeit nicht für die Arznei an sich, sondern für diese Potenz erschöpft war. Ich habe solchen Patienten lediglich eine höhere Potenz ein und derselben Arznei gegeben und eine Heilwirkung erzielt.

Wenn ein Patient wiederkommt und Sie bei näherer Betrachtung die alten Symptome vorfinden, der Patient aber sagt, es gehe ihm oder ihr besser, dann dürfen Sie die Arznei keinesfalls wiederholen. Es ist nur eine Frage der Zeit, wann die Heilung erfolgen wird. Wenn der Patient wiederkommt und Ihnen berichtet, dass er den Boden unter den Füßen verliere, dann ist es die Arznei und nicht die Potenz, die ihre Wirkung erschöpft hat. Jetzt müssen Sie eine neue Arznei finden und nicht nur die Potenz wechseln. Seien Sie sich immer bewusst, dass dies noch keine Gesetzmäßigkeiten sind, sondern lediglich das Ergebnis von Beobachtung. Diese Frage und die mit ihr in Zusammenhang stehenden Beobachtungen und Versuche haben mich schon immer interessiert. Auf diesem Gebiet gibt es für uns alle noch viel zu tun.

Natürlich können uns nur die Ärzte brauchbare Informationen liefern, die ihr Fach auch beherrschen. Wenn solche Ärzte uns an ihrem Wissen teilhaben lassen, höre ich Ihnen immer gerne und voller Freude mit dem größten Interesse zu. Eine der wichtigsten Aufgaben eines Vereines wie diesem ist, dass die versierten Ärzte ihre Erfahrungen und Beobachtungen mit allen anderen teilen, wie auch dass sie den Großteil der Mitglieder ausmachen.

Eine Diskussion über Potenzen

Frage: Wie kann man erklären, dass hohe Potenzen durch tiefe Potenzen antidotiert werden? Bei Tuberkulose zum Beispiel wirkt *Sulphur* mitunter zu tief und eine weniger ähnliche Arznei mag eine größere Totalität aufweisen, so dass bessere Ergebnisse erzielt werden können.

Kent: Wer die Potenzen meisterhaft anwenden möchte, muss die Beziehungen der Reihen und Potenzgrade untereinander verstanden haben. Die rohe Droge und die potenzierte Arznei besitzen eine gegensätzliche Wirkung.

Wenn eine Arznei geprüft wird, die ein Bestandteil unseres Organismus ist (z.B. *Sulphur*), nimmt der Prüfer die rohe Arznei so lange, bis er anfängt, sie zu prüfen. Er ist dann nicht mehr in der Lage, den Schwefel aus der Nahrung aufzunehmen, denn er ist schwefelgesättigt. Die Symptome der *Sulphur*patientin zeigen an, dass sie ihn braucht, ihn aber nicht aus der Nahrung aufnehmen kann. Das Eine ähnelt dem Anderen.

Geben Sie deshalb der Patientin mit *Sulphur*symptomen potenzierten Schwefel; wenn Sie ihn roher geben als er im Körper vorhanden ist, wird es der Patientin nur schlechter gehen. Eine Hochpotenz *Sulphur* wird die Ordnung wiederherstellen und sie kann den Schwefel aus der Nahrung aufnehmen, in einem Maß, das sie nicht vergiftet.

Zwischen der Potenz und der rohen Form gibt es unterschiedliche Grade. Abhängig von der jeweiligen Erregbarkeit der Patientin reagiert sie beispielsweise auf die 200., 500., 1000. Potenz usw. Eine verabreichte Arznei ruft eine Reaktion hervor und hilft nun dabei, dass das Blut seine Nährstoffe wieder aus der Nahrung aufnehmen kann und diese verwertet werden können. Diese Reaktion kann z.B. auf eine 5M erfolgen, und obwohl der Stoff nicht mit der Nahrung aufgenommen wurde, so ist er dennoch im Blut.

Die Grade machen Siebenerschritte, so wie die Musik in Oktaven angelegt ist. Wenn sie zu hoch gehen, ist sie nicht erregbar, reicht es nicht aus. Bleiben Sie bei der milden Potenz, solange sie wirkt. Man sollte keine zu großen Sprünge machen. Von der rohen Droge bis zur XM gibt es bei einem gewöhnlichen Menschen eine ganze Menge unterschiedlicher Grade. In der Musik gehen Sie auch nicht vom Ersten zum Letzten, das entspricht keiner Akkordfolge, sondern man nimmt den dritten und fünften. Sie können die Reihe wiederholen und erneut mit den tieferen Potenzen fortfahren, und Sie verrichten gute Arbeit.

Ihr Patient wird diese Reihen schätzen. Eine zu hohe Potenz bewirkt eine unnötige Verschlimmerung und wird ihre beste Heilwirkung dann nicht entfalten.

Die beste Wirkung ist eine leichte Verschlimmerung, z.B. in den ersten Stunden einer akuten Krankheit.

Das Ideal ist eine Gabe, die zwar Besserung, aber keine Verschlimmerung bewirkt. Wir möchten keine Verschlimmerung bewirken, denn das ist nicht optimal und hat keine langfristige Heilwirkung.

Es gibt kein Gesetz über Verschlimmerung und Besserung. Nur durch das Studium unserer Aufzeichnungen, die die praktische Erfahrung widerspiegeln, erkennen wir die besten Wirkungen bei unseren Patienten.

Frage: Ist es möglich, dass eine Potenz zu tiefgreifend ist, um zu wirken? Würde eine weniger ähnliche [Potenz] uns bessere Ergebnisse liefern?

Kent: Die rohe Arznei nähert sich ihrer gegenteiligen Form an und antidotiert sie. Die tiefen Potenzen gehen schrittweise in die hohen Potenzen über. Die *Sulphur*patientin, die vor zehn oder zwanzig Jahren *Sulphur* benötigt hätte, würde heute von ihm getötet werden; Nux-v., *Pulsatilla*, Senega können noch lindern, aber nicht heilen. Ich habe *Sulphur* und Phosphor schon so heftig wirken sehen, dass ich es bedauert habe. Bei Lungenkrankheiten sollten Sie sich immer vergewissern, dass noch genügend Lungenkapazität vorhanden ist, so dass eine Heilung möglich ist. Wenn sie es verkraften kann, geben Sie sie in einer tiefen Potenz. Geben Sie sie aber nicht, wenn nicht mehr genügend Lungenkapazität vorhanden ist um [eine Heilung] zu gewährleisten.

Frage: Ich habe ein geistig zurückgebliebenes Kind, dessen Verstand immer klarer wird, je weiter ich nach oben fortschreite. Sie bekam *Barium sulphuricum*. Es ist ein ungewöhnlicher Fall. Würden Sie mir empfehlen, die Potenzreihe wieder von vorne anzufangen oder höher zur MM zu gehen?

Kent: Damit könnten Sie Ärger und Verwirrung stiften. Bei einem Patienten mag man so hoch gehen können, aber neunundneunzig Fälle zeigen bei diesen hohen Potenzen keine Wirkung mehr. Unsere Aufgabe ist es, die Patienten so lange wie möglich unter einer Arznei zu halten und die Potenzen gerade so zu variieren, dass sie ausreichend verändert sind, um eine Wirkung zu zeigen, dann erreichen wir die höchste Wirkebene.

Meine Erfahrung führte mich dazu, eine Potenzreihe von der M bis zur DM anzuwenden, diese Reihe beinhaltet die XM, eine Potenz nahe der 50M und die CM.

Andere Potenzen werden gegeben, um zu beobachten, welche Wirkung sie hervorrufen. Wenn sie die höchsten Potenzen anwenden, fördern Sie eine Überempfindlichkeit beim Patienten, anstatt wieder tiefer zu gehen und von vorne anzufangen.

In der Regel bringen zwei Gaben einer Potenzstufe (manchmal auch drei) die besten Ergebnisse. Es wurde in unseren Aufzeichnungen fast regelmäßig festgestellt, dass die dritte Gabe der gleichen Potenz keine Wirkung mehr zeigt.

Es ist ein Fehler, die Potenzgrade und verschiedenen Reihen zu vermischen. Wenn Sie mit einer Reihe nach Allen, Ehrhart oder Kent angefangen haben, dann halten Sie sich doch auch an die gleichen Reihen und Skalen.

Die Verteidigung der reinen Homöopathie

„Was könnte verwunderlicher sein, als dass angebliche Homöopathen die Wirksamkeit ihrer eigenen Arzneien leugnen?"

„Könnte die Öffentlichkeit einen größeren Beweis verlangen für deren Ahnungslosigkeit gegenüber dem System, mit dem sie vorgeben, Kranke zu heilen?"

Viele Beobachter wissen, dass ich in unheilbaren Fällen nichts weiter brauche als homöopathische Arzneien.

Ich habe den Unheilbaren besondere Aufmerksamkeit geschenkt, sowohl in meiner privaten Praxis wie auch in der Klinik. Es handelte sich um Krebs- und phtisische Schmerzen, wo das Morphin der anderen Ärzte vollkommen versagt hatte. In all diesen Fällen war die sorgfältig ausgewählte homöopathische Arznei alles, was benötigt wurde.

Die meisten Ärzte wird man nicht mit Argumenten überzeugen können und zwar aus dem einfachen Grund, weil sie selbst nicht heilen können und nicht glauben, dass es irgendjemand anders kann. Sie wissen nicht, wie man Linderung verschafft, und sie glauben nicht, dass jemand anderes es weiß. Wenn sie nicht heilen können, wie kann man dann erwarten, dass sie lindern können oder *umgekehrt*. Sie dürfen ganz offen sagen, dass ich schon seit Jahren gerne zeige, dass die schlimmsten Leiden hervorgerufen durch Phtise und Krebs, mit potenzierten homöopathischen Mitteln beseitigt werden. Sie können auch erklären, dass alle meine Studenten es können, und machen Sie ruhig publik, dass wir keine Schmerzmittel brauchen. Lassen Sie von irgendjemanden Krebspatienten und Pthisiker auswählen und sie ins *Woman's Homoeopathic Hospital* bringen, zusammen mit von ihm ausgewählten Sachverständigen. Wir werden ihn lehren, wie man mit der angezeigten Arznei die qualvollsten Schmerzen lindert. Wir fordern die ganze Welt heraus, an diesem Test teilzunehmen. Ich könnte von Fällen berichten, und sie würden nicht anerkannt werden. Doch hier in der Klinik, die diese Fälle behandelt, können sie sehen, wie es gemacht wird. Im Moment haben wir viele Fälle von Phtisis und einige Krebsfälle. Eine meiner Patientinnen wurde von einem Uterusfibrom geheilt, das so groß war wie ihr Kopf. Die Patientin befindet sich auf dem Weg zur Gesundung.

Es ist verwunderlich, dass die Ärzte nicht denjenigen zuhören wollen, die wissen, wie man heilt. Ich biete ihnen an, die Abteilungen unserer Klinik aufzusuchen, um ihnen unsere Arbeit zu zeigen. Unsere Arbeit wird die Position der Ärzte in Rochester stärken, die ihren Hut genommen haben. Die Hochschulabgänger, die unter meiner Anleitung studierten, wurden in der Kunst des Heilens unterwiesen, und ich garantiere Ihnen, dass ein jeder von ihnen seine Arbeit beherrscht. Wenn dies wahr ist, welche Schande ist es dann für die angeblichen Homöopathen Ihrer Stadt, Schmerzmittel als notwendige Mittel zur Schmerzlinderung zu beanspruchen.

Betonen Sie diesen Punkt, so wie ich es tue: Ich suche meine Arzneien in einem unheilbaren Fall genauso aus wie in einem heilbaren Fall. Ich bin fest davon überzeugt, dass man einem Arzt, der seine Arzneien nicht einmal so sicher auswählen kann, dass er seine heilbaren Fälle heilen kann, in keinem Fall trauen sollte. Der homöopathische Arzt weiß gar nicht, dass seine Fälle unheilbar sind: Er wählt eine Arznei aus, welche unheilbaren Patienten Linderung ihrer Leiden und heilbaren Patienten Heilung beschert. Ein Arzt ist entweder Homöopath oder nicht.

Antwort an Dr. Hughes

AN DIE HERREN EDITOREN: Zu der Fußnote auf Seite 400 Ihrer Novemberausgabe (1887) möchte ich folgende Anmerkung machen:

Während ich eine rheumatische Patientin wegen ihrer leichten Schmerzen behandelte, wurde ich dringend an ihr Bett gerufen. Es war ca. 22 Uhr, morgens hatte sie *Bryonia* M von mir erhalten. Sie begrüßte mich mit folgenden Worten: „Doktor, von der ersten Gabe Ihrer Medizin bekam ich Kopfschmerzen, seitlich am Kopf und in meinen Schläfen. Durch jede weitere Gabe wurden die Schmerzen immer heftiger. Jetzt halte ich es nicht mehr aus. Jedes Mal wenn ich mich auf die rechte Seite drehe, geht der Schmerz auch auf diese Seite, und wenn ich mich nach links drehe, dann ist der Schmerz auch links."

Bis dato waren *Pulsatilla* und *Phosphoricum acidum* die einzigen mir bekannten Arzneien, deren *Kopfschmerzen auf die Seite wandern, auf der man liegt*.

Ist der Fall nun weiterhin *Bryonia* oder ist ein neues Charakteristikum hinzugekommen? *Bryonia* wurde nicht mehr gegeben und damit haben auch die Schmerzen sofort aufgehört. Um meine Neugier zu befriedigen, stattete ich einen Besuch ab, und der Frau ging es gut. Sie hatte keinen Rheumatismus mehr und diese Art von Kopfschmerzen hatte sie weder zuvor noch später noch einmal gehabt. Bei Schmerzen, die auf die Seite wanderten, auf der man liegt, habe ich mehrere Male *Bryonia* gegeben, wenn dies den Allgemeinsymptomen eher entsprach als *Pulsatilla* und *Phosphoricum acidum*, und ich habe dadurch herausgefunden, dass diese Symptome zur Pathogenese von *Bryonia* gehören. Es wäre unklug von mir, Mr. Hughes zu verkünden, dieses Symptom sei pathogenetisch. Warum? Er würde es ablehnen, da es von der C1000 herrührte und somit *nicht vertrauenswürdig* sei. Außerdem muss ich davon absehen, von tausend anderen Symptomen Bericht zu erstatten, die wir auf ähnliche Art und Weise erhalten haben und in den Händen Hunderter fähiger und glaubwürdiger Ärzte verifiziert wurden. Die *Cyclopedia* (?) basiert nicht auf diesen „Erfahrungen", wie aber kann eine Enzyklopädie ihrem Namen gerecht werden, wenn sie die besten Symptome einfach übergeht? Die Zeit wird die Verdienste dieses Werkes aufzeigen, entweder kann es sich halten oder es wird untergehen. So auch die Praktiken, die nur teilweise auf der homöopathischen Philosophie beruhen und dabei das ablehnen, was das Gesetz universell werden lassen könnte. Ich meine ganz einfach nur die Verdünnungen oberhalb der C12. Ich habe vor Mr. Hughes als Mann vom Fach die größte Hochachtung. Ich protestiere aber offen gegen die Regeln, die er zur Erstellung der pathogenetischen Symptome in seiner *Encyclopedia of Drug Pathogenesy* aufgestellt hat, da er so nur das gröbste Bild der Arzneien erfassen kann. Wenn dieses einseitige Arzneimittelbild eine Grundlage für eine korrekte Verschreibung liefern kann, so soll es in der fernen Zukunft noch Beachtung finden, auch wenn die Vergangenheit beweist, dass es dreist, ja verabscheuungswürdig ist.

Die Befürworter dieser plumpen Methode wollten nie mehr als eine sehr dürftige Materia Medica, so dürftig, dass sie zu ihren schlampigen Praxismethoden passt. Die rohesten Arzneien und krudesten Methoden marschieren Seite an Seite mit den mürrischen Materia-Medica-Leuten.

Ist es nicht ziemlich seltsam, dass die Verfechter roher Arzneien allesamt Chininkönige, Cantharidinisten, Applikationisten etc. sind und ihre Arzneien abwechseln? Sie bestätigen ihre eigene Unfähigkeit, die Materia Medica zur Heilung Kranker anwenden zu können, und glauben auch nicht, dass sonst jemand die Materia Medica zu diesem Zweck benutzen könnte. Werden sie es besser können, nachdem ihnen die *Cyclopedia* ausgehändigt wurde? Wenn nicht, wozu ist dieses große Werk dann gut? Es ist nur zu hoffen, dass sie sich immens verbessern, wissenschaftlicher werden (!) und dass unsere lieben Mitmenschen davon profitieren werden. Zu meinen veröffentlichten *Lectures* habe ich nur wenig zu sagen. Sie wurden aus dem Stegreif gehalten, sind Gesprächen mit Studenten entnommen und gehen meist ohne Lektorat in den Druck. Sie kommen bestenfalls Zeitschriftenartikeln gleich, sie gehen aber alle – ihrer Schwächen zum Trotz – in das Rennen um die klinische Verifikation und können sich an Hahnemanns erstem Paragraphen seines *Organons* messen: „Des Arztes höchster und *einziger* Beruf ist, kranke Menschen gesund zu machen, was man Heilen nennt." Die *Cyclopedia* scheint diesem Paragraphen nicht gerecht zu werden, ihr chaotisches Durcheinander und die dichtgedrängten, unvollständigen Arzneimittelwirkungen erschweren es [das Ideal dieses Paragraphen zu erfüllen]. Wenn man gezwungen ist, sich auf die pathogenetischen Symptome zu stützen, wie sie in diesem Werk anzufinden sind, ist eine Individualisierung völlig unmöglich. Das Werk wird aber „Enzyklopädie" genannt, weshalb man annimmt, dass sie die gesamten Prüfungen am Gesunden enthalte. Doch dieses Werk ist keine Enzyklopädie. Was ist es dann?

Es handelt sich vielmehr um eine verstümmelte Toxikologie, die nur existiert, um die Macht der Mehrheit zu unterstreichen. Die Zeit wird sich der Arznei höchstwahrscheinlich annehmen, bis diese staubigen, ungelesenen Seiten in den ungenutzten Bücherregalen fauler Ärzte oder den schäbigen Ecken eines Antiquariats wiedergefunden werden. Als Toxikologie könnte sie ganz brauchbar sein, als Pathogenese ist sie lächerlich.

Ansteigende Potenzreihen

Das führt uns zu einer Erörterung der ansteigenden Potenzreihen, eine der wichtigsten Frage bei der Behandlung chronisch Kranker. Sie wird, falls dies nicht schon geschehen ist, zur Entstehung einer neuen Gruppe von Ärzten innerhalb unserer Schule führen. Meine Schüler zeichnen sich dadurch aus, dass sie mit diesen ansteigenden Potenzreihen umzugehen wissen. Viele von ihnen haben ihre Verwunderung darüber zum Ausdruck gebracht, dass diese Lehre Hahnemanns kaum verstanden und selten bei der Behandlung chronisch Kranker angewandt wird.

Selbst bei sorgfältig arbeitenden Ärzten ist mir schon oft aufgefallen, dass sie nach einer sorgfältigen Arzneiwahl nicht mehr weiter wissen. Sie versagen nach einem gelungenen Start. Den Patienten geht es so lange besser, wie die eine Potenz heilend wirkt, dann hört die Heilwirkung auf. Doch es ist weiterhin dieselbe Arznei indiziert, das wissen wir, weil die alten Symptome wieder zurückkommen, die schon vor der ersten Arzneigabe vorhanden waren. Bei Patienten, die von Tiefpotenzlern zu mir kommen, habe ich schon oft bemerkt, dass durchaus eine Heilwirkung festgestellt wurde, die Arznei dann aber gewechselt und wieder gewechselt wurde. Die Heilung konnte wieder fortgeführt werden, indem die richtige Arznei noch einmal in höherer Potenz gegeben wurde. Das Gleiche sehen wir, wenn der Arzt eine hohe Potenz gegeben hat und ihre Wirkung erschöpft ist: Es wurde eine andere Arznei gewählt, welche versagte, weil sie nicht indiziert war. Die indizierte Arznei hat nur versagt, weil sie bereits alles getan hatte, was sie in dieser einen Potenz zu tun vermochte. Der Arzt muss lernen, dass er keine Homöopathie praktizieren kann, wenn er nur eine Potenz einer Arznei anwendet.

Viele verordnen immer eine Tiefpotenz, andere benutzen immer die C30, andere immer die C200 und wieder andere irgendeine der sehr hohen Potenzen. Dieser Aufsatz wurde geschrieben, um einen besseren Weg aufzuzeigen.

Welche Potenz auch immer ein Arzt benutzt, sie reicht zur Behandlung chronischer Krankheiten nicht aus. Für akute Krankheiten reicht sie gewöhnlich aus. Viele chronische Krankheiten werden geheilt, indem die Patienten zwei Jahre und länger unter der Wirkung ein und derselben indizierten Arznei stehen. Man kann jedoch erst dann anhaltende Heilwirkungen erzielen, wenn die Lehre der ansteigenden Potenzreihen vollständig verstanden wurde und angewandt werden kann. So wie es in der Musik Oktaven gibt, so gibt es auch in der Ursubstanz Oktaven. Und da es mehrere Potenzstufen gibt, ist es eben möglich, mit den unterschiedlichen Ebenen des inneren Organismus, den lebenden Zellen, zu korrespondieren. Wenn ich Nat-c. so lange in roher Form einnehme, bis ich krank werde und viele oder alle Symptome, die zu Nat-c. und seiner Pathogenese gehören, bekomme, wird alles so bleiben. Wenn nun Mr. Jones mit genau diesen *Natrium-carbonicum*-ähnlichen Symptomen zu mir kommt und ich ihm diese Arznei in eben dieser rohen Form, die mich krank machte, gebe, so wird es seinen Zustand verschlimmern. Es wird ihn nicht schnell und sanft heilen, sondern seine Unordnung und sein Leiden verschlimmern. Wenn ich jedoch gelernt habe, dass alle hoch potenzierten Arzneien genau die entgegengesetzte Wirkung haben wie in ihrer rohen Form, dann gebe ich ihm Nat-c. in potenzierter Form. Damit stelle ich sicher, dass die Arznei ihre Heilwirkung, das genaue Gegenteil der toxischen Wirkung der rohen Arznei, entfalten kann. Dies ist jedoch nur eine sehr grobe Darstellung dessen, was unsere erste, tiefste und oberflächlichste Potenz sonst noch kennzeichnet.

Ich versichere Ihnen, dass es noch eindrucksvollere Auswirkungen auf unsere Potenzgrade hat, wenn wir auf der Skala nach oben gehen. Ich habe Tausende von Malen beobachtet:

dass alle Potenzen wirksam sind, sofern die Arznei indiziert ist;

dass jede Potenz zwei oder mehr Gaben lang wirkt, wenn diese über einen langen Zeitraum gegeben wird;

dass dann ein Wechsel notwendig ist und dass meine Erfahrung mich lehrte, die Skala nach oben zu gehen, anstatt nach unten.

Meine Patienten haben schon oft die Gabe erkannt, die ihre Arznei enthält: Nachdem eine verordnete Arznei ihre Heilwirkung wie gewöhnlich entfaltet hat, dann aber nicht mehr wirkt und die wiederkehrenden Symptome auf dieselbe Arznei hindeuten und ich höher gehe, haben mir meine Patienten schon oft gesagt, dass es sich um „dieselbe" Arznei handele, die sie zuerst bekommen hatten. Welche bessere Kontrolle könnten wir für die Wirksamkeit der Arznei haben? Ich weiß immer, dass meine Arznei heilt, wenn meine Patientinnen und

Patienten wiederkommen und erzählen, dass es ihnen um vieles besser geht.

Oft habe ich von Ärzten gehört, meine Arzneien wirkten aufgrund von Suggestion so gut. Daraufhin kann ich Folgendes antworten: Ich wirke gleichermaßen auf meinen Patienten ein, unabhängig davon, ob es die richtige oder falsche Arznei ist, doch meinen Patienten geht es nur dann besser, wenn sie die richtige, ähnliche Arznei erhalten haben.

Nach dreißigjähriger Praxiserfahrung als Homöopath bin ich zu dem Schluss gekommen, dass ich alle tief wirkenden Arzneien in der C30, C200, M, XM, LM, CM, häufig auch in der DM und MM benötige. Ich kann in der Wirkung dieser verschiedenen Potenzstufen einen gewaltigen Unterschied feststellen.

Früher benutzte ich Potenzstufen, die näher beieinander lagen, habe aber wiederholt festgestellt, dass die Stufen weit genug voneinander entfernt liegen müssen, um eine Oktave zu umfassen, da es sonst zu Misserfolg führt. Ich habe Folgendes beobachtet: Wenn die C200 gute Wirkung erzielte und ausreichend Zeit zwischen den Gaben lag, dann gab ich die C300, die C500 und die C800. Während die C300 und die C500 immer erfolglos blieben, erreichte ich erst mit der C1000 wieder eine gute, kräftige Wirkung. Meine Erfahrungen haben mich gelehrt, bei den erwähnten Potenzstufen zu bleiben. Vor etwa zwanzig Jahren besaß ich einen fast vollständigen Satz Potenzen von Fincke. Darin waren die 45M und die CM enthalten, sowie viele Potenzstufen dazwischen. Häufig gab ich die 45M mit bestem Erfolg und nachdem diese Potenz alles erreicht hatte, was sie vermochte, gab ich eine 80M, eine 73M oder eine 60M und alle ohne Erfolg – die CM allerdings wirkte fast immer so gut wie die 45M. Meine Patienten sagten oft, dass die CM genauso gut gewirkt habe wie die 45M. Natürlich kannten sie weder die Arznei noch die Potenz. Diese Äußerung zeigte, wie die Patienten die Arzneiwirkung einschätzen können.

Ich habe auch oftmals versucht, mit der CM anzufangen, habe aber herausgefunden, dass die Wirkung bei einer absteigenden Potenzreihe selten so gut war wie bei einer aufsteigenden Potenzreihe. Ferner beobachtete ich häufig eine starke Verschlimmerung, wenn ich mit der CM begonnen hatte. Wenn ich die Potenz aufgrund der Empfindlichkeit meiner Patienten eher tief wählte, habe ich selten eine Verschlimmerung festgestellt. In den letzten Jahren beginne ich tiefer, gehe dann allmählich höher und vermeide somit, die sensiblen Patienten, vor allem Frauen und Kinder, zu stark zu erregen. Eine sehr empfindliche Frau wird zu Beginn einer chronischen Behandlung die C30 oder C200 bekommen, gefolgt von höheren Potenzen. Bei weniger empfindlichen Patienten beginne ich gleich mit der XM und gehe dann höher, bis der Patient geheilt ist.

Nach langer Beobachtung des Potenzspektrums, das ich sowohl von unten nach oben als auch von oben nach unten durchgegangen bin, kam ich auf folgende Oktaven innerhalb des Potenzspektrums: C30, C200, M, XM, LM, CM, DM, MM. Viele meiner Patientenakten zeigen auf, dass es den Patienten nach jeder Potenz, bis hin zur höchsten, stetig besser ging, die Symptome schwächer und die Patienten geistig und körperlich stabiler wurden.

Wie aus den Aufzeichnungen hervorgeht, ist es nicht ungewöhnlich, dass es den Patienten auf jeder Potenzstufe für drei bis vier Monate besser geht. Jeder Arzt, der den Nutzen dieser Potenzgrade kennt, besitzt einen unermesslichen Vorteil gegenüber dem Arzt, der nur über eine Potenz verfügt.

Sykose

Unser Miasmenstudium geht nun mit der Sykose weiter, die ihren Namen einem ihrer Symptome verdankt, nämlich der Neigung, Feigwarzen zu bilden.

Sie mögen sich fragen, warum Sie so wenig über die Sykose gehört haben. Tatsache ist, dass über dieses Miasma allgemein wenig bekannt ist. Hahnemann und Bönninghausen haben sich als Erste mit diesem Thema auseinandergesetzt und wir müssen uns jetzt weiterhin damit auseinandersetzen, um dieses Gebiet schließlich vollständig zu erschließen.

Sie werden hier und dort mal zu Ohren oder zu Gesicht bekommen, dass die modernen Ärzte einen Schatten davon gesehen haben, das Miasma an sich allerdings haben nur wenige zu Gesicht bekommen. Abgesehen von einer Ausnahme in ihren Reihen tappt die Schulmedizin absolut im Dunkeln: Diese Ausnahme ist Dr. Noegerath, denn er geht davon aus, dass eine latente Gonorrhoe vom geheilten (?) Ehegatten auf seine Gattin übertragen werden kann, da die Krankheit seiner Meinung nach niemals vollständig ausgemerzt werden kann. Sie ist die Ursache fortwährender Befindlichkeitsstörungen, führt häufig zu einem frühen Tod und verursacht häufig Sterilität. Folgeerkrankungen sind akute und chronische Perimetritis, Metritis, Oophoritis etc. Wenn es zur Befruchtung kommt, kommt es zum Abort oder die Frau kann nur ein Kind, in Ausnahmefällen auch mal zwei oder drei Kinder gebären. Von 81 Frauen wurden 31 schwanger und nur 23 konnten das Kind austragen. Ohne es zu wissen, hat er die Lehre Hahnemanns und seiner Anhänger bestätigt. Bönninghausen hat den Grundstein gelegt.

Sie werden natürlich fragen, wie wir etwas über die Sykose herausgefunden haben und woher wir wissen, dass es dieses Miasma gibt.

Von der großen Zahl an Krankheitsfällen, die ich zusammengetragen habe, kann ich Ihnen mangels Zeit nur einige vorstellen. Ich werde sie aus dem Gedächtnis vortragen.

Vor Jahren kam ein Mann mit einem kränklichen, grünlich-grauem Antlitz zu mir – sein Aussehen war beängstigender als das eines Chlorosekranken. Seine Leistenlymphknoten waren vergrößert, er hatte stark an Gewicht verloren, seine Gelenke waren steif und seine Fußsohlen waren sehr schmerzhaft. Er hatte vor Jahren eine Gonorrhoe, die mit Einspritzungen [in die Harnröhre] behandelt wurde, woraufhin der Ausfluss verschwand. Seitdem nimmt er Stärkungsmittel, allerdings ohne Erfolg.

Das war mein erster Fall von gonorrhoeischem Rheumatismus, den ich wirklich verstanden habe. Ich begann, mich in das Thema einzulesen, doch meine Lektüre war sehr unbefriedigend. Ich konnte nur wenig Informationen finden. Ich muss wohl nicht betonen, dass ich diesen Fall nicht erfolgreich heilen konnte. Diesem Mann geht es heute noch genau gleich wie damals. Ich sah ihn an Krücken gehend wieder. Sein Gesicht, welches mein Bild dieses Miasmas unauslöschlich prägte, verfolgt mich noch immer. Ich sehe ihn noch immer vor mir, wie er schwerkrank meine Praxis betritt und sie mit nichts weiter als meinem vagen Rat und ungenauen Verordnungen wieder verlässt. Seine bleiche Haut, seine gebeugte Haltung, seine tiefliegenden, umherwandernden, nach Hilfe flehenden Augen, mit denen er sich an mich, diesen Möchtegernarzt, wandte. Er hat sicher gesündigt, daher auch die Ansteckung. Aber was wiegt seine Sünde im Vergleich zu der des Arztes, der seinen Ausfluss unterdrückte und der des Berufsstandes, der diese Ahnungslosigkeit, diese Engstirnigkeit und diesen Unglauben auch noch fördert? Diese verhindern nämlich Forschung und vernünftiges Denken.

Der nächste Fall, der mir in den Sinn kommt, ist der eines jungen Bäckers. Er musste seine Arbeit aufgeben und ins Krankenhaus gehen. Während seines achtzehn Monate langen Krankenstandes kam sein ehemaliger Arbeitgeber zu mir und bat mich, mich des armen, verlorenen jungen Mannes anzunehmen. Als ich ihn das erste Mal sah, kroch er auf den Knien, da seine Fußsohlen so schmerzhaft waren, dass er nicht auf ihnen stehen konnte. Seine Hüftgelenke waren steif, er hatte viele rheumatische Symptome und war vollkommen ausgemergelt. All diese Symptome waren die Folge einer unterdrückten Gonorrhoe. Ich heilte diesen jungen Mann. Einige Zeit nach Beginn der homöopathischen Behandlung kam seine Gonorrhoe zurück; und als diese geheilt war, hatte er keine weiteren Beschwerden mehr.

Ein Mann mit einem besonders lästigen Nasenkatarrh, der über elf Jahre lang bestand und dabei immer schlimmer wurde, bekam sehr hoch potenziertes *Calcium* und wurde durch die rasche Heilung zur Homöopathie bekehrt. Keinen Monat später berichtete er, dass er eine Absonderung aus der Harnröhre habe, und er versicherte mir, dass er keiner Infektionsquelle ausgesetzt gewesen sei. Er gab aber zu, dass er vor zwölf Jahren an Gonorrhoe gelitten hätte und gedacht habe, er sei geheilt, da er sehr starke Einspritzungen bekommen hatte.

Dr. Wesselhoeft berichtet von einem äußerst interessanten Fall eines Mannes, der sechs Jahre lang an Schwindel litt. Dr. Wesselhoeft machte eine Verschreibung aufgrund seiner persönlichen Symptome und der Schwindel verschwand. Aber siehe da, eine vor Jahren unterdrückte Gonorrhoe tauchte wieder auf!

Diese und ähnliche Fälle, auf die ich mich beziehen kann, helfen uns dabei, den Ursprung dieses Miasmas zu verstehen, das wir Sykose nennen.

Zunächst einmal stellen wir fest, dass es sich bei der Sykose um eine konstitutionelle und ansteckende Krankheit handelt, die manchmal, aber nicht immer, ihren Ursprung in der Gonorrhoe hat.

Es gibt zwei spezielle Arten von Absonderungen aus der Harnröhre. Bei der einen handelt es sich um Sykose, bei der anderen nicht. Sie scheinen ähnlich zu sein, doch die Unterdrückung des einen führt nicht zur Sykose, während, wenn man das andere nicht heilt, sondern lediglich unterdrückt, ein konstitutionelles Miasma die Folge ist. Es scheint, als könne sich die Natur nur durch den Ausfluss etwas Erleichterung verschaffen, und sobald dieser Ausfluss gestoppt wird, tauchen Beschwerden auf.

Der Rheumatismus ist nur der erste Schatten, den das Miasma wirft. Er wird häufig sofort nach der Unterdrückung des Ausflusses beobachtet, manchmal aber auch erst Monate später. Einer meiner Patienten litt besonders, dem unterdrückten Ausfluss folgten sofort Rückenschmerzen und Ischialgie. Dieser Mann wälzte sich vor beidseitiger Ischialgie und Nervenschmerzen, welche ihn sprichwörtlich in alle Stücke rissen. Anhaltende Bewegung linderte seine Schmerzen, Ruhe war gänzlich unmöglich. Es dauerte einige Tage, bis ich seine Arznei fand. Diese Art Rheumatismus wird selten von großen Schwellungen begleitet, die Schmerzen sind ziehend und reißend und scheinen großteils von den Nervenscheiden und Sehnen auszugehen. Feigwarzen und blutende Wucherungen sind besonders in späteren Krankheitsstadien charakteristisch. Ich habe gonorrhoeischen Rheumatismus geheilt und keine Feigwarzen gesehen. Bei weiter fortgeschrittenen Fällen habe ich Feigwarzen gesehen.

Es kam ein Mann mit Asthma zu mir. Ich gab ihm Arzneien, die ihm alle für eine Weile zu helfen schienen, konnte ihn aber nicht heilen. Mit diesem Fall war ich ein ganzes Jahr beschäftigt. Ich wusste zwar, dass er eine Gonorrhoe gehabt hatte, sah aber keinen Zusammenhang zwischen dieser und dem Asthma. Zu dieser Zeit erkannte ich die Natur der Krankheit noch nicht. Schließlich verordnete ich Nat-s., da es zu seinen Symptomen zu passen schien. Damit beseitigte ich zwar das Asthma vollkommen, aber schon wenig später tauchten Feigwarzen an seinen Genitalien auf. Die Erfahrung hat gezeigt, dass ausnahmslos tiefsitzende konstitutionelle Krankheiten folgen, wenn diese Feigwarzen weggebrannt werden. Ich habe sie nicht weggebrannt. Ich habe ihm *Thuja* gegeben, ein Komplementärmittel von Nat-s., das zum Fall passte. Die Feigwarzen verschwanden und sein alter Tripperausfluss tauchte wieder auf. Dieser war, wie die meisten dieser Fälle, schwer zu heilen.

Der wiederkehrende Ausfluss ist trotz jahrelanger Behandlung oft schwer in den Griff zu bekommen und spricht nicht auf die Behandlung an, da das Miasma tiefsitzender wurde. Dieser Ausfluss sollte bestehen bleiben, bis das Miasma geheilt ist. Diesen Ausfluss wie einen Nachtripper zu behandeln ist sehr gefährlich und nicht homöopathisch.

Wenn Sie alle diese Fakten im Lichte dessen sehen, was ich Sie gelehrt habe, dann erkennen Sie auch die Beziehungen dieser Fakten zueinander.

Wenn ich diese Ausscheidung unterdrückt hätte, wäre sein altes Asthma zurückgekommen. Ich hätte nicht gewusst warum und niemand hätte mir die Schuld dafür gegeben. Ich habe schon viele solche Dinge gesehen. Ich habe selbst so praktiziert, bevor ich es besser wusste, deshalb weiß ich, wovon ich spreche. Ich habe Ihnen nun einiges erzählt, um Ihnen zu zeigen, wie ich die Wahrheit das erste Mal durchschimmern sah. Doch nun ist es an Ihnen, dieses große Gebiet zu erforschen.

Im Latenzstadium und nach Unterdrückung sind die Manifestationen der Sykosis häufig denen der Syphilis und der Psora sehr ähnlich. Im Anfangsstadium aller drei Miasmen finden Sie Schmerzen und Beschwerden vor, die sich recht ähnlich sind. Später, wenn die Krankheit durch Organveränderungen offenkundig wurde, hat jedes Miasma seine eigene ausgeprägte Kontur.

Bei der Syphilis werden, wenn die oberflächlichen Erscheinungen verschwunden sind, schließlich das Nervenzentrum, die Knochen und das Periost angegriffen. Die Psora hat einen eher allgemeinen Charakter. Sie greift die Haut und alle Organe des Körpers an.

Heute glaube ich, dass die Sykose ein ebenso tiefsitzendes Miasma ist wie die Syphilis, mit einer ebensolchen zerstörerischen Wirkung auf das Blut. Daher auch das anämische Aussehen, die wächserne, fettige Haut, die roten, glatten Warzen an den Schleimhauträndern von Anus und Genitalien, die lockeren Zähne, die äußerste nervliche Anspannung, die Phitse, der Schleimhautkatarrh, das Epitheliom und die Abmagerung.

Manche werden sagen, wenn die Sykose ein so tiefes Miasma ist, dann sollte man doch den Erreger der Gonorrhoe prüfen, um seinen Einfluss auf den menschlichen Organismus zu studieren. Das wurde bereits getan.

Medorrhinum ist eine solche Substanz und die Studenten, die meine Praxis bereits betreten haben, wissen, dass ich durch die Gunst von Dr. Swan eine ganze Menge von *Medorrhinum*prüfungen habe. Es scheint, als hätten die Prüfer beinah ihr Leben geopfert, um dieses Miasma zum Vorschein zu bringen.

Die *Medorrhinum*prüfung bringt den rheumatischen Zustand, die Schmerzhaftigkeit der Fußsohlen, die Kopfschmerzen tagsüber, die periodischen Kopfschmerzen, die Ruhelosigkeit, die Schmerzen von Sonnenauf- bis Sonnenuntergang zu Tage, welche so charakteristisch für die Sykose sind (Syphilis hat die Schmerzen nachts von Sonnenunter- bis Sonnenaufgang) sowie viele tiefsitzendere Symptome, wie wir sie beim sykotischen Miasma vorfinden. Diese Prüfung bestätigt alles, was ich Ihnen über die Sykose berichtet habe, alles was wir durch das Studium der Krankheit an sich lernen.

Viele ernste Asthmafälle, die aus einer unterdrückten Gonorrhoe resultieren, wurden durch *Medorrhinum* schnell geheilt und die Symptome der Sykose zum Vorschein gebracht. Durch *Medorrhinum* wird das unterdrückte Miasma so hervorgebracht, dass die Symptome einheitlich und stimmig sind. Es heilt weder die Gonorrhoe noch das Miasma: Es wirkt, ebenso wie *Psorinum* und *Syphilinum* bei den anderen Miasmen, als eine Arznei, die eine Reaktion in Gang setzt.

Auch wenn es nicht immer erkannt wird, rühren tiefsitzende Rheumaanfälle häufig von der Sykose her.

Wenn einer oder beide Elternteile an Gonorrhoe leiden, kann ihr Kind sykotisch geboren werden. Diese Kinder haben dann wahrscheinlich Cholera infantum und Marasmus, es sind abgehärmte Kinder. Ich habe diese Fälle beobachtet und *Medorrhinum* war oftmals als einzige Arznei in der Lage, diesen kleinen Kindern das Leben zu retten.

So wie *Psorinum*, wenn eine Psora zugrunde lag, bei großer Erschöpfung nach Typhus schon oft die vitale Reaktion wiederhergestellt hat, so wird *Syphilinum* das gleiche tun, wenn Syphilis und eine verhinderte Rekonvaleszenz vorhanden sind. Und genauso wird *Medorrhinum* eine Reaktion hervorrufen, wenn die Gonorrhoe die Ursache der langsamen Rekonvaleszenz ist. Ich kann diese Dinge mit Gewissheit darlegen, weil ich die Arzneimittelprüfungen gründlich studiert habe und über reichlich klinische Erfahrung verfüge.

Psorinum heilt keine Psora, *Syphilinum* heilt keine Syphilis und *Medorrhinum* heilt keine Sykose.

Ich habe das Epitheliom, die rote Phtisis, blumenkohlartige Gewächse, Sterilität und Erosionen auf ihren sykotischen Ursprung hin zurückverfolgen können. Einer perniziösen Anämie liegt häufig eine Gonorrhoe zugrunde. Aufgrund dieses Zusammenhangs konnte ich *Picrinicum* acidum als sykotische Arznei entdecken. Es heilt sowohl Feigwarzen als auch Gonorrhoe, aber natürlich nur, wenn es indiziert ist.

Es wird angenommen, dass die Iritis fast ausschließlich syphilitischen Ursprungs ist. Wenn die Syphilis nicht unterdrückt wird, kann sie eine Iritis hervorbringen. Die Gonorrhoe bringt die Iritis nur hervor, wenn sie unterdrückt wird.

Es können ein, zwei oder alle drei Miasmen gleichzeitig im Organismus vorhanden sein. Sie können sich gegenseitig komplizieren. Stellen Sie sich Folgendes vor: Ein Patient hat Psora, dann zerstört die Syphilis seinen Organismus und schließlich kommt noch das gonorrhoeische Miasma hinzu. Die ganze Zeit über wird er mit Medikamenten abgefüllt und niedergekämpft. Und jetzt stellen Sie sich vor, mit welchen Komplikationen wir es nun zu tun haben.

Hahnemann erkannte das Wechselspiel der Miasmen. Er gab *Mercurius* für die Syphilis und dann kam evtl. die Psora zum Vorschein, wofür dann *Sulphur* indiziert war, dann kam die Sykose zum Vorschein und wechselte sich wieder mit dem einen oder anderen Miasma ab und so weiter.

Machen Sie sich Notizen darüber, was Sie zu sehen bekommen, wenn die Krankheit den umgekehrten Weg [ihrer Entstehung] einschlägt (wenn es besser wird). Dann sehen Sie den Zusammenhang zwischen diesen Dingen immer deutlicher. Verschreiben Sie nicht voreilig, wenn alte Symptome zurückkehren. Vergewissern Sie sich, dass dieses Symptom von Dauer sein wird, denn einige Symptome kommen und gehen. Alte Symptome kommen und gehen und benötigen keine weitere Wiederholung der Arznei.

Wenn Sie eine neue Arznei geben, obwohl sie nicht benötigt wird, werden Sie ihren Fall verderben. Verschreiben Sie niemals für ein sich veränderndes Symptomenmuster, warten Sie ab, bis es zur Ruhe kommt. Bevor Sie irgendetwas tun, müssen Sie Ihren Beruf verstanden haben.

Die Miasmen sind die Ursache aller chronischen Krankheiten. Jemand, der in der Brightschen Krankheit nur die Brightsche Krankheit sieht und nicht das tiefe Miasma dahinter, erkennt nicht die ganze Krankheit, sondern nur das Finale, das Endergebnis jahrelang sich entwickelnder Symptome.

Wenn Sie wie ein Kesselflicker an die Sache herangehen, heilen sie vielleicht akute Krankheiten. Aber hüten Sie sich davor, an chronischen Krankheiten herumzudoktern. Selbst wenn Sie sich größte Mühe geben, werden Sie Fehler machen, minimieren Sie diese aber so gut Sie können. Erkennen Sie jetzt die Notwendigkeit, diesen Dingen auf den Grund zu gehen?

Syphilis als Miasma

Notizen einer frei gehaltenen Vorlesung

Wo soll man mit der Erörterung der Syphilis beginnen, wo aufhören? Wie viele Worte sollte man über sie verlieren und was kann ungesagt bleiben? Über die Syphilis wurden bereits unzählige Bände geschrieben. Manche sind es wert, gelesen zu werden, andere nicht.

Es hilft Ihnen weder beim Verständnis der Krankheit noch bei der Heilung Ihrer Patienten, wenn Sie herausfinden, wann der erste Fall von Syphilis aufgetaucht ist. Es bringt Ihnen nichts, wenn sie annehmen, dass sie ihren Ursprung bei den Ureinwohnern Nordamerikas habe und genauso wenig bringt es Ihnen zu glauben, sie sei ein Produkt der französischen Revolution oder sie sei seit dem Altertum von Generation zu Generation übertragen worden. Es genügt zu wissen, dass es diese Krankheit gibt. Es fällt nicht in meinen Aufgabenbereich, Ihnen etwas über die Geschichte oder die Diagnose der Syphilis zu erzählen, ich werde sie nur unter dem miasmatischen Gesichtspunkt beleuchten.

Ein wichtiges Manko, welches wir beim Studium dieser Krankheit beachten müssen, ist, dass die in den Lehrbüchern beschriebene Syphilis immer allopathisch behandelt wurde. Fox hat uns einige gute Einzelheiten geliefert und Bumstead war zweifelsohne ein großer Syphilograph.

Diese Autoren haben den Beginn dieser Krankheit, ihren Verlauf und das, was sie für ihr Ende halten, beschrieben. Der größte Teil ihrer Fälle befand sich allerdings in allopathischer Behandlung, was dazu führt, dass sie von Rückfällen, wie sie es nennen, berichten und diese als solche, d.h. als Wiederauftreten der alten Krankheit erforschen.

Wir müssen die Fälle erforschen, die keine Behandlung erhalten haben. Von denen haben wir jedoch nur sehr wenige. Die Allopathie verändert die Krankheit, indem sie deren Manifestationen unterdrückt. Studieren Sie Bumstead und Sie finden sie in ihrer schlimmsten Form und mit übelsten Komplikationen beschrieben, über das wahre Wesen erfahren Sie aber nichts. Heutzutage gibt es weder in der Allopathie noch in der Homöopathie ein Werk, das diese Krankheit richtig darstellt!

Sobald der Schanker erscheint, wird er in der Allopathie kauterisiert, dann werden die Drüsen angegriffen und Bubos erscheinen; dann tauchen Flecken auf, und sobald Ulzerationen im Hals auftreten, werden auch diese kauterisiert, worauf die Haare ausfallen.

Was würde geschehen, wenn man den Schanker in Ruhe ließe? Dann könnten wir die wahre Natur dieser Krankheit erkennen. Wir sähen dann, ob sie einen bestimmten Verlauf nähme und abheilte und in welchem Ausmaße dieses lebenslange Miasma den Unterdrückungen geschuldet ist oder ob es sogar ganz und gar das Ergebnis von Unterdrückung ist. Die Syphilis muss einen speziellen Verlauf nehmen.

Sie beginnt häufig mit Frost und Knochenschmerzen. Nach dem fünfzehnten Tag erscheint der Schanker, das erste Heilbestreben der Natur. Diese Erscheinung wird, ebenso wie der psorische Hautausschlag, durch die allopathische Behandlung unterdrückt und das Ergebnis ist das Miasma. Ich kann behaupten, dass die Syphilis, die ja eine konstitutionelle Krankheit ist, durch die Unterdrückung zehnmal konstitutioneller gemacht wird. Die Krankheit wird auf das Nervensystem zurückgedrängt, wodurch die Nervenkraft verkehrt wird und sich woanders einen Ausgleich sucht. Die Bubos tauchen oft mit dem Schanker auf. Diese werden dann mit Jod und zahlreichen

Salben behandelt. Kann man damit die Krankheit vertreiben? Nein! Sie wird nur zehnmal schlimmer.

Als Nächstes treten dann Hautausschläge auf und man greift sofort auf Lokalanwendungen zurück, um diese zu unterdrücken.

Werden diese wissenschaftlich behandelt? Ich sage nein! Und Hahnemann sagt nein!

Dann erscheinen Ulzerationen im Hals. Werden diese so behandelt, als hätte man eine Ahnung von ihrer Ursache? Dürfen sie sich entwickeln? Nein! Sie werden sofort zurückgedrängt. Die Krankheit darf sich an keiner Stelle bemerkbar machen!

Sobald das Haar ausfällt, werden Tinkturen zur Stimulierung der Haarfollikel angewandt, damit diese ihre Sprösslinge halten können. Dies ist der Behandlungsverlauf, wie er in der allopathischen Literatur dargelegt wird.

Unter homöopathischer Behandlung ist dieser Verlauf ganz anders. Wenn ein Patient mit Schanker zu Ihnen kommt, lassen Sie diesen in Ruhe, anstatt ihn zu kauterisieren. Der Patient aber wird sagen: „Sie müssen ihn kauterisieren, so wurde es schon immer gemacht." Tun Sie es nicht.

Was, wenn er größer wird und zwei oder drei Monate lang bleibt? Nun, das haben wir erwartet. Fürchten Sie, dass der junge Mann geht und nicht wiederkommt? Meiner Erfahrung nach geschieht das nicht.

Das Geschwür ist schmerzlos. Sagen Sie ihm, dass seine Gesundheit darunter leiden wird, wenn Sie es kauterisieren. Wenn Sie es nicht kauterisieren, können Sie ihn im Laufe einiger Monate heilen. Er wird dann geheilt sein und den Makel nicht an seine Kinder vererben. Selbst wenn einige von Ihnen weggehen, andere werden bleiben. Es bleiben genügend übrig, die sie heilen können.

Studieren Sie die Totalität der Symptome und wählen Sie das Arzneimittel aus.

Unter der Wirkung der richtigen Arznei wird das Geschwür ganz weich und produziert einen enormen Ausfluss, anstatt härter zu werden.

Die gewöhnlichen Fachmänner sagen, der Bubo eitere selten, aber unter homöopathischer Behandlung eitert er häufig, da dies der einfachste Weg für unseren Organismus ist, diese Krankheit loszuwerden.

Auf diese Weise verändert die Homöopathie von Anfang an das gesamte Erscheinungsbild der Krankheit. Nun tauchen die Hautausschläge auf und Sie werden vermutlich Ihre Arznei wechseln müssen. Dann, nach der richtigen Verordnung, heilen Sie die Krankheit von innen. Der Ausschlag nimmt ab, das Stadium schreitet voran. Werden Sie der Ursache Herr. Benutzen Sie keine Lokalanwendungen, keine Waschungen und keine Salben. Das Geschwür, das als Erstes in Erscheinung getreten ist, wird als Letztes geheilt. Daran (in Übereinstimmung mit dem Gesetz, dass Krankheiten in der umgekehrten Reihenfolge ihres Erscheinens geheilt werden) erkennen Sie, dass der Patient auf dem Weg der Besserung ist.

Beobachten Sie weiter: Nun werden Halsschmerzen auftreten. Wenn Sie die Arznei am ersten Tag noch nicht sehen, bestellen Sie den Patienten einige Tage später wieder ein. Beobachten Sie seinen Zustand, den Verlauf der Geschwüre, deren Farbe und Richtung. Um eine Arznei für all diese Symptome zu finden, müssen Sie die Materia Medica heranziehen. Auch im Hals gilt: Die Stelle, die zuerst betroffen war, heilt zuletzt. Ab dem Tag, an dem Sie die richtige Arznei verordnet haben, hört das Geschwür auf, größer zu werden, wird der Zelltod gestoppt. Sobald das letzte Geschwür verschwunden ist, wird es Zeit seines Lebens nicht wiederkehren.

Das nächste Stadium ist das der ausfallenden Haare. Notieren Sie, wo es anfängt, nehmen Sie die gesamte Liste der Arzneien mit Haarausfall und eine Liste mit syphilitischen Arzneien und vergleichen sie miteinander. Ziehen Sie alle geprüften Arzneien in Betracht. Benutzen Sie keine Fowlersche Lösung, keine Kanthariden, kein Kölnischwasser.

Was sehen wir jetzt? Ist es nicht seltsam? Je früher das eine Stadium geheilt ist, desto schneller erscheint das nächste. Binnen sechs Monaten bringen Sie den Patienten durch alle Stadien hindurch und heilen ihn dabei. Der Schatten all dieser Stadien zeigt Ihnen die wahlanzeigenden Bilder, aus denen Sie ihre Arzneien auswählen können. Zerstören Sie keine Symptome.

Hahnemann machte, wie auch viele Homöopathen nach ihm, den Fehler, nicht zwischen hartem und weichem Schanker zu unterscheiden. Das geht aus einigen seiner Aufzeichnungen hervor, die darlegen, dass er einige Fälle sehr schnell mit *Mercurius* C30 geheilt hat. Zu Hahnemanns Zeiten wurde noch nicht zwischen Syphilis und Ulcus molle unterschieden. Die Heilungen mit *Mercurius* sind keine Heilungen des syphilitischen Miasmas.

an, in dem sich die Kontaktperson befand, bei der sie sich infiziert hat.

Ein junges Mädchen war mit einem jungen Mann verlobt, der an einem Rückfall litt. Er hatte Geschwüre im Mund, er befand sich im Sekundärstadium. Eines Tages geschah es, dass sie vom selben Löffel aß, von dem auch der junge Mann gegessen hatte. Sie steckte sich an, die Krankheit begann aber gleich mit den Geschwüren in Mund und Hals. Ihr Liebhaber war sehr beunruhigt, kam zu mir und erzählte mir die Umstände. Ich beobachtete den Fall und sah, dass sie die Symptome der sekundären Syphilis durchmachte. Sie hatte Geschwüre im Hals und verlor schließlich ihr Haar. Sie hatte aber niemals einen Schanker oder einen Bubo oder einen Hautausschlag. Ich habe mehrere ähnliche Fälle gesehen, sodass ich diese Gesetzmäßigkeiten der Ansteckung herausarbeiten konnte.

Der allgemeine Verlauf der Syphilis ist folgender:

I. Primärstadium	1. Schanker 2. Bubos
II. Sekundärstadium	3. Hautbefall, Flecken und andere Hautausschläge 4. Geschwüre im Hals 5. Haarausfall
III. Tertiärstadium	6. Nerven- und Knochenbefall

Sie werden scheitern, wenn Sie für eine durch allopathische Behandlung verpfuschte Syphilis homöopathische Arzneien verschreiben wollen. Deshalb kam die Syphilis den Homöopathen auch immer wie ein Schreckgespenst vor. Das sollte nicht sein.

Es gibt eine eigentümliche Tatsache, was die Ansteckung mit Syphilis (und der Sykose) angeht. Dies werden Sie allerdings nicht in der anerkannten Literatur finden: Die infizierte Person infiziert sich mit dem Stadium der Krankheit, das zum Zeitpunkt der Infektion besteht. Sie hat die Krankheit nicht von Anfang an, sondern knüpft an dem Stadium

Die Krankheit kann im ersten Stadium unterdrückt werden und für einige Zeit latent bleiben.

Es kam ein junger Mann zu mir, der schon seit achtzehn Monaten krank war. Seine Symptome verlangten nach Kali-i. Ich gab ihm Kali-i. und kurze Zeit später brach bei ihm ein syphilitischer Hautausschlag aus.

Ich wusste, dass Kali-i. keinen solchen Hautausschlag hervorbringen kann und auf weiteres Nachfragen erfuhr ich, dass er einen Schanker gehabt hatte, der mit großen Dosen *Mercurius* unterdrückt worden war.

Das daraus resultierende Miasma machte ihn krank. Das Jod von Kali-i. hat das *Mercurius* antidotiert und das Miasma konnte herauskommen.

Jedes Miasma kann unterdrückt und in einem Latenzstadium gehalten werden, so dass es sich nicht als solches zeigt; *wenn sich das Miasma aber nicht in seinen Symptomen zeigen kann*, ist der Mensch krank. In solchen Fällen ist es oft schwierig, Symptome zu erhalten, aufgrund derer eine Verschreibung stattfinden kann. Der faule Arzt wird nicht in der Lage sein, irgendwelche zu finden. Durch eingehende Nachforschungen allerdings können sie in der Regel einige Symptome finden. Wenn er wirklich keine Symptome hat, ist er gewöhnlich unheilbar, bis die heilbare Krankheit sich durch Zeichen und Symptome bemerkbar macht.

Wenn er wirklich unheilbar ist, sind seine Krankheitssymptome so stark zurückgedrängt worden, dass er sich krank fühlt, ohne dies näher beschreiben zu können. Im letzten Stadium, wenn der Patient „alle Runden" der allopathischen Unterdrückung durchlaufen hat, kehrt er den Thermalbädern den Rücken zu und kommt zu Ihnen – vielleicht ist es dann schon zu spät. Er leidet unter der Neurolues. Er hat biparietale Schmerzen, Exostosen und Verdickungen des Periosts. Nur die Unterdrückungen bescheren uns solche Verläufe.

Auch unter homöopathischer Behandlung wird ein Patient, der im Primärstadium zu uns kam, nicht gesund, solange sich das zweite Stadium nicht wenigstens leicht abzeichnet. Das dritte Stadium, sofern es überhaupt eintritt, ist so leicht, dass man nicht wirklich von einem dritten Stadium sprechen kann.

Wenn die Syphilis die Nervenzentren angreift, haben wir Gehirnerweichung, Hirntumoren und den Tod. Wie stark die Nervenbeteiligung von der Unterdrückung abhängt, können wir im Moment nicht mit Bestimmtheit sagen. Diese tertiären Stadien heilen nicht, sofern Sie sie nicht in das zweite Stadium zurückbringen.

Ein Patient, der sich viele Jahre in allopathischer Behandlung befand und Jod, Brom, Quecksilberchlorid, *Kaliumjodid* usw. in großen Mengen bekommen hatte, kam mit qualvollen Kopfschmerzen in meine Praxis. Ich verschrieb ihm etwas, er wurde schwachsinnig, aber die Schmerzen verschwanden komplett. Welchen Zustand habe ich in der weiteren Behandlung dieses Patienten vorgefunden? Was können wir dem Heringschen Gesetz nach erwarten? Haarausfall und Geschwüre im Hals – ganz sicher, so war es auch in diesem Fall. Der Haarausfall und die Geschwüre beunruhigten ihn derart, dass er nicht wiederkam.

Dieser Fall ist für uns jedoch nicht von weniger großem Nutzen, da er zeigt, dass die Krankheit selbst im Spätstadium besser werden kann.

Jetzt können Sie die Natur der Krankheit erkennen.

Obwohl ich schon viele Fälle gesehen habe, habe ich es *noch nie* erlebt, dass unter homöopathischer Behandlung ein Rückfall eingetreten ist. Die Allopathen hingegen berichten in ihren Fällen von einer großen Zahl an Rückfällen.

Sie bitten mich, die Art und Weise der Behandlung kurz dazustellen. Hierzu muss ich auf zahlreiche Erscheinungsformen und Gruppierungen der Hautsymptome und Nervenmanifestationen dieses Miasmas eingehen. Wir könnten mit diesem Thema ganze Bände füllen und schließlich könnten Sie angewiesen werden, die Materia Medica gut zu studieren, so hätten wir noch immer keine Namen, aufgrund derer wir unsere Verschreibung durchführen könnten. Betrachten Sie jeden Fall so, als ob Sie von dieser Anordnung der Symptome beim Kranken noch nie zuvor gehört hätten. Seien Sie aber mit den dazugehörigen Prüfungssymptomen vertraut und denken Sie immer daran, dass die Ähnlichkeit nicht in den pathognomonischen, sondern in den ungewöhnlichen Symptomen zu finden ist. Zerstören Sie kein Symptom, das ihnen die Natur geschickt hat, um Sie zu den Heilmitteln zu führen.

Einige Patienten werden gehen; wenn Sie aber mit der Heilkunst vertraut sind, besitzen Sie alles, um den treuen und intelligenten Bewohnern Ihrer Stadt oder Ihres Dorfes zu dienen.

Über die Fallaufnahme

Dies ist eine der größten Aufgaben, mit denen der Arzt sich auseinandersetzen muss. Einer der häufigsten Gründe für Misserfolg liegt in der Fallaufnahme, deshalb werden auch so viele Eklektiker[35]. Wir müssen einen Fall genauso aufnehmen wie unsere Arzneimittelprüfungen, aus denen wir unsere Arzneimittelbilder erhalten. Wenn wir das vollständige Symptomenbild eines Falles haben, sollten wir in der Lage sein, den Patienten mit all seinen Besonderheiten wahrzunehmen und zu erkennen, wie weit er sich bereits vom Normalzustand entfernt hat.

Der größte Fehler, den ein junger Arzt am Anfang seines Berufslebens begehen kann, ist die Fahrlässigkeit. Selbst Dr. Devers *Colocynthis*-Fall hätte aus diesem Grund aufgezeichnet werden sollen, doch nicht weil er einen weiteren Fall von *Colocynthis*-Koliken nicht erkannt hätte, wenn er ihm begegnet wäre. Es geht vielmehr darum, dass wir Aufzeichnungen über alle Zustände und Krankheiten haben, denen ein Patient im Laufe seines Lebens ausgesetzt war. Wenn er dann Jahre später wieder zu uns kommt, erinnern wir uns an alle Besonderheiten seines Zustandes und können uns ein Bild von seinem Krankheitsverlauf machen. Das sind wahre Krankheitsbilder, die wir auf keinem anderen Wege erhalten können und die uns kein Buch jemals lehren kann.

Ich habe Tausende von Aufzeichnungen von Stellungnahmen und Prognosen, welche, selbst wenn sie falsch sein sollten, mich etwas lehren werden. Es ist wichtig, dass nur allgemeine Fragen so gestellt werden, dass sie mit ja oder nein beantwortet werden können, wie beispielsweise: Haben Sie Kopfschmerzen, Magenschmerzen etc.? Aber selbst das kann vermieden werden, indem Sie den Patienten einfach fragen, ob er etwas vergessen hat. Wenn ein Mann sagt, er habe Kopfschmerzen, haben wir noch nichts, worauf wir unsere Verordnung stützen könnten. Wenn er aber sagt, seine Kopfschmerzen seien von dieser oder jener Modalität begleitet, dann haben Sie ein Symptom, das es wert ist, notiert zu werden. Die Fragen müssen so formuliert werden, dass der Patient auszuführen beginnt. Viele Patienten kommen zurück und stellen folgende Frage: „Doktor, womit haben Sie nach der Gabe dieser Arznei gerechnet?" Es ist ein leichtes Unterfangen, zu fragen, was sie beobachtet haben, und wenn Sie [Ihr Handwerk] gelernt haben, haben Sie die aufgetretenen Veränderungen natürlich erwartet. Viele Patienten fragen nach der Diagnose und was Ihre Meinung zu ihrem Zustand sei. Antworten Sie am besten folgendermaßen: „Sie haben mir doch einen vollständigen Bericht Ihrer Krankheit gegeben und mir alle Störungen geschildert?" „Ja." „Gut, in diesem Krankheitsbericht finden Sie ihre Krankheit beschrieben."

Die Gewebeveränderungen werden natürlich schon vermerkt und, sofern dies ratsam erscheint, dem Patienten mitgeteilt. Diese sind aber immer das Krankheitsendprodukt, nicht das wahre Bild der Krankheit. Bei Phthisis, Granularniere etc. sehen Sie solche Endprodukte, aber nicht das wahre Bild der Krankheit, und demzufolge auch nicht die wahlanzeigenden Symptome. Hahnemann sprach sich nicht gegen das Studium der Pathologie, der Anatomie oder der Wissenschaften aus. Er hat uns aber auch stetig das Bild der Krankheit gegengehalten, das zu diesem Endzustand führte, und riet uns, nicht den Fehler zu begehen, aufgrund irgendeiner anderen Basis als den Symptomen zu verschreiben.

Kein Arzt kann bedeutend werden, der nicht die Natur der Krankheit am Leiden

[35] Im Original: *Mongrel*

selbst erkennt. Ich betrachte mich selbst als das Zentrum, um welches meine Patienten in ihren Umlaufbahnen kreisen. Die innersten Umlaufbahnen sind mir natürlich sehr nahe. Auf ihr befinden sich die intelligentesten, dankbarsten und gelehrsamsten unsere große Wahrheit betreffend. Es sind mir die liebsten. Ich bin ihr zuverlässiger Freund; sie lieben mich und ich liebe sie. Wir finden Gefallen aneinander. Etwas weiter außen gibt es noch eine weitere Umlaufbahn: Dort befinden sich die etwas weniger intelligenten, für die ich etwas weniger tun kann. Noch weiter außen ist eine weitere Umlaufbahn und noch eine und noch eine, bis wir die äußerste erreichen, die der Ahnungslosigkeit. Für diese Patienten kann ich weniger tun als für alle anderen, aber selbst für diese Menschen kann ich noch mehr tun als die Allopathie es könnte, besser als jede andere Methode es könnte. Unsere großartigen Heilungen, unsere Meisterstücke, vollbringen wir nicht hier außen, wir vollbringen sie auf der inneren Umlaufbahn, nahe unserem eigenen Verstand. Verehrte Herren, ich sage Ihnen, mit der Homöopathie, so wie wir sie anstreben, können wir die sittliche Natur des Menschen verändern, seine Leidenschaften im Zaum halten und ihn von diesen befreien. Wir können die jungen Menschen davor bewahren, dass das Böse sich in ihnen entfalten kann und wir können dem krankhaften Naturell wieder zu relativer Gesundheit verhelfen.

Eines noch, dann bin ich fertig. Es ist unschwer zu erkennen, wie viele Ärzte, die hinter neuen Arzneien herrennen – Arzneien, die nur wenige Prüfungssymptome haben – und die die vielen von uns selbst gut geprüften und daher wohlbekannten Arzneien vernachlässigen, mit ihrer Arbeit von Tag zu Tag unzufriedener werden und notwendigerweise Zuflucht in zweifelhaften Methoden suchen und letztendlich Eklektiker werden. Bitten Sie die jungen Menschen inständig, ihre Fälle sorgfältig aufzunehmen und ihre Fortschritte gewissenhaft aufzuzeichnen. Dann werden sie mit der Zeit das, was alle anstreben: ein meisterlicher Heilkünstler.

Dr. D.: Ich möchte nicht als jemand gelten, der Hahnemann widerspricht; ich will lediglich einige Fälle anführen, in denen diese Sorgfalt nicht notwendig schien.

Dr. Kent: Wenn Sie bei einem Patienten das eine Mal *Colocynthis*, das nächste Mal *Cuprum* und das nächste Mal wieder eine andere Arznei verordnen, fangen wir an, die Beziehungen der Arzneien untereinander zu verstehen. Die alten Homöopathen konnten nur durch sorgfältige Verordnungen und Fallaufzeichnungen festhalten, welche Arzneien gut aufeinander folgen und welche feindlich zueinander stehen.

Temperamente

In unserer homöopathischen Literatur bekommen wir viele absurde Behauptungen zu Gesicht. Viele dieser Behauptungen sind unfehlbare Lehrmeinungen unserer fähigsten Leute. Diese werden zitiert und weitergereicht, als handelte es sich dabei um nachgewiesene und anerkannte Weisheiten. Unsere Klinikberichte sind voll von diesem überlieferten Unfug. Die Kliniker berichten einen Fall mit ganz klaren und gewichtigen Gründen für das heilende Arzneimittel, sie aber schließen ihre Beschreibung damit, dass sie die Arznei wegen der kastanienbraunen, blonden oder dunklen Haare ihrer Patienten für gut befunden haben. Und dabei wäre die Arznei durch die Leitsymptome ausreichend bestätigt gewesen.

Ein Mensch, der dazu neigt, Fragen zu stellen, möchte natürlich auch wissen, ob *Pulsatilla* jemals helle Haare produziert hat oder ob es jemals dunkle Haare blond machte. Wenn das Erstgenannte zutrifft, dann ist es pathogenetisch für unseren Fall. Wenn das Zweitgenannte zutrifft, hat es einen klinischen Bezug zu unserem Fall. Wenn aber beides nicht zutrifft, wozu dann diese Gründe bei der Arzneiwahl anführen?

Wenn *Pulsatilla* hintereinander fünfzig Blonde geheilt hat, bei einer Symptomenlage, die der unserer Arzneimittelprüfungen entspricht, so ist das nicht der geringste Beweis dafür, dass es bei Brünetten nicht so schnell heilt. Und wenn es keinen Grund dafür gibt, dass es bei Brünetten nicht wirkt, sofern die Symptome dafürsprechen, ist es dann ein Fehlschluss, einer Frau deshalb *Pulsatilla* zu geben, weil sie blond ist?

Wenn dunkle Haare kein Krankheitssymptom sind, wie kann ein Arzt es dann für eine Verschreibung als Symptom heranziehen? Wenn es ein natürlicher Zustand ist, warum sollten wir es als einen der Faktoren betrachten, aufgrund derer wir unsere Verordnung machen? Wenn das Haar rot sein muss, um ein unterscheidendes Merkmal für unseren Fall zu sein, wie rot müssen sie dann sein, um eindeutig auf die Arznei hinzuweisen? Oder wenn die Haare nur leicht rötlich sind, welche anderen Arzneien haben noch diese Farbschattierung, kommt es dann auch auf die Nuancen der Haarfarbe an?

Die einzig wahre Grundlage einer homöopathischen Arznei sind die gesammelten Zeichen und Symptome. Und diese müssen krankhafter Natur sein, wie es Hahnemann und seine besten Nachfolger gelehrt haben. Diese Lehre ist die einzige Lehre, die mit dem Gesetz übereinstimmt.
Welchen Nutzen haben wir davon, das Studium der Biologie fortzuführen und die Unterschiede in den naturgegebenen Konstitutionen der Menschen zu enthüllen? Denn es ist das Kranke der menschlichen Konstitution, welches vollständig und umfassend entwickelt sein muss, um dem Arzt bei der Heilung kranker Menschen den richtigen Weg zu weisen.

Die Haar- und Augenfarbe, der Wuchs bzw. die Gestalt und die Körpergröße sind nicht grundsätzlich krankhaft, noch spielen Sie im Symptomenbild, welches in einer bestimmten Totalität der Symptome zum Ausdruck kommt, irgendeine Rolle. Das biliöse Temperament ist zu unbestimmt und unterschiedlich, selbst wenn es krankhaft ist, um uns zu einer Arznei zu führen. Denn ein Patient mit biliösem Temperament mag sich durch Bewegung besser oder schlechter fühlen, oder in warmer oder kalter Luft, das gleiche gilt für Wetterwechsel, Anstrengung usw., bis wir alle unsere Modalitäten durch sind. Wenn zwei vom biliösen Temperament bzw. der biliösen Konstitution sprechen, meinen sie etwas Unterschiedliches.

Wenn das Geistige vorherrscht, so kommen dafür immer noch die Hälfte der Arzneien unserer Materia Medica in Frage, selbst wenn seine geistige Verfassung angegriffen ist. Das Motive-Temperament finden wir bei einer großen Zahl der aktivsten und immerzu arbeitenden Menschen, egal, ob sie geistige oder körperliche Tätigkeiten verrichten. Das sanguinische Temperament finden wir häufig bei körperlich und geistig Gesunden, diese Begriffe lassen mich an keine einzige Prüfung denken. Die Temperamente werden nicht durch die Prüfungen verursacht und werden durch unsere Arzneien in keiner Weise beeinflusst, selbst wenn wir die Symptome bei Patienten vorfinden, die markante Eigenschaften des einen oder anderen Temperamentes besitzen. Es zeugt von einem falschen Verständnis unserer homöopathischen Prinzipien, wenn man diese Temperamente in unsere Pathogenese, Symptomatologie oder Pathologie integrieren möchte.

Jemand der weiß, wie man ein homöopathisches Arzneimittel für kranke Menschen findet, zögert nicht lange. Er schätzt ein, inwieweit der Zustand des Patienten vom Normalzustand abweicht, da der Patient vom normalen in den kranken Zustand gewechselt hat. Dieser krankhafte Zustand von Körper und Geist setzt sich aus Zeichen und Symptomen zusammen, die von der Gesundheit des Patienten abweichen. Dabei spielt es keine Rolle, ob es sich dabei um neue oder schon lange bestehende Symptome handelt. Die Analyse der allgemeinen und besonderen Symptome bestimmt den krankhaften Zustand so deutlich, dass diese Analyse vom ersten zum letzten zu einer eindeutigen und systematischen Aufgabe wird. Das ist keine Phantasterei, es kann jederzeit am Krankenbett demonstriert werden. Es ist eine von Anfang bis zum Ende eindeutige und zuverlässige Methode, die weder auf Meinungen noch Theorien, sondern ausschließlich auf Tatsachen beruht.

Wie die Lebenskraft der Arzneimittelwirkung entgegenwirkt

Alle Homöopathen erinnern sich wohl an den sehr wertvollen Artikel „Wie die Erstwirkung und Nachwirkung der Arzneien die Dosierung bestimmt", den Dr. Dunham in seiner Abhandlung über die homöopathische Wissenschaft veröffentlicht hat. Vielleicht erinnern Sie sich alle noch an eine ähnliche Abhandlung von Dr. Hale über sein erfundenes Gesetz bezüglich der Potenzwahl. Seit diese Aufsätze erschienen sind, wird der homöopathische Verstand häufig direkt auf die entsprechenden Paragraphen in Hahnemanns *Organon* gelenkt, namentlich §§63 und 64 zusammen mit §115, der in dieser Hinsicht genauso wichtig ist wie die beiden erstgenannten.

Man sollte sich mit dem §65 beschäftigen, da er einige Beispiele von Aktion und Reaktion liefert, die die Lehre dieser Paragraphen verdeutlichen.

Dr. Dunham war von dem Gedanken geleitet, die Lehren Dr. Hales zu widerlegen, der behauptete, die primären und sekundären Symptome reichten aus, die Dosis zu bestimmen. Dies ist jedoch nicht das vorrangige Ziel dieser Arbeit, weshalb wir uns diesem Paragraphen und der darin enthaltenen Lehre aus einem anderen Blickwinkel nähern wollen. Außerdem hat Dr. Dunham ausreichend Argumente geliefert, die diese Eselei bloßstellen.

§62[36]: „Woher aber dieser verderbliche Erfolg des palliativen, antipathischen Verfahrens und die Heilsamkeit des umgekehrten, des homöopathischen Verfahrens rühre, erklären folgende, aus vielfältigen Beobachtungen abgezogene Erfahrungen, die niemandem vor mir in die Augen fielen, so nahe sie auch lagen, so einleuchtend und so unendlich wichtig sie auch zum Heilbehufe sind."

§63: „Jede auf das Leben einwirkende Potenz, jede Arznei stimmt die Lebenskraft mehr oder weniger um, und erregt eine gewisse Befindens-Veränderung im Menschen auf längere oder kürzere Zeit. Man benennt sie mit dem Namen: *Erstwirkung.* Sie gehört, obgleich ein Product aus Arznei- und Lebens-Kraft, doch mehr der einwirkenden Potenz an. Dieser Einwirkung bestrebt sich unsre Lebenskraft ihre Energie entgegen zu setzen. Diese Rückwirkung gehört unserer Lebens-Erhaltungs-Kraft an – und ist eine automatische Thätigkeit derselben, *Nachwirkung* oder *Gegenwirkung* genannt."

§64: „Bei der Erstwirkung von den künstlichen Krankheits-Potenzen (Arzneien) auf unsern gesunden Körper scheint sich diese unsre Lebenskraft bloss empfänglich (receptiv, gleichsam leidend) zu verhalten und, so zu sagen, wie gezwungen die Eindrücke der von aussen einwirkenden künstlichen Potenz in sich geschehen und so ihr Befinden umändern zu lassen, dann aber sich gleichsam wieder zu ermannen, und dieser in sie geschehenen Einwirkung (*Erstwirkung*) a) wenn es davon ein Entgegengesetztes giebt, den gerade entgegengesetzten Befindens-Zustand (*Gegenwirkung, Nachwirkung)* hervorzubringen in gleichem Grade, als gross die Einwirkung (*Erstwirkung*) der künstlich krank machenden, oder arz-

[36] Organon, 5. Auflage, 1833, §§62, 63, 64, 115

> neilichen Potenz auf sie gewesen war und nach dem Masse ihrer eignen Energie – oder, b) wo es einen der Erstwirkung gerade entgegengesetzten Zustand in der Natur nicht giebt, scheint sie sich zu bestreben, sich zu indiffenziren, d.i. ihr Uebergewicht geltend zu machen durch Auslöschen der von aussen (durch die Arznei) in ihr bewirkten Veränderung, an deren Stelle sie ihre Norm wieder einsetzt (*Nachwirkung, Heilwirkung*)."

> §115: „Unter diesen giebt es bei einigen Arzneien nicht wenige, welche andern, theils vorher erschienenen, theils nachher erscheinenden Symptomen zum Theil oder in gewissen Nebenumständen entgegengesetzt sind, desswegen jedoch nicht eigentlich als *Nachwirkung* oder blosse Gegenwirkung der Lebenskraft anzusehen sind, sondern nur den Wechselzustand der verschiednen Wirkungs-Paroxismen erster Wirkung bilden; man nennt sie *Wechselwirkungen*."

Nach dem gebührenden Studium dieser Paragraphen kam ich zu dem Schluss, dass es nur eine Arzneimittelwirkung gibt, nämlich die krankmachende. Das, was als Nachwirkung aufgefasst wird, ist die Reaktion der Lebenskraft, die immer ein Heilbestreben hat. Wenn wir die Grundlagen unserer Verordnungen auf die Primärwirkung einschränken, wie Dunham es tat, müssen wir unsere Kenntnisse bezüglich dieser Primärwirkung erweitern.

Dazu gehört das Studium der Symptome, die nach der Verordnung und nachdem die Arznei gewirkt hat, auftreten. Und es beinhaltet das Studium jener Symptome, die lange Zeit nach der Prüfung am Gesunden aufgetreten sind. Diese reaktiven Symptome zeigen häufig an, wie es weitergeht, ob der Patient heilbar ist oder nicht. Und sie zeigen oft an, dass das Mittel der Heilung entgegenwirkt. In der Allopathie erfordern die sogenannten Sekundärsymptome niemals eine Verordnung. Dem ist tatsächlich so, doch um die Gültigkeit dieser Aussage vollends zu verstehen, muss man die Erst- und Nachwirkung intensiv studieren. Das Symptomenbild, auf dem die Verschreibung beruht, setzt sich aus den krankhaften Empfindungen, die das Leben bzw. die Gesundheit gefährden, zusammen. Die Gegenwirkung ist ein Hinweis darauf, dass die Lebenskraft die Gesundheit wiederherstellen möchte. Darum ist es so wichtig, dass wir das gesamte Spektrum dieser Heilkräfte kennen.

In einigen Fällen verursachen große Mengen starker Arzneien heftigere, längere und tiefere Wirkungen als die potenzierten Arzneien. Was wir irrtümlicherweise häufig für Sekundärsymptome halten, sind einfach die Primärsymptome der potenzierten Arznei oder die direkten Symptome der verwendeten Arznei. Es scheint so, als hielte die dynamische Wirkung länger an und als wäre sie den eher toxikologischen Wirkungen untergeordnet. Wenn jemand z.B. über einen langen Zeitraum *Arsen* eingenommen hat, nimmt er das äußere Erscheinungsbild von *Arsen* an, worin wir die wahre Arzneiwirkung erkennen können. So lange wie die Substanz eingenommen wird, so lange wirkt das rohe *Arsen* auf das Leistungsvermögen der Nerven dieses Menschen ein. Sobald das *Arsen* aber abgesetzt wird, kommt die fürchterliche Krise. Nun muss sich, sofern noch vorhanden, eine Reaktion zeigen. Meistens aber wurde die Lebenskraft durch die Gewöhnung an das *Arsen* überwältigt. Das Leben kann nur noch durch mehr *Arsen* gerettet werden.

Bei *Opium* und ähnlichen Drogen sehen wir eine ähnliche Gewöhnung an die Giftstoffe. Durch die gewohnheitsmäßige Einnahme von *Opium* ist unsere Lebenskraft derart geschwächt, dass auf das Absetzen der Droge Durchfall folgt, weshalb mehr *Opium* benötigt wird. Es scheint fast so, als habe die Droge den Platz, den eigentlich die Lebenskraft einnimmt, an sich gerissen.

Wenn kleine Gaben verabreicht werden, finden wir entgegengesetzte Symptome vor. Einige Prüfer bekamen von *Opium* Verstopfung; andere haben weichen Stuhl. Was bei dem Einen primär erscheint, erscheint beim Anderen sekundär. Bei einer Familie, die unter meiner Beobachtung stand, hatte *jedes Familienmitglied*, nachdem sie kleine Mengen *Opium* genommen hatten, Durchfall. Und das, obwohl die meisten Menschen bei einer *Opium*prüfung Verstopfung bekommen, die, wie es scheint, die Erstwirkung der Droge ist.

Die Lebenskraft versucht nun, dieser von außen kommenden Erst-Störung entgegenzuwirken, weshalb die Reaktion häufig entgegengesetzt zu sein scheint. Das ist auch der Grund, weshalb es zur Verstopfung kommt, wenn die Erstwirkung Durchfall ist. Zumindest einigen von uns liefert dies ein wunderbares Beispiel, über das wir nachdenken sollten.

Wenn wir nun versuchen, die gesunde Reaktionskraft zu messen, werden wir sehen, dass die Reaktionskraft immer stärker ist als das verursachende Trauma. Das wird auch bei der Lektüre des §65 deutlich.

> § 65: Beispiele von a) liegen jedermann vor Augen. Eine in heissem Wasser gebadete Hand ist zwar anfänglich viel wärmer als die andre, ungebadete Hand (Erstwirkung), aber von dem heissen Wasser entfernt und gänzlich wieder abgetrocknet, wird sie nach einiger Zeit kalt und endlich viel kälter, als die andre (Nachwirkung). Dem von heftiger Leibesbewegung Erhitzten (Erstwirkung) befällt Frost und Schauder (Nachwirkung). Dem gestern durch viel Wein Erhitzten (Erstwirkung) ist heute jedes Lüftchen zu kalt (Gegenwirkung des Organismus, Nachwirkung). Ein in das kälteste Wasser lange getauchter Arm ist zwar anfänglich weit blässer und kälter (Erstwirkung), als der andre, aber vom kalten Wasser entfernt und abgetrocknet, wird er nachgehends nicht nur wärmer als der andre, sondern sogar heiss, roth und entzündet (Nachwirkung, Gegenwirkung der Lebenskraft). Auf starken Kaffee erfolgt Uebermunterkeit (Erstwirkung), aber hintennach bleibt lange Trägheit und Schläfrigkeit zurück (Gegenwirkung, Nachwirkung), wenn diese nicht immer wieder durch neues Kaffeetrinken (palliativ) auf kurze Zeit hinweggenommen wird. Auf von Mohnsaft erzeugten, tiefen Betäubungs-Schlaf (Erstwirkung) wird die nachfolgende Nacht desto schlafloser (Gegenwirkung, Nachwirkung). Nach der durch Mohnsaft erzeugten Leibverstopfung (Erstwirkung) erfolgt Durchfälligkeit (Nachwirkung) und nach dem mit Darm erregenden Arzneien bewirkten Purgiren (Erstwirkung) erfolgt mehrtägige Leibverstopfung und Hartleibigkeit (Nachwirkung). Und so wird überall auf jede Erstwirkung einer das Befinden des gesunden Körpers stark umändernden Potenz in grosser Gabe stets das gerade Gegentheil, wo, wie gesagt, es positiv dergleichen giebt, durch unsre Lebenskraft in der Nachwirkung zu Wege gebracht.

Diese Beispiele des Meisters, an denen wir uns immer orientieren können, zeigen uns, dass die Reaktionskraft immer größer ist als der ursächliche Reiz. Wenn dem nicht so wäre, dann wäre auch keine Heilung möglich. Wehe dem, dessen Lebenskraft nicht auf schädliche äußere Einflüsse reagiert.

Wenn große Mengen roher Arzneien verabreicht wurden, wird man kaum nützliche Beobachtungen machen. Durch die groben Gaben mangelt es der Erstwirkung an Details, weshalb die Lebenskraft auch nicht detailliert antworten kann. Der Gabe eines rohen Medikamentes folgt eine Katharsis, der die Details fehlen. Sobald eine Reaktion eintritt, mangelt es der Verstopfung an feineren Empfindungen, da diese alle von der Darmlähmung verschluckt wurden. Nicht näher beschreibbare Wirkungen und Reaktionen sind nahezu bedeutungslos. Das sollte den Prüfern verdeutlichen, wie beschränkt der Wert von Prüfungen roher Arzneien ist: Es sollte die Befürworter dieser Ergebnisse lehren, dass wir so keine wahlanzeigenden Hinweise finden.

Dem Grundgedanken des Textes entsprechend erkennen wir, dass die Reaktion der Erstwirkung gewöhnlich entgegengesetzt ist. Der Zweck der Reaktion ist es, sich dem ursächlichen Reiz entgegenzustellen, egal, ob es sich dabei um eine Verbrennung, eine Erfrierung, um Drogen oder um eine bestimmte Krankheit handelt, wie wir beim sorgfältigen, erneuten Lesen des §65 feststellen werden. Das Erscheinungsbild, die Symptome der Reaktion finden wir gewöhnlich in der Pathogenese der verursachenden Arznei. Die Reaktion scheint auf den ursächlichen Reiz beschränkt zu sein. Mit anderen Worten beschränkt sich die Reaktion auf das Wirkspektrum der Arznei, welche den ursächlichen Reiz ausgelöst hat. Bei dem einen Prüfer hat *Opium* Obstipation (Erstwirkung) verursacht und als Reaktion beobachten wir eine Diarrhoe. Bei einem anderen Prüfer hat *Opium* Diarrhoe (Erstwirkung) verursacht und als Reaktion beobachten wir Obstipation, siehe *Organon*, §65.

Die Reaktion eines gesunden Menschen wird immer stärker sein als der ursächliche Reiz. In anderen Worten: Die Symptome, die beim Einen als Erstwirkung wahrgenommen werden, treten beim Anderen als Reaktion der Lebenskraft auf. Dies liegt daran, dass die Lebenskraft den von außen kommenden Einwirkungen eine direkte Gegenwirkung entgegengesetzt. Alle diese Reaktionen sind im Wirkspektrum der Arzneien und Krankheiten bereits angelegt, die Lebenskraft braucht nur noch zu agieren bzw. reagieren. Welche Symptome oder Äußerungen wir in einer Reaktion auch immer vorfinden, wir werden sie auch in den pathogenetischen Symptomen vorfinden, gegen die die Lebenskraft opponiert. Daher kann es niemals eine Reaktion geben, die nicht durch eine Krankheitsursache oder eine Arzneiwirkung ausgelöst wurde.

Wir dürfen aber nicht glauben, dass dies uns eine Lehre liefert, gemäß derer wir Symptome annehmen oder beanspruchen können, die nicht tatsächlich hervorgerufen wurden. Ich bin mir durchaus bewusst, dass diese Lehrmeinung eher kritisiert als angenommen wird, doch mein bisheriges Studium der Prüfungen führte mich zu dem Schluss, dass es sich tatsächlich so verhält.

Um die Erstwirkung verstehen zu können, darf man sie nicht am Kranken testen. Wir brauchen vielmehr gesunde Menschen, die uns viel Nützliches mitteilen werden, indem sie beobachten, was sie fühlen und sehen.

Um diese Reaktionen zu verstehen, müssen die Prüfungsergebnisse am Gesunden mit den verschiedenen Symptomen des Kranken verglichen werden. Wenn wir mit dem Studium der Erstwirkungen bei unseren Arzneimittelprüfungen am Gesunden beginnen, vermeiden wir selbstverständlich rohe Arzneisubstanzen, um möglichst viel über die zu prüfende Arznei zu erfahren. Wie bereits gesagt: Die feinen Details werden von den groben Wirkungen einfach verschluckt. Wir beobachten stattdessen jedoch, wie einige Symptome mit einer erstaunlichen Genauigkeit wiederkehren. Manche von ihnen tauchen mit einer verblüffenden Genauigkeit über Wochen hinweg jeden Tag auf, andere jeden 3., jeden 5., jeden 7. oder jeden 9. Tag. Das gilt besonders dann, wenn in der Prüfung als tiefste Potenz die C30, von der Hahnemann sprach, zum Einsatz kommt. Im Vergleich mit den flüchtigen Wirkungen grober Arzneien sind die Wirkungen der potenzierten Arzneien viel mannigfaltiger und länger. Selbst viele Wochen nach der Prüfung tauchen noch Symptome in 7-, 14- oder 21-täglichen Intervallen auf. Ich beobachtete dies bei einer gesunden *Cenchris*-Prüferin, die noch Monate nach der Prüfung Menstruationssymptome hatte, die bei jeder Periode wiederkehrten. Dieses Symptom ist inzwischen verifiziert und hat sich als nützlich erwiesen. Der Philosoph stellt sich nun die Frage: Wenn dieses Symptom, wir nennen es reaktive Wirkung, schon damals aufgetaucht ist, warum erlischt die Wirkung der XM nicht früher? So muss man daraus vernünftigerweise schließen, dass alle Symptome, die nach der Arzneimittelgabe auftreten, die wahren Arzneimittelsymptome sind. Es handelt sich um die Erstwirkung und um die spezifische Wirkung dieser Arznei, egal ob sie am ersten Tag oder viele Monate später auftritt. Im Zuge von Prüfungen haben sich Gewohnheiten und Sitten eingestellt, welche die Prüfer noch jahrelang begleiteten. Als Symptome betrachtet wurden diese durch dieselbe Arznei unter ähnlichen Bedingungen geheilt, sie sollten daher als wesentliche Erstwirkung der verwendeten Arznei betrachtet werden; sie sind wirklich die Krankheit der Arznei.

Wenn wir nun die Arzneimittelwirkung betrachten, auf die keine offensichtliche Gegenreaktion eintritt, so erleben wir noch wunderbarere Wirkungen. Wenn wir einem Patienten im letzten Stadium der Schwindsucht eine Arznei verabreichen, die ihn hätte heilen können, als er noch heilbar gewesen wäre, erleben wir jetzt wundersame und frappierende Dinge. Wir stellen fest, dass es ihm nach der Arzneigabe schlechter geht; der Krankheitsverlauf ist schneller. Es kann sein, dass wir ihn durch die sorglose Verabreichung einer solchen Arznei frühzeitig ins Grab bringen. In diesem Fall beobachten wir einen Reaktionsmangel. Wir nehmen den anhaltenden ursächlichen Reiz wahr, der sich, anstatt ihn zu heilen, mit seiner Krankheit vereinigt hat und seinen Tod beschleunigt. Wir beobachten dann etwas, was wir bei einer gesunden Reaktionslage nicht hätten beobachten können: einen anhaltenden abwärts gerichteten Verlauf der Erstwirkung der Arznei, die sich mit der Krankheit vereinigt hat. Daher kann man wohl sagen: Wehe dem, bei dem sich keine Reaktion mehr einstellt.

Dieses Stadium beobachten wir bei unheilbaren Fällen von Morbus Bright, Schwindsucht oder Krebs. Die Arznei, die tief genug gewesen wäre, ihn zu heilen, ist jetzt Gift. Weiterhin beobachten wir, dass die Arzneien, welche das starke Leiden in solch unheilbaren Fällen lindern, Arzneien sind, die den Patienten lediglich in ihren wenigen, das direkte Leiden betreffenden, Symptomen ähnlich sind. Dies liefert uns Beispiele einer Primärwirkung, der keine Reaktion entgegenwirkt. Die [von der Arznei] zuerst geäußerte Wirkung wird von der Lebenskraft in eine gesunde Reaktion umgewandelt; viele haben dies irrtümlicherweise als die Sekundärwirkung der verabreichten Arznei gedeutet. Das geschieht vor allem bei Prüfungen. Wenn keine Reaktion vorliegt, müssen wir den Ursprung näher betrachten, um etwas über dessen Innerstes zu erfahren. Dann beobachten wir erneut die Periodizität, mit der die Symptome auftreten, die Periodizität, die auf die Arzneiwirkung folgt; was für die Arzneimittelwirkung gilt, gilt auch für die Krankheitswirkung. Der beste Weg, Krankheiten und deren Wirkungen zu studieren, ist derselbe, mit dem wir auch studieren, wie unsere Arzneimittel wirken, wie sie sich verhalten. Nehmen wir z.B. ein intermittierendes Fieber. Der Anfall besteht aus Frost, Fieber und Schweiß. Die Primärwirkung der Fieberursache wird durchweg von der Reaktion der Lebenskraft, die auch zum Anfall gehört, begleitet. Sie ist, unabhängig davon, ob sie unterstützt wird oder nicht, ausreichend, um der Krankheitsursache entgegenzuwirken.

Wir sollten uns die unberechenbare Natur einiger Arzneisymptome ansehen, wie z.B. die extremen, widersprüchlichen und wechselhaften Symptome von *Ignatia*. Obwohl diese Symptome sich sprunghaft immer wieder verändern, sind sie dennoch alle Ausdruck der krankmachenden Eigenschaft einer Arznei. Ich bin mir bewusst, dass ich einen wichtigen Teil der Wahrheit nur vage angesprochen habe, doch dieser eröffnet sich durch das Nachdenken über die natürlichen Erscheinungen. Um der Wahrheit nahe zu kommen, müssen wir mit den Zeichen der Arzneiwirkung vertraut sein; das erlangte Wissen soll uns von Nutzen sein, wenn wir z.B. eine neue Arznei geben oder die bereits gewählte wiederholen, müssen wir die Bedeutung der beobachteten Wirkung einschätzen können. Es ist nunmehr wohlbekannt, dass eine Reaktion sehr gut ist, wenn die Gemütssymptome und das Allgemeinbefinden sich bessern, selbst wenn einige Symptome unangenehmer sind. Der erfolgreiche Homöopath kennt sich mit den Reaktionsmustern und dem Plan der Natur sehr gut aus. Bekanntlich sind chronische Symptome, die dem Organismus entweder durch chronische Miasmen oder Arzneimittel eingepflanzt wurden, gänzlich der mangelhaften Reaktion der Lebenskraft geschuldet.

Unheilbare Krankheitsresultate sind aus zweierlei Gründen unheilbar: erstens aufgrund der Zerstörung des Organgewebes. Zweitens wegen der mangelhaften Reaktionskraft unserer Lebenskraft. Letzteres kann noch unterteilt werden in angeborene Schwäche und erworbene Kraftlosigkeit. Doch da diese Bereiche innerer Vielschichtigkeit auch teilweise anderen Fachgebieten angehören, möchte ich mich nun von dem Thema dieses Aufsatzes verabschieden in der Hoffnung, dass dessen Schwachpunkte durch ausreichende Überlegungen und Betrachtungen zum Vorschein gebracht werden, damit dieses Thema bald im hellen Lichte der Wahrheit erscheinen mag.

Die Verabreichung der Arznei

Viele scheinen zu glauben, dass es über die Verabreichung einer homöopathischen Arznei nur wenig zu sagen gibt; andere wiederum meinen, dass es außerhalb Hahnemanns Schriften nur wenig zu erfahren gibt. Man kann nicht erwarten, dass Hahnemann uns feste Regeln zum Gebrauch von Hoch- und Höchstpotenzen hinterlassen hat, da er sie selbst nicht angewandt hat. Dasjenige, was Hahnemann uns über die Verabreichung von Arzneien hinterlassen hat, bezieht sich auf die tiefen Potenzen bis zur C30. Was er über diese Potenzen geschrieben hat, ist für die Verabreichung aller Potenzen sehr nützlich, er konnte zu dieser Zeit aber nur allgemeine Regeln aufstellen, nicht mehr. Umfangreiche Erfahrung mit allen möglichen Potenzen und Konstitutionen sowie die unterschiedlichen Empfänglichkeitsgrade werden einen guten Beobachter davon abhalten, feste Regeln aufzustellen, die er selbst und andere zu befolgen haben.

Der Unterschied zwischen der Wirkung einer C30 und einer XM bei ein und derselben Konstitution ist großartig, und der Unterschied zwischen einer XM und einer CM ist in einigen Fällen noch großartiger. Einigen Konstitutionen gereicht eine Wiederholung der M nicht zum Vorteil, bei anderen, hartnäckigen wiederum sind mehrere Gaben nötig. Die sehr hohen Potenzen müssen, sofern sie klar indiziert sind, selten wiederholt werden, um bei chronischen Krankheiten eine lange Heilwirkung zu erzielen. Bei ernsthaften Akutkrankheiten robuster Naturen sind jedoch einige schnell aufeinanderfolgende Gaben am nützlichsten. Bei einem Typhus mit hohem Fieber erzielen wir die besten Ergebnisse, wenn wir die Arznei solange wiederholen, bis das Fieber beginnt nachzulassen, was zuweilen einige Tage dauern kann. Bei einem remittierenden Fieber sollte die Arznei solange gegeben werden, bis das Fieber zu sinken beginnt. Bei kräftigen Konstitutionen kann die Arznei auch während des Fieberanstieges mit Gewinn verabreicht werden und in einigen Fällen ist es geradezu unerlässlich.

Es macht durchaus keinen Unterschied, ob die Arznei in Wasser aufgelöst teelöffelweise oder in Form einiger Kügelchen trocken auf die Zunge verabreicht wird – das Ergebnis ist dasselbe. Einige nehmen an, dass durch ein oder zwei kleine Kügelchen eine mildere Wirkung erzielt werden kann, doch da täuschen sie sich. Die Wirkkraft eines Kügelchens, sofern es wirkt, ist genauso groß wie die von zehn Kügelchen. Und wenn wir einige Kügelchen in Wasser auflösen, so besitzt jeder eingenommene Teelöffel die volle Wirkung der darin gelösten Gabe.

Und wenn wir das ganze Glas auf einmal leer trinken, so hat dies auch keine stärkere Heilwirkung als ein Teelöffel davon.

Wenn die Arznei in Intervallen verabreicht wird, verstärkt sich die Heilwirkung und ist sicher, sofern die Arznei bei Bedarf abgesetzt wird. Wenn eine positive Wirkung erzielt wurde, sollte die Arznei immer abgesetzt werden, da eine weitere Verabreichung größten Schaden anrichten kann. Daher ist die formale Einzelgabe nicht immer die beste Methode, eine Abfolge von Einzelgaben sollte aber immer angestrebt werden.

Der genaue Beobachter erkennt schnell, ob ein Fall mit einer einzigen Gabe oder einer Folge von Einmalgaben zu bewerkstelligen ist. Sobald das erledigt ist, gibt es keine Ausnahme von der Regel: Warten Sie die Arzneimittelwirkung ab. Bei akuten Krankheiten und in Notfällen ist oben genannte Vorgehensweise die beste. Bei chronischen Krankheiten gilt für die erste Verordnung, dass man sie am besten als Einmalgabe trocken auf die Zunge gibt. Nachdem einige Gaben, in langen Abständen gegeben, gut gewirkt haben, die Wirkung immer schwächer und schwächer wird, die Symptome aber noch immer dieselbe Arznei verlangen, wird eine Potenzreihe eine tiefere und stärkere Wirkung zeigen. Das gilt auch, wenn die Potenzen viel höher gegeben werden. Darüber hinaus ist es ein sicheres Vorgehen, wenn die Arznei einzeln und in langen Abständen gegeben wurde, während dieses Vorgehen für die ersten Dosen nicht angebracht gewesen wäre. Wenn die C30 und die C200 verwendet werden, muss man die Arznei häufiger in Wasser geben als bei höheren Potenzen. Diese Potenzen haben eine mildere Heilwirkung als die hohen und höchsten Potenzen und sind daher für sehr nervöse und reizbare Frauen und Kinder wie auch für einige Männer viel geeigneter.

Um alle Empfindlichkeitsgrade chronischer Krankheiten abzudecken, muss der Arzt alle tief wirkenden Arzneien in der C30, C200, M, XM, LM, CM und MM zur Hand haben. Wenn die Arznei die Symptome abdeckt oder das Similimum ist, wird bei vielen chronisch Kranken eine beliebige Potenz, wenn sie in langen Abständen zwei- oder dreimal gegeben wird, ihre Heilwirkung entfalten und muss dann von einer höheren Potenz gefolgt werden. Es ist besser, tief zu beginnen und dann immer höher zu gehen. Jeder Potenzwechsel bewirkt eine neue und tiefere Heilwirkung. Viele meinen, dass man ganz hoch einsteigen sollte und die Heilung damit erreicht sei, es stimmt aber nicht, dass die Behandlung damit abgeschlossen ist. Bei vielen chronischen Krankheiten muss der Patient lange unter der Wirkung einer Arznei gehalten werden, und die Arznei muss so gegeben werden, dass die Heilwirkung nicht behindert wird. Die konservative Methode ist der beste Garant für eine anhaltende Arzneiwirkung. Auf diese Art ist die Heilung immer mild, sanft und dauerhaft. Außerdem bewirkt ein zu hoher Einstieg bei schwachen und sehr sensiblen Personen ein zu heftiges und schnelles Wiederauftauchen der alten Symptome. So kann es misslingen, dass die Heilwirkung lang genug ist, um das zugrundeliegende Miasma ausmerzen zu können.

Um eine Verschlimmerung zu vermeiden, geben manche die Arznei nachts, andere wieder morgens, dabei macht dies keinen Unterschied. Eine tiefwirkende Arznei sollte selten mitten in einem Anfall oder einer Verschlimmerung gegeben werden, sondern wenn diese nachlassen. An diese alte Regel halten sich fast alle. Eine tiefwirkende Arznei mitten im Leiden zu geben, bedeutet, die Verschlimmerung herauszufordern, das Leiden wird verstärkt, die Heilwirkung der Arznei nutzlos aufgebraucht. Die Gabe wird [sinnlos] verbraucht und eine Wiederholung versagt dann auch häufig ihren Dienst. Es ist unerlässlich, in dem Fall solange abzuwarten, bis der rechte Zeitpunkt zur Arzneigabe gekommen ist. Den richtigen Moment finden Sie, wenn die Aufregung vorbei ist, wenn Ruhe eingekehrt ist. Bei einem menstruellen Leiden nach der Menstruation; bei chronischen Kopfschmerzen nach dem Kopfschmerz;

bei intermittierendem Fieber findet sich der beste Moment der Arzneimittelgabe nach dem Paroxysmus.

Die Behandlung unheilbarer Fälle ist ein weites Feld. Keine zwei gleichen sich, und Sie werden bald feststellen, dass selbst sorgfältig ausgewählte Arzneien verschlimmern und palliativ wirken können, die Arzneikraft schnell aufgebraucht ist und eine neue Arznei gefunden werden muss. Die Arzneien wirken meist nur in einer Potenzstufe und selten länger als einige Stunden. Der schnelle Wechsel der Symptome und Zustände nötigen den Patienten, dem Arzte immer nahe zu sein.

Folgender Grundsatz sollte Ihnen immer im Gedächtnis bleiben:

Wenn die Symptome wechseln, muss die Arznei abgesetzt werden, da sie nicht mehr homöopathisch ist; daher kann die Wirkung nicht mehr heilend, jedoch schädlich sein.

Da wir bei sehr sensiblen Menschen mit einem Symptomenwechsel zu rechnen haben, sollten wir die gewöhnlich sehr sichere Einmalgabe anwenden.

Die Gabenwiederholung zur Intensivierung der Arzneiwirkung ist nicht die Regel, sondern die Ausnahme.

Für den Anfänger ist es gefährlich, dem Verlangen nach zu häufiger Wiederholung nachzukommen – dieses Verlangen sollte gezügelt werden.

Ein Arzt, der Arzneien grundsätzlich in Wasser gelöst verordnet, wird bei vielen seiner sensiblen Patienten Leiden verursachen, er aber wird denken, dass die Krankheit schlimmer wird und er wird das Arzneimittel wechseln, obwohl er es einfach nur absetzen müsste.

Bei dieser Art von Wiederholung gilt: Je höher die Potenz, desto stärker die Verschlimmerung.

Ärzte, die nur auf dem Land arbeiten, wo die Menschen kräftig sind und ihr Leben größtenteils im Freien verbringen, werden keine so starken Verschlimmerungen wie in den Städten zu sehen bekommen. Die Landbevölkerung hält sowohl der missbräuchlichen Wiederholung als auch dem Missbrauch roher Arzneidrogen besser stand.

Wie wir die Materia Medica studieren sollen

Die Homöopathie ist eine Kunst und Wissenschaft des Lebens, da alle Studien an Lebenden durchgeführt werden. Das Gesetz wurde durch Phänomene enthüllt, die sich an lebenden Menschen entwickelt haben und nicht am toten Fleisch. Die Beobachtungen am toten Körper sind so weit von denen am lebenden und vom Leben selbst entfernt, dass man sie gar nicht als zu einer Wissenschaft gehörig betrachten kann, welche sich mit lebenden Wesen beschäftigt. Sie bilden eine sich vollkommen auf das Äußere beziehende Wissenschaft, eine abstrakte Wissenschaft, und man sollte sie als etwas auffassen, das mit dem, worauf sich das Gesetz bezieht, überhaupt nichts zu tun hat.

Im Labor wurde noch nicht eine Arznei für lebende Menschen entdeckt und die Forschungen sind auch den Toten nicht zugutegekommen. Das Labor führt weder Studien über das Leben noch über Krankheiten, sondern nur über Krankheitsresultate durch. Natürlich münden Ursachen manchmal in Krankheitsresultaten. Das Wissen um die Krankheitsresultate ist aber nutzlos, außer man setzt es mit dem Ursprung und der Entwicklung der Krankheit in Verbindung. Der Ursprung des verdorbenen Lebens wird weder in der Pathologie noch im Labor gefunden, selbst dann nicht, wenn man ein Mikroskop benutzt.

Im erkrankten menschlichen Organismus sind die Krankheitssymptome das einzig Feststellbare. In den Symptomen erkennen wir klar die Ähnlichkeit zwischen einer jeden Krankheit und dem jeweiligen Heilmittel. Die Krankheit kann sich dem intelligenten Arzt nur durch Symptome zu erkennen geben. Man kann es nicht Gott anlasten[37], dass der Mensch nicht klug genug ist, diese Symptome zu deuten.

Menschen, die das Opfer ihrer eigenen Intelligenz sind, denken, sie könnten anhand toter Materie die Ursache, den Verlauf und die Heilmittel einer Krankheit herausarbeiten. Das war noch nie möglich und man wird zur rechten Zeit zurückblicken und es als das erkennen, was es ist: die Laune einer vergangenen Epoche.

Das Heilgesetz, bekannt als Similegesetz, ist ein Gesetz Gottes, wie Hahnemann immer bestätigt hat. Es hat sich immer mit den Erscheinungen und nicht mit Endergebnissen und toter Materie beschäftigt – und so soll es auf ewig bleiben. Wenn ein Mensch das Gesetz und die Bedeutung der Phänomene kennt, wird er auch den Zusammenhang zwischen den Krankheitsbildern der Patienten und unseren Arzneimittelbildern erkennen.

Wenn er die homöopathische Wissenschaft kennt, wird er den Ursprung der Krankheiten in der Kindheit ausmachen, den Krankheitsverlauf und die Krankheitsendprodukte nach dem Tod verstehen. Wenn man dies alles zusammen betrachtet, ergibt es ein großes Ganzes. Wenn wir aber alles isoliert betrachten, wird immer etwas fehlen. Wenn wir nur die Krankheitsendprodukte kennen, haben wir aus den Toten eine tote Wissenschaft erschaffen, die den Lebenden nicht von Nutzen ist.

Ein bedeutender Pathologe sagte einmal zu mir: „Wenn wir die Pathologie kennen würden, wüssten wir auch, wie wir den Patienten heilen könnten." Daraufhin fragte ich ihn: „Wann werden wir die Pathologie kennen?" Er antwortete: „Sobald wir die Autopsie durchgeführt haben."

Da ein Toter nicht mit einem Lebenden verglichen werden kann, konnte am Toten noch nie etwas entdeckt werden, was zu einer heilenden Arznei geführt hätte. Es wurden nur gefährliche Palliative und Behelfsmittel entdeckt, die genauso oft töten wie heilen und mehr Schaden anrichten, als dass sie nutzen. Was man auch anführen mag, es ist nahezu wertlos im Vergleich zu den wahrhaft wirkungsvollen Arzneien, durch deren kluge Anwendung alle Erscheinungen aufgetreten sind.

Wenn uns das Labor sagen kann, was der Mensch liebt und was er hasst; wenn es uns ein vollständiges Bild seines Verstandes inklusive aller Abweichungen vom Normalen geben kann; wenn es uns sagen kann, wer empfindlich gegenüber Kälte, Hitze, trockenem Wetter, Sturm und Gewitter ist, dann kann es sein, dass wir bei dieser toten Wissenschaft nach Hilfe außerhalb unserer Symptomatologie Ausschau halten.

Je früher wir die wahre Einteilung und Individualisierung der Lebenszeichen während einer Krankheit erkennen lernen, desto früher werden wir kranke Menschen zufriedenstellend heilen und müssen unsere Medikamente nicht aufgrund von Krankheitsursachen heraussuchen.

Denken Sie mal an die vielen Millionen Dollar, die in den Laboratorien verschwendet werden, ohne dass die Ursache der Bakterien bisher gefunden worden wäre.

Haben sie jemals Aufschluss über unsere Körperflüssigkeiten und deren Zustände gegeben, um uns Kenntnisse über Anfälligkeit bzw. mangelnde Widerstandskraft zu verschaffen?

Hat es uns etwas über die wahre Beschaffenheit der ererbten Veranlagungen erzählt; was genau ist die schwächliche Verfassung, die in Tuberkulose, Krebs und Kräfteverfall endet?

Diese Zustände, die Tuberkulose und Krebs bewirken, sind den klugen Anhängern Hahnemanns jedoch sehr gut bekannt. Sie zeigen sich in Zeichen und Symptomen, so dass sie heute schon alle geheilt werden können. *Ja*, diese vererbten Anlagen können *geheilt* werden. Diese Patienten

[37] Im Original: *nature's God*, von Thomas Jefferson in der amerikanischen Unabhängigkeitserklärung gewählte Formulierung.

können getestet und geheilt werden: Ich meine damit keinen Test im Laboratorium, ich spreche von Methoden, die den modernen Anhängern des unsterblichen Hahnemanns geläufig sind.

Diese Dinge können nur durch das Studium des Willens, des Verstandes und der körperlichen Zeichen und Symptome festgestellt werden, sowie in den Arzneimitteln Ähnlichkeitsbeziehungen hierzu vorhanden sind. Das Studium der Lebenden muss uns dabei helfen, die blödsinnigen und schwachen Kinder zu heilen; das Laboratorium vermag das nicht.

Ein Arzt ist jemand, der weiß, wie man kranke Menschen heilt. Ein Pathologe, der kein Wissen über die Materia Medica besitzt und nicht weiß, wie sie anzuwenden ist, ist kein Arzt. Ich habe schon einige gute Ärzte kennen gelernt, die exzellente Krankenheilungen durchführten, sich mit der Pathologie aber nur bedingt auskannten.

Der Vollblutmediziner ist jemand, der seinem Wissen um die Arzneiwahl nach dem Similegesetz Kenntnisse über Diagnose und Pathologie hinzufügt. Manchmal muss er seinen Patienten Ratschläge geben, wenn diese unheilbar sind; er muss die Diagnose und die Pathologie kennen. Manches aus der Pathologie kann dem intelligenten Arzt sehr nützlich sein. Dem Unwissenden, der nichts von der Verschreibungskunst versteht, werden diese allerdings niemals helfen.

Der Pathologe betrachtet die Pathologie anstelle des Patienten; der Arzt betrachtet den Patienten und nimmt den Kranken anhand der Symptome wahr, die seine Persönlichkeit beschreiben.

Krankheiten und deren Endprodukte sind bei allen Wesen, sowohl beim Menschen als auch beim niedrigeren Tier, ziemlich gleich, doch durch das Studium der Krankheit bzw. ihrer Pathologie ist keine Individualisierung möglich. Alle Menschen, die die gleiche Krankheit haben, bringen die gleiche Pathologie hervor. *Das Gewöhnliche führt den Arzt niemals zu dem, was bei dem betreffenden Menschen auffallend ist.*

Das Heilprinzip

Das Lebensprinzip, das alle Organismen, einfache wie komplexe, durchdringt, macht sich auf mannigfaltige Weise und unter verschiedenen Umständen bemerkbar. *Moschusgranulat*, das siebzehn Jahre lang der Umgebungsluft ausgesetzt war und sich allen, die ihm nahe kamen, zu erkennen gab, hat nur unwesentlich an Gewicht oder Kraft verloren, um den Olfaktorius zu beeindrucken.

Die Lebendigkeit des Protoplasmas kann mit Hilfe eines Mikroskops sichtbar gemacht werden, tatsächlich können wir eine Bewegung beobachten.

Die Gruppe der inerten Substanzen, von denen *Silicea* ein bedeutender Vertreter ist, demonstrieren ihre Lebenskraft, wenn sie auf die Geschöpfe des Tier- und Pflanzenreiches einwirken, durch die Veränderungen, die sie in ihnen hervorrufen. Folglich zeigt diese Gruppe auf indirektem Wege, dass auch in den sogenannten inerten Substanzen Leben steckt.

Uns Menschen ist keine Substanz, ob sie nun niedriger oder höher entwickelt ist, bekannt, in der kein Leben steckt. Je näher es dem Schöpfer ist, desto mehr Leben steckt in ihm. Hört dies beim Menschen auf? Nein. In Gott erkennen wir eine noch höhere Variante, er ist der Urheber des Lebens, nur durch ihn kann es vermittelt werden.

Wenn der belebte Körper seine persönliche bzw. individuelle Lebenskraft verliert, beobachten wir, wie alle Elemente, fleißigen Bienen gleich, entsprechend ihrer Art ihre eigene Lebenskraft entwickeln, bis die formlose Masse letztendlich wieder zu Staub geworden ist.

Dieses Handeln und Behandeltwerden, die lebendigen und inerten Körper und Substanzen beobachten wir durchweg in der Natur. Es gilt aus den Lektionen, die das Leben uns lehrt, Nutzen zu ziehen. Dadurch kann das Heilprinzip und das Leben erfasst werden, und diese verkehrte Kraft, eine Idiosynkrasie, muss korrigiert oder, anders gesagt, geheilt werden.

Die Vermischung dieser Kräfte entspricht der Vielschichtigkeit des Lebens und der Heilung. Wir sehen, wie sich Leben und Tod miteinander vermischen, bis das eine im anderen aufgeht. Das vollendete und reine Leben ist die absolute Abwesenheit des sichtbaren Todes. Auf halbem Wege zwischen Leben und Tod sehen wir das perfekte Gleichgewicht. Dieser Zustand ist die Basis für jegliche Fortpflanzung und Ernährung, durch ihn können wir beobachten, wie das Leben lebt und auf sein Medium einwirkt. Die geringste Störung in den Lebensabläufen erzeugt Spannung, die Maschinerie verschleißt schnell, wird zu heiß und der Tod rückt immer näher. Was als kleine Störung begonnen hat, wird zu einem bedrohlichen Monster. Dennoch: Es wird nur durch die Endergebnisse [der Krankheit] bedrohlich, denn wir wissen, dass die milde Kraft, wenn sie ordentlich angewandt wird, die ursprüngliche Störung korrigiert, und die große alte Maschine rasch wieder zu ihrer normalen Tätigkeit zurückkehrt. Die Störung kann eine Idiosynkrasie sein oder auch nicht. Eine verminderte Widerstandskraft gegenüber gewöhnlichen Dingen ist eine Idiosynkrasie. Früher sagten wir, „diese Patientin verträgt kein Kalomel“, da sie so empfindlich darauf reagiert und sie schon von der kleinsten Menge zu speicheln beginnt und großen Schaden erleidet. Menschen reagieren häufig empfindlich auf eine Substanz, die ihnen sehr gut bekommt, wenn das Gute und Schlechte im Leben gebührend berücksichtigt und die richtige Arznei verordnet wurde. Bei der Heilung handelt es sich wie bei Krankheiten oftmals um Ansteckung. Wenn die Lebenskraft der Krankheitsursache anfangs in zu hohem Maß aufgenommen wurde, so folgt darauf Krankheit. Wenn aber die verursachende Kraft auf dieselbe Ebene erhoben wird wie das zu korrigierende Element, wird die ansteckende Krankheit geheilt. Die Heilung muss denselben Weg einschlagen wie die Ursache, sie muss den Organismus einnehmen, sie muss an denselben Pforten anklopfen.

Die Aura einer bestimmten Substanz verursacht Krankheit. Das haben wir bei Inhalationen von *Rhus toxicodendron* beobachten können, selbst bei großen Entfernungen. Bei einigen Menschen verursacht die Rose Übelkeit. Wir haben bei Malern Koliken beobachtet, die er selbst im Freien von seinem eigenen Pinsel bekam. Dieselben Koliken haben wir bei Menschen beobachtet, die in einem frischgestrichenen Zimmer schliefen. Wenn so kleine Mengen krank machen können, wäre es dann nicht klug, Versuche zu unternehmen, etwas von so feinem Charakter zu schaffen, das ihn bei anderen Gelegenheiten gegen diese Aura resistent macht. Wenn die Störung der Lebenskraft korrigiert werden kann, geht es ihm gut und seine Widerstandskraft, die ihn schützt, kehrt zurück. Wenn ein chemisches Antidot angezeigt zu sein scheint, wäre es vernünftig nachzuforschen, was denn eigentlich antidotiert werden muss. Die krankmachende Ursache war unlöslich und zu klein, als dass sie mit Hilfe des Mikroskops gesehen werden könnte. Und dennoch besaß sie genügend Kraft, um den Menschen krank zu machen. Doch es wirkt sich nicht auf alle so aus. Ein gesunder Mensch ist wahrscheinlich nicht so betroffen. Daher kann die Ansteckung nichts anderes sein als ein Mangel an Gesundheit bzw. Krankheit. Also ist diese anerkannte Idiosynkrasie eine Krankheit. War er schon krank, bevor er die Kolik bekam? War er schon krank, bevor er krank wurde? Was ist Krankheit?

Die Symptome weisen den intelligenten Arzt manchmal zufällig auf das Heilmittel hin.
Der lebende Organismus kann den rohen Substanzen normalerweise widerstehen, wobei die tiefen Verdünnungen ihn krank

machen. Das gilt v.a. für inerte und unlösliche Substanzen.

Es wurde beobachtet, dass ein negativer Zustand oft durch die Aufnahme großer Mengen eines bestimmten Giftes verstärkt wird. Nach einer bereits erfolgten Rhusvergiftung ist der Mensch empfindlicher gegenüber *Rhus toxicodendron* als zuvor.

Die Ursachen müssen sehr ähnlich sein, wenn die Auswirkungen, die sich durch Symptome bemerkbar machen, nahezu identisch sind, daher sind Menschen, die für das Rhusgift empfänglich sind, ebenso empfänglich für dessen Heilwirkung.

Rhus toxicodendron heilt in einigen Fällen augenscheinlich die Rhusvergiftung, tatsächlich heilt es aber den Patienten, da er schon vor seiner Rhusvergiftung *Rhus toxicodendron* oder eine ähnliche dynamische Kraft benötigt hätte. Die Anfangsdosis, die ihn krank machte, war zu groß, als dass sie ihn hätte heilen können. Das hochpotenzierte *Rhus toxicodendron* heilte ihn von dem Leiden, das er schon vor der Vergiftung hatte und seine jetzige Krankheit lässt umgehend nach, da ihre Ursache von seiner normalen vitalen Reaktion überwältigt wird. Er wird sich in einigen Tagen wieder erholt haben. Er hatte nicht genügend Gift abbekommen, um einen gesunden Menschen krank zu machen, es war gerade ausreichend, um einen kranken Menschen noch kränker zu machen. Folglich hat *Rhus toxicodendron* nicht die Rhusvergiftung geheilt, sondern den Patienten von seiner Rhusempfindlichkeit.

Dies unterscheidet sich enorm von der Vergiftung durch Verabreichung großer Arzneimengen, sei es Morphium oder eine andere rohe Droge, die ihr eigenes Antidot haben muss. Im einen Fall wird der Patient vergiftet, weil er krank war, im anderen ist er krank, weil er vergiftet wurde. D.h. er besaß keine Empfänglichkeit gegenüber der krankmachenden Arznei, die Droge wirkt bei ihm nur in toxischen Mengen. Dies betont noch einmal die positive und negative Verfassung des menschlichen Organismus, in der der Mensch außerstande sein kann, sich vor der Heilung wie auch der Ursache zu schützen, sich der Heilung ebenso wie der Ursache zu erwehren. Heilung und Ursache sind unterschiedliche Ebenen ein und desselben Wirkungskreises.

Ansteckung und Heilung, wie wir sie kennen, sind nichts anderes als die Inbesitznahme durch eine unerkennbare Kraft, die wir entweder zufällig oder mit Bedacht verabreicht bekommen und der wir uns nicht widersetzen können. Wir haben gesehen, wie *Rhus toxicodendron* den Patienten von seiner Überempfindlichkeit gegen *Rhus toxicodendron* heilen kann, sowohl vor als auch lange nach der Vergiftung. Das ist keine Isopathie, da nicht das *Rhus toxicodendron*, sondern der Patient geheilt wurde. Durch die zufällige Vergiftung wurde der intelligente Arzt auf *Rhus toxicodendron* als eine der Arzneien aufmerksam, auf die der Patient gut reagiert. Wobei ein Patient immer hochsensibel gegenüber seiner benötigten Arznei ist. Dies rückt den Symptomenkomplex ins Zentrum einer homöopathischen Fragestellung.

Der negative Zustand des Körpers, den wir beobachten können, und der vom Elektroheiler bzw. vom Magnetiseur benutzt wird, offenbart uns einiges. Der Mesmerist spricht mit seinen besonderen Bewegungen das negative Medium so an, dass es seiner Sinne beraubt wird; seine Zunge kann nun mit einer Nadel durchstochen werden; er kann wie ein Automat ohne Gefühle gesteuert werden; das positive Medium aber gibt sich nicht so leicht preis und lässt sich nicht durch das Geringste beeinflussen. Manche können dem Mesmeristen durch die leichteste Gegenwehr trotzen, andere wiederum sind sofort unter seiner Kontrolle und werden bewusstlos. In diesem Zustand werden nur die Kräfte im Körper durcheinander gebracht, das Gewebe ist unverändert. Kann Krankheit mehr sein als dies? Sie braucht nicht mehr zu sein. Sie ist nicht mehr, da alle Gewebeveränderungen das *Ergebnis* von Krankheit sind. Wenn wir das wissen, erscheint es uns kurios, dass die Menschen die kranke Anatomie studieren, um einen Weg zu finden, etwas zu korrigieren, das völlig lebendig ist. Es ist schon seltsam, dass studierte Professoren noch immer mit dem Mikroskop dem Erreger der Cholera, des Gelbfiebers und anderen Infektionskrankheiten hinterherrennen; sie suchen in den Krankheitsresultaten nach der Ursache, um sie beseitigen zu können. Man könnte genauso gut ein Weizenkorn unter dem Mikroskop betrachten, um zu ermitteln, wie hoch der Halm wachsen wird oder ob er etwas hervorbringen wird. So wie die Linse im Weizenkorn noch nie einen Lebensfunken erspäht hat, so wird es uns wahrscheinlich auch keine Auskunft über das Wesen der Lebenskraft bei Krankheitsursachen und der Heilkraft Auskunft geben.

Die pathologische Anatomie ist ein Zwischenstadium, während das äußere Bild der Empfindungen das perfekte Abbild des Grundzustandes ist; die wahre Krankheit und dies stimmen nur miteinander überein, und nur darin erkennen wir die unfassbare Harmonie.

Das Studium der kranken Anatomie kann niemals ein Arzneimittel erkennen lassen, das die menschlichen Krankheiten behebt. So wie das Studium der Gifteichenrinde niemals die Ursache ihrer Lebenskraft enthüllen wird, die giftig ist und vielerlei Krankheiten verursacht. Man kann genauso gut *Aconitum* unter dem Mikroskop studieren, um herauszufinden, wie es auf die Lebenskraft wirkt, wie die Pathologie studieren, um herauszufinden, wovon es besiegt und aus dem menschlichen Körper vertrieben werden kann. Auf diesem Weg werden wir das Heilprinzip nicht finden.

Zwei mal Minus ergibt Plus.

Nehmen wir an, es gibt einen Zustand Minus, den wir Empfänglichkeit nennen. Wenn wir die Arzneikraft anwenden, sehen wir, dass eine große Menge der Arznei krank macht, und ein kleiner Teil dieser Arznei immer noch krank macht; wenn wir eine so kleine Menge nehmen, durch die Leute für gewöhnlich nicht gestört werden, wird der Empfindliche dennoch krank. Selbst wenn man die Quantität erheblich reduziert, ist sie solange krankmachend, bis wir eine Ebene erreicht haben, die in ihrer Qualität der krankmachenden dynamischen Ursache ähnlich ist. Das gibt Minus mal Minus, die Krankheit kann nicht mehr agieren und die Empfänglichkeit wird unmerklich aufgehoben. Das wurde bei Heilungssuchenden durch Klimawechsel beobachtet und es sind Heilungen als solche bekannt, wo Schwindsüchtige in Malariasümpfen an Gewicht zunahmen.

Wenn sich die Heilkraft des Heilmittels entfaltet hat, könnten wir auch sagen, dass sich zwei Minus zu einem Plus bzw. zur Heilung vereinigt haben. Die Simile erhalten das große Gesetz.

Der empfindsame Zustand wurde durch eine bestimmte Atmosphäre ausgelöst, die Folgen sind Cholera oder die Pocken. Wenn die letztgenannte Krankheit vorherrscht, so werden alle Menschen, die nicht geschützt sind, empfänglich, und das Gift oder der schädliche Einfluss versetzt das Leben des Mediums in einen negativen Zustand. Wenn das Gift bzw. die Ursache auf eine Ebene verdünnt wird, durch die nur die sensibelsten Menschen bei einer Prüfung etwas gestört werden, kann die fürchterliche Krankheit verhindert werden. Es wäre besser, auf diese Art und Weise vor Pocken zu schützen als durch Impfung. Sowohl durch Impfung als auch durch Ansteckung auf natürlichem Wege gelangt dieses ungeheuerliche Gift in unseren Organismus. Wer wagt es, von Dreck zu sprechen und ignoriert gleichzeitig die Tatsache, dass die natürliche Ansteckung mehr ist als nur ein bloßer Angriff? Wenn der Pockenvirus so subtil ist, dass er in unserer Luft selbst millionenfach verdünnt noch immer giftig ist, wer kann dann sagen, ab welcher Verdünnung er keine Krankheit mehr erregt, wenn er es nicht zuvor an sensiblen Menschen erprobt hat? Versuche zu Zeiten, in denen die Pocken gerade nicht grassieren, würden unserer Forschung nicht genügen, da Empfindliche nicht so häufig sind. Der Versuch mit einer einzelnen Person wäre auch nicht besser. Die Prüfung aller Verdünnungen von *Variolinum* wäre ein großer Gewinn für unsere Lehre, da die Prüfungen der Krankheitsprodukte uns beim Studium der chronischen Miasmen geholfen haben. Dr. Fincke hat in dieser Richtung einen guten Anfang gemacht.

Nachdem die Wahrheit unter großen Opfern enthüllt wurde, kommen die Klugen, die sich heraushalten und spotten, nach der Enthüllung der Wahrheit oft her und sagen: „Das habe ich Ihnen doch gesagt." Diese Menschen sind oft sehr nützlich, da sie genügend Opposition hervorrufen, die wiederum zu gründlichen Forschungen antreibt. Sie haben ihren Platz in dieser Welt, auch wenn sie es nicht wissen; oftmals vertuschen sie ihr Bedauern darüber, dass ihr Spott vernünftigen Menschen jene Wahrheiten angedeihen hat lassen.

Die Sprache des Repertoriums

Einleitende Bemerkung: Vielen, die mit dem Repertorium nicht eingehend vertraut sind, bleibt der praktische Wert dieses Werkes verborgen. Der folgende Artikel wurde so geschrieben, dass er Licht auf einige Schwierigkeiten wirft. Er ist für jene, die den immensen Wert eines solchen modernen Repertoriums nicht kennen. Er soll ihnen aufzeigen, wie uns die Schätze der Materia Medica zugänglich werden, wenn wir erst einmal damit vertraut sind.

Der homöopathische Arzt muss die homöopathischen Prinzipien solange studieren, bis er weiß, was an der Krankheit ihn *zum Heilmittel führt*.

Er muss die Materia Medica studieren, bis er weiß, was er braucht, um diese Anforderungen zu erfüllen.

Dann muss er das Repertorium studieren, bis er weiß, wie man es benutzt und er darin alles findet, was er braucht.

Wir müssen eingestehen, dass viele rein mechanisch arbeiten und nicht erkennen, dass es noch eine andere Möglichkeit gibt. Der Arzt muss die Rubriken des Repertoriums immer und immer wieder lesen, zum einen um zu lernen, was darin steht, zum anderen um zu lernen wie die Symptome benannt werden. Er wird oft auf eine Rubrik oder ein Symptom stoßen, das er dort nicht erwartet hätte; dann soll er sich Gedanken machen, wo er dieses Symptom gesucht hätte; und dann soll er sich dort Querverweise machen, damit er es in Zukunft wiederfindet.

Viele scheitern bei der Verwendung des Repertoriums, weil sie die Symptome in der Sprache der Schulmedizin in ihrem Kopf haben. Wir müssen bedenken, dass die Symptome von Laienprüfern zu uns kommen und die kranken Menschen ebenfalls medizinische Laien sind. Beide Gruppen drücken ihre Symptome in der Laiensprache aus und das Repertorium muss schließlich der Index der Materia Medica sein. Jeder Versuch, die Materia Medica oder das Repertorium in die Sprache der konventionellen Medizin zu übersetzen, ist deswegen zum Scheitern verurteilt.

Die technische Sprache verkürzt den Informationsgehalt der Krankheit. Das ist alles, was wir zur beschränkten Übermittlung unserer Kenntnisse von einem Arzt zum anderen brauchen. Dann kommt die Frage auf: Welche Arznei ist es? Die Antwort erhalten wir durch eine weitere Frage: Welche Symptome hat der Patient? Die Symptome sind die Sprache des Laien und der Natur, der schlichten und ungebildeten Natur, so spricht sie zum gebildeten Arzt. Die Symptome des Patienten haben für den ungeübten Arzt, der sich nicht über die Wichtigkeit der *Symptome des Patienten* im Klaren ist, keinerlei Bedeutung, daher ist auch das Repertorium für ihn ohne Bedeutung. Das erklärt, warum so viele bei dem Versuch, das Repertorium zu benutzen, scheitern: Sie haben in unseren sogenannten Homöopathie-Akademien keine entsprechende Ausbildung erhalten.

Alle, die wissen, wie man das Repertorium anwendet, haben Erfolg damit, nicht einer hat es verworfen. Wo doch so viele gewillt sind, das Repertorium zu benutzen, erscheint es eigenartig, dass sie nicht alle nach jemandem Ausschau halten, der es ihnen beibringt. Ebenso eigenartig ist es, dass sie nicht gelernt haben, die Sprache der Patienten, noch die Sprache der Materia Medica, noch die des Repertoriums genau zu Papier zu bringen.
Ärzte, die in dieser Methode nicht bewandert sind, erkennen keine Unterschiede. Selbst wenn ein Symptom innerhalb einer Familie zu verschiedenen Zeiten auftritt, das eine Mal um 10 Uhr, das andere Mal um 1 Uhr und das nächste Mal um 16 Uhr. Dem einen geht es durch Hitze besser, dem anderen durch Kälte, den Dritten beeinflusst beides nicht. Ich habe schon erlebt, dass sie gefragt haben: „Was macht das für einen Unterschied?"

Drei Patienten leiden unter ähnlichen Kopfschmerzen; dem einen geht es in frischer Luft besser, dem anderen von kalten Anwendungen und dem Dritten von heißen Anwendungen. Und wieder taucht die Frage auf: „Was macht das für einen Unterschied?" Dennoch sind dies nur die ersten und einfachsten zu erwähnenden Unterschiede.

Der in unserer Kunst unerfahrene Arzt erzieht seinen Verstand dazu, alles zu verkürzen und zu einer Masse zusammenzufassen. Und das führt in die gegenteilige Richtung von dem, was erforderlich ist. Wir haben große Rubriken und Arzneimittelgruppen, die dann aber in Beschaffenheit, Umstände und Modalitäten, bis hin zum kleinsten Unterschied bezüglich Zeit, Ort, Grad und Art und Weise aufgesplittert werden, sodass eine Unterscheidung und Individualisierung möglich wird. „Was macht das für einen Unterschied?"

Wenn ich das Wort „Schwäche" erwähne, entgegnen selbst unsere Studenten: „Was für ein gewöhnliches Allgemeinsymptom." Wenn die Schwäche aber wie folgt auftritt:

> nach dem Essen und er sich für eine Weile niederlegen muss,
> bei heißem Wetter,
> nach dem Stuhlgang,
> nach geistiger und körperlicher Anstrengung,
> nach dem Schlaf,

wer fragte sich da nicht, ob *Selenium* diesen Fall heilen könnte? Wenn diese Gruppe von Symptomen mit Katarrh der Nase, des Rachens und des Kehlkopfes oder mit Krebs einhergeht und noch

> Verlangen nach frischer Luft,
> Mangel an Lebenskraft
> Abmagerung im fortgeschrittenem Alter,
> extreme Empfindlichkeit gegen Luftzug,
> selbst gegen warmen Luftzug

dazukommt, bleibt dem Homöopathen nichts anderes übrig, als *Selenium* zu geben. Wie kann das der unerfahrene Arzt herausfinden, ohne ein Repertorium zu Hilfe zu nehmen und zu wissen, wie man es richtig anwendet.

Die richtige Anwendung des Repertoriums kann uns bei einfachen Fällen innerhalb von zehn bis zwanzig Jahren zur korrekten Verschreibung aus dem Stegreif führen. Die mechanische Anwendung des Repertoriums führt uns weder zu kunstvollen Verordnungen noch zu bemerkenswerten Ergebnissen.

Bestimmte Eigenschaften unseres Verstandes gehen Hand in Hand; manche sind für eine gute, kunstvolle Repertoriumsarbeit unerlässlich, andere wiederum verhindern sie.

Viele verstehen nicht, dass die Potenzierung einer Arznei proportional zu ihrer Homöopathizität gegenüber einer Symptomengruppe ist, und dass, wenn die potenzierte Arznei nicht ähnlich ist, sie dann lediglich verdünnt ist. Die Frage, wann aus einer Verdünnung Potenzierung wird, kann nur der Heilkünstler verstehen, jedoch nicht auf theoretischer Ebene. Der Arzt, der in der Lage ist, dies zu begreifen, kann den Wert der Symptome erfassen und demzufolge lernen, mit Hilfe des Repertoriums die Symptome des Patienten zu vergleichen; andernfalls wäre die Repertoriumsarbeit rein mechanisch.

Ich denke, ich kann diese Thematik am besten an einem klinischen Fall veranschaulichen.

Mrs. S., 47 Jahre alt, ist eine sehr leicht erregbare, fast hysterische Frau, die seit vielen Jahren leidet.

Heftige Hinterhauptschmerzen.

> Diese zwangen sie, über Jahre hinweg starke Medikamente einzunehmen.
> Sie tauchen alle paar Tage auf; es vergeht keine Woche ohne Kopfschmerzen.
> Dauern drei Tage.
> Hitze und Druck lindern am meisten.

Obstipation.

> Sie hat eine Woche lang keinen Stuhldrang, dann nimmt sie Abführmittel.
> Sie sagt: „Ich habe schon alles genommen."
> Harter und kleiner Stuhl, wie Schafskot.

Verlangen nach frischer Luft, nach kalter Luft.

Hitzewallungen.

In letzter Zeit keine Menses mehr.

Urin spärlich und intensiv riechend.

Als ob ihre Augen nicht zu ihr gehörten.

Kälte der Knie und unterhalb der Knie.

Sehr müde und leicht erregbar.

Übersensibel; am ganzen Körper extreme Empfindlichkeit gegenüber Berührung.

Welches sind die *sonderbaren, seltenen und eigentümlichen Symptome* dieser Patientin?

Die Arzneien, die *harten, bällchenartigen Stuhl* haben, der *an Schafskot erinnert*, und ein ausgeprägtes Verlangen nach frischer Luft aufweisen, sind:

ALUM., *Bar-c.*, *Carb-an.*, Carb-s., *Caust.*, *Graph.*, *Kali-s.*, MAG-M., NAT-M., *Nat-s.*, OP., SULPH.

Kein Stuhldrang über mehrere Tage hinweg:

ALUM., *Carb-an.*, CARB-S., Caust., GRAPH., Kali-s., *Mag-m.*, NAT-M., OP., *Sulph.* und viele andere, die keinen Bezug zum Fall haben.

Hinterhauptschmerzen:
Alum., *Carb-an.*, CARB-S., *Mag-m.*, Nat-m., *Op.*, SEP., *Sulph.*

> Erschütterung verschlimmert: *Carb-s.*, *Mag-m.*, *Nat-m.*, *Sulph.*
> Druck bessert: MAG-M., NAT-M., *Sulph.*
> Hitze bessert: *Mag-m.*

04. März: Mag-m. XM

09. April: Mag-m. XM

20. Mai: Mag-m. LM

Seitdem hatte sie keine Kopfschmerzen mehr und erfreut sich guter Gesundheit.

Die Kopfschmerzen in diesem Fall waren gewöhnlich. Das eigentümliche Symptom, welches sich nur schwer erklären lässt, ist nämlich *„Stuhl: harte Bällchen, die an „Schafskot" erinnern.* Das ist natürlich ungewöhnlich; es ist kein diagnostisches Symptom einer Krankheit. Der eine oder andere mag sich fragen, welche Art Aufruhr im Darm aus hartem Stuhl kleine Klümpchen formt und sie solange durcheinanderwalkt, bis sie flach, oval, rund und so klein wie Schafskot sind. Der normale und gewöhnliche Stuhl ist völlig anders. Deshalb ist dieses Symptom „sonderbar, selten und eigentümlich."

Da sie Verlangen nach frischer Luft hat, ist es jetzt am besten, die obere Rubrik mit der Rubrik *Verlangen nach frischer Luft* zu kreuzen und alle nicht in beiden Rubriken vorkommenden Arzneien zu eliminieren; das ist der Anfang.

Dann nehmen wir die nächste wichtige Rubrik, die wäre: *Untätigkeit*, das heißt *kein Stuhldrang für eine Woche*. Was dann übrig bleibt, sehen wir in der oberen Anamnese.

So gehen wir bis zum Ende vor. Wir gewichten die Symptome nach ihrer Bedeutung. Dann steht am Ende die Heilung.

Wie der Mensch beschaffen ist

Die Wahrheit ist ein zweischneidiges Schwert.

Eine Information, die zum Nutzen der Menschheit eingesetzt werden kann, kann auch für selbstsüchtige Ziele verwendet werden. Im ersten Fall wird der Mensch erhoben, im zweiten zerstört. Beweise hierfür finden wir in jedem Beruf, in jedem Gewerbe: beim Künstler, Arzt, Anwalt, Kaufmann und Politiker. Um davon überzeugt zu werden, müssen wir nur die Gesichter lesen.

Das Gesicht des homöopathischen Arztes, der die großartige homöopathische Wahrheit zum Wohle der Menschen einsetzt, hat einen gütigen Gesichtsausdruck. Während derjenige, der zuerst nachrechnet, wie viel Geld ihm die Sache einbringt, einen unaufrichtigen Gesichtsausdruck hat, den die Kinder scheuen. Beide lächeln, wenn sie erfolgreich waren; wenn sich jedoch kein Erfolg einstellt, so treffen wir auf zwei unterschiedliche Gesichtsausdrücke: Das des Ersteren lässt Langmut erkennen, auf dem Gesicht des Letzteren zeigen sich tiefe Furchen von Enttäuschung und Hass.

Es ist wichtig zu wissen, wie die Wahrheit zu einer Kraft werden kann, die die Gesichter der Menschen so verändert. Die Wahrheit ist derart mächtig, dass sie denjenigen, der sie zum Wohle der Menschheit einsetzt, erhöht. Denjenigen aber, der sie gegen seinen Nächsten einsetzt, entwürdigt sie. Sie birgt in sich bereits eine Strafe für denjenigen, der sie verfälscht oder missbraucht.

Wenn einer eine große Wahrheit vernimmt, wird er sich sagen, dass *die ganze Welt diese Wahrheit kennen sollte*, oder dass sie eingesetzt werden kann, um den Wohlstand zu mehren.

Die Wahrheit geht zuerst in das Gedächtnis ein und kommt gegebenenfalls gar nicht weiter und gerät in Vergessenheit. Oder sie wird zum Verstand vorgelassen, fließt dann weiter ins Willkürliche und von dort ins Leben. Das ist der von der göttlichen Vorsehung bestimmte Lauf, wann immer Gott den Menschen eine Wahrheit zukommen lässt. Er soll sie zum Wohl der Allgemeinheit verwenden und nicht für sich selbst. Wann immer der Mensch dies verkehrt, zerstört er sich selbst. Wenn er die Wahrheit aber ihrer Bestimmung zuführt, wird er weise werden. Es ist das höchste Ziel eines jeden Menschen, weise zu werden und der einzige Weg, Weisheit zu erlangen, ist, den anderen Gutes zu tun.

Die Wahrheit betritt unseren Geist über das Gedächtnis. Dort wird sie von unserem Verstand geprüft und es wird darüber entschieden, ob sie wahr, falsch oder schädlich ist. Wenn sie anerkannt wird, lässt der Verstand sie in die mittlere Kammer vor, wo sie zur weiteren Verwendung aufbewahrt wird. Wenn der homöopathischen Wahrheit das gestattet wurde, wartet der Heilkünstler auf eine Gelegenheit, sie zu bestätigen. Schließlich kommt der Patient und die Wahrheit wird herbeigerufen. Das Gesetz und die Lehren werden in Anspruch genommen, angewendet und bestätigt. Der Patient gesundet und ist seinem Arzt dankbar. Der Arzt ist erfreut und lächelt. Sein Gesicht verrät seine innersten Gefühle, seine Augen werden feucht und er sagt: „Gesegnet sei Hahnemann, gepriesen sei Gott der Herr."

Dann geht die Wahrheit durch den Verstand ins Willkürliche – zu den Gefühlen – und wird im Antlitz offenbar. Jetzt ist die Wahrheit lebendig und wird vom Arzt so lange aufrecht erhalten, wie er sich ihrer bedient. Nun erfüllt sie sein Leben. Er liebt sie, kennt sie und erinnert sich ihrer. Wenn er sie nicht liebt und gebraucht, wird er nicht weise werden. Da er sie aber liebt, wendet er sie auch an und lernt sie dadurch besser kennen. Je mehr er sie liebt, desto besser wird er sie kennen.

Wenn jemand das Gesetz sehr gut kennt, dann deshalb, weil er es liebt und ihm gehorcht. Wenn er klüger als andere ist, dann, weil er es mehr liebt als die anderen, damit es aber der guten Sache dient, muss er es für seine Mitmenschen tun. Wenn man es nur liebt, weil es einem selbst Gutes bringt, ist es nur eine andere Form von Menschenhass. Menschenhass und Selbstliebe verschließt, erdrückt, verdreht den Verstand und engt ihn ein, der Gesichtsausdruck wird unaufrichtig. Jeglicher Missbrauch des Gesetzes birgt bereits die Strafe in sich.

Wehe dem, der die Wahrheit zur Verherrlichung seiner selbst oder zum Vorteil seines Geldbeutels einsetzt.

Die Wahrheit stürzt den Menschen ins Elend oder macht ihn glücklich. Der Mensch kann nur glücklich sein, wenn er etwas für andere tut. Wenn der Mensch etwas nur für sich tut, ist er erbärmlich und dies macht sich auch in seinem Gesicht bemerkbar. Sehen Sie sich den erfolgreichen Geizhals an. Der am meisten besitzt, ist am unglücklichsten. Der weise Mensch ist immer glücklich. Er ist durch die Liebe weise geworden und wird geliebt, während er seine Kenntnisse erlangt. In den Gesichtern derer, die ihr Leben dem Wohle der menschlichen Spezies widmen, erkennen wir Frieden, Glück und Zufriedenheit.

Wenn es sich zeigt, dass ein Mensch etwas weiß, wovon er keinen Gebrauch macht, wird sein Verstand es sofort aus dem Gedächtnis verdrängen, schließlich weiß er es nicht mehr. Der Verstand bewahrt nur das, was geliebt und verwendet wird.

Die im Willkürlichen sitzende Liebe zur Wahrheit um der Wahrheit willen, verbindet sich mit einem Wahrheitsäquivalent im Verstand. Daran kann man die Weisheit eines jeden Menschen messen.

Der Clevere prägt sich Dinge ein, damit er sie bei einer bestimmten Gelegenheit anwenden kann, um Ruhm und Lohn dafür zu erhalten. Er gilt als so schlau wie erfolgreich. Das ist keine Weisheit. Die Weisheit und Ihre Anwendung dürfen nicht voneinander getrennt werden.

Liebe, Weisheit und deren Anwendung sind eins, und da sie im Leben des Menschen eins sind, machen sie ihn zum Menschen. Und wenn es ihm daran mangelt, wird er dem Menschsein nicht gerecht. An diesen Dingen macht Gott das Bild des Menschen fest, und wenn er diese Dinge in sich lebendig werden lässt, ist er „wirklich frei."

Die Ebene von der Störung und Heilung

Ich habe auf vielerlei Arten versucht, den Verstand Erklärungsversuchen gegenüber zu öffnen, in der Bemühung, die Ursubstanz[38] zu studieren und den materiellen Verstand in das Gebiet des immateriellen Verstandes zu führen. Man neigt sehr dazu, sich auf das zu verlassen, was man mit den Sinnen erfassen kann, das Reich des Immateriellen und der Ursubstanz aber kann man nur mit dem Verstand begreifen. Materielle Substanzen in Form gewöhnlicher Nahrung sind bestens dazu geeignet, unsere Körperzellen zu ernähren und die normalen Zellausscheidungen der materiellen Zellen zu verstoffwechseln. Unseren Verstand (der dazu neigt, nur das zu empfangen, was auf dem Wege der Sinne zu uns gelangt, sprich durch Sehen, Hören, Riechen, Tasten und Fühlen) so zu schulen, dass er bereit ist, nach innen zu denken, erfordert einiges an Sorgfalt und Studium.

Um den Charakter der immateriellen Substanz wahrzunehmen, ist es wichtig, den Verstand nicht nur dem Konkreten, sondern auch dem Bildlichen gegenüber zu öffnen. Die materielle Substanz untersteht der Nahrungsebene, die immaterielle Substanz

[38] Im Original: *Simple Substance*: Der Übers. hat sich für Ursubstanz als Übersetzung entschieden, da dieser Begriff von der Antike (Arché-Theorie von Anaximenes) bis hin zur modernen Physik (als die die Welt hervorbringende Information) immer wieder auftaucht.

aber wird von der Ebene beeinflusst, auf der auch die Unordnung und die Heilung vorzufinden sind. Manche glauben, dass in rohen Arzneien genauso viel Heilkraft vorzufinden sei wie in potenzierten Arzneien. In seiner letztjährigen Ansprache in Kansas City distanzierte Holloway sich von Hahnemanns Standpunkt, dass nur potenzierte Arzneien in der Lage seien, die Gefühle und den Verstand zu beeinflussen.

Lassen Sie uns das Tageslicht, das Sonnenlicht betrachten. Wir leben auf dem Erdball und drehen uns mit ihm. Wenn die Seite der Erde, auf der wir leben, der Sonne zugewandt ist, genießen wir ihr Licht. Wenn diese Seite aber der Sonne abgewandt ist, so ist es dunkel. Die Menschen pflegen sich das Licht nicht als irgendetwas vorzustellen, doch wäre das Licht nicht irgendetwas, könnte es auch nicht verschwinden. Die Sonne, die dieses Licht ausstrahlt, ist ungefähr 150 Millionen Kilometer von uns entfernt und dennoch empfangen wir ihr Licht. Ein Mensch, der auf der Erde vierundsechzig Kilogramm wiegt, wöge auf der Sonne über eine Tonne, so groß ist ihre Anziehungskraft, nämlich 28-mal größer als die der Erde. Sobald sich materielle Substanz der Sonne nähert, wird sie in die Sonne geschleudert; je näher etwas der Sonne kommt, desto höher die Geschwindigkeit, desto stärker die Anziehungskraft.

Das Licht jedoch geht von der Sonne aus und strahlt in jede Richtung. Wenn das Licht die Erde erreicht, wurde es durch die 150 Millionen Kilometer Entfernung zwischen Sonne und Erde abgeschwächt. Wie stark es abgeschwächt wurde, können wir kaum fassen, dennoch sehen wir die Dinge durch, im und wegen des Lichtes, das Licht selbst aber können wir nicht sehen. Es ist so stark abgeschwächt, dass wir es nicht sehen können, aber es ist noch ausreichend, dass wir mit diesem Licht lesen können. Das Licht der Sonne muss der materiellen Substanz diametral entgegengesetzt sein. Materielle Substanz wird in die Sonne gesogen, das Licht wird aus der Sonne herausgeschleudert. Es muss also entgegengesetzten Gesetzen unterworfen sein wie die materielle Substanz. Die Sonne transferiert ihre materielle Substanz in Licht und wirft es auf die Planeten. Wenn das Licht durch 150 Millionen Kilometer abgeschwächt wird, dann muss die Abschwächung so groß sein, dass wir uns nur schwerlich eine noch größere Abschwächung vorstellen können, und dennoch handelte es sich von Beginn an um Ursubstanz.

Nährende Substanzen sind materiell; heilende Substanzen sind immaterielle Ursubstanzen. Überall, wo Ursubstanz aktiv ist, gibt es üblicherweise einen Zustrom. Wenn die inneren Ebenen des Menschen gestört sind, gibt es einen Zustrom von schädlicher Ursubstanz aus der Atmosphäre. Wenn eine heilende immaterielle Ursubstanz vorhanden wäre, würde sie durch den Zustrom ebenfalls eingesogen werden und als Antidot fungieren. Wenn die Arzneien auf der Ebene der Störung gegeben werden, heilen sie.

Der Mensch wird innen und in jeder Zelle beeinflusst. Jede Zelle besitzt alle Ebenen. Jede Zelle repräsentiert den Menschen als Ganzes. Das lenkt unsere Überlegungen höher in Richtung Heilprinzip. Hahnemann sagt, es sei seltsam, dass die Medizin damals nicht eine andere Richtung einschlug als die, die sie dann tatsächlich eingeschlagen hat, und diese Dinge wahrgenommen hat.

Rohe Arzneien haben eine entgegengesetzte Wirkung zu der abgeschwächter Dosen. Wenn Whiskey unverdünnt in den Organismus gelangt, macht er betrunken; verdünnter Whiskey bessert den Zustand eines Menschen, der betrunken zu sein scheint. Die Erstwirkung repräsentiert die Wirkung der rohen Arzneidroge. Die Wirkung der verdünnten Arzneidroge ist ähnlich der Wirkung, die [erst] nach langer Einnahme der rohen Droge in Erscheinung tritt. Bei der abgeschwächten Darreichungsform finden wir Erstwirkung, Nachwirkung und entgegengesetzte Wirkungen vor. Die Anziehung der Materie und die Abstoßung von Licht sind dafür verantwortlich. Vielleicht erkennt eines Tages einer dieser materiellen Denker diese Dinge als Wahrheit, und sein Verstand kann über den Tellerrand hinausblicken.

Heutzutage gibt es eine Kategorie von Menschen, die denken, dass die Krankheitsursache im Bakterium zu finden sei, also begeben sie sich auf die Suche nach pathologischen Bakterien, um die Gründerväter der neugeschaffenen Bakteriologenfamilie zu sein. Dieses materielle Konzept ist bezeichnend für die Allopathie und alle Theorien, die sie hervorgebracht hat, und jene homöopathischen Ärzte, die keine Homöopathen sind, da sie an Bakterien als Krankheitsursache glauben. Wenn Bakterien Krankheiten verursachen, müssen wir über viele Dinge nachdenken. Lassen Sie uns das Pferd von hinten aufzäumen und über einige Dinge mal anders nachdenken. Als ich im Grenzgebiet war, sah ich, wie die Erde unter fünfzehn bis 23 Meter Lava begraben war. Die äußere Oberfläche hatte sich durch die Einwirkung von Licht, Regen und Hitze zersetzt (oxidiert), sie bildete einen Erdboden, auf dem Bäume, Sträucher und Gras in Hülle und Fülle gediehen. Dann fegte Feuer darüber hinweg und löschte alles aus. Im Jahr darauf wuchsen dort überwältigende Mengen *Fireweed*[39] (Erechthites). Als ich es sah, sagte ich sofort: „Hat das *Fireweed* das Feuer verursacht, das den Wald abbrannte?“ Welch ein großartiger Gedanke, welch brillante Idee. Dann aber hatte ich Angst, es der Truppe zu erzählen. Niemand hatte den Samen über dieses große Gebiet gesät, das *Fireweed* überzog Tausende Morgen Land. Dann sagte ich: „Nein, das *Fireweed* ist nicht für das Feuer verantwortlich.“ Das *Fireweed* wuchs deshalb dort, weil das Feuer, die Hitze, der Regen und die Luft einen Boden hinterlassen haben, der für die Entwicklung von *Fireweed* optimal war. Eine spontane Entwicklung ist die Ursache für das *Fireweed*. Was, eine spontane Entwicklung? Nun, dieser Gedanke wurde schon vor langer Zeit verworfen. Von wem? Die Wissenschaft hat ihn schon vor langer Zeit verworfen.

Ein andermal war ich zur Jagd in einer Gegend, in der auch die Holzfäller ihre Lager hatten. Sie sägten die Wälder ab, bedienten sich des Holzes und zogen ab. Sie überließen ihre Hütten und die Ställe und Einzäunungen ihrer Schweine dem Verfall. Dort, wo sie ihre Schweine gehalten hatten, wuchsen Unmengen *Pigweed* und dort, wo die Rinder gehalten wurden, reichlich *Smartweed*. Dort, wo die Menschen ihre Notdurft verrichtet hatten, wuchsen große Mengen Brennnesseln. Wir sagen ja auch nicht, dass das *Pigweed* die Ursache der Schweine und das *Smartweed* die Ursache der Rinder sei etc. Ich habe meine Gedanken erhoben und kam zu dem Schluss, dass diese Gewächse die Resultate und nicht die Ursache von Menschen, Schweinen und Rindern sind.

In meinem eigenen Garten, auf der schattigen Nordseite, wo die Erde reichlich feucht ist, überwuchert Moos den Rasen. Die Beschaffenheit des Erdbodens geht also den Pflanzen, die sich entwickeln, voraus. Wenn wir krank sind und das Blut sich verändert, verändert sich der Nährboden im Blut derart, dass sich die unterschiedlichsten Arten spontan entwickeln können, die wiederum unserer körperlichen Fehlfunktion entsprechen. Es ist absurd anzunehmen, dass diese sich spontan entwickelnden Dinge die Krankheitsursache sind.

Körperflüssigkeiten, die Bakterien enthalten und deren Wachstum fördern, fungieren als Infektionsmaterial. Wenn Sie aber die Bakterien mit Alkohol abtöten und diese Flüssigkeit in den Körper injizieren, verursachen Sie einen Zustand im Blut, ähnlich wie bei demjenigen, dem die Flüssigkeit entnommen wurde. Die Ursache der Störung befindet sich auf der Ebene der Ursubstanz. Wenn sie bis zum äußersten

[39] *Fireweed*: Bedeutet so viel wie „Feuergras“, dieser Begriff ist aber schon für Uncinia rubra, das australische Feuergras, reserviert.

weiter fließen kann, entwickelt sie spontan Bakterien. So entwickelt sich die Ursache direkt in ihre Auswirkung. Ihre Seele, ihre Liebe und ihre Gewohnheiten können nicht gesund werden, solange Sie die Auswirkungen für die Ursache halten. Diese Art zu denken ist wesentlich für unsere Schule, und dabei sparen wir Ausgaben in Millionenhöhe für die Laboranalysen. Blutanalysen nützen mir nichts, wenn ich einem Patienten helfen möchte. Man kann beobachten, dass jedem, der tief in das Studium der Bakteriologie eintaucht, seine Liebe dazu abhandenkommt, da es nutzlos ist. Krankheitsauswirkungen sind die Fortsetzung der Krankheitsursache. Die Keime werden von den Körperflüssigkeiten hervorgerufen. Die Körperflüssigkeiten sind infektiös, die Keime an sich sind jedoch nicht infektiös. Zuerst die Sepsis, dann die Keime. Die Sepsis im Blut entwickelt sich spontan. Wenn die Keime lange genug da sein dürfen, werden sie das Gift eliminieren. Das sieht man sehr gut an einem Leichnam: Wenn man sich bei einer Obduktion eines frischen Leichnams mit dem Skalpell in die Hand sticht, ist es giftiger, als wenn man sich die Hand mit einem Skalpell sticht, das zur Öffnung einer Leiche benutzt wurde, die sechs Wochen alt und schon ganz grün ist.

Die zweite Verschreibung

Anmerkung des Herausgebers: Mit welch verblüffenden Problemen wir bei unserer Arbeit oft konfrontiert werden! Wie wir manchmal den Rat eines Meisters ersehnen! Wir werden so oft Opfer von Befangenheit, Vermessenheit oder Unwissenheit, und unsere Patienten bezahlen dafür mit ihrem Leiden. Wenn wir doch nur die komplexen Gesetze verstehen würden, die den inneren Menschen, die Krankheiten und die Arzneien beherrschen, wie viel besser könnten wir uns den tiefgreifenden Problemen widmen, die das Leben eines Vaters, einer Mutter, eines prächtigen Sohnes oder einer liebevollen Tochter gefährden. Dann würden unsere Ungeduld und unsere Unbesonnenheit die Wirkung eines sorgfältig gewählten Arzneimittels nicht so oft vereiteln oder verderben, nur um Ergebnisse zu erhalten. Wir würden auch nicht ungestüm bestimmte Zustände beschleunigen, die man nicht beschleunigen sollte, noch die Arzneien so oft wechseln, obwohl sie ihre Wirkung noch gar nicht richtig entfalten konnten. Um dieser erhabenen Arbeitsweise ein Stück näher zu kommen, veröffentlichen wir hier den meisterlichen Vortrag, den Dr. J.T. Kent vor der International Hahnemannian Association in Niagara Falls im Jahre 1888 gehalten hat. – G.E.D.

Gibt es etwas Schöneres, als der Knospe bei ihrer stetigen Verwandlung in eine Rosenblüte zuzusehen? Diese Entwicklung kommt mir so oft in den Sinn, wenn ich nach der Erschöpfung der Heilkraft einer Arznei geduldig auf die Wiederkehr der Symptome warte. Das Wiederkehren des Symptomenbildes offenbart uns, ob die Verordnung präzise oder nur palliativ war. Wir erkennen daraus, ob die Arznei tief genug war, um die gestörte Vitalität zu heilen oder ob es nur eine oberflächlich wirkende Arznei war, die nur für eine vorübergehende Wirkung ausreichend war. Die Dinge, die wir durch die Wirkung der ersten Arznei erfahren, bestimmen darüber, wie der Arzt bei der zweiten Verschreibung zu verfahren hat.

Es werden viele Probleme auftauchen, die gelöst werden müssen, damit sich keine Fehler einschleichen.
Wie lange soll ich beobachten und abwarten? Diese Frage wird häufig gestellt, aber nur selten beantwortet.

Wirkt die Arznei noch, bekommt die Lebenskraft noch genügend Impulse von der Arznei?

Wenn die Symptome zurückkehren, wie lange sollen wir sie beobachten, bevor wir handeln oder eine Arznei verabreichen sollten?
Ist die Krankheit akut oder chronisch?

Warum ist die zweite Verordnung um so vieles komplizierter als die erste?

Warum geht es so vielen Patienten nach ihrem ersten Arztbesuch so gut und bei den folgenden dann nicht mehr?

Ich erdreiste mich zu behaupten, dass die meisten guten Verschreiber Folgendes sagen werden: „Meist haben wir zu schnell gehandelt, aber niemals zu lange abgewartet." Viele Ärzte scheitern, weil sie nicht lange genug abgewartet haben, doch das Abwarten muss auf Kenntnisse gegründet sein. Wir brauchen diese Kenntnisse, doch woher sollen wir sie nehmen? Es macht einen großen Unterschied, ob man weiß, dass das Abwarten richtig ist oder ob man ohne bestimmtes Ziel einfach wartet. Dieses Wissen findet man nicht dort vor, wo es geleugnet wird; bei den Ungläubigen und Agnostikern werden wir es demnach nicht finden.

Wenn die erste Verschreibung vorgenommen wurde und die Arznei ähnlich genug war, um das bestehende Bild zu verändern, müssen wir nur noch auf die Ergebnisse warten. Die Art und Weise, wie Veränderungen in der Totalität der Symptome auftreten, besagt alles, und dennoch besagt die Art und Weise, wie das Bild zurückkehrt, mehr aus, vorausgesetzt, es war verschwunden.

Erstens: Ob die Symptome sich verschlimmern.

Zweitens: Ob die Symptome sich bessern.

1. Eine Verschlimmerung der Symptome kann mit einer Besserung des Allgemeinzustandes einhergehen, das ist gut;

   Wenn aber die Verschlimmerung der Symptome vom Verfall des Patienten begleitet wird, ist die Heilung zweifelhaft und der Fall muss mit größter Sorgfalt behandelt werden, da es selten ist, dass solche Patienten vollkommen gesunden.

2. Wenn der Verordnung Besserung folgt, müssen wir uns fragen, worauf diese Besserung zutrifft.

Sie mag sich auf den Allgemeinzustand des Patienten beziehen oder nur auf einige Symptome. Wenn der Patient nicht seine Spannkraft zurückbekommt, sollten wir trotz gebesserter Symptome an der Besserung zweifeln.

Oft erkennen wir nur auf diesem Weg, dass eine Krankheit unheilbar ist. In diesen Fällen scheint jede Arznei palliativ zu wirken, Heilung aber tritt nicht ein. Die Symptome, in der sich die Schwäche bemerkbar macht, bleiben bestehen, also ist die Totalität der Symptome nicht beseitigt.

Nachdem die Heilwirkung vollständig nachgelassen hat, taucht wieder ein Symptom nach dem anderen auf, um dem intelligenten Arzt ein Symptomenbild zu zeigen, aufgrund dessen er heilen kann.

Wenn die erste Gabe fortlaufend gegeben wurde, besteht nicht bzw. kaum die Aussicht, dass ein unverfälschtes Bild der Krankheit wiederkehrt. Deshalb ist dieses Bild nicht vertrauenswürdig.

Wenn sich die Arznei vollkommen erschöpft hat, dann und nur dann, können wir den Symptomen, die das Bild ausmachen, vertrauen.

Wenn die erste Arznei das Similimum war, werden die Symptome wiederkehren, und wenn sie wiederkehren, *nach derselben Arznei verlangen.*

Zu oft war die Arznei nur den oberflächlichen Symptomen ähnlich, sie veränderten die Totalität, das Symptomenbild kommt verändert wieder und verlangt demzufolge nach einer anderen Arznei. Das ist immer ein Unglück, und mitunter wird auch der Fall dadurch verdorben, sodass selbst der Meister dann nicht mehr in der Lage ist, die Fehlbehandlung wieder zu korrigieren.

Wann auch immer die Symptome wieder dasselbe Bild hervorbringen und nach derselben Arznei verlangen, dann ist, wie wir gezeigt haben, in chronischen Fällen zur Heilung eine Abfolge von mehreren Potenzen vonnöten. Das ist bei homöopsorischen

Arzneien die Regel, Ausnahmen gibt es kaum.

Was aber muss ein Arzt tun, der keine Ahnung von dynamischen Arzneien hat? Er muss manchmal zusehen, wie das Krankheitsbild zurückkehrt, ohne dass die Symptome sich verändert haben, obwohl ich glaube, dass das selten vorkommt.

Die Symptome verlangen so heftig nach *Phosphorus*, wie zu Beginn der Behandlung, aber *Phosphorus* in der sechsten Potenz hat seinen Dienst getan und heilt nicht mehr. Was kann er anderes tun, als die Arznei zu wechseln?

Ist es möglich, dass ein Mensch derart unwissend ist, wie Heilung zu bewerkstelligen sei, dass er eine nicht indizierte Arznei gibt, nur weil die indizierte nicht heilt?

Diese ungebildeten Sterblichen verachten das homöopathische Heilsystem und meinen, sie hätten ihre Pflicht am Kranken erfüllt und vergessen dabei, dass ihre Unwissenheit der eigentliche Übeltäter ist.

Ich habe in Fällen, in denen eine tiefe Potenz in häufigen Gaben verabreicht wurde, beobachtet, dass einige Zeit vergehen muss, bevor die höhere Potenz eine vollständige Heilung bewirken kann; wenn die Arznei aber auswirken konnte und nicht wiederholt wurde, wirkt die höhere Potenz prompt.

Wenn die Symptome, nach umsichtigem Abwarten, unverändert zurückkehren, war die Arzneiwahl korrekt. Und wenn dieselbe Potenz nicht mehr wirkt, wird eine höhere genauso gut und prompt wirken wie die tiefere. Wenn das Bild, abgesehen von einem oder mehreren verschwundenen Symptomen, unverändert wiederkehrt, sollte die Arznei erst gewechselt werden, wenn eine höhere Potenz ausprobiert wurde, denn von einer Einmalgabe einer Arznei, deren Heilkraft erschöpft ist, geht keine Gefahr aus. Eine andere Handlungsweise stellt geradezu eine Verletzung der Sorgfaltspflicht dar.

Wann es Zeit ist, die Arznei zu wechseln

Wenn es eindeutige Belege dafür gibt (und diese Belege erhalten wir nur, wenn wir echte Hochpotenzen verwendet haben), dass die gegenwärtige Arznei ihr Möglichstes getan hat, dann ist die Zeit reif für die zweite Verschreibung.

Die Arznei zu wechseln, führt uns zu einem schwerwiegenden Problem, nämlich dem, welche Arznei nun gegeben werden soll:

Das zuletzt aufgetretene Symptom soll uns auf die nächste Arznei hinweisen. Das funktioniert aber nur, wenn es dem zurückkehrenden Symptomenbild durch Abwarten und Beobachten gestattet ist, sich vollständig zu entwickeln. Ich habe, nachdem die Arzneiwirkung erschöpft war, lange abgewartet, bis einige alte Symptome wiederkehrten; schließlich tauchte ein neues Symptom auf. Die Arznei, die dem Fall nun am besten entspricht, beinhaltet das neueste Symptom als Charakteristikum und ihr sind auch alle restlichen Symptome am ähnlichsten.

Es kann nicht davon ausgegangen werden, dass das später auftretende Symptom ein altes ist, das endgültig verschwindet, denn *solange alte Symptome wieder auftauchen und verschwinden, denkt man selbstverständlich nicht an eine weitere Arznei.*

Es ist ein Fehler, an eine Arznei zu denken, solange das Symptomenbild sich ändert. Bevor der Arzt eine Verordnung vornimmt, muss er abwarten, bis das Arzneimittelbild von Dauer und Bestand ist.

Manche sagen: „Ich muss dem Patienten etwas geben, sonst geht er zu einem anderen." Dazu kann ich nur sagen, dass es für die Patienten besser wäre, sie gingen zu einem anderen, da solche Ärzte ihre Patienten so nur selten heilen, den Fall aber häufig schwerer machen.

Die akuten Äußerungen einer chronischen Krankheit müssen anders gehandhabt werden als die akuten Krankheiten. Ein Kind leidet z.B. bei jedem Wetterwechsel an Bronchitis. Wenn wir es nun mit der Arznei für den akuten Zustand behandeln, wird es dem Kind wahrscheinlich schlechter gehen.

Wir müssen das Miasma beachten, das für die wiederkehrende Bronchitis verantwortlich ist.

Ein Kind, das kürzlich bei mir in Behandlung war, hatte in solch wahllosem Durcheinander *Antimonium tartaricum*, *Calcarea*, *Sulphur*, *Lycopodium* usw. bekommen, dass es nicht geheilt wurde. Durch Abwarten einiger Anfälle mit *Saccharum lactis* verloren die Arzneien ihre Wirkung und das wahre Krankheitsbild konnte in mehreren Krankheitsverschlimmerungen als Ganzes zum Ausdruck kommen.

Wenn das westliche Sumpffieber mit einem Miasma kompliziert ist, reicht ein Anfall nicht aus, um die Totalität zum Ausdruck zu bringen. Es müssen mehrere Anfälle zusammengefasst werden, damit das wahre Bild enthüllt werden kann. Wenn eine akute Krankheit mit einem Miasma kompliziert ist, wird die indizierte Arznei sie ausmerzen – *cito, tuto et jucunde.*[40]

Vermeiden Sie Eile

Alles spricht gegen eine eilige Verordnung. Eile ist bei sehr ernsthaften Krankheiten ein weit verbreiteter Fehler, der häufiger bei der zweiten als bei der ersten Verordnung gemacht wird. Viele Ärzte nehmen an, dass man bei Diphtherie sofort eine Arznei geben muss, ganz nach dem Motto: Irgendetwas muss man ja tun. Und genau das ist der Fehler; durch Warten und Warten konnten schon viele Leben gerettet werden.

Ein Beispiel:

Ein kleines Mädchen litt an einer schweren Diphtherie, ihre Mutter hatte sie schon drei Tage lang abwechselnd mit *Mercurius* C3 und *Kalium bichromicum* C3 behandelt. Sie war arm, daher konnte ich den Fall nicht ablehnen. Sie war bereits in einem üblen Zustand: Nase, Mund und Kehlkopf waren voller Membranen.

Nach reiflicher Überlegung bekam das Kind eine trockene Einmalgabe *Lycopodium* CM, was die Membranen an Nase und Rachen beseitigte, doch am Kehlkopf änderte sich nichts.

Ich traue mich Ihnen gar nicht zu sagen, wie lange ich das Kind beobachtete, bis ich die Indikation für die zweite Arznei sah, die sie auch gebraucht hätte, wenn sie das *Lycopodium* gleich zu Beginn der Erkrankung bekommen hätte. Ich wartete bis das kleine Kind dem Tode nahe stand, dann sah ich etwas gelben, zähen Schleim in ihrem Mund: *Kalium bichromicum* CM als Einmalgabe reinigte den Larynx innerhalb eines Tages, es war keine weitere Arznei nötig.

Die erste Verschreibung erfolgt aufgrund des gesamten Krankheitsbildes (Die Leute lassen den Arzt erst dann kommen, wenn sie keinen Zweifel mehr daran haben, dass ihre Krankheit behandlungsbedürftig ist.)

Der Arzt beobachtet die Verbesserung des Patienten und das damit einhergehende Verschwinden der Symptome aufgrund der ersten Verordnung. Wenn der Fall nun zum Stillstand kommt, wird er unruhig und mit steigender Unruhe wartet er auf die kommende Indikation für die nächste Arzneigabe.

Diese Unruhe, die von einem Mangel an Kenntnissen herrührt, macht den Arzt unfähig, die Symptome zu beobachten und sie zu beurteilen; deshalb sehen wir Ärzte, die oft nicht einmal in der Lage sind, ihre eigenen Kinder zu behandeln. Er kann weder abwarten noch klar über die zurückkehrenden Symptome nachdenken.

Wenn ich mir die Verschreibungen von Anfängern ansehe, habe ich nach der ersten Verschreibung schon häufig gute Resultate gesehen. Dem Patienten ging es eine

[40] *Cito, tuto et jucunde* (lat.): schnell, sicher und angenehm.

Zeitlang besser, dann reagierte er scheinbar auf keine Arznei mehr.

Bei näherer Betrachtung zeigt sich meist, dass es diesen Patienten nach der ersten Arzneigabe besser ging, dann änderten sich die Symptome ein wenig, neue Symptome gab es keine. Das neue „Foto" schien auf eine andere Arznei hinzuweisen, dann wurde die Arznei natürlich gewechselt und der Ärger ging los. In der Folgezeit wurde die Arznei permanent gewechselt, bis aufgrund wechselnder Symptomenbilder alle homöopsorischen Arzneien aus den CHRONISCHEN KRANKHEITEN gegeben worden waren. Der Patient ist jedoch immer noch krank. Diese Erfahrung machen junge Hahnemannier auf der Suche nach dem richtigen Weg oft. Einige, die Erfahrung haben, begehen weniger Fehler, und viele machen wenige, wie viele aber machen keinen? Da ich keinen Lehrer hatte, habe ich all diese Fehler gemacht, bis ich auf die Werke des großen Meisters gestoßen bin.

Abwarten und beobachten

Wenn die erste Verschreibung nicht besonders gut gewählt war, wird es notwendig, eine zweite Verschreibung vorzunehmen.

Mit der Zeit wird eine Nachuntersuchung des Patienten notwendig, es kommen neue Umstände zum Vorschein, die mit dem Krankheitsbild zu tun haben, welche zeigen, dass die erste Arznei nicht passte. Vielleicht sind auch schon mehrere Wochen vergangen und die Nachuntersuchung zeigt keine Veränderung der Symptome.

Soll ich nun alle Fakten des Falles vergleichen, um mich selbst noch einmal von der Richtigkeit der ersten Verordnung zu überzeugen oder sollte ich noch abwarten?

Was die erste Frage angeht: Ja, natürlich. Wenn die Arznei noch immer allen Symptomen am ähnlichsten ist, warten Sie ab, beobachten Sie und prüfen Sie, ob sich an seinen Gefühlen etwas geändert hat, denn seine Gefühle sind ihm so vertraut, dass sie ihm gar nicht aufgefallen sind.

Wenn man den Fall wieder aufrollt, zeigt sich meist, weshalb die erste Verschreibung nicht geheilt hat: Sie war unpassend.

Wenn die erste Arznei noch immer die ähnlichste zu sein scheint, stellt sich die Frage: „Wie lange soll ich warten?"

An dieser Stelle sollte gebührend anerkannt werden, dass es nicht so sehr darauf ankommt, wie lange man wartet, als vielmehr darauf, auf der sicheren Seite zu sein. Warten ist das einzig Sichere, was wir tun können. Auch wenn schon viele Tage vergangen sind, machen Sie sich nichts daraus, warten Sie einfach ab.

Die beste Heilung, die ich jemals beobachtet habe, setzte sechzig Tage nach Verabreichung der Einmalgabe ein.

Die Heilwirkung mag so spät einsetzen, wie eine langwirkende Arznei Symptome am gesunden Körper herbringt. An diese Orientierungshilfe denken unsere Autoren nie, sie sollte aber in Betracht gezogen werden. Warum nicht?

Einige sind es gewohnt, tiefer zu gehen, wenn eine hohe Potenz versagt hat.

Es gibt zwar nur wenige verzeichnete Erfolge dieser Vorgehensweise, man sollte sie dennoch nicht unbeachtet lassen.

Die nächste Frage, mit der wir uns beschäftigen, betrifft die Verabreichung einer Gabe in Wasser und die gesplitteten Gaben. Diese scheint im Vergleich zur trockenen Einmalgabe hin und wieder bevorzugt zu werden. Dies bietet Raum für Diskussionen, um der Sache aber Gewicht zu verleihen, müssen aber noch viele ihre Erfahrung dazu einbringen, bisher liegt diesbezüglich zu wenig vor. Von beiden Methoden liegen uns die besten Berichte vor, und beide entsprechen einer korrekten Vorgehensweise.

Unangemessene Arzneiwirkungen

Die nächste wichtige Maßnahme, die wir erwägen müssen, steht an, wenn die erste Verschreibung nicht richtig wirkt bzw.

keinen Heileffekt hat. Dann ist es notwendig, eine zweite Verordnung in Betracht zu ziehen. Die erste Verordnung verändert manchmal harmlose und nicht schmerzende Symptome in gefährliche und schmerzhafte Symptome.

Wenn der Rheumatismus des Knies unter einer für dieses eine Symptom verordneten Arznei auf das Herz schlägt, hat die Arznei geschadet. Es ist eine unglückliche Verordnung gewesen und muss antidotiert werden. Wenn eine Arznei bei unheilbaren Krankheiten destruktive Symptome bewirkt hat, müssen wir über ein Antidot nachdenken.

Wenn die Arznei das allgemeine Symptomenbild verändert hat und es dem Patienten vom Allgemeinzustand her schlechter geht, taucht folgende Frage auf: War die Arznei nur teilweise ähnlich oder ist die Krankheit unheilbar? Diese Frage wird beantwortet werden, wenn wir *Kenntnisse über die Krankheit* haben. Wenn die Krankheit unheilbar ist, können wir von der Arznei nicht mehr erwarten, als dass sie die Leiden etwas erträglicher macht, und wir denken nur dann an eine zweite Verschreibung, wenn weiteres Leid sie erfordert.

Nehmen wir aber einmal an, dass das Leiden sich nach der ersten Verordnung ändert und die Krankheit ohne Zweifel heilbar ist, dann müssen wir zu dem Schluss kommen, dass die erste Verordnung nicht spezifisch genug war, dass wir das wahre Bild der Krankheit nicht gesehen haben.

Wir müssen lediglich *abwarten, bis das alte Krankheitsbild wieder vollständig zurückgekehrt ist.*

Es ist gefährlich, wenn wir bei jeder Krankheit schnell allen veränderten Symptomen hinterherrennen und Arzneien verordnen, die in diesem Moment ähnlich zu sein scheinen. Der Arzt, der beobachtet, *wird durch die Symptome und die Richtung, die sie einschlagen, wissen*, ob es dem Patienten besser oder schlechter geht, selbst wenn es ihm selbst oder seinen Freunden anders erscheint. Auch wenn sich der Patient selbst oder seine Freunde beschweren, ist das noch kein Grund für eine zweite Verordnung.

Die größten Leiden können auftreten, wenn sich die Symptome verändern und der Patient sich auf dem Weg zu vollständiger Genesung befindet. Wenn diese Symptome durch eine neue Verordnung oder eine unangemessene Arznei gestört oder gelindert werden, kann es passieren, dass der Patient niemals mehr geheilt werden kann.

Das Ziel der ersten Verordnung ist es, den Lebensfluss erfolgreich ins Gleichgewicht zu bringen und wenn dies erreicht wurde, darf es nicht durch neue Einflüsse gestört werden. Die Unwissenheit diesbezüglich hat schon Millionen das Leben gekostet.

Wann wird die medizinische Welt gewillt sein, diese Prinzipien so gut zu erlernen, damit sie schnell, sanft und dauerhaft heilen kann?

Es gibt keinen feststehenden Zeitpunkt für die zweite Verordnung; es können viele Monate bis dahin vergehen.

Die zweite Verschreibung muss einen freundschaftlichen Bezug zur vorausgegangenen haben. Wenn die letzte Arznei nicht bekannt ist, kann keine intelligente Verordnung getätigt werden. Bönninghausens Konkordanzen sollten beachtet werden. Die neue Arznei sollte komplementär zur vorangegangenen sein.

Geeignete Folgearzneien

Wenn wir eine chronische Krankheit behandeln, sollten wir auch die Arznei kennen, die einem akuten Ausdruck dieser Krankheit entspricht, da dessen chronisches Mittel häufig jenes ist, das den Symptomen entspricht.

Calcarea ist die naturgemäße chronische Entsprechung von *Belladonna* und *Rhus toxicodendron*;

Natrium muriaticum hat diese Beziehung zu *Apis* und *Ignatia*;

Silicea zu *Pulsatilla*;

Sulphur zu *Aconitum*.

Wenn *Pulsatilla* in einem Fall gute Dienste verrichtet hat und plötzlich nicht mehr heilt und die Symptome nun auf *Silicea* hinweisen, kann *Silicea* voller Zuversicht gegeben werden, da es sich schon lange als dessen Komplementärmittel bewährt hat.

Causticum und *Phosphorus* hingegen verrichten gar keine gute Arbeit, wenn eines dem anderen folgt, ebenso wie *Apis* nicht gut auf *Rhus toxicodendron* folgt.

Es ist unerklärlich, wie Ärzte eine zweite Verordnung machen können, ohne dabei diese fast hundertjährigen Erfahrungen zu berücksichtigen.

Diese Dinge wurden nicht niedergeschrieben, um erfahrenen Ärzten den richtigen Weg zu weisen, nein, sie wurden für die jungen Ärzte geschrieben, die so oft nach Ratschlägen aus unserer Praxis fragen.

Man sagt mir fast täglich, diese Art zu arbeiten sei Haarspalterei, doch ich bin überzeugt von der *Notwendigkeit, jeder Vorschrift zu gehorchen.*

Sorgfältige Aufzeichnungen

Sie sollten der Erfahrung jener Menschen nicht trauen, die die Symptome und Arzneien der behandelten Patienten nicht gewissenhaft aufzeichnen und nicht vermerken, wie die Arznei verabreicht wurde. Dies ist besonders bei den Patienten notwendig, die wahrscheinlich eine zweite Verschreibung benötigen.

Der Arzt, der in seinen Patientenakten alle Krankheiten seiner Patienten aufgezeichnet hat, verfügt über eine wunderbare Sammlung. Er hat die alten Symptome und die Arzneien, die geheilt haben, notiert, und kann sich daher indirekt nach den alten Symptomen, die schon lange verschwunden sind, erkundigen.

Es ist ein große Freude, solche Notizen zu Rate ziehen zu können.

Die Erfahrung lehrt den Sorgfalt walten lassenden Arzt bald, alle besonderen Symptome niederzuschreiben und alle uninteressanten Abschweifungen, denen sich die kranken Menschen hingeben, auszulassen. Es ist jedoch wichtig, die Symptome richtig zu beurteilen.

Viele Ärzte machen eine korrekte Erstverschreibung, dem Patienten geht es gut und er ist eine zeitlang aufgemuntert, schließlich aber wird eine zweite Verschreibung ausprobiert und alles ist verloren. Wenn die Homöopathie nicht richtig ausgeführt wird, ist sie nichts. Wenn sie aber richtig ausgeführt werden will, muss man alle Regeln dieser Methode bis ins Detail befolgen. Man kann nur von Glück sprechen, dass die Ärzte, die ein Mittel schon wiederholen, obwohl es noch wirkt, derart miserable Homöopathen sind: Ihre Totenlisten wären sonst ungeheuerlich lang.

Das Similimum

Eigentlich hatte ich angenommen, dass diese Frage sich erledigt hat, scheinbar bin ich aber nicht auf dem neuesten Stand, da viele behaupten, dass es lediglich notwendig sei, ein Mittel zu finden, das ähnliche Symptome beim Gesunden hervorruft und eben dieses Mittel das Similimum sei. Das kann ich so nicht akzeptieren, das widerspricht der Lehre des Meisters.

Diese Wahrheitsverdreher behaupten, dass eben dieses Mittel in jeder Dosis und jeder Potenz heilen würde. Ich habe festgestellt, dass die Heilkraft, das Similimum, nicht notwendigerweise das Heilmittel an sich ist. Das Similimum kann in *Aconitum* 200 gefunden werden, während *Aconitum* C3 versagt. *Aconitum* ist das Mittel, aber nicht das Similimum, aber *Aconitum* 200 ist das Similimum. Ich glaube, dass wenn die Aconitumtinktur heilt, dauerhaft heilt, dann nur deswegen, weil sie das Similimum ist. Ich habe neulich erlebt, dass *Arsenicum* 200 versagte, obwohl es so eindeutig indiziert war, dass es selbst ein Anfänger erkannt hätte. Die verwendete 200ste Potenz ist sehr gut, sie leistet seit Jahren gute Dienste. Die XM heilte prompt. Die Arznei war *Arsenicum*, das Similimum war allerdings *Arsenicum* XM. Ich habe schon gesehen, wie genau dieses *Arsenicum* XM Fälle geheilt hat, in denen die 3., 6., 30., 60., und 200. Potenz versagt haben.

Die Heilkraft findet sich demnach nicht im Namen des Arzneimittels, sondern in dessen Reiz. Ich kann zwar zu dem Schluss kommen, dass *Arsenicum* die Arznei ist, aber der Fall wird dadurch nicht geheilt. Als Nächstes muss ich nun eine passende Potenz finden und mich von einer Gabenwiederholung fernhalten. Wenn man den Namen des Arzneimittels herausgefunden hat, so hat man erst die halbe Arbeit getan. Ich muss zugeben, dass es bei der Arzneiwahl selten so hochtrabend zugeht, bin aber mehr als überzeugt davon, dass es manchmal doch vorkommt. Ein befreundeter Arzt erzählte mir vor einigen Tagen in meiner Praxis, dass er einen Psoriasisfall mit *Arsenicum* 3 geheilt habe. Er behauptete, dass der Patient die Arznei mit Unterbrechungen über einen Zeitraum von einem Jahr eingenommen habe und dass, sobald er sie nicht mehr einnahm, seine Psoriasis wiederzukommen schien. Aus so einem Fall können wir nichts lernen, denn wir haben keine klaren Angaben zu den Gegebenheiten des Falles. Es ist jedoch weitaus befriedigender sehr hoch potenzierte Arzneien zu verwenden. Das ist der sicherste und zuverlässigste Weg, Fehler zu vermeiden. Wenn die Arznei dauerhaft wirkt, ist sie fast sicher das Similimum. Wenn sie nicht wirkt, haben wir keinen Schaden zugefügt und wir können immer noch eine tiefere Potenz wählen. Wenn wir eine tiefe Potenz auswählen und wiederholen, was häufig notwendig ist, wird der Fall durch die übermäßige Wirkung verdorben und die Heilung manchmal unmöglich gemacht. Wenn die Arznei zu einer bestimmten Totalität ähnlich ist, kann eine einzige Gabe einer sehr hohen Potenz den ganzen Fall heilen; wenn jedoch eine Wiederholung[41] notwendig erscheint und die Krankheit nur verschwindet, solange die Arznei wiederholt wird, war die Arzneiwahl schlecht, man hätte besser eine andere Arznei geben sollen.

Dieses Wissen erlangen wir, wenn wir in einem Fall Hochpotenzen verwenden, der uns langsam aber sicher zum Erfolg führt.

Es ist ein großer Fehler zu einer tieferen Potenz überzugehen, weil eine hohe versagt hat; dennoch kann es versucht werden, um die Menschen von ihrer eigenen Schwäche zu überzeugen.

Das Similimum ist jene Heilkraft, die jeder wahre Heiler sucht, und ich glaube, dass in seinem Herzen jeder Arzt die Wahrheit sucht. Nun muss jedem unvoreingenommenen Geist klar werden, dass der Name einer Arznei genauso wenig die Heilkraft ist, wie dass der Name der Krankheit die zu heilende Krankheit darstellt. Wie jede bestimmte Krankheit eine individuelle Ursache in unterschiedlicher Intensität hat, so wird auch ihre Heilung, die jener entgegenwirkt, von unterschiedlicher Intensität sein. Vielleicht könnte tatsächlich ein Tropfen der Aconitumwurzeltinktur das mentale Bild eines Patienten heilen, aber bei vielen wird es augenscheinlich versagen, obwohl die C200 den Fall in wenigen Stunden heilte. Da ich so etwas aber noch nie gesehen habe, sage ich ausdrücklich: „Es könnte geheilt werden."

Ich hatte einmal einen Patienten, dessen Symptome denen von *Sulphur* ähnlich waren. Da mein Wissenstand noch nicht über die 6. Potenz hinausreichte, gab ich die Arznei in dieser Potenz, die einen erstaunlichen Erfolg zu bescheren schien. Letztendlich konnte aber *Sulphur* C 6 keine andauernde Besserung bewirken, obwohl das Mittel (in diesem Fall war es keine Arznei) andauernd wiederholt wurde. Ich verglich die Patientensymptome mit *Sulphur*, das immer noch indiziert zu sein schien, aber nicht heilte, ich musste also das Mittel wechseln.

Ich wechselte und wechselte und schließlich veränderte sich mein Patient. Ich hatte den Fall verdorben und wollte jemanden dafür „schimpfen". Ich aber war der ein-

[41] Kent spricht hier von Wiederholungen vor Beendigung der Arzneiwirkung. *Anm. d. Übers.*

zige, der die Schuld dafür trug. Etwa drei Jahre später kam der Patient mit denselben Beschwerden wieder zu mir, da er niemanden gefunden hatte, der ihm besser helfen konnte als ich. Ich hatte mich zwischenzeitlich übrigens verändert und meine Augen geöffnet. Der Patient hatte damals meine rohen Arzneien bekommen, jetzt aber wusste ich, wie man einen Fall angeht und ihn heilt. Er bekam einige Wochen lang Nux-v. 2M, wobei sich sein Zustand besserte. Er hatte aber immer noch das alte Brennen am Scheitel und an den Fußsohlen, dasselbe Hungergefühl im Magen um 11 Uhr, dasselbe Jucken und dasselbe „ich fühle nicht besonders gut" war noch immer vorhanden. Diese Symptome sind noch nicht auf ihr Similimum getroffen.

Das berühmte *Sulphur* 55M als Einmalgabe und Sac-lac. bewirkten erstaunliche Veränderungen, die fast zwei Monate lang andauerten, bis die wiederkehrenden Symptome eine weitere Gabe andeuteten. Drei Gaben heilten den Patienten dauerhaft. *Sulphur* 55M war das Similimum. Folglich war *Sulphur* C 6 nicht das Similimum. *Sulphur* war seine Arznei, aber dann musste noch die Verdünnung gewählt werden. Warum sollte das nicht für jedes Mittel unserer Materia Medica gelten? An diesen Tatsachen ist nichts neu, dennoch erscheinen sie manchmal so fremd, dass sich nur Leute finden lassen, die entweder zu dumm sind, es zu begreifen, zu unehrlich, es sich einzugestehen oder zu skeptisch, es zu glauben.

Diese kleingeistigen Kuppler und die großmäuligen Ignoranten scheinen durch ihre schiere Überzahl die Welt zu regieren, die reine Homöopathie aber ist ständig gewachsen und wird ständig wachsen. Die gebildeten, denkenden Menschen der ganzen Welt werden sie rasch unterstützen, sobald sie sie kennen gelernt haben. Niemand darf mich an die begrenzten Möglichkeiten des Mikroskops oder an seine eigene beschränkte Beobachtung bzw. Wahrheit fesseln. Je tiefer die Potenzen, die ein Mensch verschreibt, desto inniger sein Wunsch, dass die anderen sie ebenso anhimmeln; er ist zu beschränkt, als dass wir ihn Heiler oder Wohltäter nennen können.

Es mag schon mal vorkommen, dass das Similimum in den tiefen Verdünnungen gefunden wird, bestimmt finden wir es aber bei allen heilbaren Krankheiten in den hohen und höchsten Potenzen.

Das Studium unserer Materia Medica

Der Künstler studiert sein Modell so lange, bis er die Linien und Schatten spürt, bis er in seinem Geiste das Abbild bereits auf der Leinwand oder in Stein gemeißelt sieht. Er macht sich ein Modell und ritzt ein ähnliches Abbild in Granit. Wer unsere Materia Medica studiert, muss die Prüfung so eingehend betrachten, bis er das Bild der Totalität der Krankheitsgefühle aller Prüfer spürt, so als hätte er die Arznei selbst geprüft und die Krankheitsgefühle der Prüfer selbst erlebt.

Der Arzt, der für Symptome verschreibt, wie sie auf dem Papier stehen, spürt niemals die große Verantwortung eines wahren Heilers. Der Arzt, der zuerst alle krankhaften Gefühle des Patienten zu Papier bringt, dann über den komplexen Symptomen grübelt, bis er fühlt und sieht, woran der Patient leidet und dann in der Materia Medica sucht, bis er dasselbe Bild findet, wird Kranke heilen können, wie Hahnemann es schon konnte. Das verleiht ihm Einblick in den Bereich der Krankheiten, die durch Arzneien oder Krankheit hervorgerufen wurden. Dieser Bereich ist wichtig, wenn wir krankmachende und heilende Ursachen studieren. Durch dieses Studium enthüllen wir den Wirkungsbereich von *Aconitum*, und wir sehen, wie er sich von *Sulphur* unterscheidet; wie *Belladonna* sich von Calcarea unterscheidet; wir enthüllen die natürlichen Folgemittel, Komplementärmittel und feindlichen Arzneien. Wir können die Pathologie bis zum Anbruch des zwanzigsten Jahrhunderts studieren, es wird uns aber nicht das preisgeben, was wir zur Heilung Kranker benötigen. Das sorgfältige Studium eines jeden Arzneimittelbildes und seiner Empfindungen offenbart dem Studenten und Künstler die medizinischen Kräfte und Möglichkeiten der Heilung.

Manche brauchen wesentlich länger als andere, bis sie diese Arzneimittelbilder meistern, doch mit der Zeit wird das Studium das Bild zum Vorschein kommen lassen. Es gibt Arzneien, die sind zwar ausgiebig, aber so schlecht geprüft, dass das wahre Bild noch nicht zum Vorschein kam. Das ist gewöhnlich der Fall, wenn man sich in die Aussagen der einfachen Laienprüfer einmischt. Man darf sich nicht in die Sprache der Natur einmischen, wenn es darum geht, unseren kranken Mitmenschen zu helfen. Moderne Prüfungen sind für gewöhnlich eine Farce, sie werden nicht die Qualitätsstufe der Hahnemann'schen Arzneien erreichen. Die alten Meister wussten, wie es geht, sie waren von den Prinzipien des Meisters geleitet. Diese Prüfungen sind dauerhaft und werden für immer und ewig ein sicherer Leitfaden zur Heilung aller Tiere und Menschen sein.

Der Streit zwischen den materiellen und immateriellen Philosophen mag eines Tages etwas Gutes hervorbringen; beide Seiten verfügen über Wahrheiten, doch diese sind zum Teil verdreht. Beide Seiten weichen den Tatsachen aus, die mit ihren eigenen Beweisführungen und Rückschlüssen nicht in Einklang zu bringen sind. Einige wollen eine Heilung nicht als Tatsache anerkennen, weil sie mit einer infinitesimalen Gabe durchgeführt wurde. Manche erkennen eine Prüfung nicht an, wenn sie mit infinitesimalen Gaben durchgeführt wurde. Das Handeln dieser Menschen verändert zwar die bestehenden Tatsachen nicht, doch sie verzögern die Entwicklung unserer Materia Medica. Eine Prüfung, die nach genauen Regeln unter meinen eigenen Augen stattgefunden hat, zeigte besonders klar, dass die zehnmillionste Potenz von *Lachesis* echte Symptome hervorgerufen hat. Bis dato hatte ich nicht geglaubt, dass eine solche Potenz noch Symptome hervorrufen könnte. Die Prüferin wusste nicht, welche Potenz sie erhalten hatte. Sie produzierte ein vollkommen neues Symptom, und man hätte es als echtes *Lachesis*-Symptom anzweifeln können, aber ich hatte das Symptom einige Jahre zuvor klinisch entdeckt, bestätigt und verifiziert. Die Prüferin hat solch ein Symptom entwickelt, unter einer so hohen Potenz, und wir haben es jetzt als zur Arznei gehörig kennen gelernt. Dies räumte all meine Zweifel aus: Ja, solch hohe Potenzen sind in der Lage, Symptome hervorzurufen.

Ich muss eingestehen, dass diese Prüferin nicht bei bester Gesundheit war. Sie war eine sehr nervöse Person, extrem sensibel und litt unter vielen nervösen Symptomen. In den Augen vieler muss das den Wert der Prüfung wohl stark mindern. Eine Tatsache möchte ich der Vollständigkeit halber aber noch erwähnen: Die Symptome der Prüferin waren vollkommen neu und nahmen ihren Lauf, wie es bei einem akuten Miasma üblich ist, sie unterdrückten die der Patientin eigentümlichen Symptome (von den angeführten Ausnahmen abgesehen) und die eigentlichen Symptome der Prüferin kehrten alle wieder, als die Wirkung der geprüften Arznei nachließ. Dies zeigt, dass sie kein ihr ähnliches Arzneimittel prüfte, dass es keine homöopathische Verschlimmerung, sondern eine echte Prüfung war. Diese *Lachesis*-Prüfung war so eindeutig, dass Dr. B. Fincke und Dr. P. P. Wells geäußert haben, dass es keine Zweifel an ihrer Echtheit gibt. Das Beste an dieser Prüfung war, dass die alten Symptome der Prüferin suspendiert wurden, wie es auch bei Scharlach, Masern oder den Pocken der Fall ist, und dass die alten Symptome alle wieder zurückkamen, als die akute Krankheit [die Arznei] ihren Lauf genommen hatte. Die Erfahrung zeigt, dass Prüfungen eine Krankheit unterdrücken können, und genau das geschah in einigen unserer besten Prüfungen, wie auch in dieser besonders schönen Prüfung. Wenn das stimmt, widerlegt es den Gedanken, dass Prüfungen an nicht vollkommen gesunden Prüfungen keinen Wert haben. Es leugnet niemand, dass gesunde Männer und Frauen die besten Prüfer sind, es stimmt aber nicht, dass Prüfungen, die an kranken Menschen durchgeführt werden, keinen großen Wert haben.

Wir ziehen aus dieser Prüfung eine weitere Lehre, nämlich: Sehr hoch dynamisierte Arzneien sind in der Lage, die Symptome einer natürlichen Krankheit zu unterdrücken, und sich stattdessen selbst einzupflanzen. Sie enthält auch noch eine Warnung an Anfänger: Er darf bei der Verabreichung von Arzneien an sensible und nervöse Patienten nicht zu voreilig sein.

Zu der Präsentation dieser Prüfung aus der Feder der Prüferin möchte ich nur eines sagen: Wir werden sehen, ob sich diese Prüfung, die gemacht wurde, um Licht auf die großartige Pathogenese von *Lachesis* zu werfen, selbst behaupten wird.

Lachesis

14.02.1887: Beginn der Prüfung von *Lachesis* 10MM[42] mit der Prüferin Mrs. H.W.A., einer sehr nervösen kleinen Frau, die zwar nie krank war, aber schon immer so sensibel auf ihre Umgebung reagierte, dass sie alles prüfte, was sie einatmete.

14.02. – Um 13:30 Uhr nahm ich einige Globuli trocken auf der Zunge ein. Für einige Zeit ging es dem Kopf besser. Etwas später hatte ich schwere, heftige Schmerzen in beiden Schenkeln, als wenn sie sich ablösten oder brechen wollten. Leichte Besserung am Morgen. Spürte in den Beinen und Füßen das warme Blut zirkulieren; gewöhnlich ist dieser Teil unterhalb der Knie kalt. Trotz der heftigen Schmerzen war ich fröhlich, glücklich. Während des Einkaufens konnte ich nicht wie gewöhnlich stehen. Meine Oberarme fingen um 15 Uhr an zu schmerzen, am schlimmsten links. Die Schmerzen im Bein verschwanden, als die Armschmerzen schlimmer wurden; konnte ein kleines Paket nicht tragen. Der linke Arm verschlimmerte sich beim Herunterhängenlassen, besserte sich aber, wenn er im Mantel ruhen konnte. Die Schmerzen wanderten zur Schulter hinunter, als ob sich der Arm ausrenken würde. Die Schmerzen erstreckten sich unter das Schulterblatt und wichen um 17 Uhr einem *unbehaglichen* Schmerz. Nachlassen des Gewichtes. Mir wurde gesagt, ich sähe *blass* aus. Den Abend über musste ich mein *linkes* Bein auf einen Stuhl legen und den Schuh ausziehen. Wenn ich das Bein anhob, besserte sich der Schmerz, aber der linke Arm begann zu schmerzen. Das Wehtun wanderte unter das Schulterblatt und in die *hintere linke Lunge*. Wegen eines Ziehens um das Herz konnte ich nicht auf der rechten Seite liegen. Das Liegen auf der linken Seite verschlimmerte die Schmerzen im Arm, in der Schulter, der Lunge und dem Herzen. Ich fragte mich, ob ich an einer Herzkrankheit leide, da meine Mutter an einer Atrophie des Herzens gestorben ist. Die ganze Nacht über Ruhelosigkeit und Atemnot.

16.02. – Ich kann weder lernen, noch mich auf etwas konzentrieren. Das Herz schmerzte und es schien, als würde es so klopfen, dass es meine Atmung zum Stillstand bringt. Als ich in dieser Nacht zu Bett ging, hörte ich ein mit dem Herzschlag synchrones Klopfen im Kopf und in den Ohren.

17.02. – Schmerzen auf der ganzen linke Seite vom Darmbeinkamm bis zur ersten Rippe. Schmerzen unter beiden Schulterblättern, schlimmer links. Oberarm so schwer, dass ich ihn nur schwerlich anheben konnte. Gefühl, als ob am Arm gezogen würde. Intensive Schmerzen zwischen Herz und Schulterblatt, ich hatte

---

[42] Kent spricht weiter oben von einer Prüfung in der zehnmillionsten Potenz, hier schreibt er aber von der zehntausendsten. Der Übersetzer nimmt an, dass es sich um dieselbe Frau handelt und hat sich deshalb für die zehnmillionste (10MM) entschieden.

Angst, mich zu bewegen oder zu atmen, dann erhob ich mich und legte die Schulter niedriger, um Erleichterung zu erhalten. Leichtes Klopfen und Schmerzen im Scheitel.

18.02. – Scheitelschmerzen werden von Klopfen gefolgt. Ich hatte Angst, dass mich jemand sehen könnte und mich auf die Angst anspräche. Ich konnte nur schwerlich etwas halten, Dinge glitten aus der Hand. Ich fürchtete die Verschlimmerung des Klopfens, das mich jede Nacht weckte. Ich träumte von einem Ausritt in starkem Wind, der mir den Atem nahm. Ich träumte vom Reiten. Wenn ich schnell durch die Luft schritt, bekam ich ein Beklommenheitsgefühl im Magen und im linken Thorax. Ich wachte auf und merkte, dass ich die Luft angehalten hatte. Ich hatte das Bedürfnis, meine Kleidung vom Sternum bis zur Taille zu lockern. Abends konnte ich mich nicht eingehend mit etwas befassen, ich hasste alles, die Bücher, das Papier, den Stift, die Vorlesungen und die Medizin. Ich fühlte mich wie verdreht; das passiert mir öfter, seit ich die Arznei eingenommen hatte. Furcht einzuschlafen, nachdem ich mich zur Ruhe begeben habe; ich lege die Hand aufs Herz, um das Schlagen zu überwachen. Auf der *linken* Seite konnte ich gut schlafen, die Hand auf dem Herzen; so habe ich geschlafen.

19.02. – Mittags während des Einkaufens fühlte ich mich schwach und schwummrig: vom Herzen bis zum Magen. Herzklopfen während der Vorlesung um 14 Uhr. Ich bewegte mich ständig im Stuhl hin und her. Schmerz unter dem rechten Schulterblatt. Der Druck der Stuhllehne verursachte Herzklopfen, dem folgte Husten. In frischer Luft konnte ich besser atmen, deshalb machte ich einen langen Spaziergang. Es war, als wenn das Herz aufhörte zu schlagen, dann schlug es zusätzlich. Anfälle von Herzklopfen bis 11 Uhr, die jedes Mal Hüsteln verursachten.

20.02. – Ich schlief die ganze Nacht über gut. *Träume*: Gegen Morgen träumte ich, dass ich wegen der Herzkrankheit fast tot war, wollte aber nicht, dass meine Freunde davon erführen. Ich befand mich in einer Menschenansammlung; Erstickungsgefühl und Füße so kalt, als würde ich auf Eis laufen. Ich wollte mir Luft machen, als ich aber versuchte, aus der Menschenansammlung herauszukommen, bekam ich Herzklopfen. Ich dachte, mein Körper sei so gescheckt wie eine Schlangenhaut; ich dachte, dass dies bald mein Gesicht erreichen würde, so dass ich mich nicht mehr in Gesellschaft aufhalten könnte. Ich wusste nicht warum, aber ich wusste, dass es eine Strafe war, die ich im Jenseits verstehen würde. Da mein Herz so schmerzte, dass ich nicht mehr froh werden konnte und auch meine Freunde nicht mehr glücklich machen konnte, wünschte ich mir, bald sterben zu können. Leichtes Herzklopfen beim Aufstehen, das so stark wurde, dass ich nach 11 Uhr nicht mehr laufen konnte. Ich versuchte, mich am Feuerrost zu wärmen, es wurde nicht besser. Das Herzklopfen tauchte alle paar Minuten auf, ich musste husten, ich konnte weder sprechen noch lachen und musste mein Kleid aufknöpfen. Schmerzen im ganzen linken Brustkorb, es war ein ziehendes Gefühl. Häufig Schmerzen im zweiten Intercostalraum, als würde es nach innen und nach unten ziehen. Morgens beim Aufstehen vom Sitzen sahnige Leukorrhoe. Nach innen bohrende Schmerzen im rechten Hinterkopf; alte Symptome. Leukorrhoe, hellgrün. Roter Sand im Urin, der am Glasrand haften bleib, die Menstruation endet mit eiterartigem Ausfluss.

20.02. – Der sechste Tag. Brennen im rechten Ohr und im hintersten, oberen Molar. Zahnschmerzen, es fühlt sich an, als begänne dort eine Ulzeration. Etwa jede Stunde muss ich meine Füße trocknen und wärmen. Nach dem Essen Herzklopfen im Magen.

21.02. – Der siebte Tag. Heftiges Herzklopfen beim Ankleiden; meine Stimme bebte so, dass ich nicht sprechen konnte. Große Schwäche der unteren Extremitäten, dann der Oberarme. Ich wurde gefragt, ob ich Angst hätte, da mein Gesicht so angsterfüllt aussehe. Außer beim Reden, das Herzklopfen auslöste, war ich außergewöhnlich fröhlich. 10 Uhr. Heftiges Pulsieren der Mesenterialarterien links, was sich bis ins Rektum erstreckte. Wegen des schnellen, rasenden Klopfens musste ich häufig die Lage ändern. Ein Nerv im linken Bein schien zu zucken und zu pochen. Ich wachte auf und mir war so kalt, dass ich mich, um warm zu werden, im Bett zusammengekauert habe. 5 Uhr. Ich träumte von ganz weißen Kälbern und Kühen und war beim Erwachen leicht verschwitzt. Die Kälte dauerte bis 11 Uhr, Husten trat auf. (Altes Symptom, das nun schlimmer ist, K.) Ich muss meine Füße wärmen. Eine Woche lang unregelmäßiger Stuhlgang, der, obwohl klein, große Anstrengungen erfordert. Bevor die Stücke hindurch treten, tritt der Anus wie ein Kissen hervor. Ich versuchte einige Male dieses Gefühl der unvollständigen Entleerung zu lindern. Ich muss das Rektum wieder zurückschieben, es schmerzt noch lange nach dem Stuhlgang. Der Husten schmerzt im linken Bauch und vom Perineum aufwärts. Reichlich Leukorrhoe beim Stuhl und bei jeder Anstrengung. Rückenschmerzen besser, wenn heiße, sahnige und leicht fadenziehende Leukorrhoe mit schwach saurem Geruch abgeht. Dieser Ausfluss bessert oft das knotige Gefühl im linken Ovar; alte Symptome. Wegen des Klopfens im Herzen und in der linken Seite habe ich keinen Appetit auf Frühstück und Mittagessen. Um 18 Uhr esse ich gut. Brennen im Magen. Kaltes Wasser verursacht Übelkeit. Ich spüre das kalte Wasser im ganzen Bauch. Brennen der Hände. Die Adern der Hände sind so stark erweitert, dass ich sie nach oben halten muss, um Erleichterung zu erfahren. Kälte am Morgen. Das ist der erste Tag in diesem Winter, an dem mir nach Studieren zumute ist. Diese Gabe verursachte keine linksseitigen Halsschmerzen. Geschwüriger Gestank aus dem Magen. Seit einer Woche erwache ich um 4:30 Uhr durch Kälte und dem Gefühl, als wäre ich verdreht. Kälte über dem Herzen, Magen und Rücken. Kälte des Fleisches, besser beim Umhergehen. Ich erwache um 6 Uhr leicht verschwitzt. Gegen Nachmittag nochmaliges Schwitzen. Riecht leicht nach Knoblauch. Gegen 5 Uhr muss ich regelmäßig aufstehen, um meine Rückenschmerzen durch Harnlassen zu lindern. Seit ich diese Gabe genommen habe, sind die alten Symptome deutlicher. Zuvor kaum bemerkt. (Kent).

28.02. – Vierzehnter Tag. Häufig zitternde Schmerzen. Lahmheit des M. extensor hallucis[43], weshalb ich beim Stehen auf den Zehenspitzen beinahe hingefallen bin. Schmerzen im Hypogastrium und der Leistengegend. Uterusschmerzen, die sich beim Nach-vorne-Neigen aufwärts erstrecken. Brennen an unterschiedlichen Stellen am Körper. Ich kann zwar korrekt schreiben, aber keinen Brief rasch verfassen, da ich die Wörter durcheinander bringe. Bin ziemlich glücklich. Terpentingeruch löste Beschwerden in der Lumbalregion aus, die sich nach unten und nach vorne zu den Ovarien und dem Hypogastrium erstrecken, vergleichbar mit Dysmenorrhoe.

01.03. – Vormittags kalte Füße. Lähmungsgefühl und Schweiß, als ich sie (subjektiv) massiv gewärmt habe. Kälte des linken Unterarmes, als wäre er mit Eis bedeckt. Sehr schläfrig, schwere Augenlider. Ich bin früh aufgewacht, mit starken Magen- und Darmschmerzen. Daraufhin reichlich Flatus. Wässriger Durchfall um 7 Uhr, danach noch stundenlang Brennen und Tenesmen im Rektum. Linker Arm kalt. Sehr heiße und geschwollene Hände. Nach dem Frühstück Brennen im Magen. Herzklopfen im linken Thorax und im Abdomen. Leukor-

[43] *Im Original*: Extensor proprius pollicis, da sie aber deswegen nicht auf den Zehenspitzen stehen kann, handelt es sich wohl um den Extensor hallucis.

rhoe besser, Katarrh schlimmer. Schmerzen in der rechten Fibula.

03.03. – Zwanzigster Tag. Ich schlief besser, wachte aber unerholt auf. Träume von Vögeln und Tieren. Ich träumte, dass ich wegen eines Nierenleidens an Wassersucht gestorben wäre. Das Wasser sammelte sich um das Herz herum an. Kopfschmerzen. Hinterhauptschmerzen. Beim Schließen der Augen goldene Blitze vor den Augen. Entmutigt. Als wenn mich die, die mich am besten kennen, am meisten verachteten und mir nicht vertrauten. Hatte das Gefühl, als ob niemand meine Absichten verstünde, obwohl sie ehrenvoll waren. Ich habe die Kraft verloren, um irgendeinen Einfluss auszuüben. Ich bin so müde, dass ich bei allen Unternehmungen scheitere. Der Körper und der Geist harmonieren nicht miteinander. Verlangen, das Band zu brechen, das den Geist an den Körper bindet. Der Einfluss des Bösen ist übermächtig. Ich habe die grauenhafte Neigung, Falsches als richtig zu bezeichnen. Ich bemerke es aber erst, wenn es bereits geschehen ist und fühle mich dann niedergeschmettert. Ich kann mich dem nicht entziehen. Wenn ich alleine bin, macht mich die Kränkung darüber beinahe wild. Ich rufe nach Hilfe, erhalte aber nur Spott. Ich habe den Trost verloren, den ich vor langer Zeit mit unzähligen Worten von meiner Mutter gespendet bekommen habe. Dieser Kummer ist schlimmer, wenn ich ihm mental entgegenwirken möchte, dann verachte ich mich selbst. Gewissensbisse, gefolgt von Tränen. Ich habe nicht die Willenskraft, verzweifelte Handlungen zu begehen. In Momenten der Selbstvergessenheit verrichte ich meine Pflichten mit erstaunlicher Leichtigkeit und Erfolg. Unüberwindbare Gehemmtheit. Kummer, weil ich Dinge tue, die zuerst richtig erscheinen, sich dann aber als unrichtig herausstellen. Der Kummer verdrängt alles andere aus meinem Kopf.

04.03. – 21. Tag. Frostig vormittags und nachmittags. Ich ging ins Bett, um warm zu werden. Heißer Punkt auf dem Scheitel und über den Augen. Ich kann nicht denken, da meine Stirn so gespannt ist. Hitze vom Scheitel bis in Rachen und Nacken.

05.03. – Ich erwachte um 2 Uhr. Unruhiger Traum, sich aufdrängende Gedanken. Ich versuchte zu lernen, aber alte Eindrücke verdrängten das eigentliche Thema. Nach längeren Anstrengungen brach ich in Tränen aus und schlief ein. Ich erwachte wieder um 4 Uhr, Kälte, Rückenschmerzen, besser durch Harnentleerung. Ich schlief wieder ein und erwachte später müde und entmutigt. Schmerzen im unteren Abdomen, nachdem ich gerannt bin, um die Straßenbahn um 10 Uhr zu erreichen. Bei einer simplen Bruchoperation wurde ich beinahe ohnmächtig. Das erste Mal in vier Jahren. Nachmittags schlief ich. Beim Erwachen fühlten sich meine Arme so taub an wie die Äste eines Baumes. Der Magen, über den ich die Arme gekreuzt habe, ist sehr schmerzhaft, was sich bis zum Uterus erstreckt. Die über dem Magen gekreuzten Arme verursachen Schmerzen. Blutgeschmack, wegen blutigen Schleimes aus den hinteren Nasenlöchern. Starker Schweißgeruch. Einige Male beim Zubettgehen schien es, als wenn mein Bett davongleiten würde, das habe ich schon in meiner Kindheit erlebt.

21.03. – Tiefgelber, schleimiger Stuhl, der zum Grund der Toilette glitt; wässrig mit eingeschwemmten, reisartigen Teilchen am Anfang. 15 Uhr. Starkes Nach-unten-Drängen im Rektum, als wenn es hervortreten würde. Stuhl um 20 Uhr. So hungrig und durstig, dass ich die weichen Teile roher Austern aß, das schien mich zufrieden zu stellen. Das eine Woche lang andauernde Herzklopfen wurde besser.

22.03. – Habe gut geschlafen, *normale Träume. Ich träumte*, dass ich mich bei der Vorbereitung auf die Vorlesungen nicht beeilen konnte. Mein Magen war sehr empfindlich und fühlte sich leer an. Hinterhauptkopfschmerzen. Darmträgheit.

Der erste Urin war dick, tief orangefarben; das unbefriedigende Gefühl danach verursachte Brennen und Stechen der Vulva. Von den Knien abwärts Kälte, Schmerzen in den Knöcheln. Allerdings hatte ich gestern schon ein leichtes Brennen und Stechen (verbrüht) im Mund und Magen. Vormittags blutiger Schleim aus der linken Lunge. Schwäche beim Versuch zu gehen. Gestern, als ich zum ersten Mal am Fußende des Bettes stand, kam ich mir sehr groß vor, und das Bett wirkte klein. Ich kam mir fast einen Meter größer vor. Toast, rohe Austern und Cambric Tea[44] scheinen mir zu bekommen. Verlangen nach Saurem, was mir seit zwei Jahren, ebenso wie Salz, meine Verdauung verschlechtert. Bläschen im Mund, an den Lippen und unter der Nase verschwinden. Ich habe wie ein durstiges Kind das Verlangen nach einem Glas Wasser. Kleinförmiger, mit Schleim überzogener Stuhl; ich fühle mich besser.

26.03. – Ich bin traurig, verträumt, als wäre etwas sehr Schlimmes geschehen. Ich nahm *Lachesis* 9M.

29.03. – Kalte, schweißige Füße, wenn sie nicht in der Nähe des Ofenrostes sind, vormittags. Nachmittags bin ich eine große Strecke gelaufen. Um 16 Uhr Schmerzen in oder über der rechten Niere, ausgelöst durch Harndrang. Darauf folgt ein elendes Übelkeitsgefühl im Magen. Der Schmerz ging vom Magen bis zur linken Ferse, dann das Bein hinauf und wurde schließlich dumpf. Taubheit der großen und zweiten Zehe links, als wenn etwas an ihre Spitze drückte. Das gleiche Symptom taucht im Bett noch einmal auf. Nachts erwachte ich mit dem dringenden Bedürfnis zu urinieren, Schmerzen der rechten Niere. Warme Füße, sie fühlen sich geschwollen an. Als ich wieder zurück ins Bett ging, neigte ich zum Schwitzen, vor allem wenn die Oberfläche mit etwas in Berührung kam. Bis Tagesanbruch warf ich mich hin und her, dann schlief ich. Bauchlage war am angenehmsten. Als ich geweckt wurde, war ich müde. Ich schlief zwar auf dem Kissen ein, als ich geweckt wurde, war es unter dem Kopf fort und auf meinen Magen gerutscht. Brennen vom Scheitel bis zur unteren Brustwirbelsäule. Schweiß kurz vor dem Einschlafen, drehte mich auf den Rücken, um warm zu werden. Der Schweiß war alt und modrig, genau wie einmal während des Wechselfiebers, als ich nachts wegen des profusen Schweißes aufwachte und mir im Magen übel wurde.

30.03. – Taubheit der linken Zehen. Während des Packens Krämpfe im Hypogastrium. Gelegentliche Schmerzen von der linken Halswirbelsäule nach rechts, zum rechten Ellenbogen. Hitze in der Stirn. Hitzeempfindlichkeit der Augen. Die linke Ferse fühlt sich an, als würde ein Stück Eis auf sie gepresst. Unbehagen und Gefühl der Völle in den Nieren vor dem Urinieren. Urin reichlich und farblos. Unsicheres Gefühl im Darm, als wenn bald Durchfall einsetzen würde. Schwere im Rektum durch langes Stehen. Häufige Rückenschmerzen an der gegenüberliegenden Stelle des unteren Sternums. Nachdem ich lange Zeit gesessen habe, juckte es mich am ganzen Körper. Erbsengroße Eruption, manchmal eiternd, immer wund und juckend. Gefühl, als könnte ich klarer urteilen und tiefer nachdenken, wenn ich die Enge in der Stirn aufbrechen könnte.

06.04. – Jucken am Gaumen und an der Zungenbasis; ich muss daran reiben. Manchmal Brennen und Stechen am Zungenrand, schlimmer durch Tabakgeruch und Terpentin. Das Leeregefühl im Magen wurde durch Essen gebessert. Entleerung der Blase geht langsam vor sich, vor allem nach zu langem Warten. Schwitzen um

[44] *Cambric Tea*: Mischung aus gleichen Teilen kochenden Wassers und Milch, etwas starkem Tee und Zucker. Dieses Getränk wurde früher gerne Kindern, Kranken sowie alten Menschen gereicht.

Mitternacht oder kurz nach dem ersten Schlaf. Völlegefühl im Hals. Wundheit des Mundes. Verschlimmerung des Brennens in Mund und Magen durch Salz. Atemnot schlimmer durch die leichteste Anstrengung. Zusammenschnürungsgefühl am Hals, als wenn etwas Enges darum wäre. Husten nachts, ausgelöst durch Jucken im linken Hals, das sich bis ins Ohr erstreckt. Besser durch Handwärme. Meine Hände sind oft geschwollen und sehr warm. Schweiß, gefolgt von Frost (verursacht durch feuchte Kleidung); dann Hitze, dann bin ich eingeschlafen. Gelenk der vierten Zehe an der Unterseite schmerzhaft, wandert zur Großzeh, ich dachte an einen Hallux. Um 20 Uhr war ich derart müde, dass ich mich zur Ruhe begeben musste. Der rechte Fuß und das rechte Bein fühlen sich vergrößert, warm und schwer an. Der linke Fuß und das linke Bein fühlen sich klein, taub und kalt an. Beben in beiden Ohren beim Hinlegen nachts, manchmal besser durch Lagewechsel. Schmerzen hinter beiden Ohren. Schmerzen etwas über der Herzspitze (Schmerzhaftigkeit am Rand der Brustdrüse, vor der Menstruation, altes Symptom). Klopfen in der linken Seite. Leichter Schmerz in der linken Ovarialregion, manchmal beidseitig, dann im Hypogastrium. Während der letzten beiden Wochen Schwellung, Verhärtung und Brennen des Ductus sublingualis. Besser. Gefühl, als wäre das Rektum prolabiert, nur besser durch Liegen auf dem Magen. Der obere Kopf ist wund und heiß. Der Hals brennt und fühlt sich rau an, die Lungen trocken und verengt. Kein Auswurf nach langem Husten. Brennende Schmerzen mit Jucken.

07.04. – Verstopfung; harter Stuhl, Blutung aus dem Rektum. Gefühl eines Schnittes nach dem Stuhlgang. Lange nach der Entleerung ein Nach-unten-Drängen im Rektum. Während des Lesens fallen graue Punkte vor dem linken Auge herab. Dadurch unscharfes Sehen und Nervosität. Schlimmer beim Schauen nach links. Besser beim Weiterlesen. Wunder Mund; Herpes auf der rechten Unterlippe.

08.04. – Taubheit breitet sich nach einem langen Spaziergang von der Lumbalregion zu den unteren Extremitäten aus. Nachmittags Menstruation. Auftreibung des Epigastriums. Gefühl, als wäre das Abdomen vom Nabel abwärts an offen, z.B. auf beiden Seiten der Blase. Blase vor der Menstruation vergrößert und kalt. Außerdem Schmerzen im linken Arm, im Brust- und Bauchraum. Einige Nächte lang Krabbelgefühl im Anus nachdem ich mich zur Ruhe begeben hatte. In den ersten vier Stunden der Menstruation schlimme Schmerzen im linken Bein.

09.04. – Ich erwachte durch schlimme Koliken aus festem Schlaf, daraufhin weicher, dunkler, beinahe grüner Stuhl. Während des Stuhlganges war mir kalt und ich war niedergeschlagen. Besser durch Stuhlgang. Schwach vor der Menstruation, ich hatte gussweise, heiße milchig-weiße Leukorrhoe (als die Menses aufhörte, ging das Jucken am Steißbein wieder los, schlimmer nachts, ist seit Monaten daran gewöhnt, altes Symptom).

10.04. – Zucken im Zeigefinger (links), erstreckt sich die Sehnen entlang bis zum Handgelenk. Mein Nacken ist so schwach, dass ich einen Stuhl mit hoher Lehne brauche. Katarrh im Kopf besser. Zwei Hustenanfälle um 16 Uhr, den zweiten Tag. Ich kann nicht tief genug husten. Brennen und Jucken in beiden Seiten der Trachea, erstreckt sich bis in die Ohren. Ich kann mich an unbekannte, leichte Sachverhalte nicht erinnern. Um 19 Uhr war ich so müde, dass ich mich zur Ruhe begab, war dann aber noch lange wach. Vor und während der Menstruation Schweiß bei der geringsten Anstrengung. Von den Schenkeln abwärts warm, verschwitzt, Atemnot. Kälte von den Knien abwärts, wegen der Kälte brauchte ich ein heißes Bügeleisen. Vor der Menstruation Krämpfe in der rechten Großzehe. Schlimmer nachts im Bett. Schlimmer, wenn ich mich vom Rücken auf die Seite drehte. Gefühl, als würde unter dem Herpes etwas krabbeln. An verschiedenen Orten, wenn müde. Die gleiche Empfindung, wie ein Punkt vor den Augen, hatte ich bei meiner Migräne in der Kindheit vor 16 bis 20 Jahren schon einmal.

12.04. – Große Freude verursachte stundenlanges Zittern und Zucken, stärker als bei starkem Schreck oder plötzlicher Überraschung. Dies zusammen mit geistiger Anstrengung bewirkte, dass ich bis Mitternacht wach blieb. Ich erwachte sehr früh. Ich ärgerte mich darüber, dass ich beim Versuch, etwas sagen zu wollen, nicht mehr wusste, was ich sagen wollte. Bemühte mich, meine Gedanken festzuhalten, bevor ich sie zum Ausdruck bringen konnte. Sobald ich etwas sagen möchte oder den Versuch dazu unternehme, weiß ich nicht mehr, was es war. Schmerzen im Occiput, erstrecken sich den Arm hinunter beim Gehen oder wenn ich ein Glas entgegennehme.

18.04. – Andauerndes Bedürfnis mich hinzulegen, kann besser denken. Nach einer Stunde Studieren bin ich erschöpft. Hinterhauptschmerzen, mein Nacken und meine Augen fühlen sich kalt, mein Kopf heiß an. Besser, wenn ich meine Füße wärme. Durch Hinlegen schließlich gebessert. Besser an der frischen Luft. Sehr besorgt darüber, wieder stark zu werden und schnell denken zu können. Schnell erschöpft. Ich sehne mich nach körperlicher Stärke. Ich schlief bis 4:30 Uhr. Obwohl ich erholt aufwache, bin ich, noch bevor mich mein Tagespensum einholt, schon beim Aufstehen wieder müde. Nach dem Frühstück habe ich das Verlangen, mich wieder hinzulegen. Müdes Gefühl, von der Stirn abwärts und nach hinten bis in die Zervikalregion. Ich musste mehrmals aufhören zu schreiben und mich aufs Bett werfen.

Das Studium der Prüfungen

Es ist nahezu nutzlos, die Sprache der Prüfungen in die Studenten hineinzupauken. Wenn wir sie nicht dazu bringen können, das klinische Bild zu erkennen, werden sie keine guten Homöopathen werden. Die Studenten müssen erfahren, was wir machen und wie die Prüfungen benutzt werden. Das trockene Studium der Prüfungen, ohne dass dabei die Parallelen zum klinischen Bild offenbar werden, bringt dem Neuling nichts.

Wir treffen selten auf einen Studenten, der genügend Scharfsinn besitzt, diese Zusammenhänge selbst zu erkennen. Nachdem sich die Studenten darüber eine Zeitlang den Kopf zerbrochen haben, schimpfen sie dann über die Unzulänglichkeiten der Materia Medica. Manchmal unternehmen sie dann gar fruchtlose Versuche, um diese Unvollkommenheit zu verbessern. Es sind durchaus Mängel vorhanden, und einige davon sind den guten Ärzten bekannt. Wie diese aber zu beheben sind, wissen wir kaum, selbst die besten Männer unserer Zeit wissen es nicht. Dr. Hughes glaubte, uns demonstrieren zu können, wie man diese Fehler korrigieren kann. Er hat es aber nicht geschafft, unseren Berufsstand davon zu überzeugen, dass er auch nur eine einzige Arznei kennt.

Unsere Heilmittel müssen anständig gelernt werden, dafür gibt es keine Abkürzung.

Der Arzt, der das Repertorium beherrscht, macht für gewöhnlich die schnellsten Verordnungen.

Die Symptome, die wir nicht begreifen, stehen uns im Wege. Stellen Sie sich vor, jeder Egoist würde die Symptome hinauswerfen, die er nicht versteht, wie groß wäre unsere Materia Medica wohl noch? Hahnemann wandte die Materia Medica, die er uns hinterließ, besonders gut an. Wir sollten sie, einschließlich der vielen neu geprüften Arzneien, genauso anwenden wie er. Wenn wir sie aber niederreißen, sollten wir davon ausgehen, dass sie davon nicht besser wird. Die besten Symptome der Materia Medica stammen, ja müssen aus den Prüfungen mit potenzierten Arzneien stammen. Wenn wir all diese Symptome verwerfen, sind wir gezwungen, auf der Basis der verworfenen Materia Medica zu praktizieren; denn der Teil der Symptome, die dann noch übrig und akzeptiert sind, wird das Gesetz in seiner universellen Anwendung nicht aufrecht erhalten. Dies wird daraus ersichtlich, dass die, die eine Prüfung roher Arzneien verlangen, ständig ihre Unfähigkeit eingestehen, Kranke zu heilen. Der bloße Ruf nach einer revidierten Materia Medica ist ein ausreichendes Bekenntnis. Die Verwendung von Chinin, Whiskey und Arzneimischungen bezeugen lauthals dasselbe. Die Nörgler erkennen weder, dass die Schwierigkeiten, die sie haben, ein persönliches Problem sind, noch dass sie selbst daran schuld sind, weil sie keine Ahnung von der Materia Medica und ihrer richtigen Anwendung haben. Wenn jemand bekennt, dass er die Materia Medica nicht anwenden kann, so ist er auch nicht qualifiziert, sie umzuschreiben. Wir haben sie dessen nicht bezichtigt, sie haben es selbst zugegeben. Diese Unwissenheit ist so profund, dass sie die Heilung betreffend nichts mehr lernen können. Das alarmierendste Bekenntnis kürzlich war, dass die dreißigste und zweihundertste Potenz zwar keine Symptome (!) hervorbringen, aber negative Folgen haben; entweder hatte der Arzt keine sensiblen Personen ausgewählt oder er weigerte sich, die Symptome wahrzunehmen.

Nicht alle Prüfer entwickeln auf potenzierte Arzneien hin Symptome, die sensiblen Prüfer aber liefern uns Symptome von unschätzbarem Wert. Wenn der Arzt seine bereitwilligen Prüfer sorgfältig studiert, wird er in der Lage sein, Arzneien zu finden, von denen sie auch Symptome bekommen, indem er z.B. ihre Wesenszüge erforscht, kann er ihre Schwächen erkennen und seinen Nutzen daraus ziehen. Eine Dame äußerte den Wunsch, eine Arznei zu prüfen, daraufhin wurde sie sorgfältig beobachtet und es schien, als wäre sie sensibel auf Phosphorus. Sie prüfte die Arznei in einer hohen Potenz, bestätigte viele alte Phosphorsymptome, von denen Sie nichts wusste. Sie kannte auch den Namen der geprüften Arznei nicht.

Das sind die Fakten und bleiben es auch dann, wenn andere Ärzte nicht im Stande sind, auf die gleiche Art und Weise Symptome zu erhalten.

Es ist schmerzlich, wenn es offenbar wird, dass jemand selbst nach mehreren Versuchen unfähig ist, zu Prüfungszwecken eine passende Arznei herauszusuchen. Das will etwas heißen. Das heißt Versagen. Nicht des Gesetzes, nicht des Patienten, nicht des Prüfers, sondern des Arztes. Er weiß nicht, wie man Prüfer bzw. Arzneien für Prüfer auswählt, deshalb wurde er zum Agnostiker.

Der Chemiker sagt zum freundlichen Arzt: „Ich habe gehört, dass Sie Homöopath wurden."

Arzt: „Ja, das stimmt."

Chemiker: „Gut, Sie wollen aber nicht sagen, dass sie an die 30. Potenz glauben, oder doch?"

Arzt: „Ich weiß, Sie sind Chemiker, Sie bestreiten ihren Lebensunterhalt als Chemiker und Ihre Wissenschaft basiert nun einmal auf der Hypothese der Atome und Moleküle etc."

Chemiker: „Ja, ich bin Chemiker von Beruf."

Arzt: „Nun, mein Freund, haben Sie jemals ein Molekül oder ein Atom gesehen?"

Chemiker: „Wir haben noch eine Flasche Wein, gehen wir sie an."

Der Chemiker weiß, dass das Molekül keine feste Größe ist, es ist einfach nur eine Hypothese. Darum kümmert er sich aber nicht weiter und legt dieselben Ergebnisse vor, die er aus vorausgegangenen Versuchen zu erwarten gelernt hat. Wenn er nicht mehr an die Moleküle glaubt und sie leugnet, wird er keine anderen Ergebnisse erhalten. Die Tatsachen trotzen dem Unglauben.

Wie man Fälle mit ungünstiger Prognose erkennt

Der Unterschied zwischen einem Symptomenkomplex und dem Symptomenbild ist sowohl eine Frage des angeeigneten Wissens als auch der Erfahrung. Demjenigen, der die Totalität kennt, dem erscheint sie als eindeutiges Symptomenbild, sie zeigt ihm das Heilmittel auf, das der Patient braucht und das ihn voraussichtlich schnell heilen wird. Demjenigen, der nicht genügend geschult ist und über zu wenig Erfahrung verfügt, dem erscheint die Totalität lediglich als ein chaotischer Symptomenkomplex. Sobald jemand durch Ausbildung, Lektüre und Erfahrung größeres Wissen erworben hat, sieht er immer weniger den Symptomenkomplex, bis er bei einem sorgfältig aufgenommenen Fall letztendlich fast auf einen Blick seine Vielschichtigkeit erkennen kann. In vielen Fällen wird nach ausgiebigem Studium die Totalität der Symptome ein Bild erkennen lassen, und es kristallisiert sich eine Arznei heraus. Dennoch aber gilt für jeden Fall: Solange das Bild in der Totalität nicht erkannt wird, herrscht Chaos, und solange sollte auch keine günstige Prognose gestellt werden.

Dies ist ein weites Feld, das ausreichend Raum für künstlerische Wahrnehmung und Wertung zulässt, dennoch müssen wir dem Gesetz, der Grundlage von Wissenschaft und Kunst, folgen. Wenn ein Anfänger gut unterrichtet wurde, wird er bald in der Lage sein, das Ausmaß eines Falles beurteilen zu können und wissen, zu welcher Gruppe er gehört.

Durch das Studium der Symptomenkomplexe lernen wir mehr über Diagnose und Prognose als durch jede körperliche Untersuchung, dennoch sollten beide Untersuchungsmethoden [innere und äußere] angewandt werden, da sie sich gegenseitig bekräftigen und sollte eine einmal unbrauchbar sein, so haben wir noch die andere, die uns solide und hilfreiche Ergebnisse liefert.

Hahnemann mahnte so oft, dass unsere medizinischen Kenntnisse das Wissen von Ursache, Anfang, Sinn, Verlauf und Ausgang der Symptome beinhalten müssen. Als erstes muss der Arzt die normalen und gewöhnlichen Symptome der feststehenden Krankheiten lernen, um folglich die sonderbaren und unerklärlichen Symptome erkennen zu können.

Solange jemand nicht sagen kann, was für eine harmonische Symptomentotalität benötigt wird, kann man kaum erwarten, dass er einen ungereimten Symptomenkomplex erkennt.

Erfahrene homöopathische Beobachter wissen sehr gut, dass Symptome wie Brennen, Stechen, vergrößerte Drüsen, Infiltrationen, Verhärtungen, Schwäche und Gewichtsverlust bei Brustkrebs zu keiner heilenden Arznei führen; ebenso liefern uns auch Symptome wie Ödeme, Schwäche, Albuminurie, Herzbeschwerden, Atemnot und Angst keine Arznei für den Patienten. Alle wissen, dass von Arzneien, die aufgrund solcher Symptome gegeben werden, erwartet werden kann, dass sie beruhigen, denn sie können weder den Krankheitsprozess aufhalten noch das Leben verlängern.

Wie alle wissen, sind die oben genannten Manifestationen die Repräsentanten der Krankheit, die sich am Kranken äußern, doch sie sagen noch nichts über die Symptome des Patienten aus. Es sind die Besonderheiten der Krankheit, also die gewöhnlichen Symptome, vorhanden, aber die Allgemeinsymptome und die Besonderheiten des Patienten wurden weggelassen. Es spielt keine Rolle, ob die Allgemeinsymptome und die Charakteristika verschleiert, durch Medikamente unterdrückt oder gar nicht beim Patienten selbst, sondern nur bei seinen Vorfahren vorhanden waren. Diese Symptome müssen in jedem Fall aufgedeckt werden, da wir sonst keine gute

Prognose stellen können. Diese wird sich uns offenbaren, wenn wir mit Hilfe bewährter Anzeichen die Ordnung von der Unordnung unterscheiden können.

Es kann nicht angezweifelt werden, dass die Krankheit in Ordnung und Unordnung sichtbar wird. Viele bzw. fast alle Krankheiten weisen eine bestimmte Ordnung auf, sofern es ihnen gestattet wird. Alle akuten Krankheiten besitzen eine bestimmte Ordnung, aufgrund derer wir ihr einen Namen geben und ihren Verlauf beschreiben können. Viele chronische Krankheiten weisen eine Ordnung auf, die dem Beobachter wohl bekannt ist. Sofern wir sie kennen, dient diese Ordnung als Leitfaden, der uns ermöglicht, die Krankheitssymptome von denen des Patienten zu unterscheiden. Die hysterische Patientin weist einen ungereimten Symptomenkomplex auf, der den Anfänger immer in die Irre führen wird. Es scheint selbstverständlich, sich diese seltsamen, unzusammenhängenden Schwankungen, Phantasien und Empfindungen herauszupicken und auf deren Basis zu verschreiben. Wer hat das nicht gemacht? Wer hatte nicht diese hartnäckigen Fälle, mit denen er sich monatelang abplagte, es den Patientinnen dabei nicht besser ging und deren Freunde sich schon gefragt haben, ob der Arzt überhaupt etwas taugt? Wenn jemand aber die Hysterie studiert hat, weiß er, dass er nicht für die Patientin, sondern für die Hysterie verschrieben hat. Ich wurde schon häufig darum geben, so einen Fall zu übernehmen. Selbst wenn die Symptomatologie ausgeprägt ist und die Hysterie sich in allen ihren nervlichen Exzessen offenbart, gibt uns das noch keinen Anhaltspunkt, um den wahren Zustand der Patientin zu portraitieren. Dieser Fall bleibt solange unheilbar, bis wir die Symptome kennen, die die Patientin kennzeichnen. Verdeckte Symptome finden wir meistens in veränderten Verlangen und Abneigungen, in dem was sie liebt und was sie hasst. Das ist sehr schwierig herauszufinden, da jede hysterische Patientin ihre Vorlieben und Abneigungen verschweigt und von denen erzählt, die nicht wirklich zu ihr gehören. Wenn sie ihren Schutz verloren hat, erfordert ihre Befragung deshalb das Geschick und die Fähigkeit eines erfahrenden, starken Geistes, der nicht in die Irre geführt werden kann. Der Fall ist solange unheilbar, wie die wahre Natur der Patientin nicht enthüllt werden kann. Das, was zur Krankheit an sich gehört, kann immer leicht eruiert werden. Das, was zur Patientin gehört, offenbart sich jedoch nur unter Schwierigkeiten, entweder durch ein Kreuzverhör, durch Zufall oder durch lange Beobachtung.

Wir dürfen aber auch nicht glauben, dass die zur Krankheit gehörenden Symptome bei der Arzneimittelwahl ignoriert oder als wertlos betrachtet werden sollten, sie sollen hierarchisch lediglich unter den Symptomen stehen, die zum Patienten gehören. Es wurde schon häufig beobachtet, dass eine zum Patienten passende Arznei großartig geheilt hat, selbst wenn sie keine Ähnlichkeit zur Krankheit aufwies. Die Arznei muss zuerst dem Patienten, dann der Krankheit ähnlich sein. Zuerst der Patient, dann die Krankheit. Es ist wie Beginn, Verlauf und Ende.

Der zukünftige Phtisiker ist ein Patient mit wenigen individuellen Symptomen, er leidet aber unter Schwäche, Gewichtsverlust, Anämie und ihm ist kalt. Er wird von jeder Anstrengung schnell müde, verfügt über eine schlechte Reaktionslage und wird durch Essen, Trinken, Belastung, Schlafmangel und Wetterwechsel in Mitleidenschaft gezogen. Dieser Zustand ist so vielen Arzneien eigen, dass wir auf einen Blick erkennen, dass er den Patienten nicht repräsentiert und obwohl es keine Anzeichen auf Tuberkel gibt, können wir keine Hoffnungen machen. Eine günstige Prognose kann erst gestellt werden, wenn wir eine Reihe gut gewählter Arzneien verordnet haben und die Symptome, die den Patienten ausmachen, zum Vorschein kommen, namentlich die Gemütssymptome und die Allgemeinsymptome. Sie sind so gut bekannt, dass wir sie nicht näher beschreiben müssen. Über dieses Thema gibt es so viel zu berichten, dass wir jeden, der seinen Kopf zum Denken benutzt, davon überzeugen können, dass entgegen der verbreiteten Ansicht nicht nur die herkömmlichen Ärzte eine Diagnose und Prognose stellen können. Die meisten dieser Pseudogelehrten diagnostizieren mit den Fersen, wie es ein Maulesel wohl auch tun würde, anstatt ihren Kopf zu benutzen. D.h. sie nehmen Dinge in Angriff, nicht um etwas über sie zu erfahren, sondern um sie in Stücke zu schlagen. Sie lieben die Wahrheit nicht um der Wahrheit willen.

Diese drei Schlussfolgerungen können wir als Grundsatz aufstellen:

Erstens: Bei Gewebeveränderungen, wenn keine Symptome vorhanden sind, die den Zustand im Organismus repräsentieren.

Zweitens: Wenn ein verworrenes Durcheinander der Lokalsymptome und keine Allgemeinsymptome vorliegen.

Drittens: Auch wenn die Symptome es nicht zulassen, dass der Arzt eine gute Prognose stellt, muss der Patient nicht zwangsläufig sterben. Es kann sich auch nur um eine lange andauernde Krankheit handeln.

Wie wir denken müssen, um die Homöopathie verstehen und erfassen zu können

Es ist wichtig, alle Gedanken zu meiden, welche die fundamentalen Prinzipien der Homöopathie zerstören. Ich habe das Bedürfnis, meine Freunde von dem fernzuhalten, was sie von der Homöopathie Hahnemanns abbringt. Das Ziel dieser Vereinigung ist die wahre Homöopathie, die Erhaltung der Hahnemann'schen Überlegungen und Entwicklungen. Seit ich praktiziere, hat es keine Veranlassung gegeben, von diesen Prinzipien abzuweichen. Er verwendete die dreißigste Potenz und sagte, dass bestimmte Fälle, nämlich die unterdrückten und die, die schon viele Medikamente bekommen hatten, unheilbar seien. Jedoch hat die Erfahrung der letzten Jahre, zusammen mit meiner über dreißigjährigen Erfahrung in Praxis und Lehre, gezeigt, dass diese Fälle mit den höheren Potenzen durchaus heilbar sind, ohne dabei Hahnemanns Anweisungen zu verletzen. Die größte Gefahr, der Studenten heutzutage ausgesetzt sind, besteht in dem Hang zur Abkehr von der Hahnemann'schen Methodik.

Ich erläutere Ihnen das an einem Fall manifester oder drohender Hüftgelenkserkrankung. Studieren Sie den Fall der Vorgehensweise Bönninghausens folgend, dann müssen Sie Folgendes berücksichtigen: erstens den betroffenen Teil, zweitens die Lokalsymptome, drittens die Modalitäten dieser Symptome und viertens die Begleiterscheinungen. Wohin führt das? Der Patient mit seinen Hüftbeschwerden denkt ebenso wie der Arzt, dass dies die zu beseitigenden Beschwerden seien. Jetzt werden Sie merken, dass dies das Gegenteil einer genauen Betrachtung des Patienten ist. Damit halten wir uns nicht an Hahnemann, der erklärte dass es des Arztes einzige Pflicht sei, kranke Patienten zu heilen, und uns lehrte, wie es geht: indem wir aus der Totalität der charakteristischen Symptome das Bild der Patienten skizzieren. Er empfahl niemals, die Begleiterscheinungen der betroffenen Teile zu berücksichtigen. Begleiterscheinungen dürfen nur dann in Betracht gezogen werden, wenn sie in Verbindung mit einem objektiven Leiden stehen. Studieren Sie ihre Patienten vollständig. Wenn Sie das nicht begreifen, haben Sie Hahnemanns Vorstellung, die Patienten zu unterweisen, nicht verstanden. Ich ermahne Sie, die Begleitumstände zu meiden, da sie uns von dem Konzept, das Hahnemann hervorgehoben hat, abbringen.

Der Hüftgelenkspatient hat Knieschmerzen, vielleicht auch Beschwerden des Uterus oder Kopfschmerzen, von denen man sagt, sie rührten von Verstopfung her. Und woher rührt die Verstopfung? Vielleicht haben sie daran nicht gedacht. Was sind denn eigentlich die Begleitumstände? Wenn Sie sich auf diese Weise auf einen Körperteil beschränken, werden Sie Hahnemanns Überlegungen nicht folgen können, obwohl diese für die Homöopathie essentiell sind. Wenn wir unsere Gedanken auf einen Teil des Körpers und auf dessen Begleitumstände und Modalitäten richten, wie es im Vorwort von Bönninghausen gefordert wird, entfernen Sie sich weit von der Richtung Hahnemanns. Diese Methoden richten die Homöopathie zugrunde. Wenn diese Methode erfolgreich wäre, würde ich ihr nicht widersprechen. Sie steht aber im Widerspruch zu Hahnemanns Methode, sie führt uns nicht zu den charakteristischen Symptomen des Falles. Sie möchten einfach und leicht zu dem geführt werden, was den Patienten charakterisiert.

Wenn das nicht Ihr Ziel ist, kommen Sie vom rechten Wege, alles vom Zentrum zur Peripherie hin zu betrachten, ab und werden sich anderen Methoden zuwenden. Es muss immer vom Zentrum zur Peripherie hin sein, vom Ersten zum Letzten, von den Ursachen zu den Auswirkungen. Ich mache mir darüber seit fünfundzwanzig Jahren Gedanken, und es ist zwingend notwendig, um die Homöopathie aufrecht zu erhalten.

1. Die Liebe ist der Mittelpunkt des Menschen. Wenn sie auf Abwege gerät, ist sein Wille, sein Innerstes krank. Das finden wir bei denjenigen, die damit drohen, ihr eigenes oder das Leben anderer zu zerstören. Eine treue, großmütige Ehefrau wird im normalen Leben keinen Fehler an ihrem Mann ausfindig machen. Wenn sie aber eine Abneigung gegen ihn hat, möchte sie nicht einmal, dass er sie berührt. Dieses Symptom gehört zum Innersten des Menschen, es ist nicht gleichbedeutend mit den Symptomen der Haut oder der Fußnägel. In Bezug auf die andere Vorgehensweise, wäre dies nur ein Begleitsymptom. Die Vorliebe bestimmten Dingen gegenüber spielt sich nicht nur im Kopf ab. Das Verlangen nach Saurem, Süßigkeiten usw. sind ebenfalls Ausrücke der Patientenvorlieben, drücken sich aber durch den Magen aus. In den betroffenen, vom Normalen des Patienten abweichenden Vorlieben drückt sich die Krankheit selbst aus. Das normale Temperament verdient keine besondere Betrachtung. Hering führte die Temperamente in die Materia Medica ein, sie finden sich aber nicht in den Prüfungen. Die Basis der Verordnung sind die krankhaften Veränderungen des Gemütes. Zur Peripherie fortschreitend, erarbeiten wir uns zuerst die Arzneien, die der in Unordnung gebrachten Liebe entsprechen. Eine Arznei, die sich nicht in dieser Gruppe befindet, kann nicht heilen.
2. Als Zweites müssen wir den Intellekt des Patienten berücksichtigen, seine geistigen Fähigkeiten. Da viele Arzneien, bei denen die Liebe beeinträchtigt ist, auch intellektuelle Störungen aufweisen, sollten Sie diese als Nächstes in Betracht ziehen und können dadurch einige Arzneien eliminieren. Auch unter den Symptomen, die die Liebe und den Intellekt betreffen, gibt es seltenere und gewöhnliche, weniger wichtige Symptome. Ziehen Sie als Erstes die wichtigsten und sonderbarsten Symptome heran.
3. Als Nächstes sind die Gedächtnisstörungen an der Reihe, bei den Studien sind sie aber nicht so wichtig. Die Liste dieser Arzneien ist so lang, dass Sie damit kaum Arzneien von der vorausgehenden Liste streichen können. Die Gedächtnissymptome sind die gewöhnlichsten Gemütssymptome.
4. Nach den Gemütssymptomen sind die körperlichen Allgemeinsymptome von großer Wichtigkeit. Die körperlichen Allgemeinsymptome können nur mit Arzneien geheilt werden, die dem Gemütszustand entsprechen. Die körperlichen Allgemeinsymptome sind diejenigen, die etwas über die körperliche Verfassung an sich aussagen. Zuerst

betrachten wir das Verhältnis des Patienten zu Wärme und Kälte. Er kann sehr warm sein und ein Verlangen nach kalten Dingen haben, nach kalter Luft, kalten Anwendungen, kaltem Essen und leichter Kleidung. Er kann aber auch ein Wärmebedürfnis haben, ihm kann es nicht warm genug sein. Er kann so verfroren sein, dass er einen Mangel an Lebenswärme aufweist. Was hat dies nun mit dem Hüftgelenk, den Nieren, der Leber, dem Magen oder der Gebärmutter zu tun? Nichts, aber diese Dinge beziehen sich auf den Menschen als Ganzes. Diese Symptome gelten ganz allgemein für seinen ganzen Körper. Das Verlangen nach Bewegung oder Ruhe ist das nächste wichtige körperliche Allgemeinsymptom. Vielleicht kann er nicht ruhig sein, ihm ist immer unbehaglich, außer wenn er umhergeht. Gleichzeitig schmerzt seine Schulter bei Bewegung mehr, wenn er den Arm von der Schulter aus bewegt, so wie sich alles andere, was mit diesem Körperteil zu tun hat, durch Bewegung verschlechtern kann. Dem Patienten geht es beim Gehen besser, die Schulter jedoch verschlechtert sich durch Bewegung. Es wäre albern, mit dem Lokalsymptom anzufangen, um herauszufinden, wie es dem Patienten im Allgemeinen geht. Es gibt viele Arzneien, deren allgemeine Modalitäten von denen der lokalen Modalitäten abweichen. Nehmen Sie die höchsten Symptome zuerst: Der Patient steht über den Symptomen seiner Einzelteile. Es kann aber auch sein, dass es dem Patienten an sich durch Bewegung schlechter geht, all seine Schmerzen und Leiden sind schlimmer durch Bewegung. Ein weiteres körperliches Allgemeinsymptom ist seine Reaktion auf Luft. An frischer Luft kann es ihm besser oder schlechter gehen. Bei Patientinnen müssen wir auch die Menstruation berücksichtigen. Das ist kein Lokalsymptom, die Menstruation ist eine Funktion des ganzen Körpers, und die Patientin wird sagen, dass es ihr währenddessen besser oder schlechter geht oder dass es ihr vor oder nach der Menstruation schlechter geht. Dem Patienten als Ganzes kann es nach dem Essen schlechter oder besser gehen, es kann ihm nach dem Stuhlgang besser oder schlechter gehen. Das alles sind wichtige körperliche Allgemeinsymptome. Wir müssen zwei Dinge voneinander unterscheiden: den Zustand des gesamten Organismus, der durch die verschiedenen Modalitäten beeinflusst wird und die Modalitäten der Lokalsymptome.

Zur körperlichen Verfassung zählen Schwäche, Blässe und häufig auch die Farbe der Absonderungen, wenn die Farbe einem Leiden geschuldet ist, das die Liebe repräsentiert. Wie das Blut, so die Liebe. Die Beschaffenheit des Blutes beeinflusst die Farbe der Absonderungen, indem sie durch Zerfall grün werden. Wenn die Farbe der Absonderungen durch Zerfall grünlich ist, sagt das etwas über den Zustand des Blutes aus. Der grüne Ausfluss bei Krebs zeigt die Beschaffenheit des Blutes an. Eine normale Beschaffenheit der Absonderung ist gewöhnlich. Wenn ein Symptom allen oder vielen Arzneien eigen ist, so ist es unwichtig. Hahnemann betonte immer wieder, dass die Symptome eigenartig, selten und auffällig sein sollen. Das sind die wichtigsten. Die gewöhnlichen Symptome gehören immer auf den letzten Platz nach den Gemütssymptomen, den Symptomen den Intellekt und das Gedächtnis betreffend und den körperlichen Allgemeinsymptomen. Das sind alles Allgemeinsymptome. Zuerst sehen wir uns die Allgemeinsymptome an, dann die Lokalsymptome, wir arbeiten vom Zentrum zur Peripherie hin. Sie können eine lange Liste von Symptomen haben, die selbst den Stärksten verblüffen mag, aber dennoch keine Ordnung aufweisen. Was können Sie tun, wenn Sie zwar eine lange Liste von Lokalsymptomen haben, aber weder Gemütssymptome noch

Intellektsymptome noch körperliche Allgemeinsymptome haben? Wenn der Patient ordnungsgemäß in Augenschein genommen und alles niedergeschrieben wurde, dann ist gemäß Hahnemann der Großteil der Arbeit geschafft.

Wenn ein Fall gut aufgenommen wurde und all diese Symptome aufgedeckt wurden, dann lassen sich die Arzneien leicht auf eine kleine Liste reduzieren. Das ist keine Abkürzung, denn es gibt keine Abkürzung. Das ist der korrekte Weg, den Menschen zu behandeln: von innen nach außen.

Wenn Sie sich die körperlichen Allgemeinsymptome ansehen und nur ein Gemütssymptom durch Hitze verschlimmert wird, wozu brauchen Sie sich dann noch die Lokalsymptome anzusehen? Sie haben den Menschen selbst erfasst, die Lokalsymptome kommen dann schon mit sich selber klar. Wie sein Gemüt, so der Mensch, bis hin in all seine Einzelteile. Wenn Sie sein Gemüt kennen, wissen Sie, in welche Richtung es geht.

5. Jetzt kommen wir zu den Lokalsymptomen. Das sind die Symptome, aufgrund derer die Patienten uns aufsuchen. Um noch einmal auf die Hüftgelenkserkrankung zurückzukommen: Es kann sein, dass sich in der Rubrik der Hüftgelenkserkrankungen nicht eines dieser Mittel findet. Bei der anderen Vorgehensweise wäre dies aber unser Ausgangspunkt gewesen. Die meisten Arzneien, mit denen ich in den letzten fünfundzwanzig Jahren Hüftgelenkserkrankungen geheilt habe, stehen nicht in der Hüftgelenksrubrik. Diese Rubrik enthält jene Arzneien, die schon einmal einen Hüftgelenksfall geheilt haben. Die Arznei aber, mit der ich einen Patienten mit Hüftgelenksbeschwerden heile, heilt vielleicht keinen weiteren Hüftgelenksfall. Deshalb steht sie weder in der Rubrik, noch ist die unter den klinischen Symptomen aufgelistet.

Einem Mann mit rektalen Geschwüren wurde eine Operation angeraten, um seine starken Rektalblutungen zu stoppen. Er wurde aber gedrängt, vor der Operation noch mich zu konsultieren. Ich beobachtete ein persistierendes Gemütssymptom: Er musste sich zwingen, sich selbst nichts anzutun. *Natrium sulfuricum* hat dieses Symptom, aber man findet keine rektalen Ulzerationen aufgezeichnet. Einige andere Symptome führten mich zusammen mit dem ausgeprägten Gemütssymptom zur Verordnung von Nat-s. Er hatte keine Hämorrhagien mehr.

Wenn Sie die Lokalsymptome heranziehen, bleibt Ihnen, wenn Sie alle Lokalsymptome durch sind, ein halbes Dutzend Arzneien übrig. In diesem Beispiel der Hüftgelenkserkrankung können auch Leberbeschwerden vorhanden sein, und es müssen alle Beschwerden, die hierzu gehören, in Betracht gezogen werden, auch wenn sie der anderen Methode zufolge Begleiterscheinungen sind. Wenn wir mit diesen Symptomen beginnen, welches sind dann die Begleiterscheinungen? Wenn Sie den Fall nach dieser Methode ausarbeiten, kommen Sie wegen der unterschiedlichen Lokalsymptome auf vollkommen unterschiedliche Arzneien, obwohl sich alles in ein und demselben Patienten abspielt. Wenn Sie sich nun an die Ausarbeitung des Falles setzen, kann es sein, dass nicht ein Lokalsymptom mit der ausgewählten Arznei übereinstimmt, die Arznei den Patienten jedoch heilt und die Lokalsymptome verschwinden.

Ein Arzt schickte mir eines kalten Wintertages einen Patienten und sagte, dass er ihm schon seit langem nicht habe helfen können. Das störendste Symptom war ein trockener, hackender Husten (Reizhusten), weswegen er *Arsenicum* verschrieben hatte. Er sagte, der junge Mann sei zunehmend abgemagert, und er hoffte, dass ich ihm helfen könne. Ich sah mir den jungen Mann an und stellte fest, dass er trotz sehr kalten Wetters keinen Mantel anhatte. Als ich ihn fragte, warum er keinen Mantel anhabe, erfuhr ich, dass er nicht sehr frostig sei und die kalte Luft brauche, es gehe ihm besser in frischer Luft. Er mochte es, schnell zu gehen und zu arbeiten, er magerte seit einiger Zeit ab und hatte diesen trockenen, hackenden Husten. Ich fragte den Arzt, warum er nicht *Lycopodium* gegeben hatte, da es zum Patienten passte und er das genaue Gegenteil von *Arsenicum* sei. *Lycopodium* beendete den Husten, er nahm wieder an Gewicht zu und war geheilt.

Ich fing damit an, die Fälle nach der Methode Bönninghausens zu bearbeiten, heilte damit aber keine Patienten. Sie können verschiedene Arzneien hintereinander geben, ohne bei einer Arznei zu bleiben, dem Patienten wird es aber auch nach Jahren nicht besser gehen, da sie ihn nicht heilen. Sehr sensiblen Patienten sollte man nicht zu hohe Potenzen geben. Bei überempfindlichen Patienten sollten Sie nicht höher als mit der M beginnen. Diese kann dann zwei-, manchmal auch dreimal wiederholt werden, dann kommt eine höhere Potenz zum Einsatz. Jede dieser Potenzstufen kann zwei- bis dreimal zum Vorteil gegeben werden. Manchmal müssen wir die Potenzreihe noch einmal von vorne beginnen. So kann es sein, dass Sie den Patienten heilen, ohne die Arznei zu wechseln.

Da ich mit der Bönninghausenmethode scheiterte, studierte ich Hahnemanns Lehre noch genauer. Das war vor fünfundzwanzig Jahren und seitdem praktiziere ich so. Ausgehend vom Patienten finden wir, wie ich oben ausgeführt habe, immer genug Arzneien, die wir eliminieren können, da sie nicht zum Patienten passen. Das gilt vor allem für die Lokalsymptome. Die Arzneien finden sich selten in allen Rubriken der Lokalsymptome; Sie müssen einige weglassen, vergewissern Sie sich aber, dass Sie die Lokalsymptome weglassen und nicht die Allgemeinsymptome. Die unwichtigsten werden weggelassen. Beginnen Sie mit den wichtigsten und arbeiten sich zu den weniger und weniger wichtigen bis zu den unwichtigsten vor. Wenn Sie sich nicht an diese Methode halten, arbeiten Sie Hals über Kopf und geraten in Verwirrung.

Die Beschwerde, aufgrund derer ein Patient Sie aufsucht, ist für gewöhnlich nicht der Punkt, an dem Sie ansetzen sollten, denn Sie müssen an die zugrundeliegende Störung herankommen. Jeder hat seine eigene Methode, die Symptome herauszufinden, die er anwenden muss. Diejenigen, die mit den modernen wissenschaftlichen Irrtümern beschäftigt sind, neigen dazu, mit Arzneien zu arbeiten, die die pathologischen Gewebeveränderungen, d.h. die Ergebnisse der Störung abdecken. Wenn die Arznei zum Patienten passt, wird sie ihn heilen, auch wenn sie nicht dafür bekannt ist, diese Pathologie zu heilen. Wenn Sie diese Methode meistern, werden Sie wundervolle Heilungen vollbringen. Sie müssen verstehen, dass die Gedanken und die Liebe im Körper ihre Entsprechung finden, sie sind nicht nur im Gehirn präsent. Der Mensch denkt mit seinen Fingern, seinen Augen und seiner Haut. Unser Wille erstreckt sich bis in unseren Körper. Es gibt Patienten, die einen Mangel an Lebenswärme haben, dennoch wird der betroffene Teil durch Hitze verschlimmert; dem Patienten ist kalt, seinem Körperteil geht es aber durch Hitze schlechter. Seine Krankheit spiegelt sich in seinen körperlichen Vorlieben wieder, wenn er sagt, dass er dies oder jenes nicht mag. Diese Dinge sind ganz nahe am Patienten, an seinem Zentrum, seiner Liebe; sie entsprechen ihm.

Mit der Methode Bönninghausens haben wir keine Möglichkeit, zwischen dem Patienten und seinen Einzelteilen zu unterscheiden. Diese Methode hat die Entwicklung der Homöopathie gebremst. Sie hat Hahnemanns Homöopathie verschleiert, die auf der Annahme beruht, dass der Patient und seine ungewöhnlichen, fremdartigen und eigentümlichen Symptome im Mittelpunkt stehen müssen. Diese haben keine Beziehung zu den Lokalsymptomen, den betroffenen Teilen. Wenn Sie sich von den Symptomen des Patienten führen lassen, werden Sie jede Entzündung heilen, ungeachtet dessen, wo sie sich befindet. Dabei spielt es keine Rolle, ob diese Arznei schon einmal eine Entzündung dieser Art geheilt hat oder nicht.

Es herrscht eine Tendenz vor zu sagen, jemand sei wegen seiner Leber, seines Magens oder ihres Uterus wegen krank. Einer Patientin, die einen Gynäkologen aufsucht, wird gesagt, dass Ihre Beschwerden von ihrer Gebärmutter herrührten, eine Lokalbehandlung dies in Ordnung bringen könnte und es ihr wieder gut gehen werde. Durch diese Lokalbehandlung wird es der Patientin aber nicht besser gehen, weshalb sie einen Spezialisten für die Wirbelsäule aufsuchen wird. Er wird ihr sagen, dass ihre Beschwerden von der Wirbelsäule herrührten und eine Behandlung dieser sie gesunden werden lasse. Dann werden die Augen untersucht und der Augenarzt wird sagen: „Ihre Beschwerden kommen daher, dass Ihre Brechkraft nicht in Ordnung ist; mit einer neuen Brille wird sich die Situation verbessern." Als Nächstes wird sie einen Herzspezialisten aufsuchen, der ihr versichert, dass sie durch die Behandlung ihrer Herzbeschwerden gesund würde.

Keiner von ihnen hat seine Aufmerksamkeit auf die Patientin selbst gerichtet, es wurde nur immer wieder behauptet, dass das Befinden der Patientin von ihren Organen herrühre. Der Mensch selbst steht aber über seinen Organen, er ist das Innerste. Der Zustand der Organe ist das Ergebnis einer Störung des Innersten. Um die Homöopathie zu verstehen, ist es wichtig, den Weg vom Ersten zum Letzten und vom Anfang zum Ende zu beschreiten. Das ist der Grund, weshalb ich Heilungsergebnisse erziele, die nur wenige erzielen. Durch meine jahrelange Erfahrung bin ich sehr geschickt darin, Symptome wahrzunehmen und zu erahnen, was diesen vorausgegangen ist, sowie den Patienten dazu zu bringen, von sich aus zu erzählen, ohne ihm Suggestivfragen zu stellen. Selbst wenn Sie sich vom Patienten abwenden, können Sie dennoch zum absoluten Zentrum des Falles gelangen. Sie wenden das Repertorium gekonnt an, Sie werden, solange Sie leben, mit jedem Jahr besser. Das ist eine Lebensaufgabe, es ist eine schöne Aufgabe, für die es sich lohnt zu leben.

Von allen Lokalsymptomen sind die Menstruationssymptome der Frauen den Allgemeinsymptomen am nächsten; sie sind dem Leben der Frau nahe. Die Sexualsymptome, vor allem die Begierden und die Unlust, entsprechen den Vorlieben und Abneigungen. Von großer Bedeutung ist noch die Unterscheidung des Wertes der Lokalsymptome. Wir müssen uns Gedanken darüber machen, wie nahe die Lokalsymptome den Allgemeinsymptomen stehen. Symptome, die an vielen Orten auftauchen, sind allgemeiner als solche, die nur an einem Ort auftauchen, wie ich am Beispiel der ähnlichen Beschaffenheit von Absonderungen an unterschiedlichen Orten verdeutlicht habe. Die Beschaffenheit des Blutes entspricht den Vorlieben. Von einigen Arzneien weiß man, dass das Blut nicht gerinnen will, was ein hochgradiges Symptom ist. Gewöhnlich gerinnt Blut, wenn es nicht gerinnt, so ist das ungewöhnlich.

Die Verwendung des Begriffes *Generals*[45] in diesem Zusammenhang hatte viele Kritiker, ist aber das beste Wort, um den Sachverhalt zu beschreiben. Es soll das vorherrschende System, vom Zentrum bis zur Peripherie, beschreiben. Das ist Hahnemanns System wissenschaftlich begründet. Der Entdecker und Gründer [der Homöopathie] hat es erfasst, ohne groß darüber nachzudenken und nachzuforschen. Es gibt aber viele Schwierigkeiten, die der Erläuterung bedürfen. Um sie erklären zu können, muss

---

[45] Im Original: *Generals* - Allgemeinsymptome

man zunächst die Homöopathie und dann den Menschen studieren. Wenn wir diese Dinge im Gedächtnis behalten, ziehen wir alles in Betracht und entscheiden dann, was gut ist und gebrauchen es. Die Ergebnisse werden Sie erfreuen, Sie werden sie lieben. Sie dringen dadurch immer tiefer in sie ein und können nicht mehr vergessen werden. Wenn Sie sie anwenden, werden Sie die Homöopathie lieben und leben, denn die Liebe und das Leben gehören zusammen. Wenn Sie sie lieben, wird sie ein Teil von Ihnen und Sie werden ein Gefäß der Wahrheit. Sie wird wachsen und sich von innen nach außen tausendfach entfalten. Wir schreiten vom Zentrum zur Peripherie vor und verstehen die Krankheit und deren Zusammenhänge von innen nach außen. Wenn Sie diese Philosophie zwar kennen, sie aber nicht leben, wird sie auch kein Teil von Ihnen – sie bleibt etwas Abgesondertes, und wenn Ihnen dann etwas anderes mehr Vergnügen bereitet, legen Sie sie einfach ab. Wenn die Homöopathie aber ein Teil von Ihnen geworden ist, kann Ihnen nichts anderes mehr Freude bereiten.

Einst behandelten wir einen armen, verkrüppelten Mann, von Beruf Künstler. Mehrere von uns dachten, dass er eine Chance bekommen sollte, so gab ich ihm eine Arznei und sagte ihm, dass wenn die Arznei ihre Wirkung erziele, er nicht wiederzukommen brauche. Einige von uns taten sich zusammen und gaben viel Geld aus, sodass er mehrere Jahre in Paris bleiben konnte. Lange Zeit später kam er mit einem sehr schönen, von ihm aus Marmor gemeißelten Geschenk zurück. Ich sagte ihm, dass sich sein Werk von meinem unterscheide: Es war zwar sehr schön, aber zu keiner Resonanz fähig, während der arme, zerzauste und verkrüppelte Mann, den ich zu heilen vermochte, vital und voller Dank und menschlicher Wärme wiederkam. Sein kalter und anfangs rauer und roher Marmor war, selbst nachdem er seine Arbeit an ihm vollendet hatte, lediglich ein kaltes, teilnahmsloses Objekt.

Wie wir denken müssen, um die homöopathische Materia Medica anwenden zu können, bzw. wie unsere Heilmittel vernünftig angewandt werden können

Das, worüber wir nachdenken müssen, ist nicht das Offensichtliche, es sind weder die Steine, die Erde, der Quarz noch die Mineralien; es ist auch nicht die Farbe der Pflanzen, Blätter, Knospen und Blumen; nicht ihr Stamm oder Stängel und es sind nicht die chemischen und physikalischen Eigenschaften der verwendeten tierischen Substanzen.

Es ist nicht die Dichte von Platin, nicht die weiße Farbe von Aluminium, nicht die goldene Farbe des Goldes und auch nicht die giftige Eigenschaft von *Arsen*, um die sich unsere Gedanken drehen sollen.

Denken wir an den nährenden Weizen, den Mais und die Gerste, aus denen wir unsere Nahrung zubereiten. Denken wir an das tödliche *Aconitum*, *Belladonna* und den Fingerhut. Solange wir aber die eine Gruppe als nährend und die andere als giftig betrachten, werden wir keine Fortschritte machen. Wenn wir nun aber feststellen, dass sie alle in der gleichen Erde und der gleichen Atmosphäre wachsen und gedeihen und uns vergegenwärtigen, dass die einen uns aufbauen und unseren Leib ernähren, während die anderen unsere Lebenskraft und somit uns zerstören, dann können wir daraus nur schließen, dass es eine Ursubstanz geben muss, die diese Kräfte transportiert. Sie ist so fein, dass wir sie mit dem äußeren Auge nicht sehen können. Hier finden sich Ursache und Wirkung.

Wir müssen die Substanzen der drei Königreiche untersuchen; d.h. wir müssen mit unserem inneren Auge in sie hineinsehen und uns der Qualität einer jeden dieser Substanzen vergewissern.

Ich meine damit nicht, dass wir das Innere kristalliner Strukturen noch das Innere des Menschen noch lebende Pflanzen oder die sog. Toten mit dem Mikroskop untersuchen. Die Elemente unserer Erde unterlagen schon immer der Sichtweise äußerlich veranlagter Menschen. Wenn wir die Substanzen potenzieren, dann wirken selbst die kleinsten, unbelebten Elemente so schnell wie die giftigsten Pflanzen- und Schlangengifte, sofern die Umstände die gestörte Lebenskraft auf dieser Ebene empfänglich gemacht haben, sodass eine homöopathische Verbindung und Ähnlichkeit vorhanden ist. Um das Innere der Natur mit dem inneren Auge betrachten zu können, muss unser Verstand lange trainiert werden, unsere Absichten müssen zum Nutzen der Menschen sein; ob ein offensichtliches Opfer ein Werk der Liebe ist, erkennt man daran, dass die Männer und Frauen dem Wohl der menschlichen Spezies zuliebe ihr Leben und ihren Besitz der Wissenschaft widmen. Das mag bezweifelt werden, aber nur von denen, die keine Ahnung von den fürchterlichen Opfern haben, die die Prüfer bestimmter Substanzen, septischer Produkte, giftiger Arzneien und von Schlangengiften durchgemacht haben.

Die abstrakte Lebenskraft ist für den Ungeübten unvorstellbar. Da jedoch alle inneren Untersuchungen auf dieser Ebene stattfinden, muss der tatsächlichen Untersuchung der inneren Qualitäten der drei Königreiche eine vorbereitende Schulung vorausgehen.

Es ist nicht allgemein bekannt, dass das innere Wesen der drei Reiche im Bild des Menschen ihre Entsprechung finden. Ebenso wenig ist verstanden worden, was das Bild des Menschen ausmacht. Man weiß noch nicht, was der Mensch ist, noch was das Königreich der Pflanzen und noch weniger was das Reich der Mineralien eigentlich ist. Diese Dinge mit Hilfe der Geologie, Botanik und Anatomie verstehen zu wollen ist anmaßend. Obwohl es sich dabei um hoch entwickelte Wissenschaften handelt, erforschen sie diese drei Königreiche dennoch nur von außen bzw. der Materie ausgehend. Die Erforschung der inneren Qualitäten wurde den Homöopathen überlassen, das ist die Aufgabe der Homöopathie.

Um zu erkennen, dass der Mensch, was seinen Willen und Verstand angeht, zu Extremen fähig ist, muss man nur unsere Staatsmänner, Intellektuellen und Wissenschaftler anschauen und sie dann mit den einfachsten Menschen in den zivilisierten Ländern und Städten vergleichen. Wenn man einen Eingeborenenstamm untersuchte, würde man weder herausfinden, wie weit sich der Mensch entwickeln, noch wie tief er fallen kann. Die menschliche Spezies besteht weiterhin nur aus Menschen, auch wenn sie sich auf einer noch so hohen Entwicklungsstufe befindet. Es spielt keine Rolle, welche Errungenschaften der Mensch vollbringt und wie er sich entfaltet, letztendlich zählen nur seine Möglichkeiten, Begabungen und sein Edelmut. Selbst wenn er nur Mensch ist, er ist dennoch das Abbild seines Schöpfers. Er mag sich noch so sehr erheben, dies geschieht in seinem Innern, und wenn er den höchsten Punkt erreicht hat, so bleibt er doch er selbst, und selbst das ist nur [von Gott] geborgt. Er bleibt weit hinter dem zurück, was die menschliche Spezies bzw. der Einzelne erreichen könnte, er degradiert sich selbst und versagt dabei, seine persönlichen Möglichkeiten auszuschöpfen, er ist nur das Abbild eines Menschen, das Abbild seiner selbst. Wenn er aber nur das Abbild seiner selbst ist, entweiht er sich und die Menschen. In noch größerem Umfang aber lästert er Gott. Sehen Sie doch einmal in die animalischen Gesichter der heruntergekommenen Stadtteile. Dort bekommen wir nur den heruntergekommenen Menschenschlag zu sehen. Die Menschen wurden durch Ungehorsam, Sünde und Kummer verdorben, ihre Seelen schwelgen in Hass und Frevel, so wie sie es im Jenseits tun werden. Das, was wir hier zu Gesicht bekommen, ist aber nicht der wahre Mensch. Es ist nur ein Abklatsch dessen, was er sein könnte, doch im Fall solcher

Menschen ist es das, was er tatsächlich ist. Hier bekommen wir den Unterschied zwischen einem hasserfüllten, vergeudeten und einem brauchbaren Leben in Liebe zu sehen.
Im einen wird alles gehasst, im anderen alles geliebt.
Im einen wird alles verachtet, im andern geliebt.

Demnach ist der eine jemand, der seine Liebe nutzbringend einsetzt, der andere nur ein Abbild des Hasses.

Obwohl die Menschen den Himmel in sich haben, stellen sie sich die Hölle vor.

Der Mensch definiert sich durch seine Bereitschaft zu wachsen, seine Fähigkeit, Liebe und Weisheit in sich zu beherbergen, sowie dadurch, von Nutzen zu sein.

Des Menschen Bild zeugt von Feindschaft und Ahnungslosigkeit, er braucht jemanden, der auf ihn aufpasst und ihn gegebenenfalls einsperrt.

Unabhängigkeit steht der Abhängigkeit gegenüber.
Freiheit der Gefangenschaft.

Es gibt zwischen diesen beiden Extremen unfassbar viele Abstufungen. Diese Unterschiede sind verschiedenen Faktoren wie Vererbung, Begabungen, Chancen, Krankheiten und Drogen zuzuschreiben.

Arzneien können alle möglichen Veränderungen im Menschen erzeugen, verursachen und verschlimmern. Die Krankheiten des Menschen finden in den Substanzen der drei Königreiche ihre Entsprechung. Der Mensch selbst ist ein Mikrokosmos unserer Elemente. Die irdischen Elemente streben danach aufzusteigen, sie steigen durch das Pflanzenreich zum Menschen auf, und sie streben danach, dem Menschen zu gleichen; wenn ihnen dies aber nicht gestattet wird, scheint es so, als wollten sie den Menschen schwächen, um ihm nahe zu kommen. Jedes Element und jede Kreatur, die in unserem Universum unter dem Menschen steht, versucht den Menschen scheinbar zu schwächen. Denn ein jedes bzw. eine jede von ihnen übt einen solchen Einfluss aus, dass es scheint, als wollten sie sich auf Kosten des Menschen erheben, so als seien sie eifersüchtig.

Wir finden diese smaragdene Eigenschaft auf allen Seiten. Alles, was unter dem Menschen rangiert, ist bestrebt, ihn abzuwerten. Die Tendenz, sich selbst aufzuwerten, indem man das Innere des Menschen niederdrückt und ihn zum Tier macht, finden wir auf allen Ebenen vor, bis hinunter zum Klumpen Aluminiumerde. Also kann der Mensch mit seiner bedrückenden Last sich entweder ruhmvoll erheben oder fallen und zum Tier werden. Mit der Zeit ähnelt sogar sein Äußeres dem eines Tieres, jedoch erst lange Zeit, nachdem sein Inneres den Charakter eines Tieres angenommen hat. Er wird in dem Maße göttlich werden, in dem er sich dem Kampf gegen das innere Böse stellt; d.h., seine Liebe prägt sein Aussehen und fließt in das Bild seines wahren Lebens ein.

Das Studium der wahren Natur des Menschen, seines Lebens und seiner Neigungen liegt dem wahren Studium der Homöopathie zugrunde. Egal wo wir ihn studieren, sei es in seiner unschuldigen Wiege, in den in ägyptischen Sandstein gemeißelten Hieroglyphen, in der Keilschrift assyrischer Tontafeln, in Marmorstatuen, in alten oder neuen Gemälden, in der griechischen Architektur, in den Fächern oder den Berufen des modernen Fortschrittes, im elektrischen Telegraphen, in den Schiffen der Meere oder in dem gewaltigen, das Land umspannenden Eisenbahnnetz, wir sehen immer nur die Entwicklung, die Handlungen und die Eigenschaften des Objektes unserer Aufmerksamkeit, des Menschen. Wenn wir nun an das Höchste des Menschen herangekommen sind und wissen, was er ist bzw. sein kann, dann können wir damit beginnen, die verschiedenen Abstufungen bis hin zum Niedrigsten zu studieren.

Der Mensch kann seinesgleichen und denen, die unter ihm stehen, Arzt sein. Er kann aber das, was über ihm steht, nicht begreifen, er kann das Ausmaß dieses lebensnotwendigen, großartigen und glühenden Hochofens nicht erfassen, der das Metall schmelzen lässt, um es den menschlichen Erfordernissen anzupassen. Deshalb muss der Arzt emporsteigen bis an die Spitze der menschlichen Entwicklung; er muss alle Veränderungen wahrnehmen, bis hin zu den tiefsten Abgründen. Damit er diese im Menschen sehen kann, muss er sich über Engstirnigkeit, Voreingenommenheit und Intoleranz erheben. Das sind seine Grundlagen, anhand derer er Vergleiche ziehen kann.

Die Basis einer rationalen medizinischen Lehre ist das Studium dessen, was den Menschen verändert. Wir mögen zwar die Ursachen nicht ermitteln, aber wir können die Veränderungen beobachten. Der Arzt, der die Kunst der Beobachtung hoch entwickelt hat, wird das Beobachtete vortrefflich einordnen können. Wir können die Veränderungen der menschlichen Natur nur wahrnehmen, wenn wir ihn mit dem Ideal eines normalen Menschen vergleichen können. Ob wir Veränderungen beobachten, die durch den eigenen Willen, durch Krankheit oder bei den Arzneimittelprüfungen registriert wurden, wir müssen immer bedenken, dass es trotz aller Veränderungen immer eine Konstante gibt, auf den die Einflüsse einwirken: nämlich den Menschen. Die abstrakte Aufzeichnung von Veränderungen an sich ist wertlos. Wenn wir in den Veränderungen aber die Sprache der Natur erkennen, sehen wir das Abbild eines Menschen.

Hahnemann betonte die Gemütssymptome, daraus wird ersichtlich, wie klar der Meister die Bedeutung der Symptomenhierarchie verstanden hat. Zuerst die innersten Symptome, die Gemütssymptome, dann die äußersten Symptome, die körperlichen Symptome.

Zusammenfassung

Der Mensch
Die Krankheit im Allgemeinen
Die Krankheit im Speziellen
Die Arzneien im Allgemeinen
Die Arzneien im Speziellen

Der einzig mögliche Weg, dem oben beschriebenen Gedankengang gerecht zu werden und ein medizinisches System zu etablieren, das diesem gerecht wird, sind die Hahnemann'schen Arzneimittelprüfungen. Jetzt können wir klar erkennen, was eine Arzneimittelprüfung ist. Wir definieren sie als das Zusammentreffen von Arzneimittelkraft und Lebenskraft, bei der die gegebene Arznei auf den Menschen derart wirkt, dass sie Veränderungen in der Lebenskraft bewirkt und dass seine Empfindungen, seine mentalen und körperlichen Funktionen gestört werden. Wenn eine genügend große Anzahl an Prüfern Empfindungen, geistige Veränderungen und gestörte Funktionen an sich bemerkt haben, so, dass man von der Arznei behaupten kann, sie habe jedes Organ, jeden Teil des Menschen sowie seine geistigen Fähigkeiten beeinflusst, dann können wir sagen, dass die Arznei geprüft ist. Auch wenn nicht all ihre Symptome zum Vorschein gekommen sind, für unsere Zwecke aber genügt es. Mit anderen Worten, das Arzneimittelbild wurde ermittelt. Nun wissen wir, was in dem Menschen verborgen war und durch das Zusammentreffen [mit der Arznei] zum Vorschein gebracht wird. Wenn ein vernünftiger Arzt an den Prüfern dieses teilweise perfekte Arzneimittelbild vollständig beobachtet hat, dann können wir auch die Natur der Krankheit erkennen, die diese Arznei zu heilen imstande ist. Jetzt wird auch klar, warum es gefährlich ist, wenn von einer Arznei nur die Wirkung auf ein bestimmtes Organ bekannt ist: Eine Droge ist nur deswegen eine Arznei, d.h. heilend, weil sie in der Lage ist, am ganzen Menschen die Symptome hervorzurufen, die der Mensch haben kann. Die Arznei findet im Menschen ihren Platz und entfaltet ihr eigenes Wesen, wenn sie aber nichts in sich hat, womit sie dem Menschen ihr Siegel aufdrücken kann, dann könnte sie diese Symptome auch nicht zum

Vorschein bringen. Demzufolge findet sich in allen Bestandteilen der Pflanzen und der Erde ein Abbild des Menschen; und wenn der Mensch empfänglich ist, dann kann die Prüfung beginnen. Wenn jedoch zu diesem Zeitpunkt im Menschen kein entsprechendes Abbild vorhanden ist, dann kann dieser Mensch diese Arznei nicht prüfen, außer durch ansteigende Gaben. Ausschließlich solche Prüfungen sind nicht gewünscht, da sie nur ein bestimmtes Organ mit groben Symptomen beeinflussen. Die Symptome sind einer natürlichen Krankheit so unähnlich, dass ein vernünftiger Arzt darin kein Bild des Menschen erkennen kann. Anstatt ein vernünftiges Bild der Materia Medica zu erhalten, stolpert er nur über die plumpen Symptome künstlicher Krankheit, namentlich die pathologische Anatomie. Aus diesem Grund sind viele unserer Arzneimittelprüfungen sehr mangelhaft. Hahnemanns Arzneien werden uns immer zur Verfügung stehen, da es mustergültige Prüfungen mit diversen Potenzstärken und verschiedener Empfänglichkeit sind.

Die Untersuchung einer Epidemie ist eigentlich nichts anderes als die Betrachtung mehrerer Prüfer. Das Prinzip ist in beiden Fällen das gleiche, wir müssen von der Gruppe auf das Individuum schließen. Das geht folgendermaßen: Bei einer Epidemie oder Endemie müssen wir so viele gut dokumentierte Fälle wie möglich begutachten und die Symptome nach dem Hahnemann'schen Schema der jeweiligen Rubrik zuordnen, damit die vorherrschende Krankheit *kollektiv betrachtet* werden kann, als *Einheit* und als Abbild des Menschen, so als hätte ein einziger unter allen beobachteten Symptomen gelitten. Genauso gehen wir bei einer großen Gruppe von Prüfern vor. Es ist, als hätte ein Einziger all diese Symptome erlebt und niedergeschrieben; und in dieser modellhaften Totalität erkennen wir das Abbild des Menschen. Um eine Epidemie an sich studieren zu können, müssen ihre Symptome kollektiv studiert werden, genau wie nach einer Prüfung die Symptome tabellarisch geordnet werden, damit wir sie mit ähnlichen Arzneien und Krankheiten – ich meine damit Symptomenbilder, nicht die krankhafte Anatomie – vergleichen können. Darin ist weder für Theorien noch Spekulationen Platz. Diese Symptomenaufzeichnungen, stammen sie von natürlichen Krankheiten oder von Arzneimittelprüfungen, werden nun mit den Arzneien verglichen, die generell der Totalität ähnlich sind. So sind auch unsere Bücher angeordnet. *Belladonna* bei Durchfall ist nichts weiter als die Krankengeschichte der vorherrschenden Krankheit, so muss jeder Fall, sei es im Kopf oder auf dem Papier, dargestellt werden. Das ist der Ablauf anhand dessen wir unsere Fälle ausarbeiten müssen. Jede Epidemie und jeder kranke Mensch muss so bearbeitet werden: zuerst das Allgemeine und Besondere; bedenken Sie, dass das Besondere auch zum Allgemeinen gehört. Wenn wir uns *zu sehr auf die Besonderheiten stürzen, bevor sich das Allgemeine gesetzt hat*, kann das zu großen Fehlern führen. Eine Armee mit Soldaten ist ohne die Leitung ihrer Offiziere nichts weiter als zusammengerotteter Pöbel; so auch unsere Materia Medica dem Menschen gegenüber, der sie nicht unter Kontrolle hat.

Hahnemann konnte die Psora erst handhaben, als er die lange und beschwerliche Arbeit, eine vollständige Anamnese der Psora zu erstellen, beendet hatte. Nachdem er von vielen psorischen Patienten alle Symptome zusammengetragen hatte, um sich eine Vorstellung vom psorisch kranken Menschen zu machen, konnte er erkennen, dass ihr *Sulphur* und andere [Arzneien] ähnlich sind. Bönninghausen bereitete die Anamnese der Sykose vor, die von jüngeren Homöopathen perfektioniert wurde. Die Anamnese der Syphilis muss auf die gleiche Art und Weise von jedem Arzt eingeteilt werden, bevor er sie erfolgreich behandeln kann. Auf diese Art können wir die Miasmen einordnen. Der gewaltige Aufwand, mit dem Hahnemann die Psora herausgearbeitet hat, zeigt, wie schwer es ist, das gesamte Bild einer Krankheit sichtbar zu machen. Es ist noch tausendmal schwieriger, eine ähnliche Arznei für eine isolierte bzw. eine seltene akute Krankheit zu finden. Bönninghausens *Systematisch-Alphabetisches Repertorium der homöopathischen Arzneien* (nicht übersetzt) ist auf diese Art und Weise mit Symptomen und Arzneimittelgraden angeordnet. Ein geschultes Auge muss nur einen kurzen Blick ins Repertorium werfen und macht in seinem Geiste die Anamnese, indem er die Arzneien herauspickt, die ins allgemeine Krankheitsbild passen, welches er vollkommen verstanden hat. Der erfahrene Homöopath hat das Bild des kranken Menschen in seinem Geiste verankert, noch bevor er in seine Bücher schaut oder an eine Arznei denkt. Er meistert die Krankheit, noch bevor er sich die Frage stellt, was ihr ähnlich sei.

Wir müssen es vermeiden, unsere Gedanken zu verwirren, wie es häufig vorkommt, wenn wir gedanklich in der alten Methode verhaftet sind und nicht wissen, was wir überhaupt Krankheit nennen dürfen und was lediglich die Krankheitsresultate sind. Obwohl ich die oben genannten Grundsätze empfehle, werde ich gefragt, wie ich die Anamnese bei Epilepsie, bei der Brightschen Krankheit, bei Diabetes und vielen anderen sog. Krankheiten, die von der alten Nosologie eingeteilt wurden, anpacke. Als Erstes müssen Sie verstehen, dass diese sog. Krankheiten keine Krankheiten in dem Sinne sind, wie wir Homöopathen sie verstehen, es sind die Krankheitsresultate der [zugrundeliegenden] Miasmen. Wir müssen die chronischen Miasmen, Psora, Sykose und Syphilis, schematisch so anordnen, dass jedes Miasma mit all seinen Symptomen vertreten ist. Auf diese Weise erhalten wir ein Fundament, auf das wir bauen können und alle heilbaren Fälle können, sofern wir uns sorgfältig mit ihnen befassen, geheilt werden, bevor strukturelle Veränderungen eintreten. Das Bestreben, die Krankheitsresultate in ein Schema einzuordnen, kann nur fehlschlagen, da es sich dabei um eine unvollständige Gruppe handelt.

Wenn wir an Hahnemanns Vorhersage denken, können wir dies veranschaulichen: Er war in der Lage zu sagen, dass die Cholera *Cuprum*, *Camphora* und *Veratrum* benötige. Er sah das im Gesamtzusammenhang. Wenn eine Grippe ihren natürlichen Lauf nimmt und die Symptome von etwa zwanzig Patenten – je mehr, desto besser – von einem treuen Hahnemannier sorgfältig aufgenommen und mit Hilfe des Repertoriums ausgearbeitet werden, dann nehmen wir eine Anamnese aller Arzneien vor. Die Arzneien, die einen durchweg starken Bezug dazu haben, werden in der Lage sein, die Epidemie zu heilen. Der Arzt wird nur gelegentlich eine Arznei benötigen, die in dieser Gruppe nicht vorhanden ist. Allerdings kann niemand vorhersagen, welche Arznei aus dieser Gruppe für einen bestimmen Fall benötigt wird. Aber in Zeiten großer Eile, wenn jeden Tag viele Patienten besucht werden müssen und der Arzt die Konstitution seiner Schützlinge kennt, kann er sehr viel Zeit gewinnen, indem er die Arzneien für seine Patienten aus eben dieser Gruppe auswählt. In den meisten Fällen wird er eine Arznei aus dieser Gruppe benötigen. Der eine leidet unter seltsamen Symptomen, die zu den Charakteristika einer Arznei dieser Gruppe passen, und ein anderer zeigt auf ähnliche Weise, dass er eine andere Arznei braucht. Da sich zwei kranke Menschen niemals gleichen, zeigen auch niemals zwei Patienten ein identisches Bild ihrer eigenartigen Symptome. Obwohl mehrere Menschen die gleiche Arznei benötigen, ruft jeder dieser Patienten auf seine eigene Art und Weise nach der Arznei. Wenn wir das alles richtig verstanden haben, ist es ganz klar, wie jeder Prüfer an dem großen Bild mitwirkt, das es uns ermöglicht, eine Ähnlichkeit zwischen (Arznei-)Krankheit und Mensch herzustellen.

Nun, da ähnliche Ursachen ähnliche Wirkungen erzielen und da die Ursachen der natürlichen Krankheiten niemals entdeckt wurden, können wir nur von den Wirkungen der natürlichen Krankheiten auf deren

Ursache schließen, so wie wir es mit den künstlichen Ursachen machen.

Hahnemanns Lehre im sechzehnten Paragraphen des *Organon* besagt, dass die Lebenskraft nur von ihr gleichartigen, d.h. dynamischen bzw. geistartigen Kräften überwältigt werden kann. Das müssen wir als wahr anerkennen. Wenn wir das Gegenteil beweisen wollten, dann müssten wir auch beweisen, dass die Masern, die Pocken, der Scharlach und alle ansteckenden Krankheiten unseren Organismus mit nicht-geistartigen Mitteln überwältigen.

Die wissenschaftliche Medizin konnte ihre Hypothese diesbezüglich noch nicht begründen, egal wie viel Ehrgeiz und welche Anstrengungen sie hierzu unternommen hatte. Deshalb gilt Hahnemanns Begründung als wahr.

Je dynamischer etwas ist, desto ähnlicher ist es unserer Lebenskraft und *umgekehrt*. Der septische Erreger ist dynamisch, da die Natur ihn in ihrem Labor belebt bzw. dynamisiert hat. Er ist das Produkt etwas Lebendem, das auf die Materie einwirkt. Die dynamischsten Gifte sind die tierischen Gärungsprodukte und Ptomaine; obwohl sie konzentriert auftreten, sind sie hochdynamisch.

Die Fluide, Substanzen, Gärungsprodukte und Ptomaine sind die Erreger, die dynamischen Ursachen feststehender Krankheiten; sie sind die Ursachen aller Bakterien. Das mikroskopische Bakterium kann die dynamischen Substanzen, die dem Menschen schaden und ihm Elend bereiten, mit seinem Körper genauso gut transportieren, wie dies eine Fliege, ein Hund oder ein Elefant könnte. Eine bakterienbeladene Flüssigkeit hat selbst dann noch die Kraft, das ihr charakteristische Krankheitsbild zu verursachen, wenn sie solange verdünnt wurde, bis kein Bakterium mehr nachweisbar ist. Einen Unterschied gibt es natürlich – der Patient muss empfänglich für den verdünnten Erreger sein, während der konzentrierte Erreger, wenn der injiziert wird, jeden Menschen krank macht.

Wenn diese Tatsache einmal verstanden wurde, ist der Materia-Medica-Prüfer darauf vorbereitet, den Unterschied zwischen einer Arzneimittelprüfung in voller Stärke und der Prüfung potenzierter Arzneien zu beachten. Da diese Arzneien keine Bakterien enthalten und da sie, sofern sie sorgfältig ausgewählt wurden, genauso potente Krankmacher sind wie die Gärungsprodukte, sehen wir auf einen Blick, dass die Krankheit nicht vom konzentrierten Bakterium, sondern vom Gift selbst herrührt. Es ist die Lebenskraft von *Aconitum*, *Silicea* und der fauligen, giftigen Flüssigkeit und nicht das Bakterium, das den Menschen krank macht.

Der empfängliche Prüfer fängt sich die zu prüfende *Cuprum*krankheit ein wie ein anderer die Cholera, wenn er sich mit der Cholera, d.h. ihrer Dynamis infiziert. Wenn er empfänglich ist, kann er sich nicht davor schützen, d.h. seine Lebenskraft kann sich dem störenden Einfluss der Cholera ebenso wenig widersetzen wie dem des Kupfers. Wenn er nicht empfänglich für Cholera ist, kann er keine Cholera bekommen; wenn er nicht empfänglich für Kupfer ist, kann er *Cuprum* nicht prüfen. Durch Erhöhung der Menge oder wenn die Qualität der Quantität weicht, kann er durch beides, auch ohne Empfänglichkeit, krank werden, allerdings auf eine andere Art und Weise, als wenn er sich natürlich ansteckt. Natürliche Ansteckung und Infektion sind nur möglich, wenn der Mensch der schädlichen Ursache gegenüber empfänglich ist.

Für das umfassende Verständnis der Krankheits- und Arzneimittelbilder im Menschen ist diese Lehre essentiell. Wenn der Mensch sein Gleichgewicht verliert, sodass er nicht mehr vor schädlichen Einflüssen geschützt ist, ist er nur noch ein Abbild dessen, was er sein könnte; die menschliche Existenz wäre von so hoher Ordnung, dass sie von nichts auf dieser Erde überwältigt werden könnte. Selbst wenn konzentrierte Krankmacher auf ihn wirkten, würde er nicht so unter dem vollkommenen Krankheitsbild leiden, als wenn er empfänglich wäre. Außer er ist diesem Einfluss sehr lange ausgesetzt, wie z.B. Alkoholiker, Morphiumabhängige, Arseniker und Hascher. Wenn es nur kurzfristig auf ihn einwirkt, reagiert er sogleich darauf und wird wieder der Alte.

Denken Sie mal über den Gemütszustand eines Menschen nach, der über viele Jahre hinweg exzessiv Alkohol konsumiert hat. Er hat seine Menschlichkeit verloren, er ist ein notorischer Lügner und er wird jeden betrügen, nur um an etwas Whiskey zu gelangen. Man kann wohl behaupten, dass er nur noch ein Abbild seines ursprünglichen Ichs ist und in noch viel größerem Maße ein Abbild dessen, was er inzwischen sein könnte. Das ist keine Ausnahme. In der Tat kann jede Droge, jede Arznei in der ihr eigenen Art und Weise auf einen Menschen einwirken und ihn so verändern, dass sie sich in diesem Menschen selbst wiederfindet. Es gibt keine Krankheit, die in den drei Königreichen nicht ihre Entsprechung findet.

Jeder Arzt muss wissen, dass jede geprüfte Arznei ein Bild des Menschen und der Krankheit bzw. Krankheiten, die sie zu heilen vermag, beinhaltet. Das höchste Ziel im Hinblick auf die Heilung der Völker ist, die Arzneien in ihrer Totalität zu sehen, zu erkennen, wie die Gesamtheit der Symptome menschliche Gestalt annimmt – und nicht seinen Körper zu betrachten, sondern sein Wesen bzw. sein Abbild.

An alle Homöopathen

„Sie verordnen Chinin: dann machen Sie bitte weiter so; Sie verordnen Opiate: dann machen Sie bitte weiter so. Kehren Sie nicht wieder zur Homöopathie zurück. Ein Mensch, der solche Dinge tut, ist ein homöopathischer Versager. Einige Menschen sind unfähig, die homöopathische Lehre zu verstehen und greifen wieder auf den Eklektizismus zurück, der eine Kreuzung aus Homöopathie und Allopathie darstellt. Ich schätze den Allopathen mehr als denjenigen, der vorgibt, Homöopath zu sein, aber nicht genügend über die Homöopathie weiß, um sie auszuüben. ... Wenn ein Arzt nicht den Mut hat, dem Geschrei der Familie, der Kritik der Freunde zu widerstehen, und sich stattdessen nur seinem Geldbeutel und der Butter auf seinem Brot verpflichtet fühlt, wird er die Homöopathie nicht lange ausüben. Ein anständiger Mensch fürchtet sich vor diesen Dingen nicht. Das Einzige, worüber er nachdenken muss, lautet: „Was ist das Richtige in diesem Fall?" ...

Der Arzt darf sich, was seine Arbeit angeht, nicht von der öffentlichen Meinung beeinflussen lassen. ... Der Arzt, der bei jeder Bedrohung zusammenzuckt und zittert, verstößt gegen sein Gewissen; er ist käuflich, man kann ihn für alles Mögliche anheuern; ... er wird ein Angsthase und Duckmäuser werden; er ist bereit, beinahe alles Böse und Erbärmliche zu tun und in Zeiten der Not wird er all seine Überzeugungen über Bord werfen. ... Der Arzt, der gegen das Gesetz verstößt, verstößt auch gegen sein Gewissen, und sein Tod ist schlimmer als der seines Patienten."

Der Blick, den wir für eine erfolgreiche Verordnung brauchen

Der Erfolg einer Verordnung hängt von der Art und Weise, wie wir die Totalität betrachten, ab. Der Blick auf eine jede Totalität entscheidet über Erfolg oder Misserfolg einer Verordnung.

Das Verständnis der Symptome, sowohl teilweise als auch in ihrer Gesamtheit, ist entweder profund oder wacklig, abhängig davon, wie einzelne bzw. die Gesamtheit der Symptome betrachtet wird. Was sonst könnten wir uns unter einem Fall vorstellen, der sich im Symptomenbild ausdrückt?

Die Totalität der Symptome so erblicken zu können, dass die ähnliche Arznei vor uns erscheint, ist das Ziel unserer Heilkunst. So unterschiedlich der Blick, so unterschiedlich unser Erfolg.

Die Untersuchung des Patienten korreliert immer mit dem Blick, den der Arzt auf die Totalität der Symptome zu richten pflegt. Manche lernen es nie, ihre Patienten so zu untersuchen, dass die herausgeschriebenen Symptome einer Bewertung standhalten. Jeder erfolgreiche Homöopath würde beim Lesen der Totalität sofort sehen, was fehlt, um ein rundes Bild zu erhalten. Lassen Sie uns aber einmal annehmen, dass der Fall ordnungsgemäß aufgenommen wurde und dass es sich um einen vollständigen, runden Fall handelt, mit all den verschiedenen Symptomen, die eben zu einem perfekten Fall gehören.

Der eine wird versuchen, den Fall von seiner (mutmaßlichen) Pathologie aus zu betrachten.

Ein anderer wird seinen Blick auf die Temperatur richten, auf die Haar- und Augenfarbe und den Stern, unter dem der Patient geboren wurde.

Ein anderer betrachtet den Fall von den Keynotes aus, die er darin finden kann.

Der Nächste zieht die gewöhnlichen Floskeln der Patienten, in denen herkömmliche Ansichten und Formulierungen offenbar werden, sowie die Meinung zuvor konsultierter Ärzte zu Rate.

All diese Vorgehensweisen führen aber zu einem verzerrten Bild des gesamten Falles.

Ferner wurde beobachtet, dass die Totalität ein wechselhaftes Bild aufweist. Zum einen Zeitpunkt zeigt sie jene Symptome und zu einem anderen Zeitpunkt eine andere Symptomenzusammenstellung. Der Verordnende erblickt heute die eine Gruppe von Symptomen und beim nächsten Mal eine Gruppe veränderter Symptome. Das führt dazu, dass bei jeder Symptomenverschiebung eine andere Arznei verordnet wird; bis zum Ende des Jahres geht es dem Patienten aber zunehmend schlechter. Dennoch wurde jede Symptomengruppe zur Zufriedenheit des Patienten geheilt (?). Dieser Misserfolg resultiert aus dem mangelhaften Blick auf den Fall. Er ist nicht imstande, den Patienten mit all seinen Symptomen zu erblicken, d.h. alle Symptome in Betracht zu ziehen.

Symptome zu beseitigen ist keine Heilung des Patienten, aber „Es läßt sich nicht denken ... daß, nach Hebung aller Krankheitssymptome ... etwas anders, als Gesundheit ... übrig bleiben könne ...“[46]

Wir haben angenommen, dass die Symptome gut aufgenommen wurden und daher auch ein Blick auf die Symptome, die den Patienten als Ganzes repräsentieren, möglich ist; alle Symptome, die seine Organe und Einzelteile repräsentieren; alle Symptome, die Verfassung und die Begleitumstände, die seine Organe und Einzelteile betreffen; die gesamte Pathologie seiner Organe und Einzelteile; sein Alter, seine Sexualität, seine Gewohnheiten und seinen Beruf.

Nehmen wir einmal an, dass die zu berücksichtigenden Symptome direkt vom Patienten stammen: Alles, was wir sehen und was wir vom Patienten und seinen Begleitern hören, wird uns ohne Hemmungen mitgeteilt. Der eine Leser nimmt ausschließlich die Pathologie zur Kenntnis; ein anderer nimmt nur die Keynotes wahr; der dritte hingegen beachtet nur die diagnostischen Symptome. In jedem Fall wird etwas ignoriert oder vernachlässigt, mindestens aber fehlt der Blick für diesen Fall.

Hahnemanns Lehre wurde noch nie verbessert. Wir müssen uns von den auffallenden, sonderlichen, ungewöhnlichen und eigenheitlichen Symptomen[47] leiten lassen. Wie aber sollen wir das machen?

Zuerst müssen wir uns vergewissern, welche Symptome gewöhnlich sind, dann ist es einfach herauszufinden, welche Symptome ungewöhnlich, mit anderen Worten auffallend, sonderlich und eigenheitlich sind.

---

46 *Organon* der Heilkunst 6. Auflage, §8.

47 Ebd., §153.

Die gewöhnlichen Symptome gehören zur Pathophysiologie der Krankheit und sind vielen Arzneien eigen, wir finden sie in den großen Rubriken unserer Repertorien, hierzu gehören z.B. Verstopfung, Übelkeit, Reizbarkeit, Delirium, Weinen, Schwäche, Zittern, Frost, Fieber, Schweiß.

Wenn in einem Fall solche Symptome vorhanden sind, erkennen wir auf einen Blick, dass die übrigen Symptome ungewöhnlich und daher besonders sind und daher immer etwas über den Patienten als Ganzes und über seine Teile im Besonderen aussagen.

Dennoch können auch diese gewöhnlichen Symptome besonders sein, nämlich dann, wenn ihre Umstände besonders sind: Zeitweises oder andauerndes Zittern am ganzen Körper und den Gliedern beispielsweise ist ein sehr störendes Symptom, aber es ist weder besonders noch ungewöhnlich. Zittern *vor Gewitter, vor den Menses* oder *während des Urinierens* ist ungewöhnlich und sonderbar.

Andauernde Schwäche ist ebenfalls gewöhnlich, wenn sie aber nur *vor den Menses, vor dem Stuhlgang* oder *während eines Gewitters* auftritt, wird sie sofort zu einem ziemlich ungewöhnlichen Symptom und verändert das Bild des Falles.

Andauernde Frostigkeit ist vielen Menschen zu eigen und ein starkes gewöhnliches Allgemeinsymptom, da sie etwas über den ganzen Patienten aussagt. Wenn sie aber nur *vor oder während den Menses, vor oder während des Stuhlgangs* oder *während des Urinierens* oder nur n*achts im Bett* oder nur *beim Essen* auftritt, dann ist dieses Symptom seltsam und eigenartig, d.h. ungewöhnlich.

Diese Umstände sind keiner der Medizin bekannten Krankheit eigen, deshalb sind sie so auffallend und helfen dabei, ein Bild von der Gesamtheit der Symptome zu erhalten.

Es muss nun ersichtlich sein, dass der Arzt, der sich nur für die Pathologie interessiert, nur das Gewöhnliche sieht und daher die Totalität nicht sehen kann: Er verletzt somit die obersten Grundsätze der Verordnung. Er verschreibt gegen die Resultate einer Krankheit und nicht für die Ursache, die einer jeden Krankheit vorausgeht.

Alle Ursachen haben Folgen, demnach sind die Kindheitssymptome und die präpathologischen Symptome jene Symptome, die der Ursache entsprechen. Sie sind nicht die Ursache, sie repräsentieren aber die Ursache und sind häufig das Einzige, was wir über die Ursache wissen. Sie ermöglichen uns den Blick von den Ursachen hin zu den Resultaten – der Pathologie. Bei jeder chronischen Krankheit ist es wichtig, diese Symptome so früh wie möglich zu entdecken. Die Symptome von der Kindheit bis hin zur momentanen Krankheit beschreiben den Krankheitsverlauf. Sie ermöglichen dem erfahrenen Arzt einen guten Überblick über den Fall, inklusive seines voraussichtlichen Endes und seiner Pathologie.

Es ist wichtig, all diese Resultate im Blick zu haben, auch wenn sie nur von geringstem Wert sind; und wenn die Krankheit sich nicht in vollen Zügen in den Symptomen repräsentiert, dann kann die Pathologie lediglich den Verlauf der Krankheit aufzeigen, nicht aber das Heilmittel. Ein Arzt muss sich in allem gut auskennen, auch in Anatomie und Physiologie, da seine Grundlagen sonst nicht ausreichen, um den Fall zu bewerten, und er bekäme eine verzerrte Sicht auf die Totalität. Die Symptome, die den Patienten als Ganzes repräsentieren, sind von großem, manchmal sogar von größtem Wert, vor allem diejenigen, die vom Patienten in seiner eigenen Sprache zum Ausdruck gebracht werden.

Sein Denkvermögen, das, was der liebt, das, was er hasst, und sein Gedächtnis machen die Gemütssymptome aus.

Dann seine allgemeinen Körpersymptome und deren Umstände, wie: schlimmer durch Kälte, jede Form von Wärme, Wetter, Nässe, Trockenheit, Bewegung, Ruhe, Tageszeiten etc. Diese sind, wenn sie seinen ganzen Körper betreffen, von höchster Wichtigkeit.

Es werden zwei Arten von Modalitäten sichtbar: Die, die sich auf das gesamte Wesen beziehen, und die, die sich auf die Einzelteile beziehen. Die Modalitäten eines Organes verhalten sich zu denen des gesamten Patienten oft konträr, sie müssen dann in den jeweiligen organbezogenen Rubriken des Repertoriums nachgeschlagen werden.

Eine Frau suchte mich wegen heftiger rheumatischer Schmerzen in der Schulter auf. Als sie meine Praxis betrat, hatte sie ihren Arm ruhig gestellt, da jede Bewegung des Armes die Schulterschmerzen verschlimmerten, dennoch lief die Patientin andauernd den Gang auf und ab, da dies ihre Schulterschmerzen linderte. Die Schmerzen waren vor Gewitter schlimmer. *Dulcamara* heilte sofort. Dieser Fall zeigt, wie ein Teil die entgegengesetzte Modalität des gesamten Patienten aufweisen kann.

Nichts hat unserer Sache mehr geschadet als diejenigen Bücher, die Modalitäten generalisieren. Denn sie machen alle Modalitäten gleich, egal, ob sie einem Organ oder dem gesamten Organismus angehören. Kalte Luft kann den Zustand des Patienten verschlechtern, obwohl seine Kopfschmerzen davon gelindert werden. Bücken verschlimmert selten Kopfschmerzen, Rückenschmerzen, Husten und Schwindel in gleichem Maße, und dennoch nötigt Bönninghausen Sie dazu, eine Rubrik mit ein und demselben Grad für alles zu verwenden.

Oft geht es dem Patienten durch Bewegung besser, obwohl seine entzündeten Einzelteile durch Bewegung verschlimmert werden.

Liegen verschlimmert in unterschiedlichem Maße Rückenschmerzen, Kopfschmerzen und Atmung, während es den Patienten wieder anders beeinflusst. Wenn nicht jedes Symptom im Hinblick auf seine eigenen Umstände betrachtet und geprüft wird, erhalten wir stark abweichende Ergebnisse. Teile sind besser durch Wärme, obwohl es dem Patienten durch Kälte besser geht und umgekehrt. Die Kopfschmerzen werden durch Kälte gelindert, der Körper durch Wärme.

Wenn wir diese Umstände nicht bedenken, werden wir dem Patienten und seinen Einzelteilen nicht gerecht. Folglich können die Umstände, die den allgemeinen körperlichen Zustand betreffen, von denen, die die Einzelteile und Organe betreffen, erheblich abweichen.

So vollkommen das Verständnis der Pathologie und der pathologischen Symptome in einem Fall auch sein mag, es zeigt uns nicht den Weg zu einer homöopathischen Arznei auf. Die gewöhnlichen Symptome, ohne die sonderbaren Symptome, helfen uns zwar dabei, den Fall zu verstehen, sie helfen uns aber nicht bei der Verschreibung. Eine Verschreibung, die sich nur auf gewöhnliche Symptome stützt, muss misslingen. Wir könnten ebenso gut versuchen, aufgrund nervöser Verdauungsbeschwerden, Gastritis, Gelbsucht, Gallensteinkolik, Enteritis, Verstopfung oder eines biliösen Temperaments zu verschreiben. Der Anfänger scheitert deswegen so oft, weil er nur die gewöhnlichen Symptome festgestellt hat.

Wenn Lokal- und Organsymptome genommen werden, erhalten wir eine mangelhafte, einseitige Sicht auf den Fall. Sie geben die Symptome des Patienten nicht in der Form wieder, dass wir einen perfekten Blick auf den Fall erhalten. Es fehlt etwas. In vielen Fällen, in denen ich einen Ratschlag geben soll, wurden nur die Organsymptome aufgenommen, nicht aber die Symptome, die den Patienten charakterisieren. Das ist der wohl häufigste Fehler, den junge Ärzte begehen.

Dies können wir anhand der Absonderungen gut illustrieren. Absonderungen sind bei entzündeten Schleimhäuten von Ohren, Nase, Rachen, Trachea, Vagina etc. gewöhnlich, deshalb sind es nur Lokalsymptome; aber weder Ort noch Entzündung machen die Absonderungen grün, blutig oder klebrig. Es hat also etwas mit Veränderungen im gesamten Organismus zu tun, das macht es allgemein und steigert den Wert des Symptoms von gewöhnlich zu allgemein und verändert so den Blick auf den gesamten Fall. Gesunde Absonderungen sind normal und gewöhnlich. Ich wiederhole: Entzündete Organe haben Absonderungen, sie beeinflussen aber nicht die *Farbe*.

Genauso ist es auch mit Blut, das nicht gerinnt; das ist sonderbar.

Die charakteristischen Gemüts- und Körpersymptome sind manchmal derart aussagekräftig, dass wir die Arznei auf einen Blick erkennen; ferner sind alle vorausgegangenen Symptome wichtig, um uns einen Überblick über die Vorgeschichte und den aktuellen Zustand zu geben. Wenn sich so ein vollständiges Bild zeigt, ist die Verordnung ein Leichtes.

Wenn wir uns die Verschreibung erleichtern wollen, dann, indem wir ein vollständiges Bild des Falles erlangen, wie Hahnemann schon vor so vielen Jahren gelehrt hatte: „... so muß ... die Gesammtheit der Symptome für den Heilkünstler das Hauptsächlichste, ja Einzige sein, was er an jedem Krankheitsfalle zu erkennen und durch seine Kunst *hinwegzunehmen* hat ...“[48] Folglich müssen Symptome, die sorglos aufgenommen und betrachtet werden, zu keinen Ergebnissen führen. Die Basis einer homöopathischen Verordnung ist nicht die von einem dummen, sorglosen Arzt aufgenommene Totalität, sondern die Totalität der Symptome, die der Patient hat.

Nehmen wir einen Fall mit verspäteten, unterdrückten oder spärlichen Menses; die Patientin weint und hat eine Abneigung gegen Fett; ihr ist übel, sie muss sich übergeben und hat nach dem Essen ein Schweregefühl. Der junge Arzt wird sofort auf *Pulsatilla* tippen, aber warten wir noch einen Moment. Die Patientin ist sehr frostig, bleibt gerne zu Hause, mag kein offenes Fenster und durch Bewegung geht es ihr schlechter und möchte sich ruhig halten. Jetzt werden Sie Ihre Meinung ändern und ihr *Cyclamen* geben. Wenn es ihr aber in Bewegung und an frischer Luft besser geht und sie sie sogar verlangt und es ihr zu warm ist, dann geben Sie *Pulsatilla*.

Ein Arzt kann nicht gleichzeitig sorglos sein und so heilen, wie Hahnemann es tat.

Was ist Homöopathie?

Das ist eine sehr umfassende Frage, auf die ich keine kurze Antwort geben kann. Zu sagen, dass die Homöopathie auf dem Similegesetz beruht, ist so, als würde man zwar die Basis eines Kegels beschreiben, seine Spitze aber nicht; kurz gesagt, die Antwort wäre unbefriedigend. Wenn wir von Ähnlichkeit sprechen, wird sich der Neuling fragen, worauf sich die Ähnlichkeit bezieht und wie sich Ähnliches zu Ähnlichem verhält. Die Tatsache, dass sich Ähnlichkeiten gegenseitig aufheben, ist leicht zu bestätigen; es taucht aber noch eine weitere Frage auf: Wie erkennen wir diese Ähnlichkeiten und wie können wir sie zur Heilung nutzen?

Nachdem wir gehört haben, dass zwei Ähnlichkeiten sich gegenseitig aufheben und das Gesetz *Similia similibus curentur* akzeptiert haben, müssen wir noch lernen, was die Homöopathie wirklich ist. Dieses Wissen erlangen wir durch gebührende Vertrautheit mit Krankheiten und Arzneien. Wir müssen uns Kenntnisse von allen Krankheiten und deren Beziehungen zum menschlichen Körper aneignen. Man kann es sich nicht leisten, irgendeine Quelle nicht zu nutzen, aus der man Informationen über die Krankheit erhalten kann. Die Ursachen, krankhafte Anatomie, Dauer und der spezielle Krankheitsverlauf einer jeden Krankheit müssen gründlich studiert werden. Die Eigenheiten einer jeden feststehenden Krankheit müssen beobachtet werden, um Wissen über ihr wahres Wesen zu erlangen. Wir müssen in der Lage sein, aus der Gegenwart heraus Voraussagen darüber zu machen, was in der

[48] *Organon* der Heilkunst 6. Auflage, §7.

nahen Zukunft eintreten wird. Wir müssen die krankmachenden Substanzen und die von ihnen hervorgerufenen Krankheiten mit deren Verlauf, Dauer, Beginn und Ende kennen. Aus diesen Daten ermittelt der Homöopath die ähnlichen Arzneien. Sie sind das Mittel, woraus sich sein Wissen über die homöopathische Heilkunst entwickelt. Ohne sorgfältiges und intensives Studium dieser beiden [Ähnlichkeiten] wird er die Frage, die diesem Referat zugrunde liegt, niemals beantworten können.

Wenn er auch nur einen Teil außer Acht lässt, wird er für immer unvollkommen bleiben und von dem Ganzen, der Totalität, keine Ahnung haben. Wenn er es versäumt, die Krankheit in all ihren Facetten zu studieren, wird er sein ganzes faules und beinahe unnützes Leben lang im Dunkeln tappen. Wenn er die Pathologie liest und dann versucht, auf dieses Wissen hin Arzneien zu verordnen, wird er mit zahlreichen Fehlern leben und sterben müssen. Derjenige, der seine Symptomatologie so liest, wie sie in der Arzneimittelpathogenese gefunden wird, mag gute Arbeit leisten, er hat aber die Hälfte dessen, was er hätte lernen sollen, vernachlässigt. Der menschliche Körper, Heim von Gesundheit wie auch Krankheit, muss so lange durchforstet werden, bis wir eine Arznei finden, die in der Lage ist, die ihr ähnliche Krankheit zu verstoßen.

Homöopathie ist die Wissenschaft vom Heilen, sie trifft ihre Auswahl aufgrund des Similegesetzes. Um unter diesem Gesetz eine Auswahl zu treffen, muss man alle Teile und deren Entsprechungen kennen, positives und negatives – Ähnlichkeiten –, damit im Ausschlussverfahren Schlüsse gezogen werden können. Damit gezeigt werden kann, dass Arzneien nicht indiziert sind, als auch, dass nur die eine der vorhandenen Krankheit entsprechen kann, da sie unter allen bekannten Arzneien die der Krankheit ähnlichste ist. Wie wir wissen, möchten viele Homöopathen genannt werden: Viele aber wünschen sich so genannt zu werden, obwohl sie nicht über die oben erwähnten Kenntnisse verfügen. Sie sind nicht einmal mit den Krankheitsbildern vertraut. Sie nehmen nur die Krankheit der Teile wahr, sie sehen nicht das Ganze. Diese Ärzte wechseln ihre Arzneien ab, sie benutzen einen Teil des einen Arzneimittelbildes und einen Teil eines anderen Arzneimittelbildes, um damit zwei Teile einer vermuteten Krankheit abzudecken. Sie sehen die Krankheit aber nur lückenhaft, sie sind mit der Totalität der Krankheit nicht vertraut und nicht in der Lage, die eine Arznei, nach der die Krankheit ruft, zu sehen. Einer dieser Ärzte sagte erst vor einigen Tagen zu mir: „Ich habe für die Pathologie des Falles *Arsenicum* und *Sulphur* verordnet." Da ich gespannt darauf war, etwas über eine Pathologie zu erfahren, die mich so unfehlbar zu diesen Arzneien führt, stellte ich eilige Nachforschungen an, doch das, was ich dabei lernte, war so diffus, dass ich es nicht begreifen konnte.

Das Studium der wahren Pathologie ist grundlegend für die homöopathische Wissenschaft und sollte gefördert werden, kein Homöopath hat jemals davon abgeraten. Pathologie ist die Lehre von der Krankheit; sie ist weitreichend und allumfassend. Das Studium der Krankheiten, wie sie sich durch subjektive und objektive Symptome manifestiert, das Studium der Verletzungen und Krankheitsresultate bis hin zur krankhaften Anatomie, wie wir sie durch die körperliche Untersuchung etc. erhalten, der homöopathische Arzt sollte dies alles wissen und von allem den wahren Wert einschätzen können. Damit die Krankheit als ein großes Bild vor unseren Augen erscheint, müssen wir die Krankheitsgeschichte, den Krankheitsverlauf und jede Krankheitsmanifestation betrachten.

Der Arzt kann mit der Krankheit erst dann vernünftig umgehen, wenn er dieses Bild, diese Totalität, diese Individualität vollständig und klar vor seinem geistigem Auge sieht und es verstanden hat; dann wird er in einigen Pathogenesen ein deutliches, reliefartiges Bild mit ähnlicher Totalität und Individualität erkennen. Wenn er nun mit beidem vertraut ist, wenn er mit dem großartigen Gesetz der Auswahl, dem *Similia similibus curentur,* vertraut ist, wird er Arzneien verabreichen, die in ihrer Pathogenese diese, dem erfahrenen Homöopathen bekannte, Ähnlichkeit besitzen. Das sind die obersten und unverzichtbaren Theoreme der Homöopathie. Der Rest dieser Wissenschaft besteht aus Stufen, die sich vervollkommnen, wenn sie fortschreiten; sie sind ihrem Wesen nach qualitativ, vom Äußeren her quantitativ. Wenn wir diese Feinheiten beherrschen, spielen wir die Lebensharfe mit dem Tactus eruditus.[49]

Der nächste Schritt ist die Dynamisation. Viele geben sich mit den grundlegenden Lehrsätzen der Homöopathie zufrieden und verlangen nicht mehr. Sie möchten nicht weiter unterwiesen werden. Sie möchten nicht mit der Tatsache vertraut gemacht werden, dass alle nichtchirurgischen Krankheiten eine dynamische Eigenschaft (Ursache) haben und geheilt werden müssen. Dies ist nur mit dynamischen Mitteln möglich. Sie verlieren ihr Vertrauen in *Aurum*, wenn es so stark potenziert bzw. verdünnt ist, dass es garantiert nicht mehr gesehen werden kann; und das, obwohl sie wissen, dass der Magen mit sichtbarem Gold nichts anfangen kann. Die dynamische Kraft, deren Entdeckung die größte Errungenschaft des unsterblichen Hahnemanns darstellt, entwickelt sich ab den tiefen Potenzen, bei einigen Arzneien sogar schon in der Urtinktur. Nur die Erfahrung, nicht die Theorie, ist in der Lage, den Wissensdurst bezüglich der Wahrheit zu stillen.

Wenn man völlig davon überzeugt ist, dass die dynamischen Kräfte heilen, erwartet den Studenten der nächste Schritt. Dann wird er in den Umgang mit den selbsttätigen Kräften des lebendigen Organismus eingeweiht. Er beobachtet die Wirkung einer potenzierten, nach dem Similegesetz ausgewählten Arznei. Den Patienten durch eine potenzierte Arznei genesen zu sehen, macht gewiss nur einen kleinen Teil seiner Beobachtungen aus. Er wird noch Großartigeres zu sehen und lernen bekommen. Die Verschlimmerungen und Besserungen, die wir bei bestimmten Krankheitszuständen finden, sind nicht so einfach. Die Krankheit, die durch eine einzige Gabe *Sulphur* im Endstadium einer Phtise aufzutreten scheint, ist äußerst erstaunlich; der Anfänger kann sich nicht vorstellen, dass die potenzierte Arznei dessen Ursache ist. Wenn ich meinen Studenten sage, dass sie im letzten Studium der Schwindsucht keinen *Sulphur* geben dürfen, sehen sie mich alle verwundert an. Es wurde schon häufig beobachtet, dass Phosphor bei niederen Formen organischer Krankheiten großen Schaden anrichtet. Ich habe schon häufig chronisch Kranke gesehen, die schon lange Zeit vor sich hin leiden. Ich gab diesen Patienten, in der Hoffnung, den Prozess aufzuhalten, eine einzige Gabe einer hoch potenzierten homöopsorischen Arznei, die ihnen nur geschadet hat. Die Patienten wurden bettlägerig, es ging mit ihnen rapide bergab. Ich bin davon überzeugt, dass sie noch lange gelebt und gelitten hätten, wenn ich ihnen kein Homöopsorikum gegeben hätte. Wenn ein sorgfältig gewähltes Homöopsorikum eine niedere Krankheitsform massiv verschlimmert, die Verschlimmerung sich hinauszieht und keine Besserung des Allgemeinbefindens folgt, dürfen wir bei diesem Patienten an kein Antipsorikum mehr denken; wir sollten uns keine Hoffnung auf Heilung mehr machen und auf kurz wirkende Arzneien zur Linderung der Beschwerden zurückgreifen. Diese Regeln gelten bei Gicht, Krebs, Phtise und ähnlichen Organkrankheiten. Jeder Arzt, der schon lange mit Hochpotenzen arbeitet, entwickelt ein Gespür dafür. Wer kann jetzt noch sagen, dass sie [die Hochpotenzen] keine Kraft entfalten? Nur der, der nicht mit dieser Methode Kranke behandelt. Ein Arzt, der diese Verschlimmerungen nicht kennt, beweist damit nur, dass er entweder keine oder nur wenige homöopathische

49 *Tactus eruditus:* lat. die geschulte Berührung

Verordnungen vornimmt. Je ähnlicher die homöopathische Arznei der Krankheit ist, desto stärker und leidvoller die Verschlimmerung, vorausgesetzt, die Krankheit ist auf einer niedrigen Ebene [d.h. Organveränderungen] bereits weit fortgeschritten und unheilbar.

Einst kam eine korpulente, kräftig aussehende Dame in meine Behandlung. Sie sah so gut aus, dass ich nur eine leichte Krankheit vermutete. Schließlich enthüllte die nähere Untersuchung ihre Vorgeschichte: Rheumatismus, Endokarditis, Atemnot, eine achtmonatige Amenorrhoe und großes körperliches Leiden. Ich war in der Tat erstaunt, dass sich ihr Leiden nicht stärker zeigte. Ich verglich ihre Symptome ganz genau und stellte fest, dass keine Arznei außer *Pulsatilla* mit ihren Symptomen übereinstimmte. Ich verordnete eine kleine trockene Gabe dieser Arznei und Sac-lac. Sie ging nach Hause und fühlte sich sehr schlecht. Ihre Unterleibssymptome wurden schlimmer und sie ließ nach mir rufen. Sie glaubte, dass ihr Monatsfluss wieder einsetze, und ich war guter Hoffnung, eine homöopathische Verordnung vorgenommen zu haben. Sie kämpfte weiter, ihr Monatsfluss aber setzte nicht ein. Ihre Unterleibssymptome waren so, als würde ihre Menstruation einsetzen, nur viel intensiver. Ich traute mich nicht zu wiederholen; Erfolg beruht darauf, der Arznei ihren eigenen Weg zu gestatten. Es wurde ihr so angenehm wie möglich gemacht und ich wartete in ihrem Kampf die Arzneimittelwirkung ein bis zwei Wochen ab. Dann erschien ihre Endokarditis mit all ihrem Grauen wieder: Dunkles Blut stieg aus ihren Lungen hervor, was von Tag zu Tag schlimmer wurde; ihr Lungenödem wurde schlimmer und sie spuckte von Tag zu Tag mehr Blut. Nun musste ich eingreifen und bemühte mich, ihr Leben zu retten. Doch die dann verordneten Arzneien wirkten nur mehr palliativ. Sie starb ruhig.

Ich habe schon etliche Fälle von gichtigem Rheumatismus behandelt und konnte bei jedem davon deutlich sehen, wie jede Arzneigabe das ursprüngliche Leiden erhöhte. Ich musste schon oft feststellen, dass eine Dosis potenzierte Arznei der alten Krankheit zusätzlich Energie gibt, damit sie schneller voranschreiten kann. Von niedrigen Verdünnungen habe ich nie so heftige Resultate gesehen. Es ist noch gar nicht lange her, da wurde ich an das Krankenbett einer Phtisikerin im letzten Stadium gerufen. Sie hatte Durchfall und ließ große Mengen farblosen Urins ab. Da noch weitere Symptome passten, gab ich ihr eine Gabe *Acetic acidum*, was den Durchfall und die Polyurie regulierte, allerdings wurden ihre Brustsymptome sofort so schlimm, dass ich sie nicht mehr unter Kontrolle bringen konnte, und sie verstarb schnell. Ich bin mir sicher, dass sie noch länger hätte leben können, wenn ich diese weniger schlimmen Leiden in Ruhe gelassen hätte. Einem unerfahrenen Arzt erscheinen die Dinge seltsam, doch es handelt sich um Tatsachen. Und vor allem machen sie die große Kraft unserer potenzierten Arzneien deutlich. Die wirklich passende Arznei entfaltet für gewöhnlich eine extreme Empfindlichkeit für alle Arten von Krankheiten; hier zeigt sich auch die große Gefahr unangebrachter Arzneimittelwiederholungen.

Wenn ich etwas fürchte, dann unheilbare Krankheiten. Meine Erfahrung auf diesem Gebiet ist größer, als ich hätte verlangen können. Sie haben mir die Gefährlichkeit von Arzneimittelwiederholungen aufgezeigt und sie haben mich gelehrt, die Ernsthaftigkeit einer Krankheit zu prognostizieren: Ich sah beschwerliche Verschlimmerungen, erfreuliche Zunahme existierender Symptome oder einfach nur neue Symptome als Beweis einer vermutlich guten Arzneiwahl. In den westlichen Staaten sind die Krankheiten derart mit dieser unbekannten Größe, die wir Malaria nennen, vermischt, dass wir bei akuten Krankheiten dort die Arzneien häufiger wiederholen müssen als in den meisten anderen Gegenden. Die dort auftretenden

Formen von Malaria sind derart heftig, dass sich die Wirkung einer einzigen Gabe bald erschöpft hat, und wir eine weitere brauchen. Daher wiederhole ich in vielen akuten Fällen häufig. Bei Kontinua wiederhohle ich alle zwei Stunden, sobald das Fieber aber sinkt, warte ich ab und gebe nur noch Sac-lac. Wenn das Fieber wieder nach oben geht, wiederhohle ich die Arznei, und in dem Moment, wo es nicht mehr weiter steigt, höre ich auf, die Arznei zu geben. Bei Wechselfieber gebe ich in der fieberfreien Zeit zwei Gaben und warte das Ergebnis ab. Ich verabreiche selten eine Arznei, bevor der Anfall voll ausgeprägt ist. Wenn auf die erste Gabe eine spürbare Verschlimmerung folgt, sollte erst dann wieder etwas gegeben werden, wenn die auf die Verschlimmerung folgende Besserung beendet ist. Wenn eine Gabe verschlimmert hat, wird die Arznei länger auf den Patienten einwirken als ohne Verschlimmerung. Wenn unverzüglich Besserung eintritt, muss die Arzneigabe auch sofort gestoppt werden. Diese Besserungen sind aber selten so ausgeprägt, wie wenn ihr eine leichte Verschlimmerung vorausgegangen ist. Eine unmittelbare *Besserung* spricht oft dafür, dass es sich um *keine* tiefsitzende Krankheit handelt. Speziell in diesem Fall lang wirkender Arzneien. Sie dringen so tief ein, dass sie die gesamte Grundlage unserer selbsttätigen Existenz erschüttern. Diese Kräfte wurden so eindeutig aufgezeigt, wie kann da jemand noch Morphium zur Ruhigstellung seiner sich im Todeskampf befindlichen Patienten begehren? Benötigt jemand noch größere Kräfte zur Krankheitsbekämpfung? Ja, es gibt Menschen, die diese Kraft nicht kennen; sie ist allerdings nur jenen bekannt, die sie auch kennen wollen. Diese Kraft kann nur von dem beobachtet werden, der die in Hahnemanns *Organon* gelehrte Philosophie kennt; man sieht sie nicht vorher, sondern erst *nachdem* man die wundervollen Ergebnisse erblickt hat, die eine nach dem Similegesetz verordnete Arznei bewirken kann. Er wird die gegen die tödlichen Krankheiten kämpfende Kraft des Similegesetzes schätzen, sie schützt schwache Menschen gegen die Übergriffe ihrer natürlichen Feinde.

Was die Frage „Was ist Homöopathie?“ angeht, muss ich Ihnen gestehen, dass das niemand weiß, nur Gott allein kennt Umfang und Weite dieses komplexen und unergründlichen Geheimnisses. Alles was uns über diese Wissenschaft (wenn ich dieses Wort verwenden darf) bekannt ist, setzt sich folgendermaßen zusammen: Wir beobachten die krankmachenden Phänomene der Arzneien und die Phänomene der Krankheiten, erfassen Ähnlichkeiten, klassifizieren sie, verordnen Arzneien im Hinblick auf ihre Ähnlichkeit [dem Krankheitsbild gegenüber] und warten die Ergebnisse ab.

Während wir die Torheiten der anderen beobachten, müssen wir lernen, Extreme in unserer eigenen Mitte zu vermeiden. Wir dürfen die ursprüngliche C30 des Meisters nicht deshalb verwerfen, weil wir die CM in so vielen Fällen für nützlich befunden haben. Anstatt in den höchsten Graden unsere Heilkunst zu feiern, müssen wir die Jungen und Schwachen unterstützen, die zitternd den uns so vertrauten Hang emporsteigen. Auch wenn dieser Weg mit Dornen übersät ist, es ist der Weg der Wahrheit, von dem kein Stückchen verschmäht werden darf. Sowohl die Jungen als auch die Alten müssen auf das Ähnlichkeitsgesetz, die eine Arznei, die kleine Dosis, die dynamische Kraft und nicht zuletzt die Arzneimittelprüfung vertrauen. Wenn wir das mit unserer Philosophie des Lebens koppeln, werden wir weiterhin Gutes tun und für das Gute leben.

Was sollen wir machen, wenn das Gesetz versagt?

Viele Menschen, die ernsthaft an das Heilgesetz glauben, haben das Verlangen, es nur eingeschränkt anzuwenden; sie merken nicht einmal, dass es für sie dadurch gar kein Gesetz mehr ist, lediglich eine Regel für einige Fälle. Sie sehen keine Verbindung zwischen dem [missachteten] Gesetz und ihrem Versagen. Da der Großteil ihrer Fälle in der Regel aber ungeheilt bleibt, müssen sie dann auf irgendein anderes medizinisches Verfahren zurückgreifen, um diese zu behandeln. Sie glauben, alle Krankheitsfälle mit rohen Arzneien heilen zu können, und wenn sie damit scheitern, schreiben sie es dem Gesetz zu und verwerfen es, da es angeblich nur für „gewisse Fälle" gelte. Sie behaupten, bestimmte Krankheiten müssten mit starken Medikamenten behandelt werden, bei kongestivem Frost müssten große Mengen Chinin gegeben werden. Sie leugnen die dynamische Wirkung der Arzneien und stellen dumme Fragen und bekunden ihre immense Unkenntnis der medizinischen Philosophie. Sie glauben nichts, was sie nicht sehen können, doch das, was sie uns zeigen, ist sehr mager, deshalb ist ihr brauchbares medizinisches Wissen zugegebenermaßen sehr gering. Sie sind nicht gewillt, etwas über die Dinge zu lernen, die sich der sichtbaren Materie entziehen.

Die Dynamis wie die Identität können nicht erklärt werden, dennoch können wir sie sehen. Nennen Sie sie, wie Sie wollen, es gibt sie. Ich wurde gefragt, was ich unter Dynamis und Identität verstehe. Ich werde es in einem kleinen Exkurs kurz umreißen. Die Kraft, die jede Identität besitzt, um sich selbst hervorbringen zu können, ist äußerst bemerkenswert, ob verborgen oder aktiv. Die Kraft, die in einer günstigen Umgebung (Wärme, Feuchtigkeit, Erdboden) aus der Eichel eine mächtige Eiche werden lässt, ist schon in der trockenen Eichel vorhanden. Was diese Kraft ist, hat sich dem Menschen nicht offenbart. Es kann eine vitale bzw. formgebende Kraft sein. Einer Eichel wird niemals ein Ahorn entspringen; noch hat die Frucht einer Platane jemals eine Eiche hervorgebracht. Was ist diese nicht transformierbare Identität?

Diese Dynamis finden wir auch im Tierreich, jedes Tier reproduziert seine eigene Art. Diese Kraft finden wir sogar in der formgebenden Kraft der Kristalle wieder. Und wir finden sie in der Symptomatologie wieder, denn jede Arznei entwickelt ihre eigene Identität bzw. Individualität und keine andere. Es bleibt festzuhalten, dass die besonderen Lebensumstände zur jeweiligen Identität passen müssen, damit eine Entwicklung überhaupt stattfinden kann. Wäre die Lebenskraft ein Komplex aus Hitze und Elektrizität, würde sie niemand leugnen, momentan aber gibt es keinen eindeutigen Beleg. Es wurde behauptet, dass die Lebenskraft nur zusammen mit elektrischen Schwingungen bestehen kann. Selbst das ist schwer nachzuweisen, vor allem deswegen, weil der Lebensfunke auch in der Eichel ohne jegliche elektrische Aktivität existiert. Jetzt ist klar, dass Leben nicht Bewegung ist, auch wenn Bewegung ein Indiz für das Leben ist, aber eben auch für Hitze, Elektrizität und Licht. Es wurde erst kürzlich bei einem unserer öffentlichen Treffen gesagt, dass es ohne Bewegung auch keine Kraft geben könne. Diese Behauptung bedarf keiner weiteren Widerlegung. Außerdem wurde behauptet, dass Amöbenbewegungen der einzige Lebensbeweis protoplasmischer Zellen seien, und man ist dazu verleitet, in Analogie dazu zu dem Schluss zu kommen, dass die Bewegung nicht die Dynamis sei. Die Bewegungen im Protoplasma nehmen je nach Zelltyp bis hin zur höchstentwickelten Zelle zu. Die Dynamis bzw. die formgebende Energie hingegen ist in diesen hochentwickelten Zellen auch nicht typischer oder vollkommener. Das Ziel des Homöopathen ist, die Aktivität einer jeden krankmachenden Substanz zu erschließen. Er muss einer jeden Identität ihr Innerstes entlocken, sonst hat er seine Pflicht als Arzt nicht vollständig erfüllt. Hahnemann war mit dieser Notwendigkeit vertraut und verdünnte bzw. potenzierte die medizinischen Substanzen so lange, bis er sie, dem Similegesetz entsprechend, den krankmachenden Ursachen angepasst hatte. Diejenigen, die bereit sind, vom Meister persönlich zu lernen, werden feststellen, dass das Gesetz in seiner Anwendung am Krankenbett universell ist, da sie nicht bestrebt sind, die Heilwirkung einer Arznei zu beschränken. Sie verwenden die Arzneien von der tiefsten bis zur höchsten Potenz, nur um das passendste Verhältnis zur krankmachenden Ursache, der Abweichung von der Gesundheit, wie sie sich in Symptomen ausdrückt, zu finden. Ich selbst habe keine Zweifel mehr, in der Tat bin ich mehr als überzeugt davon, dass ich das Gesetz nur mit tiefen Potenzen nicht universell anwenden könnte.

Demzufolge können wir annehmen, dass das Gesetz in den Händen derer versagt, die seine Universalität nicht anerkennen. Unter bestimmten Umständen heilen rohe Arzneien prompt, und die tieferen Potenzen sind, sofern sie sorgfältig ausgewählt wurden, in der Lage, die meisten Krankheiten zu heilen; aber sollen wir es zulassen, dass die Welt aufgrund von Vorurteilen einer noch nützlicheren Arznei beraubt wird? Die Dynamis und ihre Identität sind zwar unerklärbar, aber dennoch Tatsachen. Keine Art von Beweisführung kann solche Dinge vorhersagen oder diese Fakten beseitigen. Kann man denn behaupten, dass das Gesetz versagt hat, wenn die verordnete Dosis einfach nur zu groß war, um zu heilen? Wenn das Gesetz versagt, liegt es daran, dass es nicht angewendet wurde. Wir denken, wir seien das Gesetz, wir versuchen es anzuwenden, aber wir wenden es nicht an. Die Homöopathie ist eine angewandte Wissenschaft und weder Glaube noch Einbildung. Wenn das Gesetz angewendet wird, heilt sie Krankheiten, wenn es falsch angewendet wird, kann sie auch nicht heilen. Wenn der Mensch versagt, dann ist es der Fehler des Menschen, deshalb dürfen wir nicht das Gesetz anklagen.

Außerdem macht es den Anschein, als ob das Gesetz versage, obwohl die Arzneiwahl perfekt und die Potenz optimal abgestimmt war, wenn in die Arzneiwirkung hineingepfuscht wird. Dahinter steckt ein häufiger Fehler, der darauf beruht, dass man mit der homöopathischen Philosophie nicht ausreichend vertraut ist. Ich habe schon oft mitbekommen, wie das Gesetz unheilbarer Krankheiten wegen verdammt wurde. Ein Arzt, der heilen möchte, muss wissen, was an den Krankheiten zu heilen ist, und er muss beobachten und das Gesehene interpretieren können. Ich erinnere mich an einen chronischen Fall von Rheumatismus, bei dem alle Gelenke betroffen waren. Binnen sechs Monaten hatte er sich derart verbessert, dass nur noch die Knöchel und Zehen schmerzten. Der Allgemeinzustand hatte sich stark verbessert, der Patientin ging es beinahe gut, sie aber sagte, dass sie nicht laufen könne und deswegen geheilt werden müsse. Also ging sie zu einem anderen, der sie kräftig einrieb und ihr Bäder verordnete. Ihren Knöcheln und Zehen ging es unmittelbar besser, allerdings kamen all ihre anderen Beschwerden wieder zurück. Ich konnte ihr dann nicht mehr helfen. Um eine homöopathische Verordnung zu tätigen, muss ein Arzt sehr viel mehr als nur die Arzneimittelwirkungen kennen. Was nützt es ihm, wenn er die angemessene Arznei kennt, aber nicht weiß, wie er sie anwenden soll. Es kann sein, dass der Patient zwar sagt, es gehe ihm besser oder schlechter, aber diese Aussagen sind von geringem Wert. Über seinen Allgemeinzustand vermag er zu urteilen. Wenn es aber um die Richtung geht, die die Symptome einschlagen, hat er keine Ahnung. Die Symptome, die von Ort zu Ort wandern, müssen aufmerksam verfolgt werden. Bei einem tiefsitzenden Leiden, das sich unter der Arzneiwirkung verändert und an die Oberfläche kommt, darf die Arznei nicht gestört werden, da sonst keine Heilung möglich ist, selbst wenn sich das Leiden zehnmal verschlimmert. Wenn der Patient sagt, dass es ihm so schlecht gehe und man sehen solle, wie sehr er leide, dann muss man ihm Sac-lac. geben. Ein Arzt, der über diese Dinge nicht Bescheid weiß, kann dem Gesetz nicht treu genug folgen, um es allgemeingültig und erfolgreich anzuwenden.

Die Behandlung chronischer Beschwerden verlangt von uns eine Betrachtung des Falles, die sich vollkommen von der bei sich selbst begrenzenden Krankheiten unterscheidet. Wenn jemand durch Völlerei seinen Magen verdirbt und das Krankheitsphänomen nur so lange anhält, wie die Ursache bestehen bleibt, können wir dann von einem chronischen Fall sprechen? Ich denke nicht. Hier handelt es sich wohl um einen Grenzfall, der nur sehr wenig Arznei benötigt, dafür müssen dem Patienten Maßnahmen zur Abhilfe vorgeschlagen werden. Anders als echte chronische Krankheiten heilen diese Krankheiten für gewöhnlich von selbst. Jede Krankheit, die nicht die Tendenz hat, von selbst wieder zu verschwinden, muss folglich chronisch genannt werden. Das darf sich aber nicht nur auf ein Symptom beziehen. Ein Symptom kann durchaus die Tendenz haben, wieder zu verschwinden, wird aber sofort von einem neuen, ebenso gefährlichen Symptom abgelöst. Das Geschwür verschwindet und eine ebenso hartnäckige Diarrhoe erscheint. Dies zeigt, dass die echte Krankheit keine Tendenz zur Heilung birgt.

Jetzt wird die Frage auftauchen, was wir unter chronischen Krankheiten verstehen und wie sie definiert sind. Zuerst müssen wir verstehen, dass das Verschwinden einer Krankheit, sei es durch Heilung oder Selbstheilung, immer nach denselben unveränderlichen Regeln abläuft. Die Lebensvorgänge funktionieren nicht heute so und morgen anders. Die Natur bedient sich fester Prinzipien. Dann müssen wir noch wissen, dass die Heilung einer jeden Krankheit von oben nach unten, von innen nach außen und in der umgekehrten Reihenfolge ihres Auftretens verläuft. Wenn die Krankheitsphänomene sich nicht in der oben beschriebenen Richtung bewegen, wird die Krankheit immer schlimmer oder sie wird zumindest nicht besser. Wenn eine Krankheit schon eine beträchtliche Zeit lang besteht und sie sich nicht in der oben beschriebenen Weise verändert, obwohl die Ursache entfernt wurde, handelt es sich mit Sicherheit um eine chronische Krankheit, und nur ein homöopathisches Arzneimittel vermag die Richtung dieses Krankheitsverlaufes zu ändern. *Allein* die Kenntnis dieser Prinzipien ermöglichen es dem Arzt zu entscheiden, *ob* er sich in die laufende Behandlung einmischen soll *oder nicht*. Gewöhnlich kommen die Patienten nach einer erfolgreichen Verordnung wieder und sagen: „Heute geht es mir viel schlechter." Nun muss sich der Arzt den Fall ansehen. Wenn es sich bei den neuen Symptomen um alte, im Krankheitsverlauf schon da gewesene handelt, dann verläuft die Heilung, wenn sie korrekt weitergeführt wird, mit Sicherheit gut. Wenn die neuen Erscheinungen in tiefen Organen gespürt werden, die zuvor nicht betroffen waren und keine Symptome entwickelten, dann wissen wir, dass die Krankheit tief sitzt und höchstwahrscheinlich unheilbar ist. Wenn nach einer Verordnung heftige Verschlimmerungen auftreten, die von innen nach außen gerichtet sind, so deutet dies auf eine schnelle Besserung hin. Treten nach einer Verordnung bei chronischem Rheumatismus Herzsymptome auf, wird der Patient nicht mehr gesund. Wenn die akuten Symptome, die einer Verschreibung folgen, sehr lange anhalten, dann dauert die Genesung lange.

Wir können die Reaktion der Lebenskraft auf eine Arznei anhand der Intensität der Verschlimmerung beurteilen. Werden die Krankheiten durch unbesonnene Ernährungsweise und Ausschweifung erworben, folgen selten Reaktionen, da sie nicht auf einem fortschreitenden chronischen Miasma beruhen.

Auf einiges, was der Arzt wissen müsste, habe ich hingewiesen, es gibt aber tausende solcher Dinge. Auf jeden Fall sollten wir wissen, dass das Gesetz dem, der nicht weiß, wie er es anwenden soll, auch nicht dienen kann. Es hilft uns in dem Maße, wie wir mit ihm vertraut sind.

Ein Arzt, dessen Abschluss erst einige Jahre zurücklag und der sich in einem

Malariagebiet niedergelassen hatte, äußerte vor wenigen Tagen, dass er Malaria nur mit großen Gaben Chinin heilen könne. Ich fragte ihn aus, um herauszufinden, ob es für diese Behauptung einen guten Grund gäbe. Er hatte noch nie eine Vorlesung über die Philosophie der Medizin gehört, er hatte keine Ahnung von deren Bedeutung. Er war in allem gut ausgebildet, außer in Homöopathie. Er wusste einiges über die Materia Medica, aber er wusste nicht, wie man das Heilgesetz anwendet. Ich muss sagen, was ich für wahr halte: dass nämlich alle angeblichen Homöopathen dieser oder jener Tage keine Ahnung vom Gesetz haben und auch niemals eine haben werden und deshalb zur Behandlung Kranker so große Arzneimengen für sich beanspruchen, wie dieser junge Arzt. Diese Kollegen verwerfen das Gesetz, weil es ihnen nicht hilft, dabei hätten sie es am dringendsten nötig, darauf zu vertrauen. Das Vertrauen resultiert aus der breiten und dauerhaften Anwendung.

Ein anderer Arzt sagt, wenn das Gesetz versagt: „Ich muss tun, was möglich ist, ich muss diesem Frost ein Ende setzen, sonst geht er zu einem anderen und bekommt Chinin, also kann ich es ihm auch gleich selbst geben." Er hat beschlossen, seinem Patienten zu schaden, da es sonst ein anderer tun würde. Wenn ich eine Brieftasche auf der Straße finde, kann ich genauso gut sagen, dass ich sie stehlen werde, weil es sonst ein anderer tut. Der Patient hat eine Hautkrankheit und möchte gesund werden; Sie wissen, dass Sie sie mit äußerlichen Anwendungen zum Verschwinden bringen können. Werden Sie diesem Menschen wirklich schaden, nur Ihres Honorars wegen oder weil er sonst einen anderen Arzt konsultiert? Werden Sie ihn nicht vor der Gefahr warnen? Geht es ihm nicht besser, wenn er diese Krankheit außen statt innen hat? Sie aber sagen, dass sie das Gesetz ausprobiert hätten und es versagt habe. Dann aber nur, weil Sie keine Ahnung vom Gesetz haben, Sie lassen sich anheuern, diesen Hautausschlag zurück in den Körper zu drängen. Dann könnten Sie sich genauso gut anheuern lassen, dem Patienten eine Dosis Gift zu geben. „Was soll ich denn tun?" Wenn Sie nicht wissen, was zu tun ist, warum tun Sie dann überhaupt etwas? Der größte Fehler besteht in dem Ehrgeiz, etwas tun zu müssen. Kein Mensch sollte einwilligen, etwas Falsches zu tun, nur weil er nicht weiß, was das Richtige ist. Das ist schwer zu erkennen. Ich habe mich nach einem langen und harten Kampf oft von meiner eigenen Ahnungslosigkeit überzeugt, aber hätte man mich diesen Dingen gegenüber unwissend genannt, so wäre ich zufrieden damit, dass ich diese Dinge selbst zufriedenstellend erörtert habe. Das ist der Menschen Stolperstein, der dem Fortschritt im Weg liegt.

Viele derjenigen, die das Gesetz befolgen, sind mit den Arzneien nicht so gut vertraut, wie sie es sein sollten, heilen aber ihre Fälle, was daran liegt, dass sie wissen, wie man *vermeiden kann, das Falsche zu tun*. Halten wir uns daran: „Vergewissern Sie sich, dass Sie das Richtige tun, bevor Sie weitermachen."

Um die häufigsten Fehler in der Anwendung des Gesetzes zu vermeiden, ist es wichtig, dass wir etwas wissen, was in den allopathischen Universitäten nicht gelehrt wird:

„ ... [so] gebe ich Ihnen zu bedenken, ... daß, wenn es sich von einer Kunst handelt, das Leben zu retten, es ein Verbrechen ist, deren Erlernung zu vernachlässigen ... „[50]

Was die Menschen wissen sollten

Alle, die den Vorteil der homöopathischen Heilkunst kennen und ihn für sich wünschen, sollten sich mit den Gepflogenheiten eines echten Homöopathen vertraut machen. Dann können sie den Betrug jener Heuchler entlarven, die für ein kleines Honorar den Homöopathen imitieren und

---

[50] Allg. Hom. Ztg. (1836) 8.Bd, Nr. 12, 177-179. In J.M. Schmidt: *Samuel Hahnemann Gesammelte Kleine Schriften*, Stuttgart 2001.

weder Achtung vor ihren Patienten noch vor der Heilkunst haben.

Diese Ärzte schmücken sich zwar mit der Bezeichnung Homöopath, doch sie befolgen nicht die von Hahnemann ausgearbeitete Methode. Sie geben zwei Arzneien in einem Glas oder wechseln sie aus zwei Gläsern ab, manchmal geben sie sogar drei oder vier Arzneien. Sie befolgen nicht Hahnemanns Regeln, wie man einen Fall aufnimmt, niederschreibt und ihn bewahrt. Menschen, die diese Tatsachen kennen, können diese Pflicht nicht einfach vernachlässigen. Das Falsche und das Wahre durchdringen all unsere Erfahrungen und Lebensumstände, und der unaufgeklärte wie der einfache Mensch leiden aufgrund dieses Schwindels. Die Zeit ist gekommen, in der die Anhänger Hahnemanns den Menschen diese Information geben sollten, damit sie den wahren Homöopathen erkennen können, wenn sie sich die Vorteile der homöopathischen Heilkunst für sich wünschen.

Als Erstes sollten alle wissen, dass echte Homöopathen die Symptome aller Patienten aufschreiben und diese Aufzeichnungen zum Wohle aller Patienten und der Heilkunst bewahren. Wer darüber nachdenkt, merkt schnell, dass das menschliche Erinnerungsvermögen nicht ausreicht, um sich so große Mengen an Symptomen zu merken, selbst in einer kleinen Praxis ist dies unmöglich. Wie viel mehr ist dann der Arzt einer großen Praxis es seinen Patienten schuldig, dass er ihre Anamnesen sorgfältig aufzeichnet? Kein Arzt ist in der Lage, eine zweite Verordnung durchzuführen, wenn er sich die Symptome, aufgrund derer er die erste Verordnung durchführte, nicht vollständig und genau notiert hat. In solchen Fällen vergisst der nachlässige Arzt oft einfach, welche Arznei er gegeben hat, selbst wenn diese großartig geholfen hatte. Da aber weder Aufzeichnungen über die Symptome noch über die Arznei vorhanden sind und in der Zwischenzeit viele Symptome schon vergangen sind, kann er nur noch raten, welches wohl die richtige Arznei wäre. Dies führt meistens dazu, dass der Fall verdorben bzw. so verwirrt wird, dass eine Heilung nur noch in seltenen Fällen möglich ist. Die Patienten fragen sich dann, warum der Arzt, der ihnen zuerst so gut helfen konnte, nun die Kontrolle über den Fall verliert. Viele Fälle, die eigentlich vollständig hätten geheilt werden können, enden dieser Nachlässigkeit wegen im Misserfolg. Wenn die Ärzte schlecht geraten haben, verderben sie den Fall nur noch weiter, in dem sie weiter raten und die Arzneien wechseln: Bei ihren Patienten wächst die Empörung, und der Heilkunst fügen sie damit nur Schaden zu. Diese Fehler lassen sie herumexperimentieren und Zeit schinden und stürzen sie in Schmach. Die Menschen sollten wissen, ob der Arzt seinem Titel gerecht wird oder ob er einer anderen Sekte angehört. Die Versuchung, allen alles zu sein[51], ist sehr groß.

Die Menschen können von einem Arzt, dessen Methoden nicht mit der homöopathischen Heilkunst übereinstimmen, auch keine homöopathischen Ergebnisse erwarten.

Wenn jemand Eklektizismus, Regulationsmedizin, Polypharmazie etc. möchte und die Methoden der Homöopathie kennt, wird er in der Lage sein, das auszuwählen, was er bevorzugt. Und wenn er keinen Homöopathen möchte, dann weiß er wenigstens, wie er ihn meiden kann. Es gibt nichts Beschämenderes für einen Homöopathen, als ans Krankenbett zu kommen und festzustellen, dass die Leute ihn gar nicht wollen. Eigentlich wollten sie jemanden, der die Arznei in zwei Gläsern gibt, weil es der alte Familienarzt auch so gemacht hatte. Deshalb ist diese Information für beide nützlich: sowohl für den, der einen Homöopathen wünscht, als auch für den, der ihn meiden will.

Wenn Patienten fortziehen und weit von ihrem Homöopathen entfernt leben, fragen Sie oft nach der Adresse eines guten

[51] Vgl. 1. Korinther 9:22.

Hahnemanniers. Man hat nicht immer eine Adresse parat, doch es gibt viele zurückhaltende, ruhige Homöopathen auf der Welt, die jedoch nicht immer leicht zu finden sind. Reisende Patienten sollten nach Möglichkeit immer die Adresse eines Homöopathen bei sich haben, und wenn sie keine dabei haben, müssen sie den Arzt überprüfen. Gehen Sie zu dem, der am wahrscheinlichsten nach der Methode Hahnemanns arbeitet und sagen Sie ihm, dass Sie ihn konsultieren möchten; wenn er Ihre Symptome aber nicht niederschreibt, wie Hahnemann es angeordnet hat, damit er sie zukünftig noch kennt, dürfen Sie sich ihm nicht anvertrauen. Wie Sie jetzt wissen, dürfen Sie seinem Gedächtnis nicht vertrauen. Wenn er dies ablehnt, weil er zu wenig Zeit hat oder einfach nur keine Ahnung, sollten Sie ihm nicht vertrauen und sich am besten sofort von ihm verabschieden. Wenn er das ist, was er vorgibt zu sein, wird er derart entzückt sein, dass ein Patient sich mit seiner Arbeit auskennt, dass Patient und Arzt sich schnell anfreunden.

Es gibt noch mehr Dinge, die die Menschen wissen sollten: Der homöopathische Arzt kann seine Verordnung nicht auf der Basis des Krankheitsnamens vornehmen; Krankheitsbezeichnungen verschleiern oftmals nur die menschliche Unwissenheit; und er sollte wissen, dass zwei Krankheiten desselben Namens selten mit ein und derselben Arznei behandelt werden. Wenn ein Arzt aufgrund des Krankheitsnamens verschreiben könnte, so müsste er sich auch keine seitenlangen Aufzeichnungen zu den Symptomen machen, die so manch langer Fall hergibt.

Der Name der Krankheit enthüllt die Symptome der Krankheit auf keinen Fall; die Symptome sind die alleinige Grundlage der Verschreibung; deshalb kann es vorkommen, dass der Name gar nicht unbedingt bekannt ist. Die Symptome müssen dem Arzt allerdings bekannt sein, damit er eine erfolgreiche Verordnung vornehmen kann. Wenn nun ein Arzt keine Zeit hat, sich dem Patienten zu widmen, um seine Symptome aufzunehmen, so ist er dem Patienten wahrscheinlich genauso wenig von Nutzen, als wenn er unwissend wäre, da er in beiden Fällen nicht in der Lage ist, die Symptome, die einzige Grundlage der homöopathischen Verordnung, zu beschaffen. Mit etwas Nachdenken kann jeder Patient feststellen, ob diese Arbeit sorgfältig und klug oder unkundig, unerfahren und faul durchgeführt wird. Es spielt keine Rolle weshalb, doch wenn der Arzt es nicht schafft, alle notwendigen Allgemein- und Lokalinformationen zu erhalten, dann sollten Sie ihm nicht trauen, da diese Arbeit, wenn sie gut ausgeführt wird, den Rest der Arbeit einfach macht und Heilung ermöglicht.

Die Leute sollten auch wissen, dass der Patient Gegenstand einer großartigen Studie wird, wenn diese Aufzeichnungen gemacht wurden. Dem wahren Arzt kann sich die Ähnlichkeit der Krankheit nur auf diese Art und Weise zeigen. Jeder Arzt, der über dieses Konzept spottet, zeigt, wie wenig ihm das menschliche Leben wert ist und wie weit er hinter einem Hahnemannier zurückbleibt.

Die Leute sollten auch wissen, dass ein echter Arzt seine Aufzeichnungen so lange mit der Materia Medica vergleicht, bis er die seinen Aufzeichnungen ähnlichste Arznei gefunden hat. Und weil der Patient jetzt weiß, worauf es ankommt, wird er sagen: *„Herr Doktor, lassen Sie sich ruhig Zeit. Ich kann warten, bis Sie denken, dass Sie die ähnlichste aller Arzneien gefunden haben. Ich möchte ja nicht irgendeine Arznei nehmen, an der Sie noch ihre Zweifel haben."* Diese Äußerung ist ein Dank an den Arzt, da er nun weiß, dass er einen klugen, besonnenen Patienten hat, der ihm vertraut. Unter diesen Umständen kann der Arzt sein Bestes geben und bei diesen Patienten die besten und gleichmäßigsten Ergebnisse erzielen.

Wenn die Patienten, die über diese Dinge nicht unterrichtet sind, das Bedürfnis haben, den Arzt voller Selbstvertrauen bei seiner Arbeit zu beflügeln, werden sie lästig, mitunter suspekt. Manchmal wechseln sie auch den Arzt und machen etwas, das den Patienten am meisten schadet. Es ist möglich und wünschenswert, die Leute so zu unterweisen, dass sie sich den besten Arzt aussuchen und erkennen können, ob er intelligent arbeitet. Menschen, die unterwiesen wurden, belästigen den Arzt nicht zum heiligsten Zeitpunkt, im Gegenteil, sie unterstützen ihn durch Vertrauen und Dankbarkeit.

Nur der Unwissende schlägt dieses und jenes vor, was noch zusätzlich getan werden könnte. Je dümmer der Arzt, desto größer die Anzahl der Hilfsmittel, auf die er zurückgreifen muss, damit er und andere denken, er tue etwas. Der intelligente Arzt tut nur das, was die Lehre und das Gesetz von ihm verlangen. Der Dumme kennt aber kein Gesetz, er geht nur nach seiner wackeligen Erfahrung; es scheint so, als würde er *so viel* für seine Patienten tun und trotzdem sterben sie.

Ein Arzt sehnt sich oft nach einem Patienten, der so gut unterrichtet ist, dass er sagt: *„Wenn Sie zweifeln, was Sie mir geben sollen, dann geben Sie mir lieber nichts, Herr Doktor.“* Diese Worte können nur von jemandem stammen, der weiß, dass über allen lebendigen Vorgängen ein Gesetz herrscht und dass man sich auf dieses Gesetz berufen muss, da die Unordnung sich sonst bis zur Zerstörung des menschlichen Organismus hin steigern kann.

Wenn die menschliche Spezies nicht so unwissend bezüglich der höchsten Heilprinzipien wäre, fänden die Eklektiker keine Unterstützung auf dieser Welt. Wenn die Menschen Hahnemanns *Organon* studierten und sich und ihrer Familie dadurch die sicherste medizinische Behandlung sicherten, dann wären die plumpen Arzneimischungen und unsicheren Medikamente der heutigen Tage nicht mehr die Regel. In allen Branchen müssen die Menschen ihr Geschick unter Beweis stellen, um Zugang zu einer intelligenten Gönnerschaft zu erlangen. Beim Berufe des Mediziners aber ist das Taktgefühl dafür verantwortlich, dass man ihnen ihre fehlende Übung und Ihre Unfähigkeit zu heilen nachsieht.

Menschen, die wissen, was Homöopathie wirklich ist, sollten versuchen, die intelligentesten Menschen in die Homöopathie einzuführen und zwar nicht dadurch, dass sie sie zu ihrem Lieblingsarzt drängen, sondern dadurch, dass sie ihnen etwas darüber zu lesen geben.

Teil II

KLINISCHE FÄLLE

Bauchschmerzen, Tumorverdacht

Fall II. – *Murex purpureus*: Mrs. K., 40 Jahre alt, von Beruf Hebamme. Sie klagte über ihren Bauch; sie glaubte, dass sie einen Tumor habe. Heftiger, schneidender Schmerz wie von einem Messer in der Uterusregion, der sich bis zur linken Brust erstreckt; undefinierbarer Schmerz, durch das Becken sich aufwärts erstreckend, schlimmer beim Niederlegen, Schmerzen im Kreuzbein, Gefühl des Nach-unten-Drängens in der Uterusgegend, als würde die Gebärmutter herauskommen. Gefühl von Leere im Magen. Grünlich gelber Ausfluss mit Juckreiz der Schamlippen und des Venushügels; starkes sexuelles Verlangen. Ihr Gebärmutterhals war ulzeriert und erodiert sowie empfindlich gegen Berührung. Die Berührung des Gebärmutterhalses mit dem Finger verursachte den stechenden Schmerz, von dem sie sagte, er erstrecke sich bis zur Brust. Der Uterus war vergrößert und verhärtet. Sie war mehrfache Mutter; hatte etliche Fehlgeburten gehabt und war harte Arbeit gewohnt. Sie wurde von einem für seine Fähigkeiten anerkannten Spezialisten lokal behandelt und hatte eine Vielzahl sowohl von ihm verordneter als auch in ihrer Hausapotheke befindlicher Arzneien in Tiefpotenz eingenommen. Ihre Menstruation war durchaus normal.

Wenn wir die wichtigen und wahlanzeigenden Symptome dieses Falles heranziehen, müssen wir einige Arzneien miteinander vergleichen, vor allem *Murex* und *Sepia*.
Den stechenden Schmerz in der Gebärmutter finden wir bei *Curare*, *Murex* und *Sepia*. *Murex* produziert aber als einziges Mittel einen stechenden Schmerz, der sich bis zur linken Brust erstreckt.
Das Gefühl der Leere im Magen ist für *Murex*, *Phosphorus* und *Sepia* charakteristisch.
Das Pulsieren im Uterus bestätigt nochmals *Murex*. Das Gefühl des Nach-unten-Drängens haben *Murex* und *Sepia* gemeinsam, das unangenehme sexuelle Verlangen jedoch hat nur *Murex*. Beide haben einen grünlich gelben Ausfluss. Den Schmerz im Kreuzbein haben *Murex* und *Sepia* mit vielen anderen Arzneien gemeinsam. „Vergrößerung der Eingeweide“ finden wir bei Allen unter *Murex*, Mintons *Uterine Therapeutics* erwähnt es nicht einmal. Die *Murex*-Schmerzen erstrecken sich aufwärts oder hindurch, schlimmer beim Niederlegen. Patienten, die Sepia benötigen, geht es beim Hinlegen besser und die Schmerzen wandern umher.

Es wurde ein Gabe *Murex* C200 gegeben. Einige Tage ging es ihr viel schlechter, dann trat für zwei Wochen eine Besserung ein. Die Arznei wurde wiederholt. Ein Jahr später klagte sie, dass die Beschwerden wieder zurückkämen. Nach einer weiteren Gabe stellte sich die Besserung wieder ein. Sie hatte seitdem keine Beschwerden mehr und lobt die individualisierende Methode.

Tumor des Abdomens

M.A.W., 30 J., bat wegen eines Tumors im Abdomen um Behandlung, welcher so groß war, dass sie aussah, als sei sie im achten Monat schwanger. Sie arbeitete als Hausmädchen. Ihre Freundinnen gingen mit ihr nicht mehr aus, da sie befürchteten, mit einer ledigen Schwangeren in Verbindung gebracht zu werden. Die beiden Chirurgen, die sie konsultiert hatte, verweigerten die Operation wegen der harten, umfangreichen Verwachsungen, aber auch wegen des kränklichen Aussehens des Mädchens. Ihr Gesicht war in der Tat wächsern und sah sehr kränklich aus. Die Chirurgen sagten ihr auch, dass sie an dem Tumor sterben werde. Der Tumor wurde vor fünf Jahren entdeckt. Er war zuerst auf der rechten Seite des Uterus und erstreckte sich dann das Becken hoch; bis vor zwei Jahren war er verschiebbar. Der Uterus ist inzwischen nicht mehr verschiebbar und der Tumor, der über das rechte Becken hinausragt, ist sehr hart, von der Größe eines Kinderkopfes und kann in keine Richtung verschoben werden.

01.06.1888: Gelegentliche Schmerzen im Becken. Schwellung der Magengrube, die nicht mit dem Tumor zusammenhängt. Schwellung der Füße, durch Druck bleibt eine Eindellung zurück. Andauernde kongestive Kopfschmerzen, die sie nicht beschreiben konnte, außer mit „es tut überall weh." Sie isst nur sehr wenig, und was sie isst verursacht Übelkeit. Obstipation; kein Stuhldrang; da sie Abführmittel einnimmt, haben wir keine verwertbaren Modalitäten. Sie hat zwei bis drei Wochen keinen Stuhlgang. Sie hat ein beständiges Spannungsgefühl um den Bauch, welches wohl am ehesten vom Druck des Tumors herrührt und deshalb ein wertloses Symptom ist. Starkes Völlegefühl nach dem Essen, sie erwähnt aber, dass sie nur sehr wenig isst. Die Menstruation ist ziemlich regelmäßig, aber „mit Krämpfen". Sie hat seit acht Jahren kein Wasser mehr getrunken, da ihr davon schlecht wird. Ihre Füße brennen so stark, dass sie ihre Pantoffeln ausziehen muss, um sie zu kühlen. Fährt aus dem Schlaf hoch und wenn sie wach ist, schreckt sie durch das geringste Geräusch auf. Unruhiger Schlaf. Schmerzen im linken Bauch. Ihre Zähne verfaulten bereits als sie jung war, sie sind dunkel und sehen schlecht aus. Verlangen nach Warmem, Magenschmerzen nach Kaltem. Schmerzen und Übelkeit nach Wasser, egal ob kaltem oder warmem. Schmerzen in der linken Leistenbeuge. Diesen Schmerz hatte sie bereits, bevor der Tumor spürbar wurde. *Lycopodium* CM; Einmalgabe, morgens und zur Nacht trocken auf die Zunge.

23.07. – Die Arznei verschlimmerte die Symptome so heftig, dass sie so beunruhigt war und für viele Wochen nicht mehr kam, nun geht es ihr aber allgemein so viel besser, dass sie doch wiederkommt, ihre Symptome schildert und um weitere Arznei bittet. Auf genaue Nachfrage hin fand ich heraus, dass ihre Symptome für etwas länger als eine Woche schlimmer waren. Ihre Magensymptome wurden zuerst schlimmer, dann besser und jetzt wieder schlimmer. Sie bekam eine Dosis *Lycopodium* MM und Sac-lac.

02.08. – Sie berichtet, dass sich alle Symptome gebessert haben und sie sich bedeutend besser fühlt.

31.08. – Schmerzen in der Magengrube. Schmerzen in der Stirn, am Scheitel und den Schläfen. Darmsymptome nicht besser. Wenn sie Wasser trinkt, fühlt sie sich sehr voll und bekommt Krämpfe. Schlaflosigkeit, sie fährt plötzlich auf. Sac-lac. Der Tumor hat sich nicht verändert.

15.09. – Die Füße sind nicht mehr geschwollen. Nach dem Essen oder Trinken muss sie sich übergeben und hat Magenschmerzen. *Lycopodium* MM.

28.10. – Alle Symptome sind verschwunden, außer den Schmerzen in der rechten Seite, im Tumor.

27.11. – Keine Symptome mehr. Sie fordert regelmäßig etwas, bekommt aber nur Sac-lac.

23.01.1889 – Die Symptome kehren zurück, vor allem die Magensymptome. *Lycopodium* MM.

03.06. – Es ging ständig bergauf, sie war frei von Symptomen. Ihr Darm entleerte sich alle drei bis vier Tage. Der Stuhl war von normaler Beschaffenheit. Sie fühlt sich geschwollener als sonst in der letzten Zeit. Unbehaglichkeit. Ihr geht es wieder schlechter. Schmerzen in der rechten Leistenbeuge. Geschwollene Füße. Kopfschmerzen in Stirn und Augen. Schmerzen in der Lumbalregion. *Lycopodium* MM. Brennen der Füße.

15.08. – Die Symptome sind nach ihrem letzen Besuch verschwunden, jetzt kehren sie wieder. *Lycopodium* 2MM.

31.12. – Sie hat mehrmals Bericht abgelegt, hatte aber keine Symptome mehr. Der Stuhlgang ist regelmäßig, sie kann wieder alles essen und trinken. Sie sieht gut aus. Sie sagt, dass sie von der letzten Arznei gesund wurde.

Die meisten Leser werden sich jetzt fragen, was wohl aus dem Tumor geworden ist, er wurde nicht mehr erwähnt, da es auch nicht der Tumor war, der behandelt wurde. Die Patientin wurde geheilt und der Tumor war, so der letze Bericht, klein; der Uterus war wieder verschiebbar und mit ihm war auch der kleine Tumor wieder verschiebbar. Der Tumor machte ihr nichts mehr aus, da es ihr sehr gut ging und ihre Taille wieder wohlgeformt war.

Abrotanum: Klinische Fälle

Gereizt, schwachsinnig, schlechter von geistiger Arbeit. Der Kopf neigt sich zur Seite, da der Hals so schwach ist; das Gesicht ist faltig und sieht sehr kränklich aus; die Schläfenadern sind erweitert. Das Gesicht sieht alt aus, das Kind sieht wie eine kleine alte Person aus (u.a. auch Bar-c., Iod., Nat-m., Op., Sulph., wenn es von der Syphilis herrührt: Aur-m.). Der ganze Körper ist ausgemergelt und faltig; die Abmagerung breitet sich von den unteren Gliedmaßen nach oben aus (umgekehrt wie Lyc. und Nat-m.). Vergrößerte Drüsen, vor allem in abgemagerten Abdomen. Die Krankheit wechselt von einem Ort zum anderen (Metastasierung). Mumps befällt die weibliche Brust oder die Hoden. Rheumatismus schlägt von den Extremitäten aufs Herz, Endometritis mit reichlich Schweiß ist die Folge; kann sich wegen der Atemnot nicht niederlegen; ihm geht es so schlecht, dass man glaubt er sterbe, Puls kraftlos. Rheumatismus, wenn die Diarrhoe zu schnell verschwindet. Hämorrhoiden, die durch das Abklingen des Rheumatismus schlimmer werden. Bluten der Hämorrhoiden bei Amenorrhoe (Graph.). Hydrocele bei Jungen. Aufgeblähtes Abdomen (Ars., Bar.-c., Calc., Iod., Lyc., Puls., Sulph.). Stechende Schmerzen im Herzen. Stechen in den Ovarien, meistens rechts. Erwacht vor Schreck und zittert und ist mit kaltem Schweiß bedeckt. Taubheit und Kribbeln in den Extremitäten, als würden sie aufgetaut. Hohes Fieber, nachdem der Rheumatismus zum Herzen wanderte. Das ausgezehrte Kind hat hektisches Fieber und einen gesteigerten Appetit. Abmagerung trotz guten Appetits (Iod., Nat-m.). *Abrotanum* greift das weiße Fasergewebe an: die Gelenke, die Pleura, das Peritoneum etc. Gichtige Knoten im Handgelenk und in den Fingern. Wenn Rheumatismus zum Herzen wandert, vergleichen wir es mit Cact., Dig., Kalm., Lach., *Naja*, Spig. und Spong. Die wesentlichen Züge dieser Arznei sind die Metastasierung und der von unten nach oben wandernde Marasmus.

Fall 1: Mrs. P. leidet unter Gichtablagerungen an den Fingergelenken, die bei kaltem, stürmischem Wetter sehr schmerzhaft waren. Die Gelenke und die Knoten waren zu diesen Zeiten schmerzhaft und heiß. Die Knoten hörten auf zu schmerzen, und die Patientin wurde plötzlich heiser; dieser Heiserkeit wiederum folgten Ulzerationen des Larynx; große Trockenheit der Nase und im Hals; Stechen in der Herzgegend. Sie verlor trotz guten Appetits an Gewicht. In der vorherigen Behandlung war ihr Calc-p. verabreicht worden. Nach eingehender Betrachtung des Falles wurde ihr Abrot. 45M verordnet. Nach dieser Gabe litt sie viele Tage unter sehr reichlichen Absonderungen aus Nase und Bronchien; der Auswurf war reichlich, dick und gelb. Die Heiserkeit verschwand umgehend. Nach einem Monat hörte sie auf zu husten; die Fingergelenke wurden wieder schmerzhaft und schwellten deutlich an. Drei Monate später hatte sie keine Schmerzen mehr und die Knoten waren kaum mehr wahrnehmbar.

Nun geht es ihr seit einem Jahr vollkommen gut. Sie bekam nur eine Gabe der Arznei, da der Fall gut lief, d.h. die Symptome schlugen die richtige Richtung ein und die Besserung verlief auf dem richtigen Weg. Auf dem Weg zur Besserung litt sie sehr, doch ich weiß, dass dies die einzige Möglichkeit ist, solche Fälle zu heilen: Wenn die Symptome die richtige Richtung einschlagen, lassen Sie die Arznei ungestört ihre Arbeit verrichten.

Rheumatismus des linken Knöchels und des linken Knies

Fall 2: Mrs. T. litt etliche Jahre unter chronischem Rheumatismus des linken Knöchels und Knies. Sie rieb ihre Glieder mit einem starken Mittel ein, worauf der Rheumatismus rasch kuriert war. Doch kurz danach brauchte sie einen Arzt. Ich sah ihre Freunde um ihr Bett stehen, sie war mit reichlich kaltem Schweiß bedeckt und saß auf Kissen gestützt im Bett. Ihre Freunde sprachen schon davon, dass sie wohl sterben würde, und ich dachte mir dasselbe. Sie hatte einen schwachen, schnellen Puls; sie hatte Schmerzen im Herzen und die Auskultation des Herzens ergab die übliche Geschichte, die wohl alle nur zu gut kennen, da es viele solcher Fälle gibt. Sie war im sechsten Monat schwanger. Ich gab ihr *Abrotanum* und sie genas langsam. Der Kleine trägt nun der großartigen Heilung zum Dank meinen Vornamen. Sie wurde wieder gesund, absolut frei von Rheumatismus, und der Junge ist inzwischen einige Jahre alt.
Diese beiden Fälle zeigen, was *Abrotanum* zu tun vermag, wenn es denn angezeigt ist. Es ist eine kraftvolle Arznei und darf nicht wiederholt werden. Es wirkt viele Wochen in Wellen bzw. Zyklen; es wird zu selten eingesetzt.

Abszess im Gesicht

Fall II. – Ein Herr mittleren Alters hatte auf einer Seite des Gesichtes, direkt vor dem Ohr, einen Abszess. Die Eiterung war schon fortgeschritten und die Fluktuationen ausgeprägt. *Silicea* hat gute Dienste geleistet und die Schmerzen gelindert. Die Abszesshöhle wurde von einem Chirurgen schon mehrfach ausgesaugt, aber sie füllte sich jedes Mal wieder. Drei Wochen später war noch keine Linderung des schweren Verlaufes in Sicht. Die Haut nahm nun neue Züge an, sie wurde *bläulich, marmoriert und brannte stark; stechende, schneidende Schmerzen.* Die Verhärtung breitete sich aus und aus der Öffnung rann ein dünnflüssiges, blutiges, wundmachendes und faulig riechendes Exsudat. Er war frostig, hatte Brechreiz und zeigte bereits Symptome einer Pyämie. Nach einer Gabe *Tarentula cubensis* C12 trat umgehend Besserung ein, es bildete sich kein Eiter mehr und er wurde innerhalb von zehn Tagen wieder gesund. Die Verfärbungen wurden zuerst hellrot und verblassten zunehmend, bis die normale Hautfarbe wieder zum Vorschein kam. Die Übelkeit und die Pyämie waren innerhalb von zwölf Stunden deutlich besser geworden. Keine weitere Arznei.

Pneumonie: Aconitum oder Sulphur?

Nehmen wir einen Fall von Pneumonie, die bereits das exsudative Stadium erreicht hat. Nehmen wir an, der Patient bekommt eine leichte Erkältung, gerade ausreichend, um psychische Ängste bei ihm auszulösen. Bei einer oberflächlichen Untersuchung würden Sie denken, Aconit sei indiziert, aber Sie werden mit Sicherheit scheitern, wenn Sie es geben. Geben Sie sofort *Sulphur* und Ihr Patient wird geheilt. Es macht nichts, dass oberflächlich betrachtet Aconit angezeigt ist. Ich sage Ihnen: In 99 Prozent ist es *Sulphur*. Als ich anfing Homöopathie zu praktizieren, gab ich Aconit und hatte nichts als Fehlschläge und war oft von meinen Verordnungen enttäuscht.

Die Heilung von Polypen mit Tuberculinum

Neulich traf ich einen alten Freund, der mir erzählte, dass er und seine Schwester kürzlich für ein kleines liebenswertes Kind Verantwortung übernommen hatten, dessen Eltern an Tuberkulose gestorben waren. Die Freunde versuchten, das Kind beim Schulbesuch zu unterstützen. Der Schularzt meinte jedoch, dies sei verlorene

Liebesmüh, da der Kopf des Kindes durch Adenoide vollkommen verstopft sei. Das Kind war kränklich, hatte Nachtschweiße und viele Symptome, die auf *Tuberculinum* deuteten, und außerdem war es dumm. Mein Freund bot an, für meine Behandlung aufzukommen. Ich sagte ihm jedoch, dass ich genauso großzügig sein wolle wie er und dass es mir eine große Freude sei, dem Kind zu helfen. Das tat ich dann auch.

Ich schickte ihm *Tuberculinum*.

Nach kurzer Zeit bereits konnte das Kind wieder durch die Nase atmen und holte in der Schule auf. Nach ca. vier Monaten dachten sie, es gehe dem Kind derart besser, dass sie es noch einmal dem Doktor vorstellten, um festzustellen, ob die Polypen noch da seien. Er sagte, dass sie auf jeden Fall deutlich vorhanden waren, auch wenn er sie jetzt nicht mehr sehen kann; und dass er schon davon gehört hat, dass solche Sachen von alleine besser werden können.

Ich habe vermutlich hundert Polypen ausschließlich mit *Tuberculinum* geheilt, so dass die Kinder mit geschlossenem Mund durch die Nase atmen konnten.

Nur vier Wochen zuvor war ein Kind mit Polypen zu mir gebracht worden; ich konnte außer der Vorgeschichte nicht viel finden.

Sie war reizbar;

außerordentlich dumm;

sowohl tagsüber wie auch nachts bekam sie nur durch den Mund ausreichend Luft; und der Arzt meinte, man könne außer der operativen Entfernung der Polypen nichts machen.

Ich habe heute, nach nur vier Wochen, einen Brief bekommen, dass das Mädchen wieder durch ihre Nase atmen kann. Nun, das ist ja so fast genauso schnell wie mit dem Messer oder dem Glüheisen!

Ja, es waren vermutlich hundert Fälle, die ausschließlich mit *Tuberculinum* geheilt wurden; das besitzt eine große Aussagekraft.

Bei einem weiteren Fall brauchte ich achtzehn Monate für die Heilung, der Vater aber war durch und durch Homöopath und gab nicht auf. Der Spezialist sagte zu ihm: „Es muss operiert werden; Sie sind kriminell wenn Sie es nicht sofort veranlassen." Der Vater aber sagte zu ihm: „So was macht mein Doktor nicht."

Gut, manchmal ging es dem Kind besser und es konnte für eine Weile durch die Nase atmen; sobald es sich aber etwas verkühlte, verschloss sich seine Nase wieder.

Nach achtzehn Monaten ging es dem Kind vollkommen gut, es ist ein Paradebeispiel für Gesundheit:

Die Familie hat mehrere Kinder, aber dieses eine, welches so arm dran war, immer kränklich, zu nichts zu gebrauchen, und das achtzehn Monate brauchte, um mit *Tuberculinum* geheilt zu werden, ist nun das gesündeste.

Ich könnte von vielen solchen Fällen berichten; es wäre immer und immer wieder die gleiche Geschichte. Ich rate Ihnen an, die Symptome zu lernen.

Frage: Es werden so oft Kinder mit Polypen zu uns gebracht, die bereits operiert wurden. Was sollen wir da machen?

Dr. Kent: Leider werden Sie lange nicht so erfolgreich sein, als wenn die Operation noch nicht durchgeführt worden wäre. Mit diesen Schwierigkeiten müssen Sie leben.

Tuberkulöse Drüsen

Dr. Kent: Lassen Sie uns über tuberkulöse Halsdrüsen sprechen. Ich habe einige Erfahrung mit diesen Drüsen, selbst wenn jede vier bis fünf Fistelgänge aufweist.

Eine Frau hatte seit einiger Zeit solche Drüsen:

Ihr Hals war höckerig, sehr dünn und die Fistelgänge persistierten.

Sie hatte Tuberkulose in ihrer Familiengeschichte und neben diesen Drüsen noch weitere Tuberkulosesymptome.

Ich habe die Therapie mit einer Abfolge von *Tuberculinum* bovinum begonnen. Ich nahm das bovine *Tuberculinum*, da es aus den Halsdrüsen von Kühen gewonnen wird. Sie bekam eine Reihe von Potenzstufen, wohl bis zur C10000. Daraufhin klangen die Schwellungen ab, die Drüsen heilten und der Hals wurde wieder vollkommen glatt.

Danach wurde sie schwanger und brachte ein vollkommen gesundes Kind zur Welt.

Bevor sie aufhörte ihr Kind zu stillen, schwollen diese Drüsen wieder an.

Daraufhin ließ ich sie mit dem Stillen aufhören und behandelte sie nochmals.

Nach ca. sechs bis acht Monaten mutete sie wieder vollkommen gesund an und hatte soweit ich weiß keinen Rückfall dieser tuberkulösen Halsdrüsen mehr.

Ein weiterer Fall wurde von unserem exzellenten Dr. Pratt hier in Chicago dreimal operiert; da die Vergrößerungen mehrmals wiederkamen, operierte er dreimal. Als sie zum vierten Mal auftauchten, bekam die Patientin von einem ihrer Freunde den Rat, zu mir zu kommen. Ihre Symptome sprachen ganz klar für *Tuberculinum* bovinum. Sie hatte nur noch zwei Drüsen, welche sich jedoch entzündeten und knotig und hart wurden. Sie litt unter dieser Schwellung ihres Gewebes, welche durch *Tuberculinum* bovinum beseitigt wurde.

Sie kam irgendwann im Winter zu mir und ich behandelte sie bis zum Sommer. Sie schien vollkommen gesund zu sein, beispielhaft gesund, und nahm an Gewicht zu. Dann hielt ihre Mutter sie für gesund genug, eine Woche in Kanada zu verbringen, wo sie ein schönes Zuhause und eine gute Zeit haben sollte. Sie fuhr also hin. Ich riet eindringlich in meiner Nähe zu bleiben, um sie bei einem Rückfall schnell mit der richtigen Arznei behandeln zu können; aber nein, sie musste ja fahren.

Kaum war sie dort angekommen und dem kalten Wetter und den kalten Stürmen ausgesetzt, erkältete sie sich; die Kälte schlug sich auf ihre Lungen und sie starb an Tuberkulose. Ich war mit ihrer Besserung sehr zufrieden, hätte ich sie beobachten und vor der Kälte bewahren können, wäre sie wieder gesund geworden.

Ich habe viele Patienten mit eben diesen vergrößerten Halsdrüsen gesehen, die mit Hilfe von *Tuberculinum* bovinum wieder vollkommen gesund wurden.

Dr. Kent über einen weiteren Punkt: Nach dem Entfernen der Polypen schreitet die Krankheit genauso weiter wie zuvor.

Jedes heute geborene Individuum, das unseren schlechten Lebensumständen ausgesetzt ist – der schlechten Regierung, der schlechten Erziehung, der schlechten Kleidung und dem schlechten Essen, wie es zur Zeit bei der gesamten Menschheit der Fall ist – neigt dazu, ein neues Gebrechen zu entwickeln, sobald man das eine bösartige Gebrechen beseitigt hat. Niemand kann vorausahnen, was es sein wird.

Wenn ein Hautausschlag unterdrückt wird, so werden die einen daraufhin Probleme mit ihrem Gehirn entwickeln; der Nächste bekommt Lungenbeschwerden und wieder andere werden Probleme mit ihrem Bauch bekommen. Wo auch immer der schwächste Punkt sein mag, dort wird die Krankheit sich manifestieren.

Wenn es diesem Kind gestattet worden wäre und man seine Polypen in Ruhe gelassen hätte, dann hätte sich die Krankheit weiterhin auf die Polypen gerichtet und der Katarrh wäre zunehmend schlimmer geworden. Es wurde aber operiert, und, wie es aussieht, der gesamte Prozess vollständig entfernt.

Hätte man jedoch diesen Zustand beibehalten, so wären weiterhin die Polypen betroffen gewesen.

Wenn die Polypen aber gänzlich ausgeschabt bzw. entfernt wurden, wird sich die Krankheit am nächsten Schwachpunkt des Kindes manifestieren: In diesem Beispiel hatte sich ein Heuschnupfen entwickelt.

Wahrscheinlich wird für diesen Zustand jetzt dieselbe Arznei angezeigt sein wie vorher, als sich die Krankheit noch in der Peripherie befand.

Wenn Polypen entfernt werden, wissen wir nicht, was geschehen wird bzw. welche Richtung die Krankheit einschlägt.

Wenn die Tonsillen noch nicht entfernt wurden, geht die Krankheit vielleicht zu den Tonsillen; es kann Probleme mit den Ohren geben; es können aber auch Lungenbeschwerden sein.

Es können alle möglichen Erkrankungen auftreten; meistens aber ist es eine interne Krankheit, sehr selten ein Hautausschlag.

Wenn Hautausschläge unterdrückt wurden, kann niemand sagen, an welcher Stelle das Zentrum angegriffen wird.

Ich möchte damit sagen, dass jeder Teil des Körpers betroffen sein kann, je nachdem, welcher Teil am schwächsten ist.
Wenn ich den Test mit *Tuberculinum* durchführe, achte ich zuerst auf folgende Reaktionen:

Die Mutter gibt an, der Junge fühle sich viel besser; er isst besser; er fühlt sich nach der Arzneigabe einige Wochen besser.

Wenn eine solche Reaktion auftritt, kann es sein, dass ich es mit einer nochmaligen Gabe *Tuberculinum* probiere, sofern die Symptome zuverlässig sind. Gewöhnlich bin ich aber schon sehr zufrieden, dass *Tuberculinum* die Grundlage ist.

Wenn Sie *Tuberculinum*-Symptome haben, werden sie natürlich dabei bleiben; in vielen Fällen, wenn man nur so mickrige Symptome hat wie vergrößerte Drüsen, verstopfte Nase, Mundatmung, zurückgeblieben bzw. fast verblödet, können wir uns nur auf die körperliche Verfassung stützen, nicht auf Symptome. Wir jagen hier und da den Symptomen hinterher, haben aber nichts, worauf wir uns stützen können, denn alles, was wir vorfinden, ist das Ergebnis von [jahrzehntelanger und hereditärer] Unterdrückung.

Ich probiere in solchen Fällen sofort *Tuberculinum* aus, oder, wenn Schmerzen vorhanden sind, *Psorinum*. Ich denke, diese Versuche sind völlig legitim.

Ich gebe den Symptomen entsprechend zuerst eine Gabe eines dieser Arzneimittel, und wenn sich Symptome entwickeln, versuche ich es mit einer weiteren Gabe.

Die zweite Gabe mag fehlschlagen.

Wenn eine Arznei durch die Symptome besonders angezeigt ist, nehme ich genau diese Arznei und verabreiche sie in einer Reihe von Potenzstufen.
Während das Kind die Arzneien verarbeitet und seine Lebenskraft angeregt wird, beginnen sich hier und da Symptome zu entwickeln. Es ist ein großartiger Anblick, wenn die homöopsorische[52] Arznei ganz klar zum Vorschein kommt; dann berücksichtige ich diese auch.

Nachdem ich Zeichen und Symptome erhalten habe, überprüfe ich zuerst die Reaktionen auf meinen Test mit *Tuberculinum*, um zu sehen, ob in seiner Konstitution nicht möglicherweise ein tuberkulöses Muster vorliegt, eine tuberkulöse Veranlagung dessen, was *unbeschreiblich ist, dieses Etwas, das wir mit unserer Sprache nicht ausdrücken können.*

Etwas, dessen ich mir zwar bewusst bin, es aber nicht in Worte fassen kann, und mich von meinem Instinkt leiten lasse: Sie werden sich eine eigene Vorstellung machen müssen.

Tuberkulöse Vorgeschichte: Wiederherstellung der Liebe und der geistigen Fähigkeiten

Nun erzähle ich Ihnen einen weiteren absonderlichen Fall: Eine Frau war seit vier Jahren krank und baute stetig ab, dann holte sie sich meinen Rat ein.

---

[52] Im Original: Anti-psoric. Ich verwende aber, so schlägt es Pierre Schmidt vor, den Begriff homöopsorisch, da die Arznei dem Miasma (der Krankheit, den Symptomen) ähnlich, nicht entgegensetzt sein soll. (d. Übers.)

Sie kann nicht mehr lieben, sie kann überhaupt keine Liebe mehr empfinden. Sie schämte sich deswegen. Sie mochte ihren Ehemann nicht mehr; sie liebte ihre Kinder nicht mehr und sagte: „Was soll ich nur tun? Erzählen Sie niemanden davon. Ich möchte nicht, dass irgendjemand erfährt, dass ich meinen Mann nicht mehr liebe; er ist ein guter Mann. Und meine Kinder; mir ist die Liebe zu meinen Kindern abhanden gekommen."

Sie wusste nicht mehr weiter; sie war vollkommen unschlüssig und reizbar. Sie mochte überhaupt nichts mehr tun, es war alles abhanden gekommen.

Jede geistige Anstrengung löste starke Schmerzen im Hinterkopf aus; sie zeigte mit ihren Fingern genau auf einen Punkt, dort empfand sie große Hitze.

Sie hatte eine deutliche tuberkulöse Vorbelastung. Ihrer Schilderung entnahm ich, dass es Durchflussschwierigkeiten zwischen dem dritten und vierten Ventrikel gab; es schien mir, dass die Zerebrospinalflüssigkeit nicht aus dem Gehirn abfließen konnte, keinen Platz für geistige Anstrengungen machte und sie Kongestionen bekam.

Ich vermutete stark, dass sie tuberkulöse Ablagerungen im Gehirn hatte; ich war aufgrund ihrer heftigen tuberkulösen Vorgeschichte sogar davon überzeugt. Ich kam jedoch erst zu einem endgütigen Ergebnis, nachdem ich ihren Fall mehr als sechs Monate lang studiert hatte und ihr, so gut ich konnte, Arzneien verordnet hatte.

Es ging ihr etwas besser und nach einer Woche erlitt sie einen Rückfall; ich wählte eine weitere Arznei aus und nach einer erneuten leichten Besserung ging es ihr wieder schlechter.

Letztlich dachte ich: Wir haben eine tuberkulöse Vorgeschichte und tuberkulöse Symptome, ich werde sie testen.

Ich probierte *Tuberculinum* bovinum XM aus, auf das sie ansprach.

Sie sagte: „Doktor, ich bin eine neue Frau." Ihre Fähigkeit zu lieben kam zurück und ihre geistigen Fähigkeiten blühten wieder auf.

Sie bekam zweimal XM in langen Abständen und ebenfalls in langen Abständen zweimal LM.

Sie sprach darauf an und fühlte sich nach der ersten Gabe schon besser; nach etwa drei oder vier Wochen kamen ihre Symptome wieder und ich gab ihr die zweite Gabe. Sie hat bereits die dritte oder vierte Gabe erhalten und ist inzwischen eine neue Frau, in jeder Hinsicht vollkommen normal.

Anämie

Die kleine siebenjährige Helen machte einen sehr kranken Eindruck, als ich sie sah.

16. Januar: Blut auf dem Kissen, an den Fingern und im Mund (*Sulphur*). Sie schied Fadenwürmer aus (*Sulphur*). Starke Hungerattacken. Stirnkopfschmerz. Morgendlicher Schwindel. Bauchschmerzen. Schwäche. Mehr Durst als Hunger (*Sulphur*). Abneigung gegen Milch. Verlangen nach Fleisch und Süßigkeiten. Sie war noch nie das blühende Leben, baute aber im vergangenen Jahr gesundheitlich ab.

Abneigung Milch: *Calc.*, *Calc-s.*, *Carb-v.*, *Cina.*, LAC-D., NAT-C., *Nat-s.*, Nat-p., *Phos.*, *Sep.*, Sil., Stan., *Sulph.*

Verlangen Fleisch: Sulph.

Verordnung: *Sulphur* XM.

13. Februar: Allgemeine Besserung, alle Symptome haben nachgelassen. Die Rückkehr einiger Symptome in einer milderen Form gab Anlass, die Arznei zu wiederholen. Zuerst in der XM, dann in der LM, jeweils am 28. Februar, am 1. April und am 1. Mai. Zuletzt wurde berichtet, dass alle Symptome verschwunden seien, bis auf die Abneigung gegenüber Milch. Sie war nun robust und so rosig, wie ein Kind sein sollte

Diese Patientin zeigte fast nur gewöhnliche Symptome, dennoch fand der Verordnende das Charakteristische der Patientin, die an mangelnder Ernährung litt, in ihrem ungewöhnlichen Appetit. Die auffälligsten Symptome der anderen Körperteile stimmten mit den Magensymptomen überein und die Arznei erfüllte die Anforderungen für eine erfolgreiche Verordnung.

Ein ernster Fall

C.R.W., drei Jahre alt. Die Eltern und Großeltern leben noch und sind gesund. Der Patient wurde mit modifizierter Milch gefüttert, welche immer sterilisiert wurde. Zahnung langsam, aber ohne große Probleme. Bisherige Krankheiten: Bronchiolitis, kurz nach der Geburt, drei Tage lang, seitdem immer wieder; verkühlt sich leicht, die Lungen sind am stärksten betroffen; im Alter von zehn Monaten Keuchhusten, sehr heftig, zwei oder drei Monate anhaltend; seitdem gelegentlich Pseudokrupp, zwei oder drei Huster auf einmal, meist nachts. Er wurde vor vier Monaten beschnitten; Entfernung der Rachenmandel, danach waren der Schlaf und der Kolorit des Kindes besser; eine Mulde am Xiphoid, von der Größe und Form wie ein Esslöffel.

Als er vor einigen Monaten auf den Teppich fiel, hat sich sein Hüftgelenk teilweise ausgekugelt. Nach einigen Tagen Ruhe schien es ihm wieder gut zu gehen. Seitdem hat er manchmal Knieschmerzen auf der betroffenen Seite. Letzten Sommer war er bei Kräften. Er bekam einige Male Einläufe. Er macht einen guten Eindruck und ist ordentlich entwickelt.

05. März 1903. Vor fünf oder sechs Wochen Schnupfen mit verstopfter Nase; Ruhelosigkeit im Schlaf; häufig müde und schläfrig; Zähneknirschen im Schlaf; es war besser und wurde wieder schlimmer. Seit einer Schlittenfahrt vor zehn Tagen geht es ihm schlecht: Temperatur zwischen 38,3°C und 38,9°C; Puls über 130. Urin spärlich (lediglich 90 bis 150 ml innerhalb von 24 Stunden), wolkig, spezifisches Gewicht 1028, massenhaft Eiweiß; kein Appetit; Verdauung langsam, Stuhl weiß und pastös. Er wurde mit Abführmitteln behandelt, im Bett gehalten und er bekam eine Milchdiät. Versuche, ihm Lithiumwasser zu verabreichen, schlugen fehl. Die Absonderungen aus der Nase hielten nur einen Tag an. Am dritten Tag brachten heiße Umschläge an den Nieren etwas Erleichterung. Am vierten Tag erbrach er die Milch; er konnte sie in keiner Form mehr behalten; der Milchtoast wurde zwei Stunden später erbrochen. Gekochter Reis, Milch und Haferbrei wurden behalten. Am fünften Tag nahm die Urinmenge etwas zu, die Farbe verbesserte sich, spezifisches Gewicht weiterhin 1028, weniger Eiweißzylinder und weniger hyaline Zylinder, weniger Epithelzylinder, keine Hämoglobinzylinder. Seitdem schlechter Schlaf, anhaltendes Fieber und schneller Puls. Seine Halsdrüsen waren beim Krupphusten beidseitig vergrößert; links so groß wie ein Hühnerei und sehr schmerzhaft; insgesamt hat er noch viele weitere perlschnurartige Vergrößerungen der Lymphdrüsen. Leichtes Ödem des Gesichts und der Augenlider, nun nicht mehr vorhanden. Die letzten vier oder fünf Tage hatte er nachts gut geschlafen, abgesehen von dem Schmerz in den Lymphdrüsen rechts und den Ohren, der durch heiße Anwendungen besser wurde; schlimmer in der frühen Nacht. Kein Fieber mehr; Puls im Schlaf zwischen 90 und 100, höher sobald er sich bewegt. Seine Zunge ist leicht belegt; die Urinmenge nimmt langsam zu und ist fast normal; seitdem das Fieber erloschen ist, hat er keinen Durst mehr; Eiweiß geht gegen Null, spezifisches Gewicht 1020, gute Farbe; er spielt tagsüber im Bett. Die Atmung ist nicht schneller als üblich bei Fieber; leichte Atmung während des Schlafes. Die helle Gesichtshaut ist schlecht durchblutet; dunkle Haare und dunkle Augen; er hat ein liebevolles Wesen. Die Tonsillen sind nicht mehr nennenswert vergrößert; die Rachenmandel ist sichtbar. Die Verdauung funktioniert nun ganz ordentlich. Seit seiner Erkrankung fürchtet er sich davor, einen Aufzug oder eine fremde

Toilette zu betreten, er hat Furcht vor dem Temperaturmessen und dem Anlegen eines Wickels. Furcht, verletzt zu werden und er fragt sich, ob die anderen keine Angst vor den Dingen haben, die er fürchtet. Die letzten zwei Tage wurde seiner Diät eine Fleischbrühe hinzugefügt. Er isst viel und erscheint in vielerlei Hinsicht kräftiger. Er hat rechts starke Ohrenschmerzen, besser durch Hitze; um die Wangen herum scheint sein Gesicht geschwollen zu sein; Magengegend und Bauch sind größer als normal, wobei er immer einen vorstehenden Bauch hatte; sein Bauch ist weder hart noch berührungsempfindlich, doch das Kind hat Angst berührt zu werden, da es fürchtet, es könnte weh tun.

Abneigung angefasst zu werden: *Agar.*, ANT-C., Ars., Calc., Camph., CHAM., *Chin.*, Iod., KALI-C., *Lach.*, Mag-c., Merc., Mez., Plb., Sanic., *Sil.*, *Thuj.*

Ängstlichkeit: *Ars.*, CALC., *Chin.*, Iod., KALI-C., *Merc.*, Plb., *Sil.*

Vergrößerte Drüsen; Schwellung des Halses: CALC., *Iod.*, KALI-C., MERC., *SIL.*

Anfällig für Ohrenschmerzen: *Calc.*, *Kali-c.*, MERC., *Sil.*

Vergrößertes Abdomen: CALC., SIL.

Zähneknirschen: *Calc.*

Verordnung: *Calcarea carbonica* XM.

Die nachfolgenden Berichte, die zu dem Fall eingegangen sind, zeigen, dass die Arznei den Anforderungen gerecht geworden ist. Sie veränderte das Kind in jeder Hinsicht, stellte die Ordnung wieder her und ermöglichte dem Kind, die Nahrung wieder zu verwerten.

Das Wichtigste an der Arzneimittelwahl ist die Art und Weise, mit der die Arznei ausgewählt wird. *Die Charakteristika des Kindes, die sich im Gemüt offenbaren,* bilden die Grundlage unserer Arbeit. Von dieser Basis aus geht es weiter und wir wählen die Symptome aus, die das allgemeine Wesen der Störung kennzeichnen. Es ist eine langwierige Arbeit, bis sich ein oder zwei Arzneien herauskristallisiert haben.

Derjenige, der die Charakteristika unserer Arzneimittel kennt, wird schnell merken, dass der gesamte Fall *Calcarea carbonica* am ähnlichsten ist.

Die weitere Behandlung bestand, solange unter dieser Arznei Besserung eintrat, selbstverständlich aus einer Reihe von Potenzstufen eben dieser Arznei.

Asthma und Wassersucht

Fall III: – Mrs. S., 76 Jahre alt, Bewohnerin des *Memorial Home*, wurde zur selben Zeit. meine Patientin wie Mrs. F. Sie war wassersüchtig und hatte Asthma. Im Urin fand sich reichlich Eiweiß und es ging scheinbar geradewegs ihrem Ende zu.

Sie nahm *Arsenicum*, *Apis.*, *Apocynum* und *Lachesis*, welche ihr etwas Erleichterung verschafft haben. Letzteres schien ihr am besten zu helfen; letztlich wurden ihre Hände, ihr Gesicht, ihre Glieder, ihr Bauch, einfach alles aufgrund der Ödeme dicker, und weil *Lachesis* ihr etwas Erleichterung verschaffte, entschied ich mich gegen Inzision und Drainage. Obwohl sie ihre Arznei in angemessenen Zeitabständen, d.h. sobald sie wieder eine zu benötigen schien, bekommen hatte, kam die Zeit, wo ihr die Arznei keine Nutzen mehr brachte. Die Erstickungsanfälle nach dem Schlaf waren das Hauptsymptom, welches zu *Lachesis* führte. Es wurde ihr in der 41M gegeben. Eines frühen Morgens zeigte mir ihr Zustand den Weg. Sie hatte in der vergangenen Nacht besonders unter Schmerzen in Füßen und Beinen gelitten und ihre Füße wurden schwarz. Die Oberschwester dachte, dass sie jetzt sterben würde, und gab ihr Whiskey, der ihr aber keine Erleichterung brachte. *Die starken Schmerzen in Füßen und Beinen, die schwarzwerdende Haut, das evtl. drohende Gangrän* und die Tatsache, dass *Arsenicum* und *Lachesis* versagten, führten mich zu *Tarantula cubensis*, welches als Einmalgabe in der C12 verabreicht wurde. Der Schmerz ließ sofort nach, die dunkle Hautverfärbung wurde hellrot, sie fühlte sich allgemein besser und stand auf. In der darauffolgenden Nacht schlief sie gut, bis am Morgen die Schmerzen in den unteren Gliedern wiederkamen und eine Wiederholung von Tarent-c. eine vollkommene Besserung erzielte. Die Arznei wird seit dem 20. November bei Bedarf, etwa täglich, wiederholt.

01. Dezember: Die Haut unterhalb des Knies ist auf beiden Seiten bis zu den Knöcheln feuerrot, fühlt sich weich an und ist mit kleinen Bläschen bedeckt. Jeder, der es sah, hielt es für ein Erysipel. Das beträchtliche Transsudat reicht auf beiden Seiten von den Füßen bis ca. 15 Zentimeter über die Knie, tropft von der Ferse und dringt sogar innerhalb weniger Minuten durch den absorbierenden Verband. Das Leintuch, mit dem die Glieder außen bedeckt werden, muss jede Stunde ausgewechselt werden, da so viel Flüssigkeit austritt. Das getrocknete Leintuch ist nicht besonders verfärbt, hat aber einen beißenden Geruch. Sie schwitzte an keinem Teil des Körpers. Die Ödeme scheinen zu verschwinden.

15. Dezember: Die Ödeme an Gesicht, Händen und Schenkeln sind verschwunden. Der Bauch hat inzwischen fast wieder seine natürliche Größe und seit 1. Dezember konnte kein Albumin mehr im Urin festgestellt werden. Die Urinmenge ist sehr spärlich. Auf ihren Beinen sind, von den Knöcheln bis zu den Knien, ganz viele flache Geschwüre, die eine seröse Flüssigkeit absondern und große gelbe Krusten bilden.

20. Dezember: Die Beinödeme verschwinden, die Ulzerationen sind weiterhin flach und rot mit stellenweise blauen Rändern. Die Zwischenräume sind rot und blau. Es bilden sich gelbe Schuppen. Die Patientin ist etwas erschöpft, sie sagt aber, dass es ihr mit den Geschwüren besser gehe als mit den „Schwellungen", da sie an diesen zuvor fast erstickt wäre. *Seit dem 1. Dezember bekommt sie gelegentlich eine Gabe der Arznei, sobald ihre Beinschmerzen schlimmer werden.

01. Januar 1883: Sie baut ab, sagt aber dennoch, dass es ihr gut gehe, bis auf die gelegentlichen stechenden Schmerzen in den Geschwüren.
Es ist offensichtlich, dass sie im Sterben liegt. Ich frage mich aber, ob sie an Entkräftung sterben wird oder an der wiederkehrenden Wassersucht.

Am 09. Januar stirbt sie an Entkräftung.

Blasensymptome – Eryngium

Eryngium aquaticum C30 heilte eine Dame, die an folgenden Symptomen litt: Seit zwei Jahren war sie Tag und Nacht dazu genötigt, alle halbe Stunde zu urinieren; der Urin war heiß. Sie hatte ein Brennen während und manchmal auch nach dem Urinieren. Von dem anhaltenden, schmerzhaften Harndrang und dem Schlafmangel war sie schon ganz abgemagert. Sie nässte auch oft ihr Bett ein, da sie so erschöpft war und nicht rechtzeitig aufwachte, um ihre Notdurft verrichten zu können. Der Urin wurde nicht labortechnisch untersucht, war aber von intensiver Farbe und intensivem Geruch.
An dem Tag, an dem sie die Arznei einnahm, wachte sie in der folgenden Nacht nur zweimal auf. Danach schlief sie gut, wurde wieder kräftiger und nahm an Gewicht zu. Sie war über fünfzig Jahre alt und es konnte keine Ursache für die Blasenirritation ausfindig gemacht werden.

Ich habe ähnliche Blasensymptome gesehen, die unter dieser Arznei (*Eryngium aquaticum*) in der C3, C6, C12 bzw. C30 auf überraschende Art und Weise geheilt wurden. Ich habe schon oft gesehen, wie der ständige Harndrang und das ständige Tröpfeln, das Brennen und Beißen Tag und Nacht durch diese Arznei verschwunden sind.
Anders als bei Canth. ist bei dieser Arznei nur selten gesteigertes sexuelles Verlangen vorhanden.
Der Patient fühlt sich, im Gegensatz zu *Apis*, in der Wärme allgemein besser.

Beschwerden der Blase

Gewöhnlich fragt der erfahrende Homöopath: „Haben Sie Ihrem Arzt von diesem Symptom erzählt?" „Nein, er hat mich nicht danach gefragt." Vor einigen Jahren wurde ich als Berater zu einem Patienten hinzugezogen, von dem der behandelnde Arzt sagte, dass es sich um einen der schwierigsten Fälle handele, die er je gesehen hatte. „Wo ist das Problem?" Der Arzt erzählte: „Er rief mich und sagte mir, dass er krank sei, er habe Probleme mit seiner Blase, fühlt sich allgemein schlecht und erwartete von mir, dass ich seine Symptome wie ein Hellseher erraten könne. Wenn ich ihm Fragen stellte, antworte er mir nur, dass ich der Doktor sei und dies schon selber wissen müsse. Wir gingen ins Zimmer, um den Patienten zu untersuchen, jeder von uns stellte mehr als eine Stunde lang Fragen, doch wir konnten, abgesehen von der stets schlechten Laune des Patienten, nichts herausfinden. Schließlich sprang er aus dem Bett, rannte in das Badezimmer und knallte die Türe hinter sich zu. Ich beschloss ihm zu folgen und beobachtete ihn dabei, wie er in das Waschbecken urinierte. Ich habe ihn sofort gefragt, warum er sich zum Urinieren nicht hinsetze. Er antwortete: „Ich kann seit vielen Jahren im Sitzen keinen Harn ablassen. Ich muss dabei immer stehen, sonst kommt es nicht in Gang." *Sarsaparilla* CM heilte ihn in wenigen Wochen, und die Blasenbeschwerden traten nicht wieder auf.

Steißlage?

Ich hatte einen sonderbaren Fall, scheue mich aber davor, alles zu berichten. Es war ein Fall einer erfahrenen, gut ausgebildeten Hebamme mit dreißig Jahren Praxiserfahrung. Ich hatte bereits viele ihrer Fälle gesehen und betrachtete sie als äußert versiert; gelegentlich rief sie mich, um die Verantwortung mit mir zu teilen. Dies war ein mühsamer Fall. Sie hatte eine Steißlage diagnostiziert und ließ mich mit der Mitteilung rufen, dass sie zwei Tage für die Geburt einplane und ich die Familie davon überzeugen solle, dass die Geburt, selbst wenn sie drei Tage lang dauern sollte, erfolgreich verlaufen würde. Ich ging zu dem Haus, untersuchte die werdende Mutter, diagnostizierte ebenfalls eine Steißlage und bestätigte ihre Diagnose. Der Muttermund war fast auf die Größe eines halben Dollars eröffnet. Ich gab eine Dosis *Pulsatilla*, beruhigte die Familie, wie die pflichtbewusste Hebamme es von mir verlangt hatte und dachte nicht weiter an den Fall.

Am nächsten Morgen kam die Hebamme in meine Praxis. Wie ich erfuhr, hatte die Patientin zahlreiche Wehen, die unregelmäßig in Schüben auftraten. Da sie eine *Pulsatilla*-Patientin war, schenkte ich dem Fall mehr Aufmerksamkeit, indem ich weitere Symptome aufnahm, um zu sehen, welche Arznei ihr helfen würde. Dann sagte die Hebamme: „Warum sagten Sie mir denn nicht, dass meine Diagnose falsch war? Wie kann es mir nach dreißig Jahren passieren, dass ich eine Kopflage nicht erkenne? Sie wussten, dass es eine Kopflage war. Das Kind wurde nämlich mit dem Kopf zuerst geboren." Ist das auf *Pulsatilla* zurückzuführen? Das Baby wurde nämlich, nur wenige Stunden nachdem ich das Haus verlassen hatte, geboren.

Morbus Brightii[53]

Es handelte sich um das Kind von C.N., ein aufgewecktes, kleines Mädchen von zwei Jahren. Symptome: Gelblich weiße Absonderung aus dem linken Ohr, reichlicher Tränenfluss des rechten Auges und ein weißer, klarer Schleim, der über das Lid und die

[53] „Im angloamerikanischen Sprachgebrauch werden diffuse beidseitige, nichteitrige Erkrankungen der Nieren oft als Formen der Brightschen Krankheit bezeichnet. Dazu gehören Glomerulonephritis (entzündliche B.K.), Nephrose (degenerative B.K.) und Nephrosklerose (arteriolosklerotische B.K.)." MSD Manual, Urban und Schwarzenberg, München, 1969

Backe floss, evtl. mit Blutbeimischungen. Das Unterlid des rechten Auges sah aus, als wäre es mit Wasser gefüllt, das gesamte Gesicht war aufgedunsen und transparent; rechts erheblich schlimmer. Das Kind sah krank aus und weinte viel. Die Mutter gab an, dass es dem Kind bereits seit einigen Wochen nicht gut ginge. Während ich über *Apis* und *Arsenicum* nachdachte, wurde ich auf die Verschlechterung durch Wärme aufmerksam, als ich erfuhr, dass das Mädchen keinerlei Zudecken ertragen konnte und sie absolut durstlos war. *Arsenicum* kam damit also nicht mehr in Betracht. Die Mutter ging davon aus, dass sie nur spärlich Urin abließ, war sich dessen aber nicht sicher und sagte mir: „Ihr Wasser riecht streng, so wie das eines Pferdes." Mit *Nitricum acidum* C1200 wurde der Fall rasch geheilt, sowohl der Ohrenfluss als auch alle anderen Symptome heilten in nur wenigen Tagen.

Dies ist zwar kein Fall von akuter Brightscher Krankheit, wie er nach Scharlach auftreten kann, aber doch sehr ähnlich. Das Anasarka und die Otorrhoe, welche nach einer selbstbehandelten bzw. unbehandelten Malaria auftreten, kennt wohl jeder Arzt, der in einem Gebiet lebt, welches Malaria begünstigt. Häufig folgt einem Malariaanfall dieser wassersüchtige Zustand, und besonders diese Form der Ohrenkomplikation vergesellschaftet mit Nierenbeschwerden. Welcher kluge Pathologe kann mir erklären, warum die Salpetersäure diesen Fall umgehend geheilt hat, wenn nicht deshalb, weil es das Similimum war? Diese Patienten sterben alle, wenn sie nicht richtig behandelt werden. Und sie erholen sich alle schnell, wenn sie einige Gaben der passenden Arznei bekommen.

Bubo der linken Leiste

Tarentula cubensis

Fall I. – Ein junger Mann kam mit einem Bubo der linken Leiste zu mir. Er war von der bisherigen Behandlung enttäuscht, da sie ihm keine Erleichterung verschaffen konnte. Seine Knochen schmerzten, seine Zunge war belegt und sein Atem roch schlecht. Die Schwellung war hart und schmerzhaft, umgeben von *bläulich marmorierter Haut, starkem Brennen und stechenden, schneidenden Schmerzen* und intensiver Hitze. Er nahm *Tarentula cubensis* C12, morgens an drei aufeinander folgenden Tagen. Drei Tage nach der letzten Arzneigabe kam er wieder und meinte, er sei vergiftet. Er beschwerte sich über ein wüstes Gefühl im Kopf und ein ziehendes Gefühl in Kopfhaut und Gesichtsmuskeln. Er war in einem sehr ängstlichen Zustand und sagte, er glaube, den Verstand zu verlieren. Der ängstliche Gemütszustand war ihm ins Gesicht geschrieben. Er beruhigte sich nicht einmal, nachdem ich ihm versichert hatte, dass er sich nicht in Gefahr befinde. Seine anfänglichen Symptome waren fast verschwunden und der Bubo hatte eine bessere Farbe angenommen. Am folgenden Tag ging es ihm allgemein wesentlich besser und der Bubo war fast verschwunden. Drei Tage später sah ich ihn nochmal und die Besserung schritt weiterhin schnell voran. Der Schanker heilte zügig und einen Monat später berichtete er, es sei ihm noch nie so gut gegangen.

Krebsheilungen

(Aus einem persönlichen Gespräch)

Bei Krebspatienten, die Schmerzen entwickeln (z.B. Diarrhoe, Beschwerden beim Harnlassen) ist besondere Vorsicht bei der Verordnung geboten, damit die Arznei nicht nur den akuten Zustand abdeckt. Jede Verordnung, die auf den oberflächlichen, akuten Symptomen beruht und nicht den tieferliegenden karzinomatösen Charakter der Krankheit erfasst, wird auch nur die akuten Symptome bessern. Währenddessen verschlimmert sich die tieferliegende

Krankheit und der Verlauf dieser tiefen, bösartigen Krankheit beschleunigt sich rasant.

Wenn eine Arznei dem Patienten helfen soll, muss sie in der Lage sein, sowohl das chronische als auch das akute Geschehen zu beeinflussen.

Das erste, letzte und immerwährende Ziel des Arztes muss die Wahl und Verschreibung des richtigen Arzneimittels sein. *Es muss dem Patienten voll und ganz entsprechen, an welchen Manifestationen er zum Zeitpunkt der Verordnung auch immer leiden möge.*

Die Unheilbarkeit von Krebspatienten ist dadurch bedingt, dass die Patienten abgesehen von den Gewebeveränderungen nur wenige Symptome haben. Die stechenden Schmerzen, die Ulzerationen und die Anämie sind Symptome der endgültigen Funktionsstörung. Um einen Heilerfolg zu erzielen, ist es wichtig, Symptome zu finden, die diesem Zustand vorausgingen.

Endzustände zeigen das Heilmittel des Patienten nicht an.

Leberkrebs

Dr. Lippes Tochter hatte Leberkrebs. Sie hat sehr gelitten. Als ihr Vater sie beobachtete, bemerkte er, dass sie sich ständig von einer Seite zur anderen rollte. Dies erinnerte ihn an die neu veröffentlichte Arzneimittelprüfung von Tarantula, die er einige Tage zuvor gelesen hatte, welche diese Eigenschaft betonte. Er verordnete Tarantula und ermöglichte damit seiner leidenden Tochter einen sanften Tod, wie er vorher undenkbar gewesen wäre.

Carcinosinum

Carcinosinum behebt die stechenden, brennenden und reißenden Schmerzen. Mit dieser Arznei (Nosode) geht es den Patienten über viele Jahre hinweg gut, wenn eine Heilung nicht möglich ist und das Krebsgeschehen fortschreitet. Der bösartige Prozess wird verzögert und das damit verbundene Leiden vermieden.

Das *Carcinosinum*, welches ich seit Jahren benutze, wurde aus einem Mammakarzinom zubereitet. Die Patientin hatte andauernde Absonderungen einer klaren, farblosen, wässrigen Flüssigkeit aus der offenen Krebsgeschwulst. Es wurde ein kleiner Teil dieser Flüssigkeit genommen und potenziert er hat in vielen Fällen fortgeschrittener Karzinome zufriedenstellende Dienste geleistet.

Bei einem Patienten involvierte das Krebsgewebe den Hals oberhalb des Kieferknochens und wurde herausgeschnitten. Als der Patient zu mir kam, war die Stelle, an der das Gewebe herausgenommen wurde, mit neuem Gewebe von der Größe eines Gänseeies gefüllt.

Seleniumdioxid

Zwei Wochen nach der Verordnung von *Seleniumdioxid* wurde die Gewebeneubildung abgestoßen. Das ganze Gewebe, das sich nach der Operation gebildet hatte, wurde abgestoßen. Dadurch wurde die Hoffnung einer dauerhaften Besserung genährt. Die Ulzeration schritt aber immer weiter fort und der Patient starb.

Wie berichtet wird, sollen Eklektiker mit *Seleniumdioxid* Krebs der inneren Organe geheilt haben.

Die Heilung eines Krebspatienten

Mr. H.C.M. war 28 Jahre alt und verheiratet, als er sich zur Behandlung einfand.

1. Oktober 1903: Der Lupus auf seiner Nase hatte ein sattelähnliches Aussehen. Vor fünf Jahren litt er neun Monate an Malaria, die vom Doktor mit Chinin abgefertigt wurde. Reizbar. Gutes Gedächtnis. Er liegt auf dem Rücken und neigt dazu, die Arme über seinen Kopf zu legen. In der späten Nacht hat er

bedrückende Träume. Langsame Atmung. Herzschlag 60. Kein Husten. Wenig Durst und Appetit. Rheumatische Schmerzen im rechten Knöchel, gelegentlich in den Schultern. Ständige Kreuzschmerzen. Keine allzu großen Schmerzen. Das Jucken und das Rheuma sind schlimmer im Winter und besser im Sommer. Trockene Haut; Jucken der Backen und der Nase, im Winter jucken auch die Ohren. Hart und klumpig werdende Flecken, die rot werden und fürchterlich zu jucken beginnen; das gleiche Jucken hat er auch auf dem Kopf und am After. Er hatte niemals Pickel oder Furunkel gehabt. Früher hatte er oft Warzen, die weggeätzt wurden. Seine Füße sind immer kalt. Haarausfall. Rezidivierende Tonsillitis. Reichlich Schweiß bei Anstrengung. Heller bzw. gelber Urin, häufig und viel. Stuhlgang spärlich, aber jeden Morgen. Empfindlich gegenüber Kälte, nicht gegen Hitze. In seiner Kindheit war er auch gegen Hitze empfindlich, hatte jedoch immer kalte Füße. Häufiges Harnlassen, erschwert, der Urin ist fast weiß; seit er vor zehn Jahren überhitzt zwei Gläser Bier getrunken hatte. Er nimmt an, dass deshalb seine Nierenbeschwerden und Hautunregelmäßigkeiten aufgetreten sind. Übelkeit beim Fahren im Wagen oder durch das Benutzen eines Aufzuges. *Psorinum* CM.

07.11. – Gefühl der Leere im Magen. Jucken am ganzen Körper. Rheuma in den Gelenken; der Schulter, den Handgelenken und Ellbogen. Feuchter und juckender Anus. Schmerz in der Nierengegend. Kalte Füße. Kälteempfindlich. *Psorinum* CM.

16.12. – Kalte Füße und kälteempfindlich. Keine neuen Symptome.

04.03.1904 – Der Lupus ist diesen Winter nicht so stark ausgebrochen. Feuchter Anus. Müde und kraftlos, möchte sich hinlegen. Obstipation. Seufzende Atmung. *Psorinum* CM.

23. April und 06. Juli – Psor. MM. Die Hauptsymptome in dieser Zeit waren die rheumatischen Schmerzen in den Knöcheln, die Kälteempfindlichkeit, die Übelkeit beim Fahren im Wagen, der Haarausfall und die Feuchtigkeit um den Anus.

01.10. (ca.) – Stirnkopfschmerzen. Sodbrennen. Der Lupus war noch auf dem Nasenscheitel und seitlich sichtbar. Die Übelkeit beim Fahren auf der Hochstraße wurde durch *Psorinum* geheilt.

Sulphur XM.

09.11. und 23.12. – *Sulphur* XM.

15.02. – Kreuzschmerzen. Schmerzen in der Milzgegend. Stirnkopfschmerz. Katarrh der Nase. Antwortet langsam. Schläft mit der Decke über dem Kopf.

Hier enden die Aufzeichnungen. Der Patient blieb viele Jahre lang geheilt.

Karbunkel am Nacken

Fall III: – Eine ungefähr 30 Jahre alte Dame litt stark unter einem Karbunkel im Nacken. Sie hatte bereits viele Hausmittel angewandt, aber keine Erleichterung erfahren. Die Schwellung sah so aus, als würde sie zum Eitern kommen. Sie war bläulich marmoriert, der wie von einem Messer schneidende und brennende Schmerz war immens. Vom Magen her war ihr speiübel und nachts war sie im Delirium. Sie starrte vor sich hin und hatte leichtes Fieber; sie hatte eine unreine Zunge und ihr Atem stank. Ihre *Kopfhaut und ihre Gesichtsmuskeln fühlten sich sehr gespannt an.* Sie bettelte um Morphium, damit das „Schneiden und Brennen" endlich aufhöre. *Tarentula cubensis* C12 brachte sofort Ruhe und die bedrohlich aussehende Schwellung konnte ihre Arbeit nicht mehr zu Ende bringen; es kam zu keiner Eiterung mehr. Die Verfärbung verschwand nach zwei Tagen und die Verhärtung verschwand ebenso bald. Sie war sehr bald wiederhergestellt und sagte mir kürzlich, dass sie seit der Heilung dieser Schwellung auch ihre alten Kopfschmerzen nicht mehr habe. Dies zeigt, wie tiefgreifend diese Arznei auf ihren ganzen Organismus eingewirkt hat.

Wenn eine Stelle marmoriert (*Lachesis*) und bläulich ist, sich dunkel verfärbt, diese Symptome aufweist, so ist *Tarentula cubensis* die angebrachteste Arznei.

Eine herzkranke Patientin

Bei der Behandlung von Herzkranken ist es sehr wichtig, das richtige Arzneimittel herauszufinden und dann den Patienten ständig unter seiner Wirkung zu halten. Wenn der Verordnende sich nicht ganz sicher ist, ob er die richtige Arznei ausgewählt hat, und dazu neigt, schnelle Resultate zu erwarten, so ist er versucht, eine andere Arznei zu verschreiben. In solchen Fällen ist es aber wichtig, objektive Verbesserungen abzuwarten.

Miss C.M., 24 Jahre alt.
05.12.1904 – Graue Haare (ein Merkmal dieser Familie). Rheuma der linken Schulter. Ein kleiner Kropf. Schneller Puls; Herzgeräusche über der Mitralklappe, Linksherzvergrößerung; die Ärzte des O.S. bescherten ihr keine Erleichterung und konnten sie nicht ermutigen. Endokarditis. Bei Müdigkeit Gefühl eines Gewichtes im Herzen. Rückenschmerzen auf Höhe der Herzregion. Wundheitsgefühl der Rippen in der Herzgegend. Obstipation, Untätigkeit des Darmes, fehlender Stuhldrang. Pralles Gefühl an der Zungenwurzel, durch Anstrengung. Trübsichtigkeit bzw. beträchtliches Spannungsgefühl in den Augen. Dies spürt sie auch im Herzen. Magen aufgetrieben. Kalte Füße bei Aufregung; wenn sie sich unterhält, bekommt sie kalte Füße und einen heißen Kopf. Erregbar, Gesellschaft regt sie auf. Während der Menstruation muss sie sich hinlegen. Abneigung gegen Fleisch. Weiße Leukorrhoe. Sanftes Wesen. Nicht empfindlich gegen Kälte, außer gegen extreme Kälte. *Pulsatilla* XM.
12.12. – Weitere Symptome: schwere Atmung beim Laufen im Wind. Mag keinen Essig und keine eingelegten Sachen. Hat oft Schluckauf. Dunkelheit verschlechtert. Bedrückte Stimmung im Dunkeln. Abneigung, angefasst zu werden. Besserung seit letzter Woche: Verdauung normal; Rückenschmerz besser.

Die Verordnung der folgenden zwölf Wochen kann kurz zusammengefasst werden:

05.01. – *Pulsatilla* XM

23.02. – *Pulsatilla* XM

20.03. – *Pulsatilla* XM

In diesem Zeitraum wurden diese Veränderungen erfasst:

Allgemeines Gefühl der Besserung; die Menstruation ist angenehmer; die Augen sind besser; die Fleischabneigung verschwand, kam aber wieder; *kräftiger*, erholt sich schneller als früher; verlangt nach frischer Luft im Freien, welche bessert; die Verschlechterung bei warmem Frühlingswetter, die sie seit einigen Jahren hat, fällt dieses Jahr milder aus; während der Menstruation geht es ihr sehr gut, danach allerdings schlechter.

29.03 – Sie hat jetzt das Verlangen, im Haus zu bleiben. Die hervorstechendsten Symptome in dieser Zeit sind: Beschwerden durch Erregung. Wenn sie etwas Schönes erlebt hat, wird sie krank; kalte Hände und Füße, wenn sie sich in Gesellschaft unterhält. Fürchtet die Dunkelheit. Erschöpfung nach dem Einkaufen; vom Treppensteigen; sie ist kraftlos; Schläfrigkeit morgens; Abneigung ,aufzustehen. Vom Lesen bekommt sie einen heißen Kopf und kalte Füße; *Kälte nach dem Baden; Kälte, nach dem Waschen; nach dem Bad ist die Haut kalt und klamm* (schwaches Herz). Häufige Kälte ihrer Füße und ihrer Hüfte. Hitze im Scheitel beim Stehen. Sitzender Lebensstil. Herzklopfen nach Anstrengung; sie verspürt ein Schweregefühl in der Herzgegend; Schwächegefühl; sie ist sich dessen bewusst; Schmerzen unter dem linken Schulterblatt. Einmal hatte sie beim Einkaufen Schwindel. Menstruation verzögert (fünf Tage). Nasenbluten vor der Menstruation. Schwellung des rechten Knöchels (ein altes, viele Jahre zurückliegendes Symptom, das wieder aufgetaucht ist). Kehlkopf berührungsempfindlich. Wundheit von Hals und Drüsen, rechts. In diesem Zeitraum entwickelte sich die Symptomatik in Richtung *Psorinum*, doch solange *Pulsatilla* noch wirkte, wäre ein Arzneiwechsel unklug gewesen.

Während der folgenden sieben Monate erhielt sie folgende Verordnungen:

02.06. – *Psorinum* XM

24.06. und 20.10. – *Psorinum* LM

14. Dezember und 31. Januar 1906 – *Psorinum* CM

10.04. und 11.06. – *Psorinum* DM

Hier nun die hervorstechendsten Symptome, die ihr in diesem Zeitraum mal mehr, mal weniger zu schaffen machten:

Leichte Schwellung der Parotis (neu). Beschwerden durch Erregung; Frösteln; wie schon erwähnt. Kälte bei nassem Wetter mit Verlangen nach Kaminfeuer; frostig, wenn sie müde ist, gefolgt von Hitze. Schweiß nach dem Baden; Kälte; Kälte der Handrücken. Verschlimmerung durch Eile. Sehr besorgt; auf der Straße hat sie Angst; fürchtet, überfahren zu werden. Verschlimmerung durch die Sonne. Hochfahren beim Erwachen; benebelt nach dem Erwachen. Schlimmer durch Schreck, danach ist ihr kalt. Schläfrigkeit abends; nach dem Abendessen; mit Schlaflosigkeit, früher konnte sie schlafen. Erschöpft, Schmerzen in Extremitäten und Rücken; besser beim Gehen an der frischen Luft. Menstruation erscheint fünf bis sechs Tage zu spät; Nasenbluten, wenn die Menstruation beginnen sollte. Hungrig vor der Menstruation. Frostig vor der Menstruation. Lahmheit des linken Armes schlimmer nach einem Sturm. Rechtsseitige Lahmheit von Knie, Schulter und Fuß. Zerschlagenheitsgefühl im Arm und der Hüfte. Schmerzen im Schulterblatt; Wundheitsgefühl zwischen den Schulterblättern. Schleim im Rachen; Gestank des Nasenschleimes. Übler Mundgeruch morgens. Schwellung des rechten Knöchels, zuerst immer nur eine Zeitlang, jetzt andauernd. Beim Eindrücken bleibt eine Delle zurück. Dies wird zu der Zeit erwähnt, als die Patientin berichtet, dass es ihr zunehmend besser, ja prächtig gehe. Nach der Arzneigabe im Juli berichtet sie über ein unsicheres Gefühl beim Gehen auf der Straße. Herzklopfen: nach dem Zahnarztbesuch, nach körperlicher oder geistiger Anstrengung; Niedergeschlagenheit nach Anstrengung. Beschleunigter, heftiger Puls, nachdem sie einige Stunden gelesen hat; wenn sie erregt ist. Gefühl der Anspannung im Herzen; Herzflattern; Schmerzhaftigkeit der linken Seite. Ruhelosigkeit, die vom Magen zu kommen schien; körperliche Anstrengung verursacht ein müdes Gefühl im Magen. Eines Tages hatte sie während eines Spaziergangs kalten Schweiß. Kalte Füße. Schwäche von körperlicher und geistiger Anstrengung. Aufgetriebener Magen. Heiße Backen, wenn sie müde ist; heißer Kopf bei Erregung; heißer Kopf nach schnellem Gehen; bei vielem Gehen Hitze im Kopf, besser durch Hinlegen (Mai '06). Verschlechterung bei heißem Wetter, Druck in Ohren und Rachen. Halsbeschwerden vom Kragen; Völlegefühl. Schwindel.

Zu den Veränderungen dieser siebzehn Monate gehören:

Nach dem 29. März findet sich in diesen Aufzeichnungen eine allgemeine Besserung. Ist kräftiger, kann besser tragen. Alle Symptome haben nachgelassen. Ihr Gesicht ist weniger purpurfarben als früher. Sie nahm am Körper und an der Taille zu. Während ihrer Menstruation fühlt sie sich sehr gut; die Menstruation verlief sehr angenehm. Die Menstruation kam pünktlich. Die Menstruation kam ein bis drei Tage zu früh; sie fühlte sich während ihrer Menstruation nicht viel anders als sonst; konnte auch normal mit anderen Menschen zusammen sein. Sehr aktiv, sie behielt ihren gewohnten Tagesablauf während der Menstruation bei. Sie hat viel eingekauft, war gerne mit anderen Menschen zusammen, sprach mit Leuten, besuchte Konzerte. Sie fand an all diesen Dingen Gefallen, ohne sich dabei unwohl zu fühlen, und sie empfand, im Gegensatz zu früher, nach solchen Treffen keine Hitze des Kopfes mehr. Leichtes Nasenbluten. Bei warmem Wetter geht es ihr besser als bei kaltem Wetter. Sie ist fast jeden Tag unterwegs, ohne dabei erschöpft zu sein (Nov.). Hitzeempfindlich (Sommer '06). Besser, wenn sie etwas macht; besser durch lange Spaziergänge; sie arbeitete den ganzen Tag, dadurch ging es ihr besser. Der Puls war normal, dann wieder schnell; ansonsten schien ihr Herz wieder in Ordnung zu sein.

Zwölf Monate nach Behandlungsbeginn zeigte die Untersuchung des Herzens keine organischen Störungen mehr, seit dieser Zeit traten nur noch funktionell bedingte Herzsymptome auf.

Nachdem *Psorinum* aufgehört hatte zu wirken, entwickelten sich keine markanten Symptome mehr, und ich verordnete *Naja*. In vielen Fällen von Herzschwäche bei Kindern, wenn keine charakteristischen Symptome vorhanden sind, aber nervöse Herzgeräusche und eine nervöse Beeinträchtigung des Herzens vorliegen, hat *Naja* die Herzbeschwerden vom Tisch gefegt und die Patienten in robuste Kinder verwandelt. In diesem Beispiel beruhte die Verordnung auf eben dieser Grundlage.

Sie bekam am 15.08. und 18.10.1906 *Naja* XM. Am 18.12.1906 und am 21.07.1907 *Naja* LM.

Im September 1906 berichtete sie, dass sie während des Sommers ihr Herz leicht gespürt hatte, sie schwitzte reichlich und spürte keine Ermüdungserscheinungen; sie verlangte nach frischer Luft und ging gern an der frischen Luft spazieren; frostig am Morgen.

Am 21.01.1907 berichtete sie, dass sie sich erkältet habe, genauso wie damals, als ihre Herzbeschwerden angefangen hatten. Das lag wohl an der Wirkung von *Naja* und wurde als gute Reaktion gewertet.

Im Februar '07 berichtete sie, dass sie eines Abends sehr aufgeregt gewesen sei und davon keine Herzbeschwerden bekommen habe.

Im März '07 waren Leberbeschwerden mit Ikterus der Anlass, ihr Nat-sul. XM zu verordnen. Die Arznei wurde in der LM wiederholt und ich hörte sechs Monate lang nichts mehr von ihr.

Vom 03.12. bis 20.06.1908 bekam sie zweimal *Pulsatilla* CM, zweimal *Pulsatilla* DM und einmal *Pulsatilla* MM, gefolgt von *Psorinum* MM.

Aus dieser Zeit gibt es wenig zu berichten, die Hauptsymptome waren:

Wenn sie sich beim Zubettgehen auf den Rücken legte, wurde sie fast ohnmächtig. Verschlechterung im Frühling. Furcht in der Dunkelheit, muss das Licht im Schlafzimmer anlassen. Wenn sie im Dunkeln aufwacht, hat sie Angst. *Schläfrigkeit*. Nasenbluten. Frostig vor der Menstruation. Lahmheit des linken Armes. Herzschwäche besser durch Aufstoßen. Schmerzhaftigkeit des Herzens und Völlegefühl im Rachen beim Erwachen nachts. Schwellung der Füße. Weiße Linie entlang der Oberlippe.

Während dieser Zeit wurden hochinteressante Veränderungen berichtet:

Allgemein fühlt sie sich prächtig. Die Furcht beim Erwachen im Dunkeln hat sich gebessert, sie schläft jetzt ohne Licht (1. Juni). Bei kaltem Wetter reicht Sommerkleidung aus. Das ist neu für sie und zeigt, wie die richtigen Arzneien Kälte heilen können. Menstruation spät. Wenn sie müde ist, legt sie sich auf den Rücken, um sich zu erholen.

1908: Den ganzen Sommer über ging es ihr gut; sie ist kräftig und machte lange Spaziergänge; Menstruation normal, zwei Tage zu spät.

Nachdem es ihr nach einigen Potenzstufen *Pulsatilla*, *Psorinum* und *Naja* immer besser ging, kehrte die Patientin wieder zu *Pulsatilla* zurück. Diese Arznei brachte sie stetig der Gesundheit näher und führte sie wieder zu *Psorinum*. So verrichten die Arzneien abwechselnd ihre Arbeit, und der Patientin geht es immer besser. Die regelmäßigen

Herzuntersuchungen seit Sommer 1908 haben zu keiner Zeit Hinweise auf einen Organschaden gegeben.

Cenchris-Fälle

Diarrhoe

Ein sechzigjähriger Mann mit Diarrhoe. Schmerzen vor dem Stuhlgang. Breiiger Stuhl. Kalt, aber nicht frostig. Ein, zwei Gaben *Cenchris* C30 heilten ihn sofort.

Frost mit Halsschmerzen

Mrs. R., 52 Jahre, blond, blaue Augen, füllig.

28.05.1889 – Vor einem Monat Frost, dann bekam sie Halsschmerzen, die sie mit Chinin behandelte. Seit gestern Nachmittag Schmerzhaftigkeit des rechten Ovars und innere Schmerzen, als wenn alles wie zu einem Knoten zusammengezogen wäre; sie kann sich nur unter großen Schmerzen bewegen und gehen. Gestern gegen 15 Uhr wurde ihr kalt, sie hatte Schüttelfrost; sie wurde auch während der ganzen Nacht nicht warm. Schneller und schwacher *Pulsatilla* Von der geringsten Bewegung musste sie schwitzen. Nach dem Abendessen hatte sie einen Würgereiz. Sie nahm Chinin, wovon sie Kopfschmerzen und einen schlechten Geschmack im Mund bekam. *Cenchris* 45M, trocken, sechs Gaben, jede Nacht eine.

05.06. – Die ersten beiden Tage ging es ihr nicht besser, von da an *war sie gesund*.

Schmerzen in der rechten Ovarialregion

Mrs. H., groß und gebrechlich.

06.12.1887 – Drei Jahre nach ihrer Hochzeit beklagte sie sich über Schmerzen in der rechten Ovarialregion, als wäre dort ein Geschwür mit stechenden Schmerzen; und darüber, dass sie zwei Tage vor der Menstruation ihr Bein nicht mehr bewegen kann. Menstruationsfluss: Schwarz, schmutzig. Dem folgt einige Tage später koaguliertes Blut; dann Leukorrhoe mit braunen, gelben Klumpen. Nachdem sie *Apis* und *Sepia* in hohen und höchsten Potenzen bekommen hatte, ging es ihr nach eigener Aussage am 04.01.1888 gut. Die Beschwerden kamen aber in Form von Krämpfen im rechten Ovar wieder. Hochpotenziertes *Apis* leistete nochmals gute Dienste, heilte aber nicht.

30.12.1889 – Die Menstruation war zwei Tage früher gekommen. Am ersten Tag hellrot, dann dunkel; sie dauerte vier Tage und war nicht reichlich. Danach Schmerzen im rechten Ovar, wie ruckende Zahnschmerzen, einen Tag lang. Die Größe der schmerzhaften Stelle nahm von 7 – 10 cm auf die Größe einer Fingerspitze ab. *Cenchris* CM.

13.01.1889 – Sie hatte zum ersten Mal in ihrem Leben eine normale Menstruation. Der Schmerz im rechten Ovar war nur noch andeutungsweise zu spüren. Sie fühlt sich rundherum gut und hat zugenommen.

Die Ovarialbeschwerden kamen wahrscheinlich von Spülungen mit kaltem Wasser nach dem Koitus, die das junge, dumme Ding vornahm. Ihre Schwiegermutter gab ihr den Rat, dies zu tun, da diese dachte, sie sei unfähig, Kinder zu bekommen.

Frost

Fall I. W.B. sagt, er habe mehrfach Frost gehabt und es sei jedes Mal schlimmer geworden. Die ersten Zeichen der schwindenden Gesundheit waren ein eigenartiges Kratzen auf der Haut, sein Gesicht schwoll an und wurde rot, vor allem um die Augen. Er dachte an ein Erysipel. Intensives Brennen und Jucken. Es fühlte sich derart übel an, dass er sich Kratzen und Kneifen musste. Wegen der rasant zunehmenden Schwellung konnte er seine Augen nicht mehr öffnen und sein Hals wurde so dick, dass sein Kragen zu eng war; das Jucken und Brennen über dem Brustkorb trieb ihn fast in den Wahnsinn. Kaltwasseranwendungen im Gesicht besserten, die Schwellung nahm ab und er konnte seine Augen wieder öffnen. Trotz des Juckens und Brennens musste er im warmen Zimmer bleiben. Obgleich Kälte lokal angewandt besserte, verschlechterte sie seinen Allgemeinzustand. Die Urtikaria kam zurück und der Frost kündigte sich jedes Mal mit kalten Händen und Füßen an. Frost einige Tage lang von 24 bis 1 Uhr[54], dann jeden weiteren Tag um 10.30 Uhr. Der Frost beginnt mit trockenem Husten, der anhält, bis sich Fieber bemerkbar macht. Während des Frostes kletterte er auf die Heizung und bedeckte sich mit mehreren Lagen Kleidung. Es wurde ihm jedoch erst behaglich, als ihn das Fieber zusätzlich aufheizte. Durst auf große Mengen Wasser, nur während des Frostes. Die Knochen schmerzen sowohl während des Frostes als auch im Fieber. Finger kalt, wie abgestorben während des Frostes, wobei die Taubheit während des Fiebers abklingt. Herausschießender Durchfall während des Frostes. Das Fieber ist nicht besonders ausgeprägt und er schwitzt nicht. Wenn das Fieber abklingt, muss er warme Kleidung tragen, um warm zu bleiben; Wetterwechsel macht ihm sehr zu schaffen. Große Ruhelosigkeit tagsüber und nachts. Die Verbesserung durch Wärme ist markant und zieht sich durch den ganzen Fall. *Rhus toxicodendron* M heilte ihn. Er hatte keine weiteren Anfälle von Frost mehr.

Der Anfänger könnte in dem oben geschilderten Fall wegen der Urtikaria und des Durstes während des Frostes an *Apis* denken. Er hatte jedoch keine Atemnot, die den Hautausschlag begleitete und die Besserung durch Wärme schließt *Apis* aus. Der Frost von *Rhus toxicodendron* beginnt an keinem charakteristischen Ort und es gibt auch keine bestimmte Zeit, zu der er auftritt. Aber die herausschießende Diarrhoe, die Verschlimmerung durch Kälte und vor allem der Beginn des Frostes mit trockenem Husten deuten auf *Rhus toxicodendron* als angezeigte Arznei hin.

Wenn während Frost oder Fieber herausschießende Diarrhoe und Urtikaria vorhanden sind, so sollten wir *Elaterium* in Betracht ziehen. Für *Hepar* ist die Urtikaria während des Frostes charakteristisch, für *Rhus toxicodendron, Ignatia* und *Apis* während des Fiebers. Bei *Rhus toxicodendron, Hepar* und *Apis* tritt sie während der Entfieberung auf. *Elaterium* hat die Urtikaria nach unterdrücktem Fieber. Ich habe aber während der Entfieberung noch keinen unvollständigen Ausbruch von Urtikaria gesehen, die scheinbar durch herausschießenden Durchfall gebessert und von *Elaterium* geheilt wurde. Dies ist lediglich eine klinische Beobachtung.

Chronische Arthritis

Mrs. N., etwa 38 Jahre alt, ist seit ca. zehn Jahren wegen einer chronischen Arthritis ihres linken Knies invalid. Im akuten Stadium wurde sie von Dr. Hammer behandelt, einem bekannten Chirurgen aus St. Louis. Sie wurde geschröpft und bekam blasenbildende Anwendungen, doch die Krankheit schritt weiter fort. Sie wurde von den besten allopathischen Chirurgen behandelt und trotzdem schritt die Krankheit immer weiter fort. Der letzte, der die Arthritis behandelte, war unser verstorbener Dr. Hodgen, der ihr Knie schiente und sagte: Wenn sich das Knie nicht versteifen lässt, dann nehmen wir es ab. Sein Motto lautete: „Ein steifes Bein oder gar keines." Die Schienung über zwei Monate hinweg hatte keine Ankylosierung herbeigeführt.

Am 16.07.1881 wurde ich zu dem Fall gerufen. Das Knie war schmerzhaft, sehr berührungsempfindlich und doppelt so groß wie das gesunde und sehr hart. Der Oberschenkel war abgemagert, Knöchel und Füße ödematös. Das Glied war eingewickelt und sie lag im Bett. Sie konnte sich aufsetzen, doch sie konnte ihr Bein fast nicht bewegen, da jede Bewegung wehtat. Sie hatte ein starkes Brennen der Fußsohlen und ihres Scheitels. *Sulphur* 55M, trocken als Einmalgabe. Sac-lac.

Am folgenden Morgen kam ihr Ehemann zu mir und berichtete, dass es seiner Frau

[54] Im Original: 12 to 1 ohne nähere Angabe der Tageszeit.

wesentlich schlechter gehe. Sie litt in dieser Nacht sehr und hatte am ganzen Körper Schmerzen. Ich besuchte sie und drängte sie dazu, die Schmerzen zu ertragen, da sie schnell vorübergehen würden. Sie nahm bis 20. August Sac-lac., dann gab ich ihr nochmal eine Gabe *Sulphur* 81M, trocken als Einmalgabe. Darauf folgte eine leichte Verschlimmerung, sie sagte aber, dass sie die Verschlimmerung aushalten werde, da nach der ersten Verschlimmerung eine große Erleichterung eingetreten war.

01.09.1881– Die Schmerzen sind alle zurückgegangen und sie kann jetzt auf Krücken um das Haus gehen.

20.09.1881 – Sie ließ nach mir schicken. An ihrer Haustüre war Trauerflor, da ihr Ehemann nach einer Woche Krankheit unter allopathischer Behandlung verstorben war; sie war Tag und Nacht auf, um ihm beizustehen, sie war sehr nervös und ihr Bein schmerzte wieder viel stärker. Sie bekam einige Tage lang *Ignatia*, bis sich die Trauer etwas gelegt hatte, dann schenkte ich meine Aufmerksamkeit wieder ihrem Knie.

08.10.1881 – Sie bekam *Sulphur* 81M, was ihr zwar Ruhe verschaffte, doch das Knie wurde nicht viel besser. Sie bekam weiterhin Sac-lac.

12.11.1881 – Das Gelenk schwoll ab, der Fuß ist nicht mehr so ödematös und ihre Füße und ihr Scheitel brennen nicht mehr. Ihr Appetit ist gut und sie wird kräftiger. Es geht ihr insgesamt viel besser. Da ich nicht wusste, wie die Angelegenheit ohne eindeutige Hinweise auf eine Arznei besser werden sollte, gab ich ihr weiterhin Sac-lac.

03.12.1881 – Sie beklagte sich über kalte Füße und darüber, dass ihr Knie bei jedem Wetterwechsel von warm nach kalt schmerze. Sie hatte ein Verlangen nach Eiern und konnte sich nur schwer warm halten. *Calcium carbonicum* C85000 und einen Monat lang Sac-lac.

07.01.1882 – Sie fühlt sich sehr wohl; schlief nachts fast immer gut; hat warme Füße und wenig Schmerzen im Knie; die Schwellung im Knie nahm ab; sie läuft auf Krücken im Haus herum; ihr Knie wird langsam immer unempfindlicher. Sac-lac.

Während der ganzen Zeit konnte sie ihr Knie nur eingeschränkt bewegen, da die geringste Bewegung immer Schmerz auslöste. Sie konnte aber ihr Bein aus dem Bett schwingen und den Fuß oben halten, um das Knie nicht abzuwinkeln und anschließend relativ gut auf Krücken im Haus umhergehen.

03.02.1882 – *Calcium carbonicum* 85M. Langsame Besserung.

25.03.1882 – Sie kann ihr Knie jetzt ohne große Schmerzen etwas bewegen; das Gelenk schwillt langsam ab; keine Schwellung des Fußes mehr; sie kann jetzt seit mehr als zehn Jahren an beiden Füßen wieder die gleiche Schuhgröße tragen. Sac-lac.

04.04. 1882 – Keine neuen Symptome, keine weitere Besserung; *Calcium carbonicum* 85M und Sac-lac.

03.05.1882 – Keine Veränderung seit dem letzten Termin; keine neuen Symptome; sie isst gut, sie schläft gut; sie sieht gut aus. Was soll ich tun? Mich in meiner Verschreibung nach dem Knie richten? Nein. Ich warte ab und gebe Sac-lac.

03.06.1882 – Saures Aufstoßen, welches Brennen im Rachen verursacht, aber nicht bis in den Mund kommt; das Knie schmerzt wieder stärker; Ruhelosigkeit nachts; sie muss viel umhergehen, was wohl Erleichterung verschafft; ziehender Knieschmerz; nagender Magenschmerz. „Saures Aufstoßen, wovon der Geschmack nicht im Mund bleibt, aber die Säure im Magen nagt.“ *Lycopodium* „Unvollkommenes, brennendes Aufstoßen, das nur bis zum Schlundkopfe kommt, wo es mehrere Stunden brennen macht.“ (Allen[Hahnemann, CK]) *Lycopodium*.

Lycopodium hat auch die restlichen Symptome, ich gab es in der 71M. Sac-lac. Das Knie schmerzte sehr und sie war gezwungen, einige Tage lang das Bett zu hüten. Ich besuchte sie täglich und sie bekam Sac-lac.

02.07.1882: Sie geht mit Krücken und hat nur geringe Schmerzen im Knie; keine

Magenschmerzen und kein Aufstoßen. Besserung.

03.08.1882: Besserung. Sac-lac.

02.09.1882: *Lycopodium* 71M und Sac-lac.

06.09.1882: Leichte Verschlimmerung durch *Lycopodium* Besserung.

01.10.1882: Besserung Sac-lac.

08.11.1882: Besserung Sac-lac.

15.12.1882: *Lycopodium* 71M und Sac-lac.

Januar 1883: Es sind nun achtzehn Monate vergangen, seit ich diesen Fall übernommen habe. Die Patientin hat zugenommen, nur das Knie bereitet ihr noch Beschwerden. Sie kann es noch immer nur unvollständig bewegen. Die Bewegung tut nicht allzu sehr weh, außer sie versucht, das Knie mit Gewalt zu beugen. Sie läuft im Hof umher und geht auch auf die Straße. Ich besorgte ihr einen Gehstock und riet ihr, eine der beiden Krücken beiseite zu legen. Sie hat keine Angst davor, sich das Knie anzustoßen, was in diesem Fall bisher eine bedeutende Rolle gespielt hatte.

01.05.1883: Sie läuft mit einer Krücke und Gehstock. Sie kann ihre Glieder besser und besser bewegen. Keine neuen Symptome, das Knie ist nahezu wieder normal. Sie kann ihr linkes Bein wieder etwas belasten. *Lycopodium* 71M, trocken und Sac-lac.

08.07.1883 – Rheumatische Schmerzen in beiden Knien und eine derart große Ruhelosigkeit, dass sie sich die ganze Nacht über bewegen musste. Steifheit der Gelenke, die durch Bewegung besser wird; in Bewegung geht es ihr besser. *Rhus toxicodendron* M in Wasser, alle drei Stunden.

10.Juli.1883 – Besserung. Die Ruhelosigkeit ist verschwunden, die Steifheit etwas besser. Sac-lac.

05.08.1883 – Besserung. *Rhus toxicodendron* 32M, Einmalgabe und Sac-lac.

01.09.1883 – Ich sah sie mit einem Spazierstock gehen. Sie lief durch das Haus, um mir zu zeigen, wie gut sie wieder gehen konnte.

01.10.1883 – Besserung. *Rhus toxicodendron* 32M, Einmalgabe und Sac-lac.

08.11.1883 – *Rhus toxicodendron* 32M, Einmalgabe und Sac-lac.

05.12.1883 – Sie lief, mit Hilfe ihres Gehstockes, zwei Blocks bis zur Straßenbahn und kam ohne ihren Stock in meine Praxis.

07.01.1884 – Sie kam hinkend in meine Praxis. Eingeschränkte Beweglichkeit des Knies, aber die Schmerzhaftigkeit ist verschwunden. Ich fragte sie, ob sie es bereut habe, sich konstitutionell behandeln haben zu lassen, worauf sie antwortete: „In zehntausend Jahren nicht."

Ich habe diesen Fall zwei Schulmedizinern von hohem Rang berichtet, einfach um ihnen zu zeigen, dass größtes chirurgisches Geschick angewandt worden war und dass die reine Homöopathie die größere Anerkennung verdient hat. Zehn Jahre lang ging es ihr zunehmend schlechter und innerhalb von zweieinhalb Jahren war sie geheilt. Wenn man aber behauptet, sie sei ohne Medizin gesund geworden, dann haben die bei ihr angewandten Mittel ihr Leben zerstört.

Prompte Heilung eines chronischen Leidens Malaria

Mr. R., ein junger Mann von 38 Jahren, war aus der U.S. Army entlassen worden, da ihn seine chronische Malaria arbeitsunfähig gemacht hatte; er nahm über Jahre hinweg 20 Gran Chinin, um seine regelmäßig wiederkehrende Malaria zu unterdrücken; selten dauerte es länger als sechs Wochen, bis der Frost wiederkam; er litt schwer und sein Allgemeinzustand bot ein verworrenes Bild. Er hatte es seinem Körper niemals gestattet, eindeutige Symptome zu entwickeln, außer dass er blass war und überall Schmerzen hatte; Frost am Nachmittag und Abend, des Nachts Hitze. Chronische Magenverstimmung; kann nur wenige einfache Speisen zu sich nehmen. Er erkrankte vor zwölf Jahren in Delaware an Malaria, seitdem leidet er darunter.

Starke Blähungen in Magen und Darm. Brennende Schmerzen. Während des Fiebers ist er ruhelos und muss sich ständig bewegen. Gliederschmerzen mit Fieber. Er ist gegen Kälte empfindlicher als gegen Wärme; er hat es gerne warm. Er kann sich nicht konzentrieren. Mäßiger Durst. Er mag alles gerne sehr salzig. Stuhl: Der Stuhldrang treibt ihn jeden Morgen aus dem Bett. Seine Füße sind so warm, dass er sie *im Schlaf oftmals sogar bei kaltem Wetter aus dem Bett streckt. Sulphur* XM linderte alle seine Symptome und er fühlte sich sechs Wochen lang gut, dann kamen die Symptome wieder; er dachte bereits, er sei wieder gesund. *Sulphur* XM wurde wiederholt und er kam erst nach vierzig Tagen wieder, da es ihm so gut ging, dass er dachte, er brauche mich nicht mehr: *Sulphur* LM. Seitdem ist er vollkommen gesund. Er ist als Ingenieur oft dem Wetter ausgesetzt, seine Widerstandsfähigkeit ist jetzt allerdings besser als je zuvor, er hat eine bessere Farbe und nahm an Gewicht zu.

Magenbeschwerden

Catherine W., 7 Jahre alt. Alle zwei bis drei Wochen bekommt sie Brechanfälle mit hohem Fieber, rotem Gesicht und Durst auf eiskaltes Wasser. Dieses Erbrechen tritt seit dem Kleinkindalter auf. Sie erbricht gelben und grünen Schleim und sogar Galle. Sie hatte schon vielerlei Medikamente eingenommen und etliche Ärzte konsultiert. Augen und Haut ikterisch. Verstopfung; sie bekam Abführmittel und Einläufe. Stuhl meistens unverdaut. Ziegelmehlsediment im Urin. Bei kaltem Wetter sehr frostig, die Magensymptome sind allerdings bei heißem Wetter schlimmer. Bei kaltem Wetter spröde Lippen. Leidet im Sommer viel stärker. Je wärmer das Wetter, desto stärker sind die Anfälle. Kalte Hände und feuchte Füße. Marmorierte Haut. Stark belegte Zunge. Zwischen den Anfällen hat sie Untertemperatur. Reizbarkeit; lacht und weint abwechselnd. *Phosphorus* XM.

Innerhalb von fünf Wochen ein leichter Anfall. *Phosphorus* XM

Sechs Wochen später zeigte sie Anzeichen eines Rückfalls. *Phosphorus* LM.

Sieben Wochen später erbrach sie sich, nachdem sie von ihrer Mutter gehaltvolleres Essen bekommen hatte (da es dem Kind sehr gut zu gehen schien). *Phosphorus* LM. Zwei Monate und zehn Tage lang zeigte sie keine Anzeichen eines Rückfalls. *Phosphorus* CM.

Zwei Monate später: geformter Stuhl, unverdaut. Kalte Hände und Füße. Marmorierte Haut. Durst auf sehr kaltes Wasser. *Phosphorus* CM.

Inzwischen ist sie ein kräftiges Kind und wächst schnell. Sie hat keine Symptome mehr.

Narben, die durch eine Arzneigabe verschwanden

Ein junge Dame, 26 Jahre alt, konsultierte mich wegen einiger Narben an der rechten Halsseite, die sie sehr entstellten. Sie sagte, dass sie sich abgesehen von ihren kalten, feuchten Füßen bei guter Gesundheit befinde. An der vernarbten Stelle hatten sich Fistelausgänge befunden, die dort einige Jahre lang Sekret absonderten. Sie schlossen sich letztendlich unter der Anwendung irgendeines Blut- bzw. Wurzelsirups. Da ich glaubte, dass dieser ihr Leiden nur vorübergehend beeinflusst hatte, versuchte ich herauszufinden, welche Arznei sie benötigte. Wie ich herausfand, hatte sie nur sehr wenige Symptome, doch das Calcium-typische Gefühl, als würde sie kalte, feuchte Socken tragen, war vorhanden. Sie bekam eine Gabe *Calcium carbonicum* 85 M.

Am dritten Tag fing ihr Hals an, weh zu tun. Sie kam vorbei, um mich zu fragen, ob dies etwas mit der Arznei zu tun habe. Ich benötige eine ganze Menge Sac-lac. Die tiefe Narbe fing zu eitern an, sonderte einige kalkige Knötchen ab und der Hals heilte an der offenen Stelle fast ohne Narbe ab. Fünf Zentimeter davon entfernt hat sie noch eine unansehnliche Vertiefung. Sie wünschte, diese hätte sich auf die gleiche Art und Weise geöffnet, aber mit etwas chirurgischem Geschick kann auch diese Narbe entfernt werden.

Lippe gibt, um Narben zu öffnen: Carb-v. Croc., Crot-h., Lach., Nat-m. Phos. und Sil.

Klinische Fälle Arzneiverordnung nach der alten Schule

Mrs. W.L.C., eine 35 Jahre alte Krankenschwester konnte sich über viele Jahre umsonst behandeln lassen und bekam so starke schulmedizinische Medikamente, dass sie inzwischen kaum mehr ihren Lebensunterhalt verdienen kann. Taubheit beider Ohren durch Chinin, im linken Ohr ausgeprägter. Sie kommt durch Anstrengung leicht ins Schwitzen.

Chininmissbrauch: Am-c., *Ant-t., Apis*, ARN., *Ars.*, Asaf., *Bell.*, CALC., Caps., CARB-V., *Cina.*, Cupr., Dig., FERR., Ferr-ar., Gels., Hell., IP., *Lach.*, Merc., NAT-M., Nux-v., *Ph-ac.*, Phos., Plb., PULS., Samb., *Sep.*, Stann., Sul-ac., *Sulph.*, Verat.

Schwitzt bei leichter Anstrengung: Ars., CALC., Caps., Carb-v., FERR., Ferr-ar., *Gels.*, Lach., *Merc., Nat-m.*, PHOS., SEP., Stann., SULPH., Sul-ac., Verat.

Schwerhörig: *Ars.*, CALC., Caps., CARB-V., *Ferr.*, Ferr-ar., *Gels., Lach., Merc.*, NAT-M., PHOS., *Sep.*, SULPH., *Sul-ac.*, Verat.

Sausende Ohrgeräusche: *Ars., Calc.*, CARB-V., Ferr., Ferr-ar., *Gels., Lach., Merc., Nat-m., Phos., Sep.*, SULPH., *Sul-ac.*, Verat.

Klingelnde Ohrgeräusche: *Ars.*, CALC., CARB-V., *Ferr.*, Lach., *Merc., Nat-m., Phos.*, SEP., SULPH., Sul-ac.

Summende Ohrgeräusche: *Ars., Calc., Carb-v., Lach., Nat-m., Phos., Sulph.*

Schwerhörig für die menschliche Stimme: *Ars.*, PHOS., SULPH.

Bitterer Geschmack: ARS., *Calc.*, CARB-V., *Lach.*, Nat-m., *Phos., Sep.*, Sulph.

Nasenkatarrh: ARS., CALC., CARB-V., *Lach.*, NAT-M., *Phos.*, SEP., SULPH.

Verlangt nach frischer Luft: *Ars.*, CARB-V., *Lach., Nat-m.*, Phos., Sep., SULPH.

Gehen an frischer Luft bessert: Carb-v., Nat-m., Phos., *Sep., Sulph.*

Schlimmer im warmen Zimmer: *Carb-v.*, Nat-m., Phos., SULPH.

Es wurde *Sulphur* XM verordnet, eine Potenzreihe davon besserte ihren Zustand spürbar; inzwischen kann sie wieder selbst für ihren Lebensunterhalt sorgen.

Exophthalmus und Kropf

Mrs. G.S.B., 48 Jahre alt. Sie ist seit 24 Jahren verheiratet und Mutter von vier Kindern, von denen eines verstorben ist. Das jüngste Kind ist 9 Jahre alt. Sie ist seit drei Jahren krank. Exophthalmus und Kropf. Ihre Augen stehen nicht stark hervor. Sie wird dicker. Sie ist sehr empfindlich gegen Hitze. Täglicher Stuhlgang, gewöhnlich hat sie nach einer ganzen Mahlzeit Durchfall. Ihre letzte Menses war im Frühling. Sie verschwindet jedes Jahr im Sommer für drei Monate. Reichlich, am ersten und letzten Tag schmerzhaft. Schwäche bis zur nächsten Menstruation. Keine Hitzewallungen. Kein Durst, trinkt aber etwas nicht gekühltes Wasser. Heiter. Erschrickt beim Einschlafen; jetzt nicht mehr so stark. Sie war noch nie kräftig; sie ist immer müde. Keine Erbkrankheiten. Aufregung verschlechtert. Sie kann intensiv genießen. Heftige Kopfschmerzen durch Augenprobleme, im Moment keine. Schwache Muskeln. Kleine Wunden bluten stark. Verlangen nach heißen Speisen. Schlimmer im warmen Raum. Benötigt frische Luft. Sie möchte alles in Eile verrichten und möchte auch andere dazu antreiben. Die Probleme anderer belasten sie. Feingeistig. Anfallsartiger Sehverlust im Sommer. Im Sommer ist ihr das Denken unmöglich; Schwäche; den ganzen Sommer über depressiv. Im Winter fröhlich. Sie trägt sowohl tagsüber als auch nachts nur leichte Kleidung. Geistige und körperliche

Anstrengung verschlimmern. Durchfall durch den Genuss von Früchten: Pfirsichen, Orangen, Äpfeln, Bananen. Sie mag Süßes und Saures. Sie mag gut gesalzenes Essen. Abneigung Eier. Gedankenandrang. Verweilt bei alten, unangenehmen Begebenheiten. Geräuschempfindlich. Furcht und Sorgen, wenn sie nicht zu Hause ist; darunter leidet sie seit ihrem Sonnenstich im Alter von 14 Jahren. Lebhafte Träume. Im Stehen hat sie heftige Schmerzen des linken Ovars. Ihr graut es vor den Anfällen von Blindheit. Depressiv. Sie braucht viel Schlaf. Wenn sie über ihre Symptome spricht, geht es ihr immer schlechter. Puls 140. Von ihrem allopathischen Arzt wurde sie aufgegeben, da unheilbar. Ich gab ihr, in langen Abständen, zweimal *Lycopus virginicus* M, welches von der XM, LM und CM, ebenfalls je zwei Gaben, in langen Abständen gefolgt wurde. Dann habe ich die Reihe, mit der M beginnend, wiederholt.

Das war vor vielen Jahren, ihr geht es noch immer gut; ihr Hals hat eine normale Größe; ihr Herz arbeitet regulär und sie hat keine hervorstehenden Augen mehr.

Die Patientin wurde 15 Monate lang behandelt.

Vergrößerte Drüsen

Miss J.Y., 22 Jahre alt. Die familiäre Vorgeschichte ist gut. Vergrößerte Drüse auf der linken Halsseite, tuberkulös. Zum ersten Mal vor einem Jahr. Vor fast vier Monaten wurde sie ihr herausgeschnitten. Jetzt ist sie wieder aufgetaucht. Vor der OP war sie immer schläfrig und hatte keinen Ehrgeiz. Sie wurde schnell müde, was seit der Operation besser geworden ist. Menarche mit 18 Jahren, normal. Durch nichts erkältet sie sich so leicht wie durch kalte Füße. Sie schläft gut, wacht gewöhnlich einmal auf. Vor der Operation hatte sie einen schlechten Appetit. Sie macht sich nichts aus Corned Beef, Kohl oder Eintopfgerichten. Eier mit Schinken mag sie sehr gerne. Sie zieht Saures Süßem vor. Sie ist weder besonders hitze- noch besonders kälteempfindlich. Obstipation, nimmt Glaubersalz und ähnliches. Gewöhnlich hat sie keinen Stuhldrang. Schmerzlos. Ihre Zähne sind schon sehr früh verfallen. Warmer Fußschweiß. Sie ist niemals durstig, außer wenn sie salzig gegessen hat. Sie trinkt drei oder vier Glas Wasser am Tag „weil die Leute sagen, es tut dir gut." Sie mag das Wasser sehr kalt, im Sommer eisgekühlt. Die Patientin immigrierte im Alter von 16 Jahren aus Irland; bevor sie in unser Land kam, hatte sie Schwächeanfälle mit Schwindel und Schwanken; frische Luft bessert. In unserem Land geht es ihr besser. Schwitzen des Gesichtes, schlimmer im Sommer; nur wenn sie in der Hitze arbeitet. Seit sie nach Amerika kam, hat sie einen Hautausschlag im Gesicht, der im Sommer schlimmer ist. Manchmal blutige, ein andermal gelbliche Absonderungen. Keine besonderen Empfindungen im Hautausschlag. Die Menstruation kommt alle drei Wochen, von sehr hellem Rot, ohne Klumpen. Die ersten beiden Tage ist sie sehr reichlich und dauert ca. vier Tage.

Jeweils zwei Gaben *Tuberculinum* XM, LM und CM, in langen Abständen, heilten die Patientin.

Heftige Schmerzen vor der Menstruation

Miss M.G., 21 Jahre alt. Heftige Schmerzen zwei Stunden bevor der Menstruationsfluss einsetzt; sie wird ohnmächtig. Schmerzhafte Krämpfe im Abdomen. Die Beschwerden begannen vor einem Jahr. Alle vier oder fünf Wochen. Spärlicher Menstruationsfluss; eineinhalb bis zwei Tage. Am ersten Tag: dunkel mit Klümpchen; „Schwarze Blutklumpen." Schmerz zwischen den Schultern. Manchmal Kopfschmerzen über der Stirn. Sie ist gerne draußen. Wenn sie ein bisschen gelaufen ist, muss sie sich hinsetzen und ausruhen; ihre Füße und ihr Kreuzbein werden müde und schmerzen.

Lapis albus XM.

Nach zwei Monaten kam sie wieder und berichtete Folgendes:

Weniger Schmerzen bei der Menstruation, die mit einem Abstand von vier Wochen eintrat; der Menstruationsfluss dauerte drei Tage; am zweiten Tag einige Klümpchen. Kein Schmerz zwischen den Schultern. Weniger Schmerz in den Füßen und im Kreuzbein. *Lapis albus* XM.

Nach sechs Monaten kam sie wieder und berichtete, dass es ihr sehr gut ginge und sie – außer zwischen den Schultern – keine Schmerzen mehr habe. Ihre letze Menstruation war zu spät. *Lapis albus* LM.

Multiple Geschwüre

Miss C.N., 23 Jahre alt. Sie hat multiple Geschwüre am linken Bein; vier Geschwüre; vor drei Jahren hat alles begonnen. Braune Krusten, die von sehr dunkler kupferfarbener Haut umgeben sind; sie hat keine syphilitische Vorgeschichte, keinen Haarausfall, keine Halsschmerzen. Ein Bandwurm wurde vor sechs oder acht Jahren mit starken Medikamenten geheilt (?). Trockener Husten. Verlangen nach warmen und kalten Getränken. Weder hitze- noch kälteempfindlich. Sehr nervös; wenn sie angesprochen wird, lässt sie Dinge aus ihren Händen fallen. Gefühl, als ob sie eine eng sitzende Mütze auf dem Kopf tragen würde. Am besten geht es ihr an der frischen Luft. Jeweils zwei Gaben *Kalium sulphuricum* XM und LM, in langen Abständen, heilten sie.

Kopfschmerzen

16. Juni – Mrs. W., die Mutter von Mrs. M.W. Seit etlichen Tagen Kopfschmerzen. Heute Morgen Frost, danach hohes Fieber. Vor drei Jahren Frost und Fieber; sie denkt, das diese jetzt wiedergekommen sind. Schmerzen in allen Muskeln und Knochen. Belegte Zunge, bitterer Geschmack. Übelkeit. Trockener Husten, der vom Magen zu kommen scheint. Sac-lac.

18. Juni – Gestern kein Frost, aber starke Rücken- und Kopfschmerzen. Heute Morgen um 5.30 Uhr hatte sie quälende Kopfschmerzen, der Frost begann um 8 Uhr und dauerte drei Stunden. Auf ihn folgte ein neun Stunden lang anhaltendes Fieber. Starke Kopfschmerzen während des Fiebers. Reichlich saurer Schweiß, wie modriges Wasser. Widerwärtiger Atem. Belegte Zunge. Appetitlos. Sehr dunkler Urin, stündliches Wasserlassen. Sie kann ihren Kopf kaum bewegen. - 103M und Sac-lac alle sechs Stunden. Sie wurde durch eine Gabe geheilt.

Ulkus

15. November – Mrs. W., 70 Jahre alt. Das Ulkus am linken Knöchel begann mit einem intensiven, fein stechenden Schmerz, der Fleck war so groß wie eine Erbse. Am nächsten Tag brach es auf und sonderte eine dünne, blutige Flüssigkeit ab; das Fleisch um den Punkt war purpurfarben. Die wunde Stelle wurde größer und die Absonderung wurde dick und gelb, inzwischen ist es etwas größer als ein Dollar. Es ist rot mit gelben Eiterflecken; es sieht einem Schwamm ähnlich. Der Verband stinkt beim Abnehmen ein wenig. Das Ulkus brennt und sticht; manchmal hat sie das Gefühl, dass es ihr in der Ferse ruckelt; sie möchte es kühl halten, von Wärme wird es schlimmer. Der Schmerz ist manchmal wie durch Splitter oder brummend. An diesem Bein schwitzt sie vom Knie abwärts sehr stark; am anderen nicht. Morgens nach dem Aufstehen schwillt ihr Fuß maximal an, intensive Schmerzen. Gegen 15 oder 16 Uhr geht es ihr besser und sie kann sich hinlegen. In der Nacht geht die Schwellung zurück, und wenn sie ruhig liegt und ihr Fuß und ihr Kopf sich auf einer Ebene befinden, geht es ihr gut. Von der Schulter bis zu den Ellbogen sind ihre Oberarme sehr berührungsempfindlich. Ihre Arme haben, wenn sie etwas macht, einen „brummenden Schmerz“. Ihre Halsmuskulatur schmerzt etwas. Eine Retroversion ihres

Armes ist ihr unmöglich und sie kann ihren Arm nicht nach etwas ausstrecken, ohne dass ihre Schulter es ihr krumm nimmt. Sie kann ihre Arme nach vorne (Anteversion) und aufrecht über ihren Kopf (Elevation) strecken. Manchmal kann sie morgens ihren Mittelfinger, gewöhnlich den rechten, kaum abwinkeln, so dass er ausgestreckt bleibt. Beim Sitzen nimmt sie folgende Stellung ein: zusammengehaltene Hände, die Arme aneinander gezogen und den Kopf nach vorne geneigt; sie kann nicht mit abgespreizten Armen auf dem Stuhl sitzen. Im Bett kann sie sich nur umdrehen, wenn sie ihre Arme faltet und sich herumwälzt. Nachmittags möchte sie fast alle fünf Minuten etwas trinken. *Pulsatilla* CM.

Alle Symptome verschwanden und der Patientin ging es bis zum

21. März.1893 gut. Rheumatismus rechts; im Hüftgelenk scheint es am schlimmsten zu sein. Der Schmerz ist die ganze Zeit konstant; manchmal etwas stärker. Manchmal, wenn sie versucht zu gehen, kann sie nicht einmal richtig stehen. Im Sitzen schlimmer als im Liegen. Kann nicht auf der rechten Seite liegen. Hitze bessert etwas; Kälte intensiviert den Schmerz. Kälteempfinden im Bein und im Fuß. Muskeln[55] schmerzhaft und etwas geschwollen. Es hat vor drei Tagen ganz plötzlich begonnen und bleibt seitdem an der gleichen Stelle. Ansonsten geht es ihr gut. Guter Appetit. *Pulsatilla* MM heilte sie.

Diabetes mellitus, der durch Phosphorus geheilt wurde

02.07.1890 – Dies ist der Fall eines großen, wohlgeformten Mannes von 47 Jahren. Die Krankheit begann vor ungefähr drei Jahren; er nahm ca. 16 Kilo ab und verliert immer noch an Gewicht. Seine Ausdauer wird zunehmend geringer. Schlaflosigkeit nachts. Vor zwei Jahren hatte er gelegentlich Anfälle von Diarrhoe, verbunden mit Beschwerden des Bauches; danach wurde die Schlaflosigkeit schlimmer. Manchmal kann er wegen der Bauchschmerzen nachts nicht schlafen. Dumpfer Schmerz im Abdomen; schlimmer nachts; schlimmer, wenn er sich tagsüber niederlegt. Durch leichte Anstrengung muss er stark schwitzen. Sehr nervös, er muss immer in Bewegung bleiben. Heller Stuhl. Er empfindet heftiges Pulsieren am ganzen Leib. Intensive Herztätigkeit und voller, schneller Puls zwischen 95 und 100. Letzten Winter hatte er eine Grippe[56], seitdem baut er noch schneller ab. Fetthaut auf dem Urin.

Ziegelmehlsediment im Urin, nicht immer. Bei Erregung hat er oft das Gefühl, als ob der Kopf bzw. der Schädel oberhalb der Ohren abgetrennt sei und auf und ab bewegt würde. Kann in jeder Position gleichermaßen gut schlafen. Es wird ihm schnell zu heiß, er ist aber nicht kälteempfindlich. Schwäche von körperlicher wie geistiger Anstrengung. Muss nachts aufstehen um zu urinieren. Urinmenge zwischen 1,9 und 2,4 Liter. Spezifisches Uringewicht zwischen 1030 und 1035. Der Fermentationstest ergab zwischen 27 und 34 g Zucker pro Liter Urin. Rumpeln im Bauch. Der Patient hat bereits mehrere Allopathen konsultiert, die ihm viele starke Medikamente gaben, vor allem *Podophyllum* und Strychnin. Er hat noch keinen homöopathischen Ratschlag bekommen. Durst auf kaltes Wasser. Wunder Anus. Ihm wurde gesagt, er habe Analfissuren. Einige Tage nach der sorgfältigen Fallaufnahme bekam er *Phosphorus* CM, welches eine starke Verschlimmerung aller Symptome hervorrief.

Sein Zustand verbesserte sich ohne weitere Arzneigabe stetig, bis zum 31.Oktober, als seine Symptome wiederkehrten. Innerhalb eines Monats war kein Zucker mehr in seinem Urin, und er kam auch nicht wieder.

Am 31.Oktober desselben Jahres erhielt er *Phosphorus* MM. Er erfreut sich bester

[55] Im Original: *Flesh*

[56] *Grippe* im Original. Amn. d. Übers.

Gesundheit, arbeitet geistig und seine Ausdauer ist größer als je zuvor.

Dysmenorrhoe

Mattie E., 23 Jahre alt. Seit ihrer ersten Menstruation mit 13 Jahren leidet sie jedes Mal unter großen Schmerzen und das alle drei Wochen. Der Schmerz im Uterus erstreckt sich abwärts, die Oberschenkel hinunter. Vor und während ihrer Leiden verspürt sie ein Leere- und Hungergefühl im Magen (*Sepia, Murex, Ignatia*); sie kann nicht lange auf ihren Füßen stehen, weil die Schmerzen dadurch so sehr verschlimmert werden; sie hat kalte Füße, Schwindel beim Treppensteigen und einen sehr ausgeprägten Appetit.

Die Tatsache, dass sie diese Schwierigkeiten seit ihrer Pubertät hat, führte mich zu *Calcium phosphoricum* Seitdem hatte sie keinerlei Schmerzen mehr. Diese junge Frau musste an ihren Krankheitstagen jede Beschäftigung vermeiden und war am ersten Tag fast den ganzen Tag ans Bett gefesselt. Ihre Dankbarkeit munterte mich oftmals auf und ihr Lob hat mir viele Patienten beschert. *Calcium phosphoricum* ist so wichtig bei schmerzhaften Beschwerden des Uterus, die mit der Pubertät in Zusammenhang stehen und von schlechten Angewohnheiten oder missachteten Ratschlägen herrühren, dass ich diese Eigenschaft betonen möchte. In ländlichen Gebieten ist es üblich, dass junge Mädchen in der Pubertät im Wasser waten und viele leichtsinnige Dinge tun und dadurch die Basis für Dysmenorrhoe und Sterilität legen. Beschwerden, die von diesen Ursachen herrühren, finden in *Calcium phosphoricum* häufig ihr Arzneimittel.

Dysmenorrhoe

Miss X., 24 Jahre alt, litt seit ihrer Pubertät unter *Dysmenorrhoe*. Am ersten Tag musste sie immer im Bett bleiben. Die Menses kamen immer einige Tage zu früh, waren profus und dauerten fünf Tage. Sie hatte wehenartige Schmerzen und ein „bearing down" in der Vagina mit dem Gefühl, als ob ihre Geschlechtsorgane herauszuquellen schienen. Zwischen den Blutungen hatte sie oft das Gefühl, als ob ihre Menstruation schon kommen wollte, und manchmal hatte sie sexuelle Bedürfnisse, über die sie sich ärgerte. Allgemein war sie kräftig und hatte keine Beschwerden. *Calcium phosphoricum* heilte diese Dame in zwei Monaten.

Sie war ein Waisenkind, ohne Mutter, die ihr hätte Ratschläge erteilen können, weshalb sie gerade in einer Zeit, in der sie am dringendsten auf Ratschläge angewiesen gewesen wäre, auf sich allein gestellt war.

Dies bescherte ihr zehn Jahre lang Leid, bis sie die angemessene Arznei erhalten hat. Die Lokalbehandlungen, die die Patientin bekam, verschafften ihre keine Linderung. Man hatte ihr erzählt, dass eine innerlich verabreichte Arznei ihr nicht helfen könne.

Dymenorrhoe

Miss Susie C., 22 Jahre alt, konsultierte mich wegen ihrer Dysmenorrhoe. Ihre Menses kamen viel zu früh und dauerten zwischen sieben und zehn Tagen. Das Blut war die ersten drei oder vier Tage dunkel und klumpig; zu Beginn heftige Schmerzen; nach dem Ausscheiden einiger Membranen wurde es ihr immer etwas leichter. Sie beschwerte sich über Aphthen im Mund und manchmal an den Labien. Einige Tage vor der Menstruation hatte sie immer einen eiweißartigen, zähen Ausfluss. Die Schmerzen waren oft wehenartig, zusammenschnürend (*Cactus*). Sie erstreckten sich bis zum Rücken (*Gelsemium*) und die Schenkel hinunter (*Chamomilla*) und manchmal bis zum Magen und verursachten Erbrechen. Musik brachte sie immer zum Weinen (*Natrium*), und wenn sie in einem hohen Gebäude mit dem Aufzug nach unten fuhr, wurde ihr schlecht und sie hatte Angst.

Sie bekam in angemessenen Abständen *Borax* 3M. Das Ergebnis war zufriedenstellend. Die zweite Menstruation verlief normal und ohne Schmerzen. Die Besserung in diesem Fall war dauerhaft.

Ephitheliom

1885. Mr. ..., Pfarrer. Er hatte seit einigen Jahren ein Epitheliom auf dem linken Oberlid. Alle drei bis vier Wochen schält sich eine dunkelrote Kruste ab. Im Frühling wird es rissig und blutet. Manchmal pulsiert es. Das Lid ist dick und verhärtet. Es sind keine konstitutionellen Symptome zu bekommen. *Lachesis* 4M heilte innerhalb von sechs Monaten.

Chronic Liver[57]

10.10.1893 – Mrs. M.W., 36 Jahre alt, 91 kg schwer. Gichtige Konstitution. „Chronic Liver". Stark vergrößerte Leber. Große Schmerzhaftigkeit der Leberregion. Heißblütige Frau. Rotes Gesicht. Beim Aufstehen hat sie einen schlechten Geschmack im Mund. Sie hat schon alles versucht (und wird sich nun an alles halten). Früher hat sie wegen der Schmerzen im Steißbein ein Gummikissen benutzt. Kalte Hände, sehr kalte Füße. Hyperämie des Gehirns. Völlegefühl im Kopf. Manchmal spärlicher Urin. Spärlicher Menstruationsfluss. Keine Schmerzen. Nat-s. 20M als Einmalgabe und Sac-lac.

08.11. – Der Schmerz in der Seite ist viel besser. Alte Symptome tauchen wieder auf. Vor der Menses nach Fisch riechende Leukorrhoe (altes Symptom). Im Sommer war es ihr immer zu heiß, sie schwitzte aber niemals. Sac-lac. Das Stillen ihrer Kinder scheiterte.

10.12. – Die Schwellung und Schmerzhaftigkeit der Leberregion ist vollständig verschwunden. Das Völlegefühl im Kopf und der Kopfschmerz im Hinterkopf sind andauernd schlimm. Völlegefühl in den Augen; manchmal fühlt es sich so an, als sei eine Wolke über ihnen, was nach zwei-, dreimaligem Schließen der Augen wieder verschwindet. Fürchterlicher Geschmack im Mund, schlimmer am Morgen. Sie trinkt sehr wenig Wasser. Sie schwitzt jetzt stärker als je zuvor; ihre Arme sind wärmer; Beine und Füße kalt. Gicht im rechten Fuß. Manchmal schneller Herzschlag, oft wenn sie nur aufsteht, um im Zimmer umherzulaufen (sie geht immer schnell); abends fällt es ihr stärker auf. Gewöhnlich ist sie vor den Menses ziemlich geschwollen. Zwei Wochen nach der Menstruation geht es ihr immer besser. Die Schmerzhaftigkeit der Brüste war nur drei Tage vor den Menses vorhanden und nicht so schlimm. Regelmäßige Verdauung, obwohl sie stärker verstopft war als sonst. Sehr spärlicher Urin von heller Farbe, außer zehn Tage vor den Menses, dann hat der Urin eine Farbe wie Orangensaft. Die Leukorrhoe riecht nicht mehr so stark nach Fisch. Nat-s. 20M, Einmalgabe und Sac-lac.

18.01.1894 – Nach den ersten drei Gaben bekam sie einen Schwindel, der sich beim Schließen der Augen verschlimmerte. Völlegefühl im Hinterkopf und den Augen. Der rote Fleck auf der Wange ist nicht besser geworden. Kälte der Nase, Beine und Oberarme. Rheumatismus der Beinhinterseiten. Die Schmerzen sind zeitweise so stark, dass sie ihre Beine nicht anheben oder ausstrecken kann. Heftiger Schmerz, erstreckt sich über den unteren Teil des Rückens, als ob hunderte Nadeln darin steckten. Sie muss sich weiterhin ständig räuspern. Trockenheit der Nase und des hinteren Rachens. Fürchterlicher Geschmack im hinteren Teil des Mundes. Vor den Menses ist der Urin dunkler, nach der Menstruation hat sie mehr und helleren Urin. Geruch wie altbackene Kräcker. Die Menstruation dauert drei Tage. Der Rückenschmerz trat sehr plötzlich ein, als sie sich vornüberbeugte. Träume in der letzten Nachthälfte. Als sie heute Morgen aufwachte, hatte sie Halsschmerzen, auf

[57] „Chronic Liver" wird im angelsächsischen Sprachraum als Überbegriff für den Untergang des Leberparenchyms benutzt (Leberfibrose, Leberzirrhose).

der linken Seite gelb. Sac-lac., ausreichend für 30 Gaben.

26.02. – Schwellung über der Leber und um die Taille, drei Wochen lang. Kurzatmigkeit. Die Farbe des Urins hat sich verändert; morgens wie dicker Orangensaft, nachmittags normal. Stechen in der Herzgegend. Stechende Schmerzen vom Sternum zur linken Brust. Zeitweise das Gefühl eines Gewichtes in der linken Brustregion. Schmerzen im unteren Rücken. Nach unten drängende Schmerzen. Sechs Wochen andauernde Leukorrhoe. Das hatte sie seit zwölf Jahren nicht mehr gehabt. Dumpfer, heftiger Schmerz des linken Beines, von der Hüfte bis zum Knie. Schmerz des linken Knöchels, als ob er mit dem Messer durchgeschnitten wäre; er hält ungefähr drei Stunden an und ist so heftig, dass sie mit diesem Fuß nicht auftreten kann. Gicht in der vierten Zehe ihres *linken* Fußes, früher im *rechten* Fuß. Ihr Kopf fühlt sich so schlimm an wie seit vier Jahren nicht mehr. Intensives Völlegefühl im Hinterkopf, in der Stirn und in den Augen, schlimmer nachts. Berührungsempfindlich am Scheitel. Die Augen fühlen sich an, als ob sie aus dem Kopf herausschössen, dabei brennende Schmerzen. Die Brüste sind an einigen Tagen der Menstruation sehr schmerzhaft. Die Trockenheit des Rachens und der Nase ist sehr ausgeprägt. Ihre Füße und Beine sind die ganze Zeit kalt. Sechs Wochen lang Schwerhörigkeit des linken Ohres. Nat-s. LM und 30 Gaben Sac-lac.

03.04. – Schreckliches Völlegefühl im Occiput. Wenn sie müde wird, hat sie Wolken vor den Augen. Trockener Mund, bitterer Geschmack. Trockenheit der Nasenlöcher. Gefühl, als ob ein Wurm in ihrem Rachen krabbelte. Ihr ist zum Seufzen zumute. Während der Menstruation wunder Schmerz in den Brüsten, der danach anhält. Sac-lac.

14.05. – Schlechter Mundgeschmack. Völlegefühl im Kopf, schlimmer nachts. Schweregefühl in der Leber. Schmerzen in den Hüftknochen, besonders rechts, schlimmer beim darauf Liegen. Die Gicht im *rechten* Fuß kam zurück. Menstruation rechtzeitig, aber nur zwei Tage lang. Urin besser. Sie hustet ein dickes, übel riechendes Sekret ab. Die Nase und der Rachen sind immer noch sehr trocken. Der rote Fleck im Gesicht ist noch vorhanden. *Natrum sulphuricum* LM und 30 Gaben Sac-lac.

14.09. – Blutandrang zum Kopf. Brennen der Hände und des Gesichts. Schmerzen in der linken Seite des Rückens (lumbal). Schmerzhaftigkeit der unteren Wirbelsäule. Schmerzhaftigkeit der Leber. Häufiger Harndrang. Die Menstruation ist regelmäßig, dauert aber nur zwei Tage. Vor der Menstruation riecht der Urin nach Fisch; der Menstruationsfluss ist übelriechend, grünlich. *Natrum sulphuricum* LM.

02.10. – Harnsymptome besser. Leukorrhoe dünn und weiß. Sie fühlt sich die ganze Zeit über elend. Ihr Kopf ist voller Blut, ihr Gesicht purpurfarben, der Fleck auf der rechten Wange ist schlimmer als je zuvor. Schmerzen über den Augen und an der Schädelbasis. Verwischtes Sehen. Schmerzhaftigkeit der Leberregion. Übler Mundgeschmack. Großes Verlangen sich zu räuspern; die Trockenheit erstreckt sich bis zur Nase hinauf. Alles ist hart und wund. Übermäßig nervös. Herzflattern. Alle Symptome sind von 6 bis 13 Uhr schlimmer. *Natrum sulphuricum* CM.

16.10. – Völlegefühl des Kopfes und des Körpers mit kalten Händen, Füßen und kalter Nase. Die Menses kam am 09.10., drei Tage zu spät, und dauerte nur zwei Tage, allerdings hat sie seitdem einen leichten, aber ständig andauernden Blutfluss; sie nahm einmal *Pulsatilla*, als ihr Kopf ihr große Beschwerden verursachte und sie hoffte, dass auch ihre Menstruation davon wieder in Gang kommen würde; sie fühlte sich dadurch aber keineswegs besser. Rückenschmerzen. Sac-lac. 30 Gaben.

17.03.1896: Sie war bis vor Kurzem vollkommen frei von Symptomen. Die letze Arznei half ihr sehr. Sehr nervös. Herzklopfen. Überall Pulsieren und Zucken. Starke Blähungen. Aufstoßen von Luft und Gegessenem. Nach dem Essen kleiner Mengen fühlt sie sich, als hätte sie eine ganze Mahlzeit zu sich genommen. Schlechter Geschmack im Mund. Zunge wie verdorrt, trocken. Menstruation sehr regelmäßig mit widerwärtigem Geruch. Kopf- und Rückenschmerzen, wenn sie müde ist. Am Abend sind ihre Beine so unruhig, dass sie sie nicht still halten kann. Schmerzhafte Brüste, wenn sie abends den Druck[58] von ihnen nimmt. Vor den Menses fühlt sie sich niedergeschlagen. *Lycopodium* 43M.

18.04. – Die ersten zehn Tage nach Einnahme der Arznei hätte sie aus der Haut fahren können. Gute Arzneiwirkung. Linker Arm und linke Hand gefühllos. Schmerz in der Magengrube. Aufgeblähtes Abdomen vor der Menstruation. Sie träumt viel. Weiße Zunge. Widerwärtiger Mundgeschmack. Herzklopfen. Haut nicht mehr so trocken. Transpiriert. An warmen Tagen brennende Hitze mit Kribbeln und Prickeln. Brennen auf dem Scheitel, wie von glühenden Kohlen. Sac-lac.

25.05. – Wiederkehren der Symptome. *Lycopodium* 43M.

01.12. – Brennende Magenschmerzen. Vor den Menses wie ein Nebel vor den Augen. Nach der Menstruation Schmerzen im Kreuzbein. Widerwärtiger Mundgeschmack. Schwerhörigkeit. *Lycopodium* CM.

12.12. – Sehr starke Halsschmerzen, überall gerötet, auf beiden Seiten gelbe Flecke, schlimmer auf der rechten Seite, schmerzhaft beim Schlucken von Flüssigkeiten; kein Fieber; Schwere und Völle im Kopf; Schmerzen des rechten Ohres. Der Zeigefinger der rechten Hand tut sehr weh. Sie hat eine Packung aus Leinsamen ohne Erfolg angewendet. Sac-lac. in Wasser.

23.01.1897 – Brennender Magenschmerz. Vor den Menses wie ein Nebel vor den Augen. Ihr Hals bereitet ihr noch immer etwas Beschwerden. Taubheit der linken Hand. *Lycopodium* CM.

09.04. – Brennen über dem Nabel. Von Kaffee geht es ihr schlechter; Schwächegefühl. Die Symptome kehren zurück. Nach der letzten Arznei ging es ihr bis vor kurzem sehr gut. *Lycopodium* CM.

Der Patientin geht es jetzt vollkommen gut. Sie hat weder Schmerzen noch sonst eine Pein.

Ekzem – Mezereum

24.08.1884 – Mrs. C., 42 Jahre alt. Sie hat seit zwanzig Jahren ein Ekzem. Hautausschlag an Handrücken und Handgelenken, fast bis zum Ellbogen; Jucken, schlimmer durch Kratzen; kleine, brennende Bläschen, die austrocknen und krustig werden. Nach dem Kratzen Jucken, Brennen und Nässen. Durch Wasseranwendungen wird es wesentlich schlimmer; beträchtliches Brennen in den Bläschen. Hautausschlag am Handrücken*: Arg-m., Asar., Berb., Mez., Phos., Plat., Plum., Stront., Thuj., Zinc.

[Extremitäten, Hautausschläge, Handrücken: Berb., Bov., Chel., Cupr., Kali-chl., *Kali-s.*, Kreos., *Merc.*, *Mez.*, Mur-ac., Nat-c., Phos., Pix., Puls., Sanic., *Sep.*, SULPH.]

Ekzem am Handrücken: MEZ., Phos.

Brennende Bläschen: Bov., Caust., Graph., Merc., *Mez.*, *Mur-ac.*, Nat-c., Nat-m., Nat-s*., Nit-ac., Phos., Sep., *Spig.*, Spong., Staph., Sulph.

Hautausschlag, juckend, schlimmer durch Kratzen: Am-m., ANAC., *Arn.*, ARS., *Bism.*, *Bov.*, *Calad.*, Cann-s., Canth., CAPS., Carb-an., CAUST., Cham., Kreos., *Led.*, Merc., MEZ*., Mur-ac., Nat-c., Phos., Ph-ac., PULS., Sep., *Sil.*, Spong., *Staph.*, Stront., SULPH.

Jucken, Brennen nach dem Kratzen: Anac., Arn., Ars., Bov., Calad., Canth., CAUST., Con., *Kreos.*, *Led.*, MERC, Mez., *Phos.*, Puls., SEP., SIL., *Staph.*, Stront., SULPH.

Juckender Hautausschlag, der nach dem Kratzen zu nässen beginnt: Ars., Bov., *Carb-v.*, Caust., *Kreos.*, GRAPH., LACH., Led., LYC., Merc., MEZ*., *Petr.*, RHUS-T,

[58] Gemeint ist wohl das Öffnen und Ablegen des Korsetts.

Sep., Staph., Sil., Sulph. und viele weitere, die allgemein nicht mit dem Fall in Beziehung stehen.

Baden verschlechtert[59]: AM-C., ANT-C., Bov., *Calc.*, *Canth.*, *Carb-v.*, Caust., CLEM., Dulc., Kali-c., Lyc., *Merc.*, *Mez.*, Mur-ac., *Nit-ac.*, *Phos.*, RHUS., Sars., SEP., *Spig.*, Staph., Stront., SULPH.

Mezereum 20M – Eine Gabe trocken und Sac-lac. Das Brennen und Jucken verschwand innerhalb weniger Tage. In weniger als vier Wochen wurde ihre Haut wieder weich und normal und blieb gesund. Zuvor war sie nie völlig frei von ihrem durch den Hautausschlag verursachten Leiden.

Wie überlegen ist dies den materiellen Dosen! Doch weshalb können sie [die allopathischen Ärzte] keine Heilungen herbeiführen?

Vielleicht lässt sie ihr Agnostizismus daran zweifeln, eine vollbracht zu haben. Es sieht so aus, als könnten wir einigen dieser Zweifler eine Freude machen. Mir wurde gesagt, dass jeder von Heilungen berichten kann und dass solche Berichte nicht als Beweis anerkannt werden. Deshalb präsentierte ich eine Arbeit über den *16. Paragraphen* aus Samuel Hahnemanns *Organon* als einen Beweis ohne Heilung. Ich habe noch kein Gegenargument erhalten, das diese Darstellung der Fakten hat widerlegen können; und ich beziehe mich erneut auf Heilungen, um die Lehre und die Prinzipien zu bestätigen. Deshalb habe ich diesen ziemlich simplen Fall einer durchschnittlichen chronischen Krankheit so ausführlich präsentiert. Es wurden Waschungen und Salben aufgetragen und alle möglichen Alternativen über zwanzig Jahre lang angewandt und all diese Gegenmittel trafen nicht [den Kern der Sache]. Die wahre Entsprechung für diese Krankheit wurde in *Mezereum* 20M gefunden. *Cito, tuto et jocunde (schnell, sicher und angenehm).*

[59] Im Original: *Eruptions aggr. from washing.*

Kopfschmerzen

17.03.1894 – Mrs. Alice T., 60 Jahre alt. 1121 R. Street. Eine große, füllige Frau. Graue Haare. Die Kopfschmerzen „kommen wie ein Schatten über mich" und sind zwischen der Kopfhaut und dem Gehirn lokalisiert. Sie hat diese Kopfschmerzen seit zehn Jahren. Sie glaubt ihren Verstand zu verlieren. Sorgen. Ärger. Sie muss sich festhalten. *Die Beschwerden traten nach ausgedehntem Stillen und Schlafmangel auf.* Gefühl, als ob sich das Occiput öffnen und wieder schließen würde. Schmerzen rollend, drückend, zermalmend, als wenn der Kopf zerspringen würde. Als ob der Scheitel und das Occiput zusammengeschnürt wären. Musste mit dem Kopf rollen und sich übergeben. Beim Gehen fällt sie zur rechten Seite. Sie hört auch im Schlaf, was um sie herum geschieht, sogar das Schnarchen. Sie kann sich nicht durch Weinen von ihrem Kummer befreien. Die Augen offen zu halten, ist für sie eine Last. Sie kann seit einigen Monaten überhaupt nicht mehr schlafen. *Cocculus* 30M.

24. März. Besser. Die Kopfschmerzen kommen wie ein Schatten über sie, wenn sie nach oben sieht oder greift. Sac-lac.

31.März. Besserung. Sac-lac.

07.April. Besserung. Sac-lac.

14.April. Sie hat wieder Kopfschmerzen. Von diesem Tag an bis zum 12.05.1894 bekam sie wieder Sac-lac., von da an betrachtete sie sich selbst als geheilt, und hatte seit März 1895 keinen Rückfall mehr.

Geheilte Gallensteinkolik

Mrs. F.B.W., 37 Jahre alt, wurde von ihrem Schwager, einem allopathischen Chirurgen, sowie einem weiteren Chirurgen untersucht und für die operative Entfernung der Gallensteine vorbereitet. In der folgenden Woche war sie das erste Mal in meiner Sprechstunde. Ich sagte ihr, dass es möglich sei, ihre Gallensteine mit Hilfe einer homöopathischen Arznei aufzulösen, d.h.

ohne Operation auszukommen. Als sie dies ihrem Schwager, dem Chirurgen, berichtete, sagte dieser, dass nur ein Quacksalber sich dieses Versprechens erdreisten könne. Folglich erschien ihr Ehemann in der Praxis und klagte denjenigen an, der seiner Frau eine Heilung ohne Operation versprach. Dennoch stellte ich ihm folgende Frage: „Wenn ihre Frau mit einer Arznei behandelt würde und diese sie von ihren Gallensteinen und ihren Koliken befreite und sie gesund würde, wer wäre dann der Quacksalber? Der Arzt, der die heilende Arznei verordnet hat, oder ihr Bruder?" Er entschied sich ohne zu zögern für den Homöopathen. Folglich begann seine Frau die homöopathische Behandlung.

02.11.1904 – Sie litt lange an Typhus. Kopfschmerzen, danach Erbrechen von Galle, seit Jahren rezidivierend. Die Schmerzen beginnen im rechten Auge, erstrecken sich über die Stirn mit Ziehen im Occiput. Purpurfarbenes Gesicht. Ihre Mutter hatte schon Gallensteine und ihre Großmutter starb an Gallensteinen. Gallensteinkolik im August. Hitze bessert die Schmerzen. Sie schläft mit einem Schal über dem Kopf. Sehr nervös; erschrickt leicht; besorgt. Kreuzbeinschmerzen erstrecken sich bis in den rechten Oberschenkel. Sehr anspruchsvoll. Kalte Füße: hat nachts eine heiße Wärmflasche mit im Bett. Seit der Geburt ihres Jungen vor sechzehn Jahren hat sie Kopfschmerzen während der Menstruation. Menstruationsfluss dick, verklumpt, dunkel, dauert nur einen Tag. Heller Stuhl wenn es ihr schlecht geht; dunkler Stuhl wenn es ihr wieder besser geht. Sie muss sich beherrschen, damit sie keinen Selbstmord begeht. Ab und zu langsamer *Pulsatilla. Natrum sulphuricum* XM.

Folgende Symptome wurden im Repertorium herangezogen.

Neigung, Selbstmord zu begehen; Erschrickt leicht; Schmerzen im Kreuzbein, die sich in den Oberschenkel erstrecken; Kalte Füße im Bett; Menstruationsfluss klumpig; M. dunkel; M. dick; Erbrechen bei Kopfschmerzen; Erbrechen von Galle. In dieser Totalität treten folgende Arzneimittel besonders hervor: Merc. 14; Nat-c. 9; Nat-m. 14; Nat-s. 12; Sulph. 20. Aus einer dieser Arzneien wurde die Arznei ausgewählt.

12.11. – *Natrum sulphuricum* XM.

03.01. und 24.01. *Natrum sulphuricum* LM

Im Februar waren die Gallensteine und die Selbstmordneigung vollkommen verschwunden.

Hämophilie – Lachesis

Vorgeschichte – Er war seit seiner Geburt ein Bluter. Kurz vor seiner Geburt hatte seine Mutter eine Zahnextraktion und die Blutung ließ sich lange Zeit nicht stoppen. Jeder Kratzer und jeder kleine Schnitt blutete immer so lange, bis er fast verblutet war, dann erst begann die Wunde zu heilen. Mit einem Jahr hatte er die Pocken. Mit zwölf Jahren zog er sich am Unterarm einen kleinen Schnitt zu, dessen Blutung nicht gestoppt werden konnte. Im Pennsylvania Hospital versuchte man die Wunde zu nähen, was allerdings die Blutung nur noch verstärkte. Er war fünf Wochen in der Klinik und erst als er schon „ausgeblutet" war, heilte die Wunde. Fraktur des rechten Oberschenkelknochens mit verzögerter Kallusbildung – es dauerte acht Wochen, bis eine Zusammenfügung der Knochen sichtbar wurde. Jede kleine Prellung wurde von massiven Einblutungen begleitet. Einmal hatte er drei oder vier Tage lang Nasenbluten. Seit dem Auftreten von Rheumatismus vor zwei Jahren sind seine Blutungen nicht mehr ganz so schwerwiegend. Kurz bevor er hierher kam, hütete er wegen einer „Darmentzündung" zwei Monate lang das Bett und hatte eine Hämorrhagie bis er „ausgeblutet" war.

02.06.1896 – *Aktuelle Symptome:* Rheumatische Schmerzen der Knie und der Ellbogen; er kann kaum stehen. Schwellung der Knie. Blass aufgrund der Blutungen. Ständig

Zahnfleischbluten. Kleine Wunden bluten stark. Geringfügige Prellungen verursachen blaue und schwarze Flecke. Starker Durst nach Wasser; Wasser aus dem Hahn genügt ihm. *Lachesis* 41M, Einmalgabe.

29.07. – Er fühlte sich bis zum 02.07. ausgezeichnet. Der Rheumatismus meldete sich in den Ellbogen zurück, zuerst im linken. *Lachesis* 41M, Einmalgabe.

22.08. – Anhaltende Besserung.

07.12. – Steifheit der Ellbogen und Knie. *Lachesis* 41M, Einmalgabe.

30.01.1897 – Wieder etwas steif. *Lachesis* CM, Einmalgabe.

06.09. – Keine Symptome.

05.10. – Er hatte etwas geblutet. Rheumatische Schwellung des rechten Ellbogens; dauerte nur kurz. *Lachesis* CM.

15.12. – Er blutete wieder. *Lachesis* CM.

19. 03.1898 – Die rheumatischen Symptome zeigten sich wieder. Steifheit im Ellbogen. *Lachesis* MM.

16.07. – Lediglich noch etwas Steifheit im linken Ellbogen.

Beingeschwür – Pulsatilla[60]

Mrs. W., 73 Jahre alt, schreibt[61]: „Als das Geschwür das erste Mal ausbrach, fühlte ich einen brennenden, stechenden Schmerz im linken Knöchel; die kleine Erhebung war so groß wie eine Erbse; am nächsten Tag brach es auf und sonderte dünnen, blutigen Eiter ab; die Umgebung war purpurfarben. Die Wunde und die verfärbte Umgebung wurden immer größer; dann sonderte sie dicken gelben Eiter ab. Inzwischen ist das Ulkus etwas größer als ein Silberdollar. Die Oberfläche des Geschwürs sieht wie ein Schwamm aus, ist sehr rot und ist mit einer gelben, klumpigen Masse bedeckt; die Außenseite ist fast auf einer Ebene mit der Wunde, ich würde sagen flach. Die abgenommenen Verbände (mit Hammeltalg) stinken etwas; das Ulkus kann ich kaum riechen; es brennt und sticht; manchmal geht ein Ruckeln durch meine Ferse. Ich schiebe meine Röcke nach oben, damit mir an den Beinen kühler wird, denn an frischer, kühler Luft ist es besser. Je wärmer, desto schlimmer das Brennen und Stechen. Manchmal ist der Schmerz, als würde er von Splittern herrühren. Vom Knie abwärts schwitze ich so stark, dass die Strumpfhose ganz nass ist (nur am kranken Bein). Nach dem Aufstehen schwillt der Fuß bis zum Maximum an und schmerzt extrem; gegen 15 oder 16 Uhr geht es mir dann besser, ich kann mich hinlegen und es mir etwas gemütlich machen. Wenn ich den Fuß etwas hochlege, ist es gleich viel besser, der Fuß schwillt nicht so an und ich habe fast keine Schmerzen mehr."

Ich nehme an, dass Sie sich auch für die rheumatischen Beschwerden interessieren. Große Schmerzhaftigkeit von der Schulter bis zum Ellbogen, sowie in der Nackenmuskulatur. Wenn sie sich frische Luft zufächelt bzw. ihre Arme gebraucht, schmerzen diese sehr. Im Oberarm hat sie einen brummenden, brennenden Schmerz, sie kann ihre Arme nicht nach hinten bewegen; beidseitig. Sie kann zwar ihre Arme über den Kopf heben, aber nicht nach etwas ausstrecken. Morgens sind ihre Finger steif und geschwollen; schlimmer an der linken Hand. Oft hält sie sich an dem einen, dann an dem anderen Arm fest; wenn sie sich im Bett umdreht, faltet sie ihre Hände und wälzt sich herum. *Nachmittags* ist sie durstig und fiebrig.

Ich schickte der Patientin, die fast dreihundert Meilen entfernt wohnte, umgehend eine Einmalgabe *Pulsatilla* CM.

---

60 Hierbei handelt es sich um dieselbe Patientin, wahrscheinlich sogar um den gleichen Fall wie einige Seiten zuvor. Das Alter der Frau – welches, wie auch aus anderen Fällen hervorgeht, oft nur vage angegeben wird – weicht allerdings um drei Jahre ab.

61 Im Original ist der Erzähler dieses in Anführungszeichen stehenden Textes nicht stringent (abwechselnd Autor und Patientin). Der Übersetzer nimmt sich die Freiheit, die Patientin sprechen zu lassen.

Daraufhin hatte sie mehrmals wässrigen Stuhlgang und alle Symptome wurden schlimmer. Da sie jedoch schon oft eine homöopathische Arznei genommen hatte, bemerkte sie ihrer Tochter gegenüber, dass sie nun wieder gesund werde.

Das Beingeschwür ist ein Überbleibsel der an ihr verübten Barbarei, denn sie hatte es mehrfach allopathisch behandeln lassen. Vor einigen Jahren hatte ich es schon einmal mit sehr hoch potenziertem *Sulphur* geheilt, aber es musste wiederkommen. Das Geschwür und alle Begleiterscheinungen verschwanden zeitig und inzwischen erfreut sie sich blühender Gesundheit. Die Heilung des Ulkus liegt jetzt schon ein Jahr zurück und sie hat außer dem oben erwähnten *Pulsatilla* keine weitere Arznei genommen. Mir wurde mitgeteilt, dass das Geschwür nach Ablauf von sechs Wochen geheilt war.

Wenn man sich darauf einlässt, eine bettlägerige Frau per Post zu behandeln, werden die Angaben immer unzulänglich sein, in obigem Fall aber hatten wir ein eindeutiges Bild – nicht mehr und nicht weniger. Die Arznei wurde ihr zugesandt und die Patientin, deren Familie sich schon darauf eingestellt hatte, dass es sich wohl um ihre letzte Erkrankung handele, erholte sich schnell. Nach solchen Verordnungen ist das keine Ausnahme, sondern die Regel. Die induktive Methode ist die sicherste Verfahrensweise, da sie sich auf Erfahrung, Theorie und vor allem auf die *Heilungen* stützt.

Ulzerierter Rachen

Es handelt sich um eine 34 Jahre alte Dame, Mutter von zwei Kindern. Obwohl ihr Gesicht durchblutet ist, ist es stark von Krankheit gezeichnet. In ihrem Brief gibt sie Folgendes an: „Ich habe schon immer Probleme mit dem Hals, vor allem links, aber momentan ist die rechte Seite betroffen. Es fängt mit einer kleinen Schwellung an, die immer größer wird, bis sie die Tonsillen erreicht hat. Dann tauchen auf beiden Seiten Geschwüre auf. Der Gaumen wird dann sehr rot und trocken, dabei Würge- bzw. Einschnürungsgefühl. Das trockene Einschnürungsgefühl verursacht Husten; schwieriges Schlucken." Weiterhin habe ich in Erfahrung gebracht, dass die ulzerierenden Halsschmerzen seit einigen Jahren immer kurz vor der Menstruation auftreten. Sie beginnen auf einer Seite und gehen dann auf die andere Seite. Die Schwellung war immer äußerlich sichtbar, manchmal war der ganze Hals geschwollen. Die Ulzerationen klingen erst nach der Menstruation allmählich ab. Somit ist sie kaum zehn Tage lang beschwerdefrei. Vor den Menses leidet sie unter weißem, schleimigem Ausfluss. Sie bekam nach ihrer Menstruation eine Einmalgabe *Magnesium carbonicum* 45M. Sie hatte weder einen Rückfall noch sonst irgendwelche Beschwerden anstelle dessen. Sie ist jetzt seit über zwei Jahren frei von Halsbeschwerden.

Jährlich auftretende Urtikaria

Mrs. S., um die 40 Jahre alt, Gattin eines prominenten Geistlichen dieser Stadt, konsultierte mich wegen jährlich auftretender Urtikariaschübe, oder wie auch immer Sie es nennen wollen. Sie wird seit sieben Jahren jedes Jahr am 13. Mai von einem Brennen und Jucken der Haut heimgesucht, das sie fast in den Wahnsinn treibt. In einem ihrer Anfälle sah ich sie im Bett liegen, ihre ganze Körperoberfläche war betroffen und ihre Augenlider waren durch die Ödeme verschlossen. Der Nesselausschlag war so zusammengeflossen, dass auch nicht ein kleines Stück der Haut zu sehen war. Der ganze Anfall dauerte vierundzwanzig Stunden. Ihr scheint es so furchtbar elend zu gehen, dass sie alle Augenblicke aufschrie. „Diesmal sterbe ich sicherlich." Sie schien zu ersticken und schüttelte die Zudecke ab. Aus ihrem Reden und ihren Bewegungen ging hervor, dass sich ihre Haut anfühlte, als würde sie brennen. Sie hatte keinen merklichen Durst, die Zeit war knapp und ich begnügte mich damit, ihr nach dem Motto „Eile mit Weile" eine Gabe *Apis* C200 zu geben. Dieses zeigte allerdings keine Wirkung. Der Anfall ging vorüber, ein neues Jahr war gekommen und sie suchte mich, so wie ich sie gebeten hatte, einen Monat vor dem zu erwartenden Anfall auf. So erfuhr ich mehr über ihre Symptome. Ich erfuhr, dass, sobald der Ausschlag merklich ausgebrochen war, Hitze ihr half, das Elend zu lindern und das Jucken und Brennen zu bessern. Obwohl sie ein Verlangen nach Kälte hatte und sogar ihre Zudecke von sich warf, ging es ihr dadurch schlechter. Wenn sie sich aber geistesgegenwärtig war und sich zudeckte, beruhigte sie sich schnell und der Anfall wurde weniger leidvoll beendet.

Das ist der springende Punkt, *Apis* konnte somit gar nicht ihr Similimum sein. Nun verstehe ich auch, warum ich den Anfall nicht kupieren und, anders als sonst, Wohlbefinden herbeiführen konnte. Ich beruhige solche Patienten sehr häufig binnen einer Stunde mit der homöopathischen Arznei, in diesem Fall hatte allerdings die von mir gewählte Arznei keine Heilwirkung erkennen lassen. Mit den angeführten Symptomen und der neuen Modalität gab ich ihr eine Gabe *Rhus radicans* C200 und wartete den rechten Zeitpunkt ab, der sich zehn Tage vor dem erwarteten Anfall bot. Innerhalb weniger Stunden nach der Einnahme sagte sie, dass ihr „Anfall" jetzt käme; das war aber nur ein Schatten dessen, was sie erwartet hatte, der Anfall trat nie wieder auf. Sie hatte nun schon seit zwei Jahren keinen mehr und erfreut sich besserer Gesundheit als je zuvor. Eines Tages sagte sie zu mir: „Doktor, diese Globuli haben eine neue Frau aus mir gemacht." Sie war bereits allopathisch, physiologisch, eklektisch und pathologisch behandelt worden und das alles in allem ziemlich schlecht. Es muss keine Urtikaria gewesen sein. Einige der klugen Köpfe der Allopathie erzählten ihr, dass es von den Erdbeeren käme. Und obwohl sie sich von diesen Gaumenfreuden fernhielt, bekam sie ihre Anfälle. Einer erzählte ihr dies, ein anderer wiederum bestritt die Meinung des Ersten. Worum es sich gehandelt hat? Ich weiß es nicht und es interessiert mich auch nicht. Vielleicht könnte mich ja irgendein Pathologe über die wissenschaftliche Seite meiner Verordnung in Kenntnis setzen. Ich weiß einfach, dass, wenn ich das Krankheitsbild mit dem Symptomenkodex vergleiche und eine Übereinstimmung finde, die Krankheit geheilt werden wird. Das reicht mir. Ich verabreichte ihr die höchste Potenz, die ich zur Hand hatte, und musste nicht wiederholen. Dann folgte die übliche leichte Verschlimmerung und ich begnügte mich damit, das Ergebnis abzuwarten.

Ich bin mit solchen Ergebnissen zufrieden, und es sollte jeder zufrieden sein, der weiß, wie man das Gesetz, das Similegesetz, die kleinstmögliche Dosis, die dynamisierte Arznei anwendet. Nur auf diesem Weg können wir Fortschritte machen und unseren Patienten den größten Nutzen bringen.

Uterine Hämorrhagie

Mrs. ... , 31 Jahre alt, ca. 54 kg. *Sie ist chronisch krank, uterine Blutungen.*

10.01.1890 – Menorrhagie, große Klumpen mit hellrotem, flüssigem Blut, *massenhaft*. Die Menorrhagie setzte aufgrund ihrer Aufregung am Tage ihrer Hochzeit ein.

Irgendein beliebiges Schockerlebnis oder geistige Unruhe kann eine uterine Hämorrhagie auslösen.

Ihr Gesicht sieht kränklich aus und sie neigt zu Halsentzündungen durch Kälte. Vergrößerungsgefühl an der Zungenbasis. Immer kalte und feuchte Füße. Ihre Strümpfe fühlen sich immer feucht an.

Saurer Geschmack morgens.

Saures Aufstoßen.

Verstopfung, sie hat tagelang keinen Stuhldrang.

Vergrößerte Halsdrüsen bei Erkältungen oder Magenstörungen. Kitzeln im Larynx und im Rachen. Sie verkraftet keine Anstrengung.

Traurigkeit, Weinen, sie schwitzt leicht und viel. *Calcium carbonicum* 13M. Trockener, würgender Husten.

13.03. – *Calcium carbonicum* 13M

22.04. – *Calcium carbonicum* CM

29.06. – *Calcium carbonicum* CM. *Sie ist geheilt.*

Schmerzen in den Fersen

Pulsatilla – Mrs. P., 42 Jahre alt, litt für einige Jahre so stark, wie man es sich nur vorstellen kann. Sie suchte ihren Trost in der Allopathie. Symptome: Schmerzen in den Fersen, als ob Stifte oder Nägel darin steckten; Hitzewallungen, gefolgt von Frostigkeit; Menstruationsfluss schwarz und klumpig; da ihre Füße so brennen, streckt sie sie aus dem Bett, um sie zu kühlen; da ihre „Fersen so schmerzen“, muss sie vor dem Loslaufen ihre Schuhe anziehen; Schwindel, meistens vor den Menses; sie ist schwerhörig, seit sie in ihrer Kindheit Scharlach hatte; Verstopfung, nicht näher bestimmt; frische Luft tut gut, sie verlangt nach frischer Luft; im warmen Zimmer ist es für sie bedrückend, erstickend, sie muss an die frische Luft hinausgehen; bedrückend in der Kirche; wässrige Absonderungen aus Augen und Nase; purpurfarbenes Aussehen der Haut an den Fersen; ihr ist, als seien ihre Knöchel verstaucht, Schwäche der Knöchel.

23.05. – *Pulsatilla* 51M als Einmalgabe und massenhaft Sac-lac.

30.06. – *Pulsatilla* CM und Sac-lac. Bis zum 13. April des Folgejahres brauchte sie keine weitere Arznei. Dann konsultierte sie mich wegen folgender Symptome: Rasselnder Husten; Urinabgang beim Husten; im warmen Zimmer fühlt sie sich verstopft; Menses alle zwei Wochen, profus, dunkel, übelriechend; intensiver, übelriechender Urin; stechende Schmerzen im Rektum; große Schmerzen der Zehengelenke; Hitzewallungen; beim Gehen schnelles Ermüden der Glieder. *Pulsatilla* CM als Einmalgabe.

26.04. – Ihre Vulva fühlte sich derart heiß an, dass sie sich eine kalte Binde machte; kein Appetit; schlaflos; brennende Hitze am ganzen Körper; sie wirft alle Decken aus dem Bett. „Ich fühle mich keine zwei Tage lang gleich.“ „Ich bin so zappelig.“ Sie bekam mehr Sac-lac.

03.05. – Sie sagt, es gehe ihr gut; sie bekam reichlich Sac-lac.

20.06. – Urinabgang beim Husten

10.06. – Dieses Symptom macht ihr weiterhin zu schaffen. *Pulsatilla* CM vollendete die Heilung und es geht ihr noch immer gut.

Klinische Aufzeichnungen

Brustrasseln – Kalium sulphuricum

Kalium sulphuricum - Es gibt keine andere Arznei, welche bei Brustrasseln so wirksam ist, wenn dies die Folge eines akuten Entzündungsanfalles ist. Wenn sich ein Kind nach einer überstandenen Bronchopneumonie scheinbar erholt hat, aber nach jedem Wetterwechsel hin zu kalt husten muss und es in der Brust rasselt, dann wird dies die heilende Arznei sein.

Rasselnder Husten – Kalium sulphuricum

Ein vierjähriger Junge wurde zur Behandlung in meine Praxis gebracht. Er sah gut aus, hustete aber einige Male mit einem rasselnden Husten. „Er hat keinen Auswurf“, sagt der Vater, „aber er hat immer dieses Rasseln. Es ist schlechter bei kaltem Wetter. Er isst gut und es scheint ihm auch gut zu gehen, aber er hat immer ein mehr oder weniger starkes Rasseln.“

Kalium sulphuricum C200, Einmalgabe, trocken, heilte diesen Fall. Nach einer Woche war das Rasseln, welches den ganzen Winter über angedauert hatte, verschwunden; auch der Wetterwechsel macht ihm jetzt nichts mehr aus.

Beidseitige Pneumonie – Kali-s.

Ein vierzehn Monate altes Mädchen hatte letzten Winter eine beidseitige Lungenentzündung. Da ich ziemlich spät hinzugezogen wurde, war es äußerst schwierig, das Leben des Babys zu retten. Es wurde schließlich wieder gesund und sieht gut aus. Während des kalten Frühlingswetters stellte sich ein Husten mit Rasseln in der Brust ein. Ansonsten war das Kind gesund und rundlich. Ungefähr zwei Monate nach dem akuten Anfall fing das Rasseln an, sobald das Wetter kalt und feucht wurde.

Kalium sulphuricum C200 heilte sofort.

Für Rasseln in der Brust verschreibe ich *Kalium sulphuricum* C200, ob der Patient viel hustet oder nicht, außer es findet sich ein deutlicher Hinweis auf andere Arzneien. Dabei spielt es keine Rolle, ob es sich um ein subakutes oder chronisches Geschehen handelt.

Ringelflechte (Tinea)

Ein zweijähriges Kind, gut ernährt und mollig, leidet unter Tinea am Brustkorb und im Gesicht.

Dulc., Hell., Nit-ac., Phos., Sep., Tell.

Das Kind hat Verlangen nach Fleisch und weist alles andere ab, und wenn man es ließe, krallte es sich so viel von der Fleischplatte und stopfte es in den Mund, bis es erstickte.

Fleisch, Verlangen: Abies-c., *Aloe*, Aur., Ferr., Hell., Lil-t., Mag-c., Meny., Merc., Merc-v., Nat-m., Sabad., Sulph.

Im Schlaf macht es weiterhin Kaubewegungen und knirscht mit den Zähnen. Ars., Bry., Cic., *Cina*., Hell., Podo.

Und es rollt während des Schlafes mit dem Kopf. *Helleborus* und andere.

Helleborus M, zwei Gaben – eine nachts, die andere am Morgen und Sac-lac.

Die Ringelflechte verschwand umgehend.

Wundheit der Unterlippe

Mrs. H., 28 Jahre alt, verheiratet, kam zu mir in Behandlung. Am Lippenrot der Unterlippe hatte sie eine wunde Stelle von der Größe einer Hickorynuss[62]. Die betroffene Stelle war trocken, schorfig und hart wie Horn. Sie hatte sich über einige Monate hinweg entwickelt und war sehr schmerzhaft. Ihre Unterkieferspeicheldrüse war vergrößert und hart. Die rechten Halslymphknoten waren ebenso vergrößert wie ihre Tonsillen. In der Familienanamnese zeigten sich Fälle von Tuberkulose und ihr wurde gesagt, dass es sich um ein Epitheliom handele. Es wurden einige trockene Schuppen abgetragen, sobald aber eine entfernt wurde, bildete sich schon die nächste.

Sie bekam *Mercurius iodatus flavus* C100 (selbst hergestellt), jeden vierten Tag eine Gabe. Es heilte innerhalb von fünf Wochen völlig ab, zu der Diagnose möchte ich mich nicht äußern. Dass es gründlich kauterisiert wurde, bevor man mich hinzuzog, hatte ich versäumt zu erwähnen.

Schmerzen im rechten Ovar

Mrs. R., eine verheiratete Dame, 36 Jahre alt, erkrankte ernsthaft mit Schmerzen im rechten Ovar. Ihre Menstruation war überfällig.
Da sie sehr stark litt, rief sie ihren üblichen allopathischen Helfer: Morphium subkutan verabreicht, verschaffte ihr allerdings nicht die erwünschte Erleichterung. In den folgenden vier Tagen ging es ihr zunehmend schlechter. Dr. B., einer unserer Medizinstudenten, der zu dieser Zeit im Hause wohnte, wurde gebeten, einen Versuch zu wagen, aber er riet ihnen, mich kommen zu lassen.

Als ich ankam, hatten ihre Beschwerden nicht nachgelassen. Die Schmerzen erstreckten sich über den ganzen Körper

[62] In Nordamerika und Ostasien verbreitete Nussart aus der Familie der Juglandaceae (Walnussgewächse). Anm. d. Übers.

und ihre Familie hatte kein Vertrauen in die Homöopathie und befürchtete ein schlimmes Ende. Aber die Allopathie hatte versagt und irgendetwas musste schließlich getan werden.

Sie war unruhig und durstig. Schweiß und Kälte waren vorhanden. Die Schmerzen waren beim Schwitzen noch schlimmer als zuvor. Kalte Extremitäten. Stinkender Atem und saurer Schweißgeruch. Frösteln durch Abdecken.

Ich bereitete *Mercuris* C6000 in Wasser zu und überließ es dem jungen Mann, es ihr zu verabreichen. Zwei Stunden später schlief sie tief und fest, die erste Ruhe seit vier Tagen. Es wurde keine weitere Arznei benötigt. Sie nahm noch über einige Tage Sac-lac. und wurde entlassen.

Reißen und feines Stechen im rechten Ovar

Mrs. M., 27 Jahre alt, verheiratet, erkrankte mit heftigem Reißen und feinem Stechen im rechten Ovar. Sie suchte einen homöopathischen Arzt auf, der ihr *Apis*, *Lycopodium*, *Belladonna* und *Lachesis* gab, alles ohne Erleichterung. Als ich den Fall sah, litt sie am ganzen Körper unter stärksten Schmerzen. Sie hatte großen Durst und heißen Schweiß, welcher den Schmerz nicht linderte; stinkender Atem, Erbrechen von Galle, Ruhelosigkeit, ihre Schreie hörte man bis zu den Nachbarn.

Mercurius sulphuricus C6000, eine Gabe, trocken und sie konnte schlafen. Sie litt schon länger unter diesen Attacken, die jedoch noch nie so schlimm gewesen waren. Sie hatte seitdem keine mehr.

Wenn ich mir die Symptome dieser beiden Fälle ansehe, frage ich mich: Welche Arznei außer *Mercurius* könnte diese Fälle besser abdecken? *Apis* kommt (trotz der fein stechenden Schmerzen) nicht in Frage, weil sie sich warm zudecken möchte und Schwitzen ihr keine Erleichterung verschafft. Wenn *Apis* indiziert ist, werfen die Patienten ihre Decken weg, da kühle Luft Erleichterung bringt. Die Schmerzen gingen nicht von rechts nach links, wie es bei *Lycopodium* der Fall wäre; sie hatte nicht die Hitze, das Brennen, Pulsieren und die Verschlimmerung durch Erschütterungen, wie *Belladonna*; die Bettdecke war weder links noch rechts angehoben, wie es für *Lachesis* typisch ist. *Mercurius* war nämlich das Similimum und heilte sie – so wie das adäquate Mittel immer heilen wird.

Schleimiger Ausfluss

Ein junger Mann, 28 Jahre alt, suchte mich auf. Ich fand einen schleimigen, völlig schmerzlosen Ausfluss vor, der morgens seinen Meatus verklebte. Er hatte sich vor einigen Monaten mit Gonorrhoe infiziert und der Ausfluss war schon fast versiegt. Vor fünf Jahren hatte er eine Gonorrhoe, die dadurch entstandenen Verengungen wurden operiert. Ich könnte ihm momentan nur einen achter Katheter einführen.

Die Verordnung stützte sich auf folgende Symptome: Geringe, schmerzlose Absonderungen, die den Meatus verkleben; blasses, kränkliches Gesicht; Verstopfung, Hyperacidität des Magens, allgemeine Schwäche.

Er nahm *Sepia* CM, eine Gabe, trocken; dann Sac-lac.

In der darauffolgenden Nacht schickte er eine Mitteilung, dass er sehr krank sei und bat um weitere Arznei; der Ausfluss war wiedergekommen.

Ich schickte ihm Sac-lac. und forderte ihn auf, so schnell wie möglich in die Praxis zu kommen.

Er kam ein paar Tage später und sagte, dass ihm die Arznei, die ich ihm geschickt hatte, sehr gut getan habe. Der Ausfluss war profus, dick und gelb. Ich gab ihm Sac-lac. und riet ihm, in einer Woche wiederzukommen.

Nächster Termin: Gelb-grünlicher Ausfluss; etwas Schmerzen bei der Miktion; Nachtschweiße; Knochenschmerzen; schlimmer während des Schwitzens; Frost nachts.

Mercurius sulphuricus C6000 in Wasser, alle drei Stunden, für vierundzwanzig Stunden, und Sac-lac.

Eine Woche später: Alle Symptome wurden besser; der Ausfluss hat sich vermindert.

Mercurius sulphuricus C6000, eine Gabe, dann Sac-lac.

Eine Woche später: Der Ausfluss ist fast verschwunden; er fühlt sich gut; sein Urinstrahl ist wieder so stark wie immer. Er nahm jede Woche eine Gabe *Mercurius* C6000.

Nach drei Monaten passte wieder ein „14er Katheter" durch. Kein Ausfluss mehr. Er erfreut sich guter Gesundheit. Der Katheter konnte ohne Anstrengung eingeführt werden. Die beiden Arzneien haben die Verengung vollständig geheilt, die Behandlung war schmerzlos. Könnte irgendetwas zufriedenstellender sein?

Lähmungen in der Kindheit

Miss N., 19 Jahre alt, wurde in ihrer Kindheit gelähmt, wovon sie teilweise wieder genesen ist. Der Arm ist normal, aber die unteren Gliedmaßen sind schmal und die Gelenke schwach. Sie hat ein rotes Gesicht, ihr Körper ist gut genährt, sie ist klein und stämmig. Sie war geisteskrank und war *viele* Monate in einer Nervenheilanstalt. Als sie wieder entlassen wurde, war sie todunglücklich und schwachsinnig. Sehr reizbar und voller Befürchtungen. Wenn sie viel spricht oder singt, wird sie heiser. Katarrh der Nase und des Rachens; ständige Schleimansammlungen in Rachen und Kehlkopf. Beim Einatmen von Luft hat sie oft eine trockene und brennende Nase. Schmerzhaftigkeit tief in den Ohren, schlimmer links. Sie erkältet sich ständig. Die Halssymptome sind morgens schlimmer, reichlich süßlicher Schleim. Die Menstruation hörte für vier Monate auf, kam aber kürzlich wieder. Vor ihren Menses hat sie eiweißartige Leukorrhoe. Durch leichte Anstrengung wird ihr *überall heiß*, die Röte ihres Gesichtes und die Wallungen werden verstärkt. Schlaflosigkeit nach der geringsten Erregung. Kalte, schwitzige Füße, manchmal etwas übelriechend. Nach der Aufregung im Theater werden ihre Gemütssymptome schlimmer und sie ist schlaflos; dann ist sie voller Furcht, vor allem beim Klavierspielen; ständig hält sie Ausschau, ob irgendetwas geschieht. Die Symptome während ihrer Geisteskrankheit sind nicht herauszubekommen. Seit sie bei ihrer Familie ist, hört sie ständig Stimmen. Ihr Kopf und ihr Gesicht sind sehr heiß. Schlaflose Nächte.

Ich beobachtete den Fall einige Wochen, ohne eine Arznei zu verabreichen, so konnten sich noch folgende Symptome entwickeln: *Leukorrhoe anstelle den Menses;* Verlangen nach Gewürztem, Salzigem. Zwei schmerzhafte Hühneraugen, vom Schmerz wird ihr übel; schießende Schmerzen im Abdomen, möchte Urinieren und kann aber trotz Harndrang nicht; fühlt sich, als seien ihre Glieder vom Körper abgetrennt; unterhalb ihrer Taille hat sie kein Gefühl; saures Aufstoßen; Gefühl, als ob ihre warmen Füße kalt seien. Heftige erotische Träume und sexuelle Erregung. Kälteempfindlich. Sie glaubt, dass sie in die Nervenanstalt zurückgebracht werden wird.

Eine Einmalgabe *Phosphorus* 45M heilte binnen sechs Wochen alle Symptome.

Sonnenstich

Fall I. – *Natrium sulphuricum*. Mrs. A.A.B., 48 Jahre alt. Nagende Schmerzen im Hinterkopf, die sich die Wirbelsäule hinunter erstrecken und von Kummer und langanhaltenden Sorgen hervorgerufen wurden.

Dünn, blass.

Allgemeine geistige Trägheit.

Pochen im Nacken.

Seit einem Jahre zurückliegenden Sonnenstich hat sie viele Probleme mit ihrem Kopf und ihrem Nacken.

Verstopfung, tagelang keinen Stuhl, keinen Stuhldrang; die Kopfsymptome sind nach dem Stuhlgang allerdings besser.

Fürchterlich bitterer Geschmack im Mund.

Die Kopfschmerzen treten vor allem morgens auf und werden besser, wenn sie sich eine zeitlang bewegt hat.

Die anderen Symptome sind seit Jahren mal besser, mal schlechter.

Sie kommen wellenartig, aber ihr geht es niemals gut.

Früher halfen ihr noch Abführmittel, doch inzwischen scheint ihr nichts mehr zu helfen.

Ich gab ihre einige Globuli Nat-s. C500, mit der Anweisung, einen Globulus davon aufzulösen und immer dann davon zu nehmen, wenn sie merkt, dass es ihr, wie sie sagt, „widerlich" wird. Die restlichen sollte sie behalten.

Alle Symptome, die auch zwischen den Anfällen bestehen blieben, sind verschwunden und ihr geht es jetzt vollkommen gut.

Gehörlosigkeit

Fall II. – *Pulsatilla*. Miss E.B, 35 Jahre alt.

Taubheit, versteht andere nur durch Beobachtung der Lippenbewegungen.

Sie kann nur flüstern.

Gehörlosigkeit und Aphonie seit vielen Jahren, das Flüstern besteht jedoch [erst] seit vier Jahren.

Ansammlungen gelben, dicken Schleimes im Rachen, vor allem morgens.

Brennende Füße und Knöchel.

Im warmen Zimmer bekommt sie Atemnot und ein rotes Gesicht.

Übelkeit durch schnelles Gehen, mit Schwäche und Gesichtsröte.

Ihr wird von jeder Form körperlicher Anstrengung schnell heiß, gefolgt von Erstickungsanfällen mit purpurfarbenem Gesicht.

Schnelle Bewegung ist fast unmöglich.

Braune Flecken im Gesicht.

Ständige Neigung zu schlucken.

09.05. – *Pulsatilla* 15M.

15.07. – Ihre Stimme ist größtenteils wiederhergestellt; das Hören ist nur leicht besser geworden. Sie kann sich nun rege betätigen, ohne ein rotes Gesicht zu bekommen. Ihre Knöchel werden sehr schwach, beim Gehen verdrehen sie sich leicht, ansonsten geht es stetig besser.

Keine Arznei.

13.09. – Das einzig übrig gebliebene Symptom ist die Taubheit, die nicht besser geworden ist, und die schwachen Knöchel.

Pulsatilla CM (H.S.).

20.10. – Ihre Knöchel sind kräftig geworden. „Von der Taubheit abgesehen geht's mir einwandfrei."

Es geht ihr weiterhin vollkommen gut, an der Taubheit allerdings hat sich nichts geändert.

Kopfschmerzen, Schmerzen

Fall III. – *Sepia*. Mrs. J.R.A., 33 Jahre alt.

Eine große, schlanke Frau, Mutter mehrerer Kinder. Trockener Husten, nur tagsüber. Seit der Geburt ihres letzten Kindes vor zwei Jahren geht es ihr schlecht. Kopfschmerz am Scheitel, Klopfen, als ob sich der Kopf oben öffnen würde, schlimmer durch jedes Geräusch, *nach dem Schlafen ist sie davon vollkommen befreit.*

Die Kopfschmerzen treten vor der Menstruation auf.

Fast immer während der Kopfschmerzen anhaltende, stechende Schmerzen von der linken Nase bis zum linken Auge.

Brennen am Scheitel, dann taucht das Klopfen auf, das sich anfühlt, als klopfte jemand mit dem Hammer oben auf den Kopf, manchmal innerhalb des Schädels.

Appetitlosigkeit.

Chronische Verstopfung, sie hat eine Woche keinen Stuhldrang. Die Stuhlentleerung ist dann sehr schmerzhaft und schwierig.

Dumpfe Schmerzen in der Milzgegend.

Die dicke, gelbe, manchmal weiße Leukorrhoe ist fast ständig vorhanden.

29.03. – Sepia LM, ein Globulus, trocken. Alle Symptome verschwanden und sie ist noch immer gesund.

Ein Pulsatilla-Fall

Fall IV. – *Pulsatilla*. L.M., eine alleinstehende, 28 Jahre alte Dame. Sie war schon immer kränklich.

Wenn sie ihre Arme nach oben streckt, bekommt sie davon einen eigentümlichen Schmerz, der sich vom Becken bis zum Hals erstreckt. Dieser Schmerz tritt auch nach Anstrengung, vor allem nach dem Treppensteigen, auf.

Vom Gehen und Treppensteigen bekommt sie Harndrang.

Sie hat fürchterliche Träume von Räubern. Sie träumt von ihrem Liebhaber, der sie enttäuscht hat.

Sie erwacht mit Tränen und Schluchzen aus dem Schlaf.

Seit ihrer Pubertät hat sie dunkle, gelbe, dicke Leukorrhoe.

Verstopfung abwechselnd mit Diarrhoe.

Schmerzen der lumbalen Wirbelsäule.

Mutlos vor der Menstruation.

Sie kann keine geistige Anstrengung ertragen.

Kopfschmerzen mit heftigen Schmerzen an der einen oder anderen Schläfe mit Sehverlust.

Sie ist sehr unruhig und insgesamt sehr nervös.

Melancholisch und weinerlich.

Sie kann weder auf der einen noch auf der anderen Seite liegen, nur auf dem Rücken.

Menstruationsfluss dunkel, verklumpt, übelriechend.

Von warmer Luft, einem warmen Zimmer oder leichter Anstrengung ist sie außerordentlich erschöpft.

Rückenschmerzen, sie muss mit unter dem Rücken liegenden Armen daliegen, da der Druck bessert.

Sie hat tagsüber das Verlangen, sich ins Bett zu legen und zu schlafen.

22.10.1884 – Sie nahm eine Gabe *Pulsatilla* 51M.

19.11. – Ihr ging es in jeder Hinsicht besser, jetzt hat die Besserung nachgelassen. Eine Gabe *Pulsatilla* 51M. Ihr geht es so gut wie noch nie. Durch die zwei Gaben *Pulsatilla* sind alle Symptome verschwunden. Eine Invalidin wurde wieder vollkommen gesund. Sie werden keine gesündere Frau finden.

Spärlicher Menstruationsfluss, vergrößertes Abdomen

Fall I. – Eine kleine, füllige, verheiratete Frau, 36 Jahre alt. Ihr Menstruationsfluss ist seit einigen Monaten so gering, dass er lediglich einen kleinen Fleck verursacht, und ihr Bauch ist so stark aufgetrieben, dass sie vermutete, schwanger zu sein. Ansonsten hatte sie immer einen reichlichen Menstruationsfluss. Ihre Knöchel sind ödematös, ihre Hände leicht geschwollen. Wenn sie hungrig ist, wird ihr auffallend übel. Wenn sie lange in einer Position verharrt, werden all ihre Glieder steif. Ausgeprägte Schwäche vom bloßen Treppensteigen. Während den Menses große Erschöpfung, sie fühlt sich den ganzen Tag über müde und schwer. Plötzliche Anfälle überwältigender Müdigkeit. Im warmen Zimmer fühlt sie sich kränker, im Freien sind ihre Symptome wesentlich besser. Häufiges Urinieren Tag und Nacht, nachts besonders ausgiebig. Wundheitsgefühl, vielleicht in der Uterusregion. „Beim Sitzen drückt etwas Schmerzhaftes nach oben." Große Hitze an der dorsalen Wirbelsäule. Hitzewallungen von der Wirbelsäule zum Gesicht. Braune Flecken auf dem Bauch. Sie muss von der geringsten Anstrengung stark schwitzen. „Heute musste ich auf mein Abendessen verzichten, da ich beim Schlucken jedes Mal Herzklopfen bekam." Ihre Füße schlafen ein.

„In der Urinflasche sind gelbe, sandige Ablagerungen, die selbst mit Seifenlauge nicht auszuwaschen sind."

Sie bekam eine einzige Gabe *Lycopodium* 43M auf ihre Zunge.

Drei Wochen später berichtete sie: „Die Schwellung des Bauches ist zurückgegangen und ich kann leicht atmen." Sac-lac.

Vier Wochen später berichtete sie: „Ich denke, mir geht es nicht so gut. Seit einer Woche geht es wieder abwärts." Die Atembeschwerden sind zurückgekommen, ihre Füße schwellen erneut an und ihr Abdomen ist wieder voller Gase und aufgetrieben.

Lycopodium CM, eine Gabe.

Zwei Monate lang erhielt ich keinen Bericht. Mir wurde mitgeteilt, dass alle Symptome verschwunden seien.

Etwa drei Monate später wurde eilig nach mir gerufen. Sie erschrak, weil ihre Vagina plötzlich eine Menge klarer Flüssigkeit absonderte. Es sah aus wie eine mukupurulente Flüssigkeit, die kam, nachdem eine etwa faustgroße Geschwulst im linken Abdomen verschwunden war. Sie war nicht mehr da, und die Symptome sind auch verschwunden. Es war offenbar eine Pyosalpinx. Bei der Nachuntersuchung zeigten sich wieder einige ihrer alten Symptome und es schien angemessen, ihr eine weitere Gabe ihrer alten Arznei zu geben.

Da sie große konstitutionelle Fortschritte gemacht hatte, bekam sie noch einmal eine Einzelgabe *Lycopodium* CM, trocken.

Sie meldete sich etwa drei Monate später wieder und berichtete, dass es ihr einige Wochen gut gegangen war. Die Schmerzen, als wenn beim Hinsetzen etwas nach oben drückte, kehrten wieder zurück.

Menstruationsfluss spärlich und klumpig.

Schmerz in den Ovarien vor den Menses.

Hartes, aufgetriebenes Abdomen mit Blähungen.

Der Uterus reagiert empfindlich auf das Ruckeln in der Straßenbahn.

Das ganze Abdomen scheint auf Erschütterungen und Treppensteigen empfindlich zu reagieren.

Häufiges Urinieren nachts.

Sobald etwas Urin in der Blase ist, muss sie urinieren.

Ihr ist den ganzen Tag über übel.

Um die Übelkeit und ihren Hunger zu besänftigen, isst sie häufig.

Sie kann um die Taille keine Kleidung vertragen.

Die Schmerzen in der Uterusregion zu Beginn der Menses verschwinden, sobald der Menstruationsfluss eingesetzt hat.

Magenübelkeit vom Fahren in der Kutsche.

Wenn sie einen Harndrang verspürt, muss sie sich beeilen, sonst geht er unfreiwillig ab.

Petroleum 45M, Einmalgabe, trocken.

Einige Wochen später ließ sie mir ausrichten, dass alle ihre Symptome verschwunden seien und dass sie es mich wissen lasse, sobald sie wiederkehrten.

Fast vier Monate später kam sie in die Sprechstunde, um mir zu berichten, dass sie einmal völlig normal menstruiert habe. Die folgende Menses war nicht mehr in Ordnung und bei der letzten Menses ging es ihr richtig schlecht.

Große Empfindlichkeit in der Uterusregion, musste deswegen das Bett hüten; klumpiger, spärlicher, kaffeefarbener Menstruationsfluss.

Sie litt beträchtlich unter einem Schlag gegen das Bett.

Extreme Empfindlichkeit der Brüste und Brustwarzen.

Die Schmerzen ließen nach, sobald der Menstruationsfluss so richtig in Gang gekommen war.

Vor den Menses Schmerzen durch die Ovarien und im Rücken (Sakrum), bis der Fluss richtig eingesetzt hat.

Den ganzen Monat über wurde sie von Schmerzen, als ob ihre Menstruation einsetzen würde, geplagt.

Als ob ihr empfindlicher Uterus beim Hinsetzen nach oben gedrückt würde.

Belladonna LM, Einmalgabe, trocken.

Ihr geht es vollkommen gut und sie sagt, sie sei kräftiger als jemals zuvor in ihrem Leben. Sie sagte: „Jetzt bin ich eine vollkommen gesunde Frau."

Beim Arzneimittelvergleich der in Frage kommenden Arzneien erwies sich auch Ferr-i. als sehr interessant, mit den von mir erprobten Arzneien fühle ich mich aber immer sicherer. Ich vergaß zu erwähnen, dass nie mehr Eiweiß im Urin war.

Whisky trinken etc.

Fall III. Mr. ..., 52 Jahre alt, seit vielen Jahren whiskysüchtig. Vor etwa vier Monaten hatte er starke Darmblutungen. Er sagt, dass es ihm bis vor zwei Jahren gut gegangen sei. Während der letzten beiden Jahre ging es ihm immer schlechter. Er sagte: „Ich werde jeden Tag noch schwächer:" Obwohl es in meine Praxis nur wenige Gehminuten sind, bekommt er davon zurzeit schon Atembeschwerden; tatsächlich ist er derart außer Puste, dass er einige Minuten warten muss, bis er wieder sprechen kann. Nach dem oben erwähnten Blutverlust sind seine Füße angeschwollen und beide Beine waren bis zur Mitte der Schenkel ödematös. Er hatte zwei, drei Mal eine nicht näher zu beschreibende Erkältung. Vor einigen Tagen hatte er im linken Arm und Bein plötzlich eine lähmende Schwäche, die drei Stunden anhielt und Taubheit in der rechten Hand und reißende Schmerzen in der linken Kopf- und Gesichtshälfte zurückließ. Appetitlosigkeit und blutig-schleimige Absonderungen mit dem Stuhl, der ansonsten normal ist. „Die ganze Zeit über komme ich mir vor, als befände ich mich in einem Traum."

Gedächtnisverlust. Zu seiner Sicherheit und um seine Symptome zu schildern, kam seine Frau mit ihm mit. Durch intensives Nachdenken konnte er sich an viele seiner Symptome und simple Begebenheiten erinnern. Wenn ich ihn reden ließe, würde er immer wieder sagen: „Wenn ich rennen müsste, würde ich tot umfallen."

Varikose und intensive Rötung des Gesichtes. Es herrschte eine allgemeine Venostase vor. Es war als würde ihm jemand mit dem Hammer oben auf den Kopf hauen (seine Frau sagte, dass er dieses Symptom oft erwähnt). Nachts muss er mehrmals urinieren; der Urin wird dick und wolkig, wenn er einige Zeit gestanden hat, direkt nach dem Urinieren ist er aber klar. Die letzten zehn Jahre über hatten ihm finanzielle Verluste viele Sorgen bereitet, deshalb suchte er Zuflucht im Whisky. Er hatte schon immer ein sehr rotes Gesicht. Wenn er zum Stuhlgang auf der Toilette sitzt, kann er nicht urinieren, im Stehen kann er gut urinieren; Eiweiß im Urin. Während der letzten beiden Jahre hat er sehr viel Medizin eingenommen, sehr starke Medikamente.

Obwohl dieser Fall nicht sehr vielversprechend aussah und seine Frau umgehend darüber informiert wurde, dass dieser Fall höchstwahrscheinlich tödlich enden würde, bat sie mich derart eindringlich, dass ich mir sehr viel Zeit nahm und mich für eine Arznei entschied. *Sarsaparilla* CM, ein Globulus in Wasser, acht Gaben über zwei Tage verteilt, und jede Menge Sac-lac. Es schien keine Verschlimmerung gegeben zu haben und einen Monat später ging es ihm bedeutend besser (und die Verbesserung schreitet weiter voran), so dass er weiterhin Sac-lac. bekam. Er führt nun ein angenehmes Leben, ist ausgeglichen und kann wieder für den Lebensunterhalt seiner Familie sorgen. Zuvor musste seine Frau die Familie mit Schneiderarbeiten über Wasser halten.

Ständige Hitze von Kopf und Gesicht

Fall II. – Fast andauernde Hitze des Kopfes und des Gesichtes. Langsamer Puls, manchmal nur 45. Sie kann nicht die geringste geistige Anstrengung ertragen. Schweiß der

Handflächen. Unersättlicher Appetit. Stechende Schmerzen im Herzen.

Eine Einmalgabe *Naja* 45M heilte.

Schmerzen und allgemeine Schwäche

Fall IV. – Ein großer, schlanker, blonder junger Mann von 21 Jahren schreibt, dass er seine Krankheit loswerden möchte. Er sagt, dass die Schmerzen und die allgemeine Schwäche durch Masturbation im Knabenalter verursacht worden seien. Inzwischen masturbiert er nicht mehr. Aus seinem langen Brief sind folgende Symptome als brauchbar zu betrachten: Er litt viele Jahre unter Pickeln im ganzen Gesicht und auf der Stirn. Bläuliche und rote Verfärbungen des Gesichtes, die ein Arzt als Erysipel (?) diagnostizierte, treten immer wieder auf. Vor einem Jahr, bei der Ernte, überarbeitete er sich in der Sommerhitze und wurde krank. Die Krankheit bezeichnete man als „typhös-malarisches" Fieber und er konnte erst nach drei Monaten wieder arbeiten. Den ganzen darauffolgenden Winter über hatte er einen Husten, den er nicht loswerden konnte. Im folgenden Frühjahr bekam er überall Furunkel. Er hatte fast immer das Gefühl, als wenn sich sein Brustkorb zuschnürte. Kopfschmerzen beinahe wöchentlich. Sein Rücken ist immer mit Furunkeln übersät. Von normalem Essen bekommt er gleich nach dem Essen Beschwerden. Zittern durch Anstrengung, er wird schnell müde. Er ist bedrückt und glaubt, dass ihn seine Angewohnheiten ruiniert haben. Er sagt, dass sein Kopf vom ständigen Brüten über seine nicht vorhandene Gesundheit schmerze. Er muss ständig an seinen Gesundheitszustand denken. In kalter Luft sind sein Gesicht und sein Naseninneres schmerzhaft. Er hatte nur gelegentliche Samenverluste, so kam ich schnell zu der Schlussfolgerung, dass die verfluchten Medikamente, die ihm verordnet worden waren, schlimmer gewesen sind als seine Jugendsünden.

Die Fälle, die wir per Post erhalten, entsprechen oft nicht unseren Anforderungen, aber wir müssen das Beste daraus machen. Er bekam *Sulphur* 55M, woraufhin es ihm für einige Zeit besser ging, wie wir es von dieser Arznei gewohnt sind.

Schließlich bekam er noch eine Gabe *Sulphur* CM, die ihn weiter auf dem Weg der Besserung begleitete.

Sein Husten war so lästig, dass er letztendlich nicht mehr auf der linken Seite liegen konnte, und er wurde schlimmer durch kalte Luft; unter Berücksichtigung seiner Statur bekam er *Phosphorus* 45M, worauf es ihm wieder besser ging; der Husten verschwand eine Zeit lang.

Dann schrieb er mir viele Symptome, mit denen ich nichts anfangen konnte, außer dass er abnahm und einen unstillbaren Appetit besaß. Er schrieb: „Je mehr ich esse, desto dünner werde ich." Er bekam eine Gabe *Iodium* 58M, erneut am 15.Oktober, und am 21.Dezember eine weitere Gabe derselben Potenz. Am 8.März bekam er *Iodium* 20M und seitdem hat er keine weitere Arznei mehr benötigt, kann sehr schwer arbeiten und ist so gesund, wie man es sich nur vorstellen kann. Nach *Iodium* hatte er keine neuen Symptome mehr und als die Symptome zurückkehrten, bekam er eine weitere Gabe *Iodium*. Es zeigte sich, dass die erste Gabe zwei Monate lang wirkte, die nächste hatte eine Heilwirkung von zweieinhalb Monaten und die letzte Gabe beendete die Arbeit. Er hat es nicht versäumt, von der guten Heilwirkung von *Iodium* zu schreiben. Es wirkte ohne Verschlimmerung. Die Besserung setzte bereits einige Tage nach der Arzneigabe ein, seine Symptome verschwanden zuverlässig und dementsprechend wurde er immer kräftiger. Wir sollten uns noch einmal ins Gedächtnis rufen, dass dieser junge Mann viele Medikamente genommen hatte, ohne dass diese ihm geholfen hatten, und dass er auf die ähnliche Arznei sofort reagierte. Er wusste nichts über die Homöopathie, lediglich seine Cousine, die in unserer Stadt lebte, hatte ihm geraten, sich mit ihrem Homöopathen in Verbindung zu setzen. Dieser junge, hart arbeitende Mann war angsterfüllt. Er hatte die verfluchte Literatur der Kurpfuscher gelesen, die der nachwachsenden Generation nur zu betrügerischen Zwecken untergejubelt wird, damit diese wiederum ihr Geld an die [um ihre Patientenschaft] buhlenden Ärzte und Apotheker, die ihre Patentlösungen anpreisen, verschwenden können. Die Homöopathie stellt ihre Gesundheit wieder her, wenn sie krank sind, und beseitigt ihre Ängste, wenn sie nicht krank sind. Der Hausarzt sollte der einzige Ratgeber dieser jungen Menschen sein; er sollte der Freund aller Kinder und somit auch der Ansprechpartner in solchen Fragen sein.

Schwellung von Nase und Gesicht

Fall V. – Ein 13-jähriges Mädchen mit beträchtlichen Schwellungen von Gesicht und Nase. Ihre Nasenknochen sind sehr druckempfindlich, sie hat Schmerzen in den Nasenknochen und kann nicht durch die Nase atmen. Zwei weitere Kinder [der Familie] hatten schon an einer Krankheit der Nasenknochen mit stinkenden Absonderungen gelitten. Ihr Vater verstarb an zweifelhaften Symptomen. Ihre Mutter konnte nichts Genaueres sagen, es schien aber ein besonderer Fall zu sein. Das Mädchen beantwortete jede Frage mit einem Kopfschütteln oder einem „weiß nicht." Sie war ausgesprochen blöde. Sie schwitzte sehr stark am Kopf und war dick eingepackt, woraus ich schloss, dass sie frostig war. Sie hatte keine Absonderungen aus der Nase, aber die große, glänzende, geschwollene Nase ließ darauf schließen, dass sich dort Eiter bildete. Ihre Nase schwoll bis zur Unansehnlichkeit an. Am 08.Mai bekam sie *Silicea* 5M und einige Tage später entleerte sich aus Nase reichlich blutiger Eiter. Die Eiterung hielt lobenswerterweise noch einige Wochen an und das Kind war auf dem Wege der Besserung.

05.07. – Sie berichtete von einer sehr übel riechenden, dünnen, jauchigen Absonderung. Die Nasenknochen waren sehr in Mitleidenschaft gezogen und sehr empfindlich. Die Schwellung verschwand unter der Wirkung von *Silicea*. Sie bekam eine Gabe *Aurum* 75M.

01.08. – Keine Absonderungen, sie scheint keine Beschwerden zu haben. Keine Arznei.

Sie kam erst am 15.10. wieder und berichtete, dass die Absonderung wiedergekommen sei. Sie war dick, blutig und sehr übelriechend. Manchmal, wenn kein Blut dabei ist, ist die Absonderung gelb, dick ist sie allerdings immer. Eine Gabe *Aurum* CM.

06.11. – Keine Besserung. *Kalium bichromicum* 45M.

08.12. – Keine Besserung. Die Absonderung war sehr wundmachend, dick und gelb. *Arsenicum iodatum* C30 in Wasser, einen Tag lang, und Sac-lac.

04.01. – Die Nase ist nicht mehr wund, die Absonderung dünn und weiß, sie fängt jetzt an, durch die Nase zu atmen. Sac-lac.

12.02. – Sie kann jetzt schön durch die Nase atmen; wenn man ihre Nase zwischen Daumen und Finger zusammendrückt, tut es nicht mehr weh. Nur noch wenig und leicht übel riechende Absonderung. Sac-lac.

10.03. – Die Absonderung wird wieder reichlicher, dicker und gelb. Die Nasenknochen schmerzen wieder, die Nase fühlt sich etwas verstopft an. Die Absonderungen brennen auf der Lippe. Das Mädchen ist genauso retardiert wie immer. *Arsenicum iodatum* 45M, Einmalgabe, trocken, und Sac-lac.

13.04. – Dem Mädchen schien es recht gut zu gehen. Sie hatte keine Symptome mehr.

Sechs Monate später sagte mir ihr Onkel, dass sich das Mädchen stark verändert habe und inzwischen durchaus helle und schon etwas fraulich geworden sei. Sie hatte keine Nasenbeschwerden mehr.

Die Heilung der dicken, gelben Absonderung durch *Arsenicum iodatum* ist eine Bestätigung dieses Symptoms, das in der von mir selbst durchgeführten Prüfung aufgetreten war: Absonderungen aus der Nase, wie gelber Honig. Ich habe dieses Symptom schon häufig mit *Arsenicum iodatum* geheilt. Die Prüfung wurde mit der C200 gemacht und jetzt mit der 45M bestätigt. Ich möchte noch anmerken, dass die Absonderung in der Prüfung klebrig und wie gelber Honig war. Dies ist eine sehr wertvolle Charakteristik dieser fast unbekannten Arznei.

Verstopfung

Fall VI. Langanhaltende Verstopfung mit reichlich hartem und schwierig zu entleerendem Stuhl. Sie hat vier bis sechs Tage keinen Stuhldrang und muss sich dann derart anstrengen, bis sie schweißbedeckt ist. Sie ist auf dem linken Ohr taub und ihre linke Ohrtrompete ist verschlossen. *Sanicula* XM, einmalig gegeben, heilte.

Seekrankheit – Tabacum

Es gibt eine äußerst erstaunliche Ähnlichkeit zwischen *Seekrankheit* und der Arzneimittelprüfung von *Tabacum*. Ich habe mich selbst immer gegen Routineverordnungen gewehrt und habe allen anderen den Rat gegeben, sie mögen sich von diesen Routineverordnungen möglichst fernhalten. Ich wurde aber schon so oft von Patienten konsultiert, die wirklich keine Symptome hatten, mich aber um eine Arznei baten: „Jedes Mal wenn ich den großen Teich überquere, werde ich seekrank. Könnten Sie mir nicht etwas schicken?" Ich habe, wenn sonst keine Symptome vorlagen, äußert erstaunliche Ergebnisse durch die routinemäßige Anwendung des Tabaks bei Seekrankheit erhalten.

Einen Mann kenne ich besonders gut, er hat schon ziemlich oft den Ozean überquert, da er sowohl in New York als auch in London ein Geschäftslokal besitzt. Er scheute sich immer zu reisen. Er sagte: „Mir ist schlecht von dem Moment an, in dem ich das Schiff betrete, bis ich es wieder verlasse. Ich kann nichts essen. Vom Anfang bis zum Ende der Reise mache ich nichts anderes, als mich zu übergeben, alles Gegessene wieder zu erbrechen." Sein Schicksal verlangt aber von ihm, dass er zwei oder drei Mal im Jahr den Ozean überqueren muss. Ich habe ihn nun mit dem unfehlbaren Mittel versorgt. Jedes Mal, wenn es aus dem Ruder läuft und er seinen Schwächeanfall aufkommen spürt, nimmt er seine Arznei und kann seine Mahlzeit zu Ende essen. Die eine Gabe hat bisher immer ausgereicht und er hat einige Gaben *Tabacum* 70M zur Hand.

Ich habe es schon oft gegen Übelkeit durch Fahren im Wagen verwendet. Sie verstehen die *Tabacum*-Übelkeit, wenn sie zum Schiffsheck gehen und die Wellen beobachten, die sich vom Schiff fortbewegen. Das Schiff bewegt sich auf und ab, und genauso macht es auch der Magen und alles andere: Es bewegt sich auf und ab. Wenn jemand am Waggonfenster sitzt, die Landschaft vorbeiziehen sieht und ihm genauso speiübel wird, dann kann *Tabacum* oftmals diese Übelkeit beim Zugfahren besänftigen. *Petroleum* und *Cocculus* helfen auch manchmal gegen Seekrankheit, *Tabacum* allerdings besitzt ein breites Wirkspektrum und scheint die meisten Symptome abzudecken.

Taubheit der Finger und Fußsohlen

Fall II. Mr. T., 35 Jahre alt. Ein Handelsreisender mit syphilitischer Vorgeschichte, kam mit folgenden Symptomen von einer seiner Reisen aus dem Westen zurück: Taubheit in den Fingern, den Fußsohlen und großer Ungeschicklichkeit in allen seinen Bewegungen. Er taumelte merklich und brauchte viel Platz zum Laufen. Er konnte mit seinen Fingern keine kleinen Dinge unterscheiden. Seine Handbewegungen waren ungeschickt und verfehlten ihren Zweck. Mit geschlossenen Augen waren seine Bewegungen auch nicht schlechter. Er taumelte auch nicht stärker, wenn er mit geschlossenen Augen ging. Seine Reflexe, der Patellarsehnenreflex und der Tibialis-posterior-Reflex waren aufgehoben und er musste lange warten, bevor der Urin zu fließen begann. Blitzartige Schmerzen jagten durch seine Beine und seinen Rücken. Seine körperliche Gesundheit nahm allgemein ab. Er sagte, er habe diese Symptome seit drei Monaten und sie würden jeden Tag schlimmer. Seine Sehorgane sind schon seit langem nicht mehr in Ordnung, es sind aber keine neuen Symptome mehr auffindbar, die mit seinem Nervenzustand in Zusammenhang stehen. Er bekam jeden siebten Tag eine Gabe Aluminium metallicum C200 trocken auf die Zunge. Keine weitere Medizin. Nach der zweiten Gabe veränderte sich etwas zum Guten. Insgesamt bekam er vier Gaben. Jeder Homöopath, der mit unserer Literatur vertraut ist, muss die Ähnlichkeit zwischen diesem Fall und dem von Bönninghausen geheilten feststellen. Während in beiden Fällen die Symptome einer Sklerose des Hinterhornes entsprechen, fehlen dennoch ihre Grundzüge. Doch die Wirkung der Arznei, die dessentwegen gegeben wurde, spricht für sich. Während es meiner Meinung nach offensichtlich ist, dass es keine Sklerose war, ist es sehr wahrscheinlich, dass an den für die Koordination zuständigen Nervenbahnen ein Störfaktor am Werk war. Nach einiger Zeit hätten sich ernsthafte pathologische Schäden gebildet.

Rheumatismus in Muskeln und Gelenken

Fall III. – Rheumatismus, Schmerzen und Wundheit in Muskeln und Gelenken zwingen ihn, sich nach einigen Minuten zu bewegen und eine neue Lage zu finden, in der er mehr Ruhe zu finden scheint. *Rhus toxicodendron* M. Am nächsten Tag ging es ihm nicht besser und seine Symptome hatten sich nicht verändert, außer, dass es ihm allgemein schlechter ging. Schmerzen im rechten Knöchel, wie verstaucht, die Gelenke und Muskeln sind berührungsempfindlich. Er sagt: „Ich bewege mich andauernd; sobald ich mich etwas anders hinlege, geht es mir besser. Aber sehr bald fühlt das Bett sich auch an der neuen Stelle wie aus Eisen an und ich muss mich wieder bewegen. Es ist keine immanente Ruhelosigkeit, die mich zur Bewegung zwingt, mir erscheint einfach das Bett zu hart." Es muss beachtet werden, dass *Rhus toxicodendron* diesen Fall nicht heilen konnte, denn bei meinem Krankenbesuch war die Sprache so gewählt, dass ich getäuscht wurde. *Arnica* ist das passendste Arzneimittel. Das Wundheitsgefühl, das durch den Druck des Bettes immer schlimmer wurde, und die eigentümliche Schmerzhaftigkeit des Knöchels, als ob er verstaucht sei, schließen jede andere Arznei aus. Es wurde *Arnica* M in Wasser gegeben. Der Schmerz und das Wundheitsgefühl verschwanden innerhalb von drei Tagen. Eine Gabe *Sulphur* 6M beendete die Heilung. Am achten Tag konnte er das Haus wieder verlassen.

Rheumatismus der unteren Extremitäten

Fall IV. – Mrs. P., 35 Jahre alt, hat seit vielen Monaten Rheumatismus der unteren Extremitäten. Nachdem starke Medikamente wie Chinin, Salicylsäure, *Colchicum* und *Kalium-iodatum* versagten, entschloss sie sich, Einreibungen zu machen. Es wurden starke Mittel angewandt, woraufhin es ihren Beinen besser ging. Dann wurde ich gerufen, mit der Nachricht, dass Mrs. P. gerade im Sterben liege. Als ich sie vorfand, saß sie aufrecht im Bett und hatte starke Schmerzen in der Herzgegend, einen schnellen, ausgeprägten und unregelmäßigen Puls, sie erstickte fast beim Atmen. Sie hatte ihre Kleidung von Hals und Brust entfernt, sie würgte und keuchte, war schweißbedeckt und sehr blass. Sie bekam *Lachesis* 41M in Wasser. Es folgte eine sofortige Besserung und sie konnte sich hinlegen; obwohl sie von den leidvollsten Symptomen befreit war, ist es offensichtlich gewesen, dass sie sich in großer Gefahr befand, da die verbleibenden Herzschmerzen nur langsam abklangen. Es muss nicht erwähnt werden, wie gefährlich diese Situation war. Ich möchte dazu nur anmerken, dass es sich wohl um einen gefährlichen Fall rheumatischer Endokarditis (metastasis?) handelte. Sie bekam *Abrotanum* in der C6 und C12. Die Besserung setzte mit der Arzneigabe langsam ein, bis sie letztendlich vollkommen gesund war. Sie sagt, sie erfreue sich jetzt besserer Gesundheit als jemals zuvor.

Erinnerungen eines Arztes Kopfschmerzen (mit Übelkeit) – Lac-d., Lac-c.

10.07.1886 – Mrs. R.S., 35 Jahre alt, verwitwet. „Ich habe seit vielen Jahren Kopfschmerzen." Sie hatte eine Peritonitis, Typhus und war vier Monate lang bettlägerig. Sie hat diese Kopfschmerzen seit damals, inzwischen seit fünf Jahren.

Kopfschmerzen hinter den Augen.

Kopfschmerzen durch Sonnenlicht.

„Wenn ich nicht esse, bekomme ich Kopfschmerzen."

„Wenn ich zu viel esse, bekomme ich Kopfschmerzen."

„Die Kopfschmerzen werden durch Aufregung verursacht."

„Ich lag drei oder vier Tage in einem abgedunkelten Zimmer und konnte nicht das geringste Licht vertragen."

Kopfschmerzen mit Übelkeit durch Milch.

Die Kopfschmerzen werden durch Essen nicht gebessert.

„Als ich an Typhus erkrankt war, wurde ich solange mit Milch gefüttert, bis ich schon breche musste, als man sie mir ins Zimmer brachte."

„Obwohl die Kopfschmerzen nie besser sind, kann ich das halbe Zeitpensum am Schreibtisch verbringen. In dieser Zeit leide ich meistens sehr stark."

Ihr ist häufig übel, aber sie muss sich nur selten übergeben.

„Wenn ich mich übergeben muss, dann erbreche ich das Gegessene, es ist sauer und bitter."

Das sind die Symptome. Um welche Arznei handelt es sich?

Es ist offensichtlich, dass ich keinen gewöhnlichen Fall vor mir hatte, da zwei gute Homöopathen daran gescheitert waren, ihr zu helfen, wie sie ihr gesagt hatten. Sie wurde auch von einigen, die ich für keine sorgfältigen Ärzte halte, behandelt. Jetzt muss ich die Arznei doch verraten, hier ist sie: *Lac defloratum* CM.

16.07. – Erneute Konsultation: „Gerade hörten eine der schlimmsten Kopfschmerzen, die ich jemals hatte, auf. Als ich meine Briefe schrieb, war ich so müde, dass ich kaum die Augen offen halten konnte. Ich musste an zwei Nachmittagen meine Arbeit niederlegen und nach Hause gehen. Während der Kopfschmerzen bin ich regelrecht entmutigt." Die Schläfrigkeit beim Schreiben ist neu. Sac-lac.

23.07. – Seit ihrem letzten Termin hatte sie keine Kopfschmerzen mehr.

30.07. – Sie hatte kurzzeitig Kopfschmerzen, fühlt sich aber besser. *Lac defloratum* CM, eine Gabe, trocken.

02.08. – Sie bekam zwei Tage lang Kopfschmerzen. Bisher hatten sie immer eine Woche angehalten. Allgemein ist sie auf dem Weg der Besserung. *Lac defloratum* CM.

10.08. – Besserung.

26.08. – Obwohl sie gerade Kopfschmerzen hatte, hielt die Besserung drei Wochen lang an.

11.09. – In diesen zwei Wochen hatte sie [einmal?] Kopfschmerzen. Die sonstigen Symptome sind wie immer. *Sulphur* CM, Einmalgabe.

12.09. – Die Kopfschmerzen haben wieder mit voller Wucht eingeschlagen. Sie haben im linken Auge begonnen und werden durch Sonnenlicht schlimmer. „Die Kopfschmerzen fingen an, weil ich nicht rechtzeitig zu Abend gegessen hatte." Nagendes

Hungergefühl, nicht gebessert durch Essen. „Alles, was ich esse, verschlechtert, außer Fisch." Kopfschmerzen durch Kälte. Das Gewicht ihres Hutes verschlimmert die Kopfschmerzen. Die Kopfschmerzen haben im linken Auge begonnen und erstrecken sich bis zum Occiput. „Mir wird schon vom Denken an Milch schlecht." Es wurden keine Palliative verordnet, da das Beobachten der Symptome der einzige Weg ist, das Heilmittel zu finden.

13.09. – Sie berichtet, die Kopfschmerzen hätten gestern Nachmittag, am 12.09., zum rechten Auge und zur rechten Kopfseite gewechselt. Jetzt sei der Schmerz wieder in ihrem linken Auge. Sie bekam *Lac caninum* MM, woraufhin eine prompte Besserung folgte. Sie bekam erst drei Monate später wieder Kopfschmerzen, diese dauerten allerdings nur sehr kurz und zwangen sie nicht, ihren Schreibtisch zu verlassen.

10.02. – Sie hatte leichte Kopfschmerzen und nahm eine weitere Gabe *Lac caninum* CM. Sie musste sich neue, größere Kleidung anschaffen. Sie kann jetzt alles essen und genießt ihr Leben wie andere Menschen auch.

Kopfschmerzen (wöchentlich)

Periodische Beschwerden bereiten jungen Ärzten oftmals Schwierigkeiten und manches Mal auch einem älteren. Ein junger Arzt schickte mir seinen Patienten, der unter kongestiven Kopfschmerzen litt, die periodisch an jedem siebten Tag auftraten. Es waren schon viele verschiedene Arzneien ausprobiert worden, aber an seinem Zustand hatte sich bisher nichts verändert. Die verwendete Rubrik lautete „Kopf, Schmerz, periodisch, jeden siebten Tag". Daraufhin wurde eine sorgfältigere Anamnese durchgeführt und es stellte sich heraus, dass die Schmerzen regelmäßig am Sonntagabend und in der Nacht auftraten. Die Modalitäten waren verwirrend und widersprüchlich, doch nach einer sorgfältigen Befragung, ob er denn sonntags etwas esse, was er für gewöhnlich nicht esse, stellte sich heraus, dass er Sonntagmittags immer reichlich „Roastbeef" aß, sonst nie. Es wurde gleich offensichtlich, dass es sich in diesem Fall nicht um periodische Kopfschmerzen, sondern um Kopfschmerzen nach Rindfleischgenuss handelte.

Staph. deckte alle Symptome ab und heilte.

Periodische Kopfschmerzen – nach dem Genuss von Eiscreme

Eine Frau mittleren Alters litt unter periodischen, sonntäglich auftretenden Kopfschmerzen und keine Arznei in der Rubrik „Kopf, Schmerz, periodisch, jeden siebten Tag" half. Nach einiger Zeit zeigte sich, dass die Schmerzen nach dem Genuss von Eiscreme auftraten und *Pulsatilla* auch die anderen Symptome abdeckte und sie heilte.

Vor einer Verordnung müssen immer alle Einzelheiten des Falles eruiert werden, denn voreilige Schlüsse sind genauso gefährlich wie jede Form von Nachlässigkeit. Unsere Arzneien heilen nur, wenn sie allen Symptomen des Falles ähnlich sind.

Um die Symptome einer kranken Frau in Erfahrung zu bringen, war es vor einigen Jahren nötig, ihre wohlwollende Schwester zu befragen. Die Frau wurde von einem berühmten Arzt der Allopathie wegen ihrer tiefsitzenden Uterusbeschwerden behandelt, welche im Arztbrief als Endometritis bezeichnet wurden. Über viele Monate erfolgte eine Lokalbehandlung, aber es ging ihr noch immer nicht besser. Ihre Schwester berichtete Folgendes: „Ach, Herr Doktor, Sie sollten hören, wie meine Schwester sich über ihre schrecklichen nächtlichen Kopfschmerzen beschwert. Sie sagt, es fühle sich an wie ein Stein auf ihrem Kopf. Der Druck auf ihrem Kopf lässt nach, sobald das Gaslicht angemacht wird, erst dann findet sie - und folglich auch ich - ihre Ruhe und sie geht schlafen. Der üble Gestank ihrer Füße durchdringt das ganze Zimmer."

Die gute Frau bekam eine Gabe *Silicea*, die sie ihrer Schwester heimlich verabreichen sollte. Die Patientin benötigte nachts nie wieder Licht in ihrem Zimmer. Sie war geheilt.

Auch hier schien es sich um einen periodischen Kopfschmerz zu handeln, aber es zeigte sich, dass die Kopfschmerzen „schlimmer im Dunkeln" waren. Der berühmte Spezialist dachte, die Kopfschmerzen kämen von der „Endometritis", aber tatsächlich war die ganze Frau krank; es war nicht die Gebärmutter, die sie krank machte. Welch tiefgründender Gedanke, wenn der Arzt seiner Patientin erzählt, ihr Uterus mache sie krank.

Eine vollkommene Heilung von Hautausschlag, Ektropium, Diarrhoe und letztendlich des ganzen Menschen

Vor einigen Jahren, als im Wilden Westen noch scharf geschossen wurde, sprach es sich herum, dass ein Arzt aus der Stadt unter ihnen weile. Ich wurde regelmäßig konsultiert, um Arzneien zu verschreiben, was für die Rancher in dieser Gegend eine seltene Gelegenheit war.

Ein junger Mann, der zu mir kam, erregte mein Mitleid. Ich hatte weder genügend Zeit, um den Fall sorgfältig aufzunehmen, noch Papier zur Hand, um die Symptome aufzuschreiben, ich hatte nur die Möglichkeit, aus dem ersten Eindruck das richtige Mittel zu erraten und hoffte auf das Beste.

Den jungen Mann aus dem Gedächtnis zu beschreiben, kann nur zu einer Verharmlosung des Bildes führen, das sich mir in Wirklichkeit bot. Er nahm andauernd alle möglichen Medikamente „für" sein Blut ein, die er sich gegen Bargeld besorgen konnte. Er hatte wohl schon alle Wurzeln, Rinden und Blätter, die dieses wilde Land hervorbringt, eingenommen. Sein Gesicht war rot und spröde, seine Lippen und Augenlider der vielen Risse wegen schon regelrecht kariert. Aus seinen Augen, die vom Ektropium schon ganz entstellt waren, kamen grüne Absonderungen, aus seiner Nase grüne und dicke Absonderungen. Die extrem dicke Haut seiner Handteller war spröde, rissig und blutete. Seine scharfen Tränen haben auf seinen Backen schon richtige Straßen eingebrannt. Seit fünf Jahren hat er morgendliche Durchfälle. Trotz dieser Leiden hatte er einen guten Appetit und konnte seinen Job als Cowboy beibehalten. Ich erhielt diese Information, während ich im Sattel saß, und bemerkte: „Sind sie glücklich, genießen sie ihr Leben?" „Doktor, Sie wissen gar nicht, was es mich für eine Überwindung kostet, mir nicht den Kopf mit diesem Ding wegzupusten" (in seinem Halfter war ein Revolver mit sechs Schuss). Bevor er diese Bemerkung machte, dämmerte mir noch nicht, welche Arznei er benötigte. Tatsächlich sah ich in den Erscheinungen nur *Sulphur*. Jetzt kam mir Nat-s. in den Sinn, und holte eine Gabe der 500er Potenz aus meiner Tasche und gab sie ihm auf die Zunge. Ich habe nicht erwartet, ihn je wieder zu sehen, er aber fragte mich nach meiner Adresse. Ich gab sie ihm und einige Zeit später bat er mich schriftlich, ihm mehr von dieser wunderbaren Arznei zu schicken. Die Arznei musste nie gewechselt werden. Etwa zwei Jahre später fragte er nicht mehr nach der Arznei. Sein letzter Brief zeugte von einer vollkommenen Heilung des Hautausschlages, des Ektropiums, der Diarrhoe und schließlich des ganzen Menschen.

Dieser Fall zeigt wieder einmal, wie wichtig die Gemütssymptome bei der Heilung von tiefsitzenden Krankheiten sind. Ektropium der Lider war schon durch *Sulphur* geheilt worden, von Nat-s. bisher nicht, obwohl Nat-m. in dieser Beziehung oft schon Heilwirkung gezeigt hat. Wenn Nat-s. von einem Homöopathen richtig angewandt wird, verfügt es über eine größere Heilwirkung, als Schüssler es sich jemals erträumt hat.

Ekzem

13.07.1910 – Mrs. G.F.H., 42 Jahre alt. Vesikuläres Ekzem. Die Bläschen sind mit dünner, gelber Flüssigkeit gefüllt. Sehr zahlreich an den Handtellern und Fingern. Rissige Lippen. Sie hat seit Jahren Magen- und Verdauungsbeschwerden. Sie kann weder Erdbeeren noch Kalbfleisch essen, ohne Durchfall zu bekommen. Pfirsiche und Orangen kann sie essen. Schlimmer durch: Schweinefleisch, Tomaten, Süßigkeiten, Kuchen, Pudding, frisches Brot, Äpfel, Bananen, Birnen und Fett. Ihr gelüstet es nach großen Mengen gehaltvoller Süßigkeiten und sehr reichhaltigen Kuchens (eine ihrer Schwestern ist geisteskrank und isst viele Süßigkeiten, ihre Mutter begehrt ebenfalls Süßes). Empfindlich gegen Hitze, warme Zimmer, warme Luft, Sommerhitze. Sie kommt leicht ins Schwitzen: von Anstrengung, im warmen Zimmer, vom Gehen. Sie verlangt nach kalter Luft. Sie mag frische Luft gerne. Besser beim Gehen in frischer Luft. Ihre Menstruation kommt immer zu früh. Reichlicher Menstruationsfluss; manchmal klumpig. Abwechselnd Obstipation und Diarrhoe. Schmerzen im Genick. *Kalium sulphuricum* XM.

29.06. – Die Bläschen sind gerade dabei zu verschwinden. Die rissigen Lippen sind besser geworden. Das leere Aufstoßen ist besser. Sac-lac.

15.07. – Die Bläschen sind vollkommen verschwunden. Das Aufstoßen ist jedoch nur etwas besser. Wundheitsgefühl im Bauch. Die Verstopfung ist schlimmer. Sie schläft schlecht. *Kalium sulphuricum* XM.

04.10. – Sie fühlte sich seit der letzten Konsultation gut. Nervenschmerzen an der Schädelbasis. Aufstoßen. *Kalium sulphuricum* LM.

09.11. – Vor zwei Wochen blutete sie aus dem After, jetzt nicht mehr. Hautausschlag an einem Finger. Schwindel: wenn sie in der Kirche sitzt, beim Gehen. Jucken, ähnlich wie von einer Gifteiche herrührend. Wundheit und Brennen im Abdomen. Blähungen, Aufstoßen. Übelkeit besser. *Kalium sulphuricum* LM.

28.12. – Schwere und Brennen im Abdomen. Magenbeschwerden durch das Weihnachtsmahl. Schwindel mit Schmerzen im Scheitel. *Kalium sulphuricum* CM.

Sie benötigte keine weitere Behandlung mehr.

Die Heilung eines „rezidivierenden Fibroms“ mit hochpotenziertem Silicea

Frank H., ein Setzer beim „Globe-Democrat“[63], St. Louis, konsultierte mich wegen eines Tumors, den ich chirurgisch entfernen sollte. Er wurde schon zweimal entfernt und „rezidivierendes Fibrom“ genannt. Es war etwa so groß wie ein Hühnerei und sehr hart. Es befand sich auf der linken Halsseite und war nicht mit der Parotis verwachsen, obwohl es nur ein kleines Stück weiter unten wuchs. Ich habe ihm geraten, mir etwas Zeit zu geben, damit ich ihn für die Entfernung vorbereiten könne. Ich nahm seine Symptome auf und fand heraus, dass es ihm besser ging, wenn er seinen Kopf einpackte. Furcht vor neuen Unternehmungen, obwohl er seine Arbeit richtig gut erledigen kann. Er hatte kein Vertrauen in seine eigenen Fähigkeiten, sobald er aber etwas begonnen hatte, machte er es richtig gut.

Er bekam am 01. April 1833 *Silicea* 5M. Sechs Wochen später kam er wieder und der Tumor war nur noch halb so groß, eine Gabe *Silicea* 72M, trocken. Sechs Wochen später war er beinahe verschwunden. Am 23. Januar 1884 eine Gabe *Silicea* 72M. Der

[63] „Globe-Democrat“: Tageszeitung in St.Louis, Missouri, von 1852 bis 1986, bekannt als „The Globe“.

Tumor verschwand. Zu dieser Verordnung nahmen viele Freunde Stellung, denen die Verabreichung von [homöopathischen] Einmalgaben rätselhaft erscheinen. Da er mir vertraute, bekam er kein Sac-lac., ich habe die Arznei auch nicht gegen den Tumor, sondern für den Menschen verordnet. Meine Verordnung wäre dieselbe gewesen, wenn er keinen Tumor gehabt hätte.

Der Tumor war in der Totalität der Symptome nicht enthalten, er war ja auch kein Symptom, er lieferte nichts, was uns zum Heilmittel führte. Die Symptome, die die Totalität ausdrückten, waren schon vor dem Tumor vorhanden. Ich las einfach die Symptome vor dem Ausbruch des Tumors, da aus diesem Stadium heraus der Tumor entstanden ist. Ich muss die Sprache der Ursache deuten, nicht die der Auswirkungen. Der Arzt, der sich von der Pathologie leiten lässt, kann das Skalpell benutzen. Wenn man jedoch das Skalpell benutzt, so zeugt dies lediglich von der Unkenntnis einer Methode, die eine Operation unnötig macht.

Eine geheilte Herzerkrankung

Roy S.M., 23 Jahre alt.

15.09. - Spasmus der Mitralklappe. Vier bis fünf Ohnmachtsanfälle am Tag, ohne Bewusstseinsverlust, aber mit Schwäche. Wir sollten daher wohl eher von plötzlichen Schwächeanfällen sprechen. Blutandrang zum Gesicht, wenn er nach dem Essen lernt. Seine Gedanken schwinden. Beim Rechnen vergisst er, woran er gedacht hatte, gähnende Leere im Kopf. Bei Vorträgen kommt er ins Schwitzen und vergisst, was er sagen wollte, obwohl er es vorher wusste. Empfindlich gegen warmes Wetter und Hitze. Er möchte das Fenster geöffnet haben. Wenn er sich bewegt, geht es ihm besser als in Ruhe. Große Traurigkeit. Reizbar, Weinkrämpfe. Schlimmer, wenn er Blut oder einen Unfall sieht. Großer Durst auf eiskalte Getränke; Brennen des Herzens, die davon gebessert werden. Brennen des Herzens nach dem Genuss von Fett und Saurem. Schlimmer durch Kaffee und „Postum"[64]. Saures Aufstoßen von unverdautem Essen. Blähungen vom Genuss von Früchten. Er schläft spät ein und erwacht früh. Wunde Flecken auf der Wirbelsäule. Anfallsartige Schwäche in den Beinen. Erwachen durch Erektionen und Harndrang, wenn er auf dem Rücken schläft. Er hat eine geistesgestörte Art; Mesmerismus führte bei ihm zu Bewusstseinsverlust, er brauchte lange, bis er sein Bewusstsein wieder erlangte. Durchfall vom Trinken kalter Milch und nach dem Essen. Geräuschempfindlich: Verwirrtheit. Wachträume. Muskelspannung.

Aufstoßen von Nahrung: *Aesc., Arg-n.,* Ars., *Calc., Calc-s.,* Carb-s., *Carb-v., Caust.,* CHIN., *Con.,* FERR., FERR-P., *Kali-bi.,* Kali-s., *Lach., Lyc.,* Mag-m., *Mag-p., Merc., Mur-ac.,*. *Nat-m.,* PHOS., PH-AC., PULS., *Sulph.,*. Sul-ac., Thuj.

Saures Aufstoßen: Aesc., *Arg-n., Ars.,* CALC., *Calc-s., Carb-s.,* CARB-V., *Caust.,* CHIN., *Con., Ferr., Ferr-p.,* KALI-BI., KALI-S.,. *Lach.,* LYC., NAT-M., PHOS., *Ph-ac., Puls.,* SULPH., SUL-AC., Thuj.

Empfindlich gegen Geräusche: *Ars., Calc., Carb-s., Carb-v., Caust.,* CHIN., CON., *Ferr., Ferr-p.,* Kali-s., *Lach., Nat-m., Phos.,* Ph-ac., *Puls.*

Diarrhoe von kalten Getränken: ARS., . *Carb-v.,* Chin., *Ph-ac., Puls.*

Herzbrennen*: *Ars.,* CARB-V., *Chin., Phos.,* Ph-ac., PULS.

[Schmerz, Brennend, Herzregion: *Ars., Carb-v., Puls.*]

Schwäche: ARS., CHIN., PHOS., PH-AC., PULS.

Schwinden der Gedanken: *Puls.*

Verlangen, das Fenster offen zu haben: PULS.

---

[64] „Postum" ist ein Kaffeeersatzgetränk aus Getreide, Melasse etc., das in den USA über einen sehr langen Zeitraum verkauft und schon zu Kents Zeiten getrunken wurde.

Frische Luft bessert: PULS.

Bewegung bessert: PULS.

Kaffee verschlechtert: PULS*.

Kohl verschlechtert: PULS*.

Verordnung: *Pulsatilla* XM.

19.10. – „Mir ging es gut, bis die Arznei aufhörte zu wirken." In allgemeiner Hinsicht geht es ihm besser. *Pulsatilla* XM.

05.11. – Allgemein besser. Schlimmer durch Zwiebel und fettes Essen. Verlangen nach kalten Getränken. Krämpfe nach dem Genuss kalter Getränke. Verwirrtheit, wenn er nervös ist.

20.11. – Einige Male hatte er Schwindel. *Pulsatilla* XM.

18.12. – Die Symptome kehren wieder. Nasenkatarrh, er muss sich oft schnäuzen, nachts ist die Nase verstopft. Gelber Schleim. Störende Träume: Er sieht sterbende Männer. *Pulsatilla* LM.

1913: Aus dem ehemals kränklichen Kind und schwachen jungen Mann hat sich ein gesunder und sehr kräftiger Mensch entwickelt.

Der Allgemeinzustand, die Lokalsymptome und die funktionelle Geistesgestörtheit müssen durch das sorgfältig gewählte Arzneimittel abgedeckt sein. Die Charakteristika des Patienten weisen auf die Arznei hin; es braucht nur noch einen geschulten Homöopathen, um es zu finden und das Richtige daraus zu machen.

Viele Jahre andauernde Herzbeschwerden

Mrs. J.L.H., 38 Jahre alt.

23.06.1910. – Sie ist sehr nervös und zittert. Als sie jung war, hatte sie Furunkel und vor einiger Zeit Karbunkel. Sie hat seit einigen Jahren Herzbeschwerden, wogegen sie erfolglos allopathisch und osteopathisch behandelt wurde. „Herzvergrößerung". Mitralgeräusche; schneller Puls. Herzklopfen beim Liegen links; sie schläft auf dem Rücken und der rechten Seite. Bei ihrer Geburt war sie zyanotisch. Durst auf kaltes Wasser. Im Sommer geht es ihr allgemein besser als im Winter. Ihre Knöchel sind etwas geschwollen. *Phosphorus* XM.

06.07. – Es folgte eine starke Verschlimmerung.

08.08. – Rasante Besserung; kein nervöses Zittern mehr; sie kann auf der linken Seite schlafen; sie fühlt sich recht gut; die letzten beiden Wochen über hatte sie keine Symptome.

01.10. – Sie bekam am 31.08. noch einmal *Phosphorus* XM. Ihre Hauptbeschwerden, die Herzbeschwerden, sind zurückgegangen bzw. verschwunden. Sie ist sehr nervös. Sie weint beim Erzählen ihrer Symptome; ist immer müde; schlaflos durch Gedankenandrang; *Unterhaltungen ermüden sie; Geräusche machen sie nervös*, Zittern der Hände; leicht beunruhigt. Manchmal Schwellung von Gesicht, Lippen und Knöcheln. Prolaps mit abwärts drängendem Gefühl des Uterus. Nachdem ihre Herzbeschwerden beseitigt waren, bekam sie aufgrund des Charakters ihrer Nervosität und der Empfindlichkeit gegen Gesellschaft, zusammen mit den anderen Zeichen, Ambr. XM.

28.10. – *Ambra grisea* XM.

01.12. – *Ambra grisea* XM. Sie berichtete Folgendes: Aufgetriebenheit des Bauches, mal mehr, mal weniger stark. Verlangen nach kalten Getränken. Kopfschmerzen nach den Menses. Brennen in der Herzgegend; Herzklopfen schlimmer beim Liegen auf der linken Seite. Atembeschwerden in einer Menschenmenge. Im November hatte sie eine Tonsillitis, sie ist anfällig dafür. Währenddessen Herzrasen mit Atemnot und hervorquellenden Augen, Herpes labialis und dem Gefühl, gehetzt zu sein.

09.02.1911 – Nach dem 01. Dezember hatte sie eine Appendizitis, die mit *Phosphorus*, gefolgt von *Arsen*, besser wurde. Ihre Möchtegernfreunde taten alles, was sie konnten, um ihren Gatten davon zu überzeugen, dass sie operiert werden müsse. Dieses Unterfangen blieb allerdings erfolglos. Als das Nach-unten-Drängen am schlimmsten war, drängten diese angeblichen Freunde sie, ihren Uterus an der Bauchdecke festheften zu lassen, doch die Homöopathie behielt die Oberhand.

08.03. bis 09.10. – Da die Patientin die Symptome ihrer sonstigen Beschwerden weder zufriedenstellend noch vollständig angeben konnte, zeichneten sich bei ihrem chronischen Zustand keine großen Fortschritte ab.

15.02. bis 09.10. – Die Appendixschmerzen kehrten zweimal wieder, ihre Temperatur lag bei 38,9 °C. Sie konnten mit *Phosphorus* jedes Mal umgehend beseitigt werden. Sie bekam *Phosphorus* in der LM, CM, DM und MM, je zwei Gaben einer Potenz in Folge. Jede Gabe hielt etwa vier bis fünf Wochen lang an.

Dezember 1911 bis Februar 1912 – Sie bekam dreimal *Phosphorus* M, woraufhin es ihr sowohl von der körperlichen Spannkraft als auch vom Gemüt her besser ging. Wann immer die *Verschlimmerung durch Geräusche, Menschenmengen und Trubel sowie ihre Ruhelosigkeit und das Verlangen nach frischer Luft* wiederkamen, benötigte sie erneut ihre Arznei. Ihre Menses jedoch wurden angenehmer und regelmäßiger, es konnte ein Fortschritt erkannt werden.

30.03.1912 – Die Verschlimmerung durch Geräusche finden wir durch die gesamten Aufzeichnungen hindurch. Sie wird dann reizbar. Abneigung gegen Gesellschaft, sie möchte es ruhig haben. Sie wurde davon sogar einige Minuten bewusstlos. Schlimmer, wenn andere sich unterhalten. Ärgert sich über Papierrascheln und entweichenden Dampf. Sie kann weder Trubel noch Menschenmengen ausstehen. Bei plötzlichen Geräuschen sackt sie mit weißen, kalten und geschwollenen Lippen zusammen. Sie fühlt sich einer Ohnmacht nahe durch: Hundegebell, Teppichklopfen, Klavier (zuerst schien es ihr durch Musik besser zu gehen, doch dann verschlechterten die Geräusche ihren Zustand erheblich; sie bekommt heftige „Nervenanfälle"). Während dieser Monate brauchte sie viel Freiraum, viel Luft. Sie bekam funktionelle Herzbeschwerden bzw. „Nervenanfälle", vor allem, wenn etwas nicht glatt und harmonisch verlief. Kälte, Taubheit, langsamer Herzschlag; plötzliche Benommenheit; Schwäche; Bläue bzw. Blässe von Gesicht und Fingernägeln; schwacher Kreislauf; Gefühl, als ob sie ohnmächtig würde; schlimme Herzschmerzen, auf die ein schwacher Puls und Erschöpfung folgen. Mutlos, vor allem morgens beim Erwachen. Abneigung gegen Berührung. „Auftreibung" von Abdomen, Knöcheln und Gesicht. Die Herzsymptome zusammen mit der ausgeprägten Verschlimmerung durch Geräusche führten mich dazu, *Aurum* M zu verordnen. Ich wiederholte die Verordnung am 06. Mai in der M und am 06. Juni in der XM. Die Veränderungen in ihrer Konstitution unterscheiden sich enorm von allem Vorausgegangenen: Farbe, Kreislauf, Schlaf, Kraft – alles wurde besser; das „Aufgeblähtsein" wird zusehends besser; Durstlosigkeit; die Menses wurden stetig besser; die Geräuschempfindlichkeit ist nicht mehr andauernd vorhanden. Sie fühlte sich so gut, dass sie Freundinnen zu Besuch einlud und sich blendend unterhielt. Das überanstrengte sie allerdings so sehr, dass sie zeitweise wieder Symptome bekam.

Während dieser Zeit wurden auch noch andere Arzneien gegeben, diese blieben jedoch ohne Wirkung. Ihre körperlichen Symptome wurden durch *Phosphorus* beseitigt, die funktionellen Symptome sprachen auf *Aurum* an.

Es wurden noch einmal je zwei Gaben *Aurum* XM, LM, CM und DM gegeben, sobald ihre körperliche Spannkraft nachließ. Jede Gabe wirkte etwa vier bis fünf Wochen.

April 1913 – Sie ist kräftig, robust und hat seit Sommer 1912 keinerlei Herzbeschwerden mehr. Die einzigen Beschwerden waren noch die extreme Empfindlichkeit gegenüber Geräuschen, Aufregung und Trubel, welche jedoch von *Aurum* sofort gebessert wurden.

Gesundung eines schwachen Herzens

Mrs. H.M.R., aus Massachusetts, 20 Jahre alt.

16.09.1890 – Linksherzvergrößerung seit einer Scharlacherkrankung. Herzklopfen über den ganzen Brustkorb, Pulsieren in den Extremitäten. Schlimmer nach dem Essen. Stechende Schmerzen zwingen sie zum Aufsitzen. Sie kann nicht auf der linken, aber auf der rechten Seite liegen. *Lilium tigrinum*.

17.09. – Der Prolaps und die nach unten drängenden Schmerzen, gegen die sie behandelt wurde, sind etwas besser. Atemnot, wenn sie sich anschickt, etwas zu unternehmen. Sie erwacht mit Erstickungsgefühl, sie träumt vom Ersticken. Die Angst, die sie empfindet, wenn sie sich zum Kirchgang richtet, verursacht oft Durchfall oder Kopfschmerzen. Wenn sie aufgeregt ist, hat sie Schmerzen im Hypogastrium und ihren Eierstöcken, mit Harndrang; die Schmerzen werden durch Urinieren besser. Wenn sie einen Harndrang verspürt, muss sie entweder urinieren oder sie bekommt Schmerzen. Bei Aufregung reichlich farbloser Urin. Jede Unterhaltung, die sie interessiert, regt sie auch auf. Sehr schwärmerisch. Schmerzen im Nacken mit Steifheit, erstreckt sich bis in den Occiput. Daraufhin bekommt sie Kopfschmerzen in der Stirn, hinter den Augen. Arg-n. 40M und etliche Gaben Sac-lac.

30.09. – Sie berichtet, dass es ihr in jeder Hinsicht entschieden besser geht. Sie kann jetzt auf der rechten Seite liegen. Sac-lac.

08.10. – Ruhelos, ängstlich, weinerlich, hysterisch. Schlimmer, wenn sie Menschen trifft und von 1 bis 3 Uhr. Herzklopfen sichtbar und stark, sie muss ihre Kleidung lockern.

20.10. – Ihr geht es allgemein besser, obwohl sie Anfälle mit nahezu all den alten Beschwerden hat. Sie wurde stärker und ausdauernder. Gelegentliches Herzklopfen. Gelegentlich stechende Schmerzen, die offenbar von ihren Blähungen herrühren. Bohrende Schmerzen, vor allem nachts. Auf der rechten Seite zu liegen wird wieder schwieriger. Leichte Atemnot vor dem Einschlafen. Ängstlichkeit weniger ausgeprägt, aber danach verspürt sie, wie schon berichtet, wieder den Harndrang. Steifheit des Nackens und Kopfes, aber weniger Schmerzen. Beträchtliche Taubheit auf der rechten Seite. Kopfschmerzen mit Hitze. Weniger Schmerzen bei ihren Menses.

29.10. – Vergangene Woche ging es ihr nicht so gut. Fast andauernde Herzschmerzen, bohrend. Sie denkt, dass sie von Überanstrengung herrührten. Sie hatte einen ihrer schlimmsten Anfälle von stechenden Schmerzen; er dauerte länger als gewöhnlich. Herzklopfen und Zittern, als wenn etwas in der Herzgegend flattere. Erschöpfung, nachdem sie sonntags zur Kirche gegangen ist. Zu nervös, um am Dienstag eine Verabredung einzuhalten. Starke Aufregung und ein ungewöhnliches Verlangen zu urinieren, selbst nachts. Weniger Steifheit im Nacken und weniger Kopfschmerzen. *Argentum nitricum* 40M.

18.11. – Nach der letzten Gabe setzte eine Besserung ein; diese Besserung dauerte etwa eine Woche, bis ihre Menses einsetzte. Seitdem geht es ihr nicht mehr gut. Sie litt stärker als letzten Monat, und ihr Herz machte ihr zur selben Zeit Beschwerden. Nur geringe stechende Schmerzen, aber beträchtliche Herzschmerzen. Keine Ohnmacht. Ihre linke Seite schmerzt andauernd, schlimmer nachts; Wundheitsgefühl morgens. Leichte Atemnot nachts. Weniger Ängstlichkeit. Etwas Harndrang mit ziehenden Schmerzen. Die Nackenschmerzen sind zeitweise schlimmer, aber nicht andauernd. Viel Kopfschmerzen mit Hitze des Kopfes. Vor etwa zwei Wochen wurde ihr Kiefer derart schmerzhaft, dass sie nichts essen konnte. Es handelt sich um Probleme mit ihrem Kiefergelenk. Beim Kauen hat sie oft das Gefühl, dass sich ihr Kieferknochen ausrenkt, normalerweise hat sie keine Schmerzen, aber als er schmerzte, war der Bereich ziemlich geschwollen. Die Schmerzen sind nun verschwunden, aber das Gelenk scheint sich weiterhin dauernd ausrenken zu wollen. Kürzlich hatte sie etliche Pickel im Gesicht, mehr als sonst. Intensive Herzschmerzen. Sac-lac.

01.12. – Seit ihrem letzten Bericht sind alle alten Symptome weniger deutlich ausgeprägt, allerdings haben sich zwei neue Symptome entwickelt. Beinahe stetige Kopfschmerzen am Scheitel, die sich nach hinten bis zur Schädelbasis erstrecken. Diese Kopfschmerzen werden von Übelkeit begleitet, sobald sie versucht, sich geistig zu betätigen. Ebenso wurde sie auch von neuralgischen Schmerzen heimgesucht, die schnell kommen und gehen. Blase: manchmal sehr ziehende Schmerzen im Unterbauch. Häufiger Harndrang. Der Urin ist meistens ziemlich dick und wolkig. Körperliche Anstrengung spürt sie nur kurz, geistige Anstrengung allerdings zehrt sie vollkommen auf. Angst und Sorgen verursachen diese dumpfen Schmerzen im Herzen und die nervöse Depression. Sac-lac.

17.12. – Allgemeine Besserung aller Symptome. Kein Anfall von stechenden Schmerzen, aber leichtes Herzklopfen. Die dumpfen Schmerzen tauchen wie üblich auf, wenn sie sich aufregt oder ärgert. Keine Ohnmacht und weniger Übelkeit. Etwas Schmerzen im Hinterkopf und Nackensteifheit. Wenn sie auf der rechten Seite liegt, ist es zwar unangenehm, aber nicht schmerzhaft. Die momentan herausragendsten Symptome sind die Schmerzen in den Eierstöcken und der Harndrang. Während ihrer Menstruation litt sie wie seit Jahren nicht mehr.

20.01.1891 – Dumpfes Gefühl im Herzen. Die Schmerzen erstrecken sich sogar bis unter die Arme. Die alten Symptome sind alle schwächer und sie hat konstitutionell große Fortschritte gemacht. Atemnot im Schlaf, sogar tagsüber. Dicker Urin mit pinkfarbenem oder ziegelfarbenem Sediment. Ihrem Herz geht es deutlich besser. Taubheit ihres linken Unterschenkels beim Sitzen. Dumpfe Schmerzen im Hinterkopf. Sie hatte seit zweieinhalb Monaten keine Arznei mehr bekommen. *Argentum nitricum* 3CM.

29.01. – Etwas Herzklopfen. Atemnot beim Zubettgehen. Alte Symptome: Sie sieht weiß gekleidete Gestalten, die nach ihrem Herzen greifen; Geister, sie weiß aber, dass es nur Träume sind. Albträume; sie macht im Schlaf Geräusche. Schmerzen während der Menstruation, besser wenn Blut fließt (gewöhnlich). Wenn die Schmerzen durch den Blutfluss nicht besser werden, wird sie ohnmächtig, muss sich übergeben und bekommt Durchfall mit reichlich Schweiß. Der Menstruationsfluss ist dick, dunkel und klumpig. Der Menstruationsfluss kommt wieder, wenn er nach Überanstrengung verschwunden war. Sie glaubt, dass sie irgendwann mal eine Entzündung ihres rechten Eierstockes hatte. Sac-lac.

25.02. – Seit ihrer Heimkehr geht es ihr gesundheitlich ziemlich gut, obwohl sie aufgrund übermäßiger Aufregung einige akute Anfälle hatte. Die linksseitigen Schmerzen in der Herzregion bestehen weiterhin. Manchmal erstrecken sich die dumpfen Schmerzen in Arme und Beine und verursachen Taubheit.

14.05. – Bis jetzt ging es ihr ziemlich gut. Einige ihrer unangenehmen Symptome kehrten wieder. Schmerzen und Taubheit der linken Seite. Unangenehmes Gefühl im Herzen. Steifheit und Schmerzen im Nacken. *Argentum nitricum* 3CM.

26.06. – Seit ihrem letzten Bericht geht es ihr gesundheitlich sehr gut. Tagsüber geht es ihrem Herzen sehr gut, nachts schmerzt es allerdings manchmal. Sie hatte viel Rückenschmerzen, schlimmer beim Liegen auf der linken Seite, die sehr empfindlich ist. In den letzten paar Wochen hatte sie immer wieder starke Zuckungen im rechten Augenlid und wie eine Wollfluse am seitlichen Lidrand, so dass sie gar nicht mehr klar sehen kann. Schlimmer, wenn sie ihre Augen eine

Zeitlang anstrengt. Fortwährende Arbeit führt zu Kopf- und Rückenschmerzen.

20.08. – Bis vor zwei Wochen ging es ihr ausgesprochen gut. Von ihrer letzten Schmerzattacke ist sie noch immer ganz erschöpft, sie hat ihre vorherige Spannkraft nicht wieder zurück. Ein-, zweimal hatte sie Herzstechen und große dumpfe Schmerzen wie damals in Philadelphia, mit ungewöhnlich viel Taubheit, die sich über die ganze linke Seite erstreckte. Kopfschmerzen der ganzen linken Seite. Schmerzen im unteren Teil des Gehirnes, manchmal sehr stark mit ausgeprägter Steifheit des Nackens. Manchmal ist sie richtig rasend, kann es aber nur schwer beschreiben, als wenn ihr Kopf berste und sie geisteskrank oder blödsinnig sei. Die letzten paar Nächte hatte sie ein Erstickungsgefühl im Hals. Angst und Aufregung mit den altbekannten Eierstockschmerzen und dem Harndrang kehrten wieder. *Argentum nitricum* 3CM.

04.10. – Sie ist jetzt beinahe in der gleich schlechten Verfassung wie damals, als sie sich zum ersten Mal in Behandlung begab. Sie hatte sich im Sommer überarbeitet und war auch großer psychischer Belastung ausgesetzt. Sie spürte, dass ihre Herzbeschwerden sich seit einigen Monaten wieder zurückmeldeten, und während ihrer Menstruation litt sie beträchtlich. Die vergangenen Wochen litt sie ständig und wurde wieder schwach und depressiv. Herzklopfen, wenn sie jemanden unerwartet trifft oder aufgeschreckt wird. Es ist jedoch nur schwach ausgeprägt im Vergleich zu dem offensichtlichen Herzflattern, welches ohne eine ersichtliche Ursache kommt und immer von großer Schwäche gefolgt wird. Die stechenden Schmerzen, die sie zum Aufsetzen zwingen, tauchen nur gelegentlich auf. Schlimmer beim Liegen auf der rechten Seite; immer schlimmer, wenn sie erhöht liegt, sie bewegt sich dann hin und her, findet allerdings keine zufriedenstellende Lage. Sehr selten Atemnot, vor allem nachts. Extreme Angst. Die Aufregung, die Ovarialschmerzen und der Harndrang sind sehr ausgeprägt. Nackenschmerzen mit Steifheit. Außerdem hat sie geschwollene Halslymphdrüsen und heftige Kopfschmerzen. Die Symptome sind die gleichen, die sie zuvor schon angegeben hatte. Arg-n. 40M und jeden Abend eine Gabe Sac-lac.

09.10. – Seit der letzten Arzneigabe geht es ihr wesentlich besser. Ihrem Herz geht es viel besser. Gelegentlich treten noch Schmerzen auf, die aber gleich wieder vergehen. Keine Nackensteifheit mehr. Das herausragendste Symptom ist im Moment die manchmal auftretende Atemnot nachts.

05.07.1902 – Nach der letzten Arznei ging es ihr so gut, dass sie eine Rückmeldung nicht für nötig hielt. Seit damals geht es ihr ziemlich gut, ihr Herz macht ihr nur Beschwerden, wenn sie sich überanstrengt oder sich extrem aufregt. Ihr Herz ist immer noch vergrößert, manchmal drückt es die Rippen richtig nach außen, es bereitet ihr aber nur geringe Beschwerden.

Dieser Fallbericht ist es wert, nicht nur beiläufig gelesen zu werden. Derjenige, der ihn aufmerksam liest, erkennt, wie die Kräfte, das Wohlbefinden und die Leistungsfähigkeit der Frau in einem bemerkenswerten Maß wiederhergestellt wurden. Mit ihr war es rasant bergab gegangen, sie schien dieser langwierigen Krankheit und Herzschwäche hilf- und hoffnungslos ausgeliefert zu sein. Um das erzielte Resultat erfassen zu können, muss der Leser die einzelnen Berichte zu einem Gesamtbild zusammenfügen. Anhand dieser Fallaufzeichnung kann die Kenntnis der verordneten Arzneien vertieft werden, er ist sehr lehrreich.

Eine wichtige Beobachtung ist, dass zur tieferen Potenz zurückgekehrt und die Potenzreihe von vorne begonnen wurde, da die hohen Potenzen keine Wirksamkeit mehr zeigten.

Viele meiner Krankenakten bezeugen, dass es den Patienten unter jeder ansteigenden Potenzstufe zunehmend besser geht: abgeschwächte Symptome, kräftigere Patienten, denen es nach jeder Potenz für drei oder vier Monate sowohl psychisch als auch geistig besser geht.

Rheumatische Herzbeschwerden

21.03. 1908 – S.E., 13 Jahre alt. Rheumatische Myokarditis. Herzspitzenstoß zu langsam. Heftiges Herzklopfen· Mitrale Rückflussgeräusche. Vergrößerung der linken Seite. Manchmal Schmerzen. Puls 120. Starkes Pulsieren im Hals. Rheuma in den Knien und Beinen. Es begann, als sie vier Jahre alt war. Sie hatte vor sechs Jahren rheumatisches Fieber. Madenwürmer. Katarrh. Durst auf kalte Getränke. Übler Mundgeschmack beim Aufwachen morgens. Morgens sind ihre Zähne mit Blut überzogen. Reichlich Urin. Nachts muss sie oft schwitzen. Sie braucht nachts viel frische Luft und das Zimmer muss kühl sein. Sie liegt auf der linken Seite; mit hochgelagertem Kopf. Kopfschmerzen in den Schläfen, über den Augen, am Scheitel, besser an kalter Luft. Rote Backen. *Ledum* XM.

18.04. – Sie macht einen viel besseren Eindruck. Ihr geht es insgesamt besser; auch der Katarrh und alle anderen Symptome haben sich gebessert. Der Rheumatismus in Armen und Beinen kommt und geht. *Pulsatilla* 88. *Ledum* XM.

11.05. – Sie schläft jetzt mit geschlossenem Mund. Pickel auf der Stirn und um den Mund.

09.06. – Dann und wann taucht das Rheuma auf, allerdings nur leicht. Die Augen sind besser. Unwohlsein im Magen, Schmerzen, nachdem sie einige Bissen voll gegessen hat. Stuhlgang: dreimal am Tag, nach dem Frühstück das erste Mal. Häufiges Urinieren; sie muss lange sitzen, bis etwas kommt. *Aurum* XM.

29.06. – Jucken im Rachen. *Pulsatila* 80, unregelmäßig. Heftiges Herzschlagen.

13.07. – Der Urin hat einen widerwärtigen Geruch, wie von etwas Verdorbenem. Sie braucht nun weniger lange, bis er zu fließen beginnt. Manchmal Schmerzen auf der linken Seite; Magen? Herzschmerzen. *Aurum* XM.

24.08. und 10.10. – *Aurum* LM.

11.01. – *Aurum* CM.

29.03. – Mitraler Rückfluss. Gefühl, als ob das Herz vier- oder fünfmal schlage und dann aufhöre. Rheumatismus. Schwindel. Wenn sie am Morgen aufwacht, hat sie Blut im Mund und auf den Zähnen. Wenn sie schluckt, hat sie das Gefühl eines Klumpens im Rachen. Verdauung normal. Krämpfe im rechten Bein. *Aurum* XM.

08.05. – Wiederholung von *Aurum* XM, da die Symptome nach einer Erkältung wieder schlimmer wurden.

30.06. und 28.07. – *Aurum* LM.

25.08. und 06.10. – *Aurum* CM.

Die Arznei wurde im Mai 1909 wiederholt, da sie nach einer „Erkältung" Bluthusten bekam. Im Juni badete die Patientin dreimal täglich im See und bekam Schmerzen in der Herzgegend. Ein andermal hatte sie wieder Schmerzen in der Herzregion oder die rheumatischen Schmerzen kehrten zurück. Trotz allem ging es ihr allgemein stetig besser und inzwischen ist sie ein kräftiges Mädchen, gesund und munter.

Veranschaulichung der Komplementärbeziehungen

Menstruations-Kopfschmerzen im Hinterkopf.

Drückende, berstende, heftige Schmerzen; schlimmer bei Bewegung, beim Drehen des Kopfes, beim Beugen des Kopfes nach hinten; schlimmer beim Liegen auf der rechten Seite; besser im Stehen oder Sitzen. Muss auf der linken Seite oder dem Rücken liegen. Blasses, kaltes, trockenes und eingefallenes Gesicht. Augen *weit geöffnet*. Zwinkern verschlechtert die Schmerzen im Hinterkopf.

Die Augen scheinen mit Gewalt offen gehalten zu werden.

Ziehen bzw. Spannen in den Augen.

Wilder Gesichtsausdruck.

Eiskalte Füße, bis zu den Knien.

Diese Patientin hatte für gewöhnlich einen reichlichen, hellroten Menstruationsfluss. Vor einigen Wochen nahm sie wegen einiger nervöser Symptome *Pulsatilla* Die folgende Menses war spärlich, schwarz und faulig.

Carbo vegetabilis C500 heilte die Kopfschmerzen sofort und verbesserte ihren Allgemeinzustand.

Dieser Fall soll Ihnen zum einen aufzeigen, wie eine nur teilweise indizierte Arznei zwar viele Symptome scheinbar heilt, den Patienten allerdings mit wirren Symptomen zurücklässt. Zum anderen, wie es ist, wenn das richtige Komplementärmittel folgt.

In obigem Fall komplementierte *Carbo vegetabilis, Pulsatilla* und brachte Ordnung in den Fall. Die Symptome müssen vorsichtig behandelt und gepflegt werden, so dass der Symptomenkomplex uns ein guter Wegweiser zur nächsten benötigten Arznei ist.

Nach eingehendem Studium scheint ein heftiger, lockerer Husten *Pulsatilla* zu erfordern. Nachdem aber die Arznei gegeben wurde, zeigte sich, dass sie nur Verwirrung stiftete, da es dem Patienten schlechter ging und er immer schwächer wurde, schwitzte und der einst lockere Husten trocken und schlimmer wurde. Stann. heilte prompt, obwohl es in der Fallaufnahme zunächst nicht ersichtlich war. Dieses weitere Beispiel führe ich an, um die antidotierende wie auch die komplementierende Wirkung aufzuzeigen. Oft muss man zwei Arzneien auf diese Art und Weise geben, um eine Heilung zu vollziehen. Die erste Arznei scheint nur etwas aufzurütteln. Wenn wir den Patienten nach der ersten Gabe sich selbst überlassen oder er seinen Arzt wechselt oder aber der Arzt zu dumm ist, um die Lage zu begreifen, so bezweifle ich nicht, dass es ein verhängnisvolles Ende nehmen wird. Dies ist ein kritischer Moment, man muss ihn sofort erkennen und rechtzeitig darauf reagieren.

Kinderlähmung

25.11.1910 – R.P., 9 Jahre alt. Die Krankheit begann am 12.08. mit Fieber, woraufhin die Lähmungen einsetzten. Lähmung am linken Deltamuskel (*Causticum* CM), linken Arm und Bein. Diese Glieder zucken im Schlaf, wovon sie erwacht. Frösteln: beschwert sich sehr über Kälte. Brennende Füße, streckt sie aus dem Bett heraus. Die Mutter sagt, sie habe noch nie ein unruhigeres Kind gesehen. Aufgeregt beim Spielen, die Hände sind in ständiger Bewegung. Wenn sie nicht ihren Willen haben kann, fängt sie an zu weinen. Müde, sobald sie ein Stück gegangen ist. *Causticum* XM.
Keine weitere Behandlung. Das Mädchen ist laut Bericht geheilt.

Kopfverletzung

Dieser Fall ergab sich vor etlichen Jahren in meiner Verwandtschaft, einer Familie, deren medizinische Betreuung mir oblag. Der ca. vier Jahre alte Junge verlor beim Hinunterrutschen des Geländers den Halt und fiel mit großer Wucht auf den Fliesenboden. Ich war nicht anzutreffen, als die Familie nach mir rufen ließ. Sie riefen in der Eile einen Chirurgen, der unweit von mir entfernt wohnte. Er übernahm die weitere Beobachtung und Nachsorge und da die Familie diesen Mann nicht gleich wieder wegschicken wollte, bekam ich den Jungen erst zwei oder drei Tage später zu Gesicht. Das Kind wurde sofort nach dem Sturz ohnmächtig und kam nicht wieder zu sich. Aus seinem Ohr floss eine weiße, wässrige Flüssigkeit. Der Chirurg bezeichnete diese als Zerebrospinalflüssigkeit, die aufgrund eines Schädelbasisbruches austrete; so seine Meinung. Das Kind kam nicht wieder zu Bewusstsein, der Chirurg gab jede Hoffnung auf Genesung auf und sagte, der Junge werde mit Sicherheit sterben. Schließlich wurde nach mir gerufen, und ich fand den Jungen sehr blass und bewusstlos mit stertoröser Atmung vor. Die Flüssigkeit floss aus dem Ohr aufs Kissen und hinterließ überall kleine Bläschen (ich möchte mich nicht dazu äußern, um welche Art Flüssigkeit es sich handelte). Scheinbar war sie scharf genug, um Bläschen zu verursachen. Das Ohr und jede Hautstelle, mit der diese Flüssigkeit in Berührung kam, wurde ganz rot. Mehr sah ich nicht. Mein erster Gedanke war, *Arnica* zu geben, was ich nicht tat. Ich gab ihm eine Gabe *Tellurium*. Zwei Stunden später musste sich das Kind übergeben und die Absonderung versiegte allmählich. Es setze Heilung ein und zwei Wochen später war der Junge wieder vollkommen gesund. Was bewirkte *Tellurium*? Wir hatten eine Absonderung aus einer Verletzung vorliegen. *Tellurium* produziert, ohne Verletzung, genau diese Art von Absonderung und wir wissen, dass die *Tellurium*absonderung keine Zerebrospinalflüssigkeit ist, es gibt zumindest keinen Grund, dies anzunehmen. Als Erstes musste sich der Junge übergeben und zeigte somit, dass er auf die Arznei reagierte. Die Literatur belegt, dass bei einer Gehirnerschütterung das Erbrechen als Reaktion gewertet werden kann und die Patienten sich wahrscheinlich erholen werden.

Unfreiwilliger Stuhlabgang – Phosphorus

Ein 8 Jahre alter Junge wurde wegen unfreiwilligem Stuhl- und Urinabgang seit fünf Jahren erfolglos allopathisch behandelt. Seine Mutter teilte mir mit, dass sie ihn deswegen schon oftmals ausgepeitscht habe, da sie dachte, er könne seine Ausscheidungen kontrollieren. Wenn sie die Peitsche holt, scheint es ihm schlechter zu gehen und er macht sofort aus Angst in die Hose. Der Stuhl geht entweder gleich ohne jede Vorwarnung ab oder er kommt so schnell, dass er ihn nicht mehr zurückhalten kann. Selten passiert es ihm nachts oder vormittags. Nachmittags verliert er mehrere Stühle mit gleichzeitigem Urinabgang. Er erkältet sich leicht, hat dann hohes Fieber mit Delirium, manchmal Pseudokrupp. Der Stuhl ist braun und riecht widerwärtig. Der Urin färbt die Wäsche dunkelbraun und hat einen intensiven Geruch. Zur Arzneiwahl:

Unfreiwilliger Stuhl und Urin: Acon., Ars., Bell., Bry., Calc., Camph., Carb-v., Chin., *Cina*., Colch., Con., Dig., Hyos., Laur., Mosch., Mur-ac., Nat-m., Phos., Ph-ac., Puls., Rhus-t., Sec., Sulph., Verat.

Die Verschlimmerung am Nachmittag ist charakteristisch für *Belladonna*.

Jedes Mal, wenn das Kind sich erkältet, bekommt es hohes Fieber, das Delirium ist ebenfalls ein Charakteristikum von *Belladonna* Da die allgemeinen Züge des Falles ebenfalls von *Belladonna* abgedeckt waren, bekam er zwei Gaben *Belladonna* 4M mit der Anweisung, genau zu beobachten und einen vollständigeren Bericht abzulegen. Einen Monat nach der Arzneigabe schrieb die Mutter:

„Meinem Sohn geht es viel besser, er ist aber noch nicht vollständig geheilt. Seit der Arzneigabe hatte er nur noch zweimal unfreiwilligen Stuhlabgang, beide Male zwischen 12 und 16 Uhr. Ihm geht jeden Nachmittag zwischen 14 und 17 Uhr zwei- oder dreimal unfreiwillig Urin ab. Morgens oder nachts niemals. Er sagt, dass er bis zur unfreiwilligen Stuhlentleerung nicht den geringsten Stuhldrang habe und sobald er das Bedürfnis spüre, könne er sich selbst nicht mehr kontrollieren, sondern müsse sofort Stuhlgang haben. Sein Urin färbt seine Wäsche rötlich braun und riecht widerwärtig. Vor dem unfreiwilligen Stuhlabgang verspürt er einen Schmerz, der sich die Wirbelsäule entlang von unten nach oben bis zum Gehirn, zum Scheitel erstreckt und dort etwa eine Stunde verharrt. Meistens ist der Stuhlabgang mit unfreiwilligem Urinieren verbunden, die beschriebenen Schmerzen allerdings tauchen nur auf, wenn der Stuhl alleine abgeht."

Dieser eigenartige Schmerz, der sich die Wirbelsäule hoch erstreckt, ist ein Charakteristikum von *Phosphorus* und da es das sonderbarste Symptom dieses Falles ist, wurde es als Leitsymptom herangezogen (siehe Greggs *Illustrated Repertory*). "Stechende Schmerzen, während des Stuhlgangs vom Steißbein die Wirbelsäule hoch bis zum Scheitel, den Kopf dadurch nach hinten gezogen“, Seite 77, Tafel 5. *Phosphorus* hat auch Schließmuskellähmung (Bell., Gels., Hyos., Graph. und weitere). *Phosphorus* hat braunen, widerwärtig riechenden Stuhl und die Verschlimmerung durch Erregung und Angst. Schauen wir uns noch einmal die ersten Symptome zusammen mit den anderen, dem unfreiwilligen Urin- und Stuhlabgang, an. Das Kind erkältet sich leicht, was sich im Respirationstrakt niederschlägt, auch das erhärtet meine Wahl. Die nachmittägliche Verschlimmerung kann ich nicht unter *Phosphorus* finden. Diese Kleinigkeit kann jedoch in Anbetracht dessen, dass keine andere Arznei die eigentümlichen Symptome so gut abdeckt wie *Phosphorus*, keine Kontraindikation für das Arzneimittel sein. Eine Gabe *Phosphorus* 5M abends heilte den Jungen umgehend.

Ein Kalium-Patient – Magenbeschwerden

Dr. A.H.A., 36 Jahre alt, hat seit sechs bis acht Monaten Magenbeschwerden. Ein Spezialist nannte es „Magengeschwür“. Er hat seinen Magen auswaschen lassen und viele starke Medikamente bekommen. Er erscheint nun hoffnungslos, da er keine Fortschritte gemacht hat.

02.11.1902 – Abneigung zu frühstücken, mit Übelkeit. Morgendliche Schwäche vor dem Frühstück. Senkungsgefühl im Magen vor dem Frühstück (*Kalium bichromicum*). Durstlos. Wundheitsgefühl im Sternum, tief drinnen; schlimmer durch Anstrengung (*Kalium bichromicum*). Wundheitsgefühl der Nackenmuskulatur. Trachea: Gefühl, als wenn beim Räuspern mit einer Schnur daran gezogen würde. Der Patient ist frostig, sehr kälteempfindlich; besser in Ruhe. Letzten Sommer litt er unter Verstopfung, jetzt nicht mehr. Fußschweiß. Kälte abends, beim Zubettgehen. Empfindlich gegen Luftzug. Er „fängt“ sich leicht eine Erkältung ein; davon betroffen sind Hals und Nase. Kopfschuppen. *Kalium bichromicum* XM.

16.11. – Ihm geht es allgemein besser. Etwas Wundheitsgefühl unter dem Brustbein. Enge im Kehlkopf. Sac-lac.

30.11. – Ihm geht es besser. Gefühl, als ziehe eine Schnur vom Nacken zum rechten Brustkorb. Sac-lac.

14.12. – Besserung des Allgemeinzustandes, des Brustkorbes und des Brustbeines. Beim Erwachen Probleme mit Nase und Hals. Wundheit beim Schlucken. *Kalium bichromicum* XM

25.01. und 03.03.1913 – *Kalium bichromicum* LM. Berichtete ab und zu, es gehe ihm besser.

Er ist inzwischen ein kräftiger Mann, frei von Symptomen und ein großer Freund der Homöopathie.

Lepra vulgaris – klinische Erfahrungen mit Pulsatilla

Klinische Erfahrungen mit *Pulsatilla*. – *Pulsatilla* hat bei der Lepra vulgaris, einer diffusen Form der Psoriasis, schon Wunder bewirkt, wenn sie wie folgt auftritt: handtellergroße Flecken an Bauch und anderen Körperteilen; mit Hitze und Rötung; Jucken schlimmer nachts im warmen Bett. *Pulsatilla* geht ihr auf den Grund und heilt sie ordnungsgemäß. Dieser Zug findet in der Literatur keine Erwähnung. Aufgrund dieser Beobachtung heile ich auch umgehend Räude bei Hunden mit *Pulsatilla*, wenn die Krankheit diese fleckige Form annimmt. Wir erkennen die Heilkraft dieser Arznei auch in ihrer Fähigkeit, die Wirkung von Sulfur zu antidotieren. Wenn Sulfur äußerlich bzw. innerlich zur Unterdrückung von Juckreiz angewandt wurde, wird *Pulsatilla* ihn antidotieren und den Juckreiz wieder zurückbringen.

Allerdings sollte es bei allen Hautkrankheiten Ihr Ziel sein, die Arznei entsprechend der Konstitution und nicht nur der Beschaffenheit des Hautausschlages wegen auszuwählen. Betrachten Sie den Hautausschlag immer zuletzt. Wenn Sie es umgekehrt machen und die Arznei nur den Symptomen des Hautausschlages entspricht, werden zwar die Hautsymptome besser werden, doch dem Patienten wird es ausnahmslos schlechter gehen.

Brusttumor – geheilt mit Carbo animalis

Bei Mrs. H., Mutter mehrerer Kinder, etwa 35 Jahre alt, verliefen alle Geburten schwierig. Die letzte Geburt verlief vergleichsweise leicht, obwohl sie aufgrund ihres verlängerten Gebärmutterhalses langwierig war. Beim ersten [Kind] hatte sie einen Abszess in ihrer rechten Brust, der schlecht behandelt wurde. Die Narbe verursachte immerfort Beschwerden. Ich bereitete sie so gut es ging auf ihre letzte Geburt vor. Ich ließ mich dabei von ihren Symptomen leiten. Das Kind ist inzwischen etwa zwei Monate alt und sie leidet an einem harten Knoten in der rechten Brust. Als ich die Beschwerden zum ersten Mal aufkeimen sah, begann sich gerade ihre Milch zu bilden. Sie bekam Graphit, welches keine Wirkung zeigte; auf *Phytolacca* hin ging es ihr auch nur kurzfristig besser. Die Milch versiegte fast vollständig und jetzt hat sie diesen Knoten mit eingezogener Mamille und Knoten in ihrer Achselhöhle; sie gibt an, dass in den Knoten brennende und fein stechende Schmerzen vorhanden seien und ihre Menstruation wieder eingesetzt habe. Sie sagt, dass sie in ihrer Stillzeit schon immer menstruiert habe. Der Menstruationsfluss ist dunkel und klumpig; wenn sie schlafen geht, schwitzt sie stark; nach mäßiger Menstruation fühlt sie sich sehr niedergeschlagen; sie ist ein wenig kachektisch.

Für die Arzneiwahl sollten wir folgende Symptome heranziehen:

Brennen in der Mamma: *Apis*, Bell., Calc., Carb-a., Iod., Led., Mez., Sel., Laur., Phos., Lyc., Tarent-c.,

Stechen in der Mamma: *Apis*, Berb., Carb-a., Con., Kreos., Graph., Grat., Indg., Iod., Kali-c., Laur., Lyc., Murx., Nat-m., Phos., Rheum., Sang., Sep.

Knoten in der Mamma: Bell., Carb-a., Coloc., Con., Graph., Lyc., Nit-ac., Sil.

Brustkrebs (Minton): Bell., Carb-a., Coloc., Con., Graph., Lyc., Nit-ac., Sil.

Schwitzen im Schlaf: Carb-a., Cic., Chin., Dros., Euphr., Ferr., Jatr*., Merc., Nux-v., Phos., Puls., Sel., Thuj.

Große Erschöpfung nach der Menstruation: Alum., Carb-a., Chin., Ip., Phos.

Menstruation während des Stillens: Calc., Sil.

Keine der genannten Arzneien deckt die Totalität der Symptome ab. Wir sehen aber, dass *Carbo animalis* und *Phosphorus* den Fall abdecken. Der dunkle, klumpige Menstruationsfluss ist für *Phosphorus* nicht so charakteristisch wie für *Carbo animalis* Die Erschöpfung nach der Menstruation ist typischer für *Carbo animalis* als für *Phosphorus*, obwohl sie bei beiden in hohem Maß vorkommt.

Unter *Carbo animalis* finden wir: „Schwächender Menstruationsfluss; sie kann kaum sprechen; dunkles Blut." (Guiding Symptoms) Sie bekam eine Gabe *Carbo animalis* 3M, trocken. Nach vier Wochen war das Brennen und Stechen verschwunden, die Achsellymphknoten sind kaum mehr geschwollen. Nach der Arzneigabe wurden die schneidenden Schmerzen für einige Tage schlimmer. Die Arznei wurde nach 39 Tagen wiederholt. Der Knoten ist verschwunden.

Natrum sulphuricum nach Beschwerden durch eine Kopfverletzung

Ein wild gewordenes Pferd trampelte einen Farmer nieder und verursachte eine schwerwiegende Verletzung. Als ich auf dem Gut von Kanzler Nicholson in Dover, Delaware, zu Besuch war, bat er mich, nach dem Farmer zu sehen. Dieser litt unter folgenden Symptomen:

Rheumatismus der linken Seite, sonst keine Schmerzen, am schlimmsten ausgeprägt in den Händen bis zu den Handgelenken sowie von den Knien bis zu den Hüften. Die Schmerzen waren wie von einem Messer, das in ihm steckt, er hatte schon lange keinen solchen Anfall mehr gehabt. Schlimmer im Bett, er kann aufgrund der Schmerzen nicht schlafen.

Er ist nicht müde, wird aber wahnsinnig, weil er nicht schlafen kann.

Beim Sitzen und Hinlegen wird er überall ganz steif.

Ich habe erfahren, dass ihm Mrs. Nicholson *Rhus toxicodendron* C30 gegeben hatte und dies gute Dienste verrichtet hatte. Da die Symptome zu passen schienen, gab ich ihm am 27.10.1897 eine Gabe *Rhus toxicodendron* MM. Die Arznei zeigte allerdings nur eine vorübergehende Wirkung, wie aus folgendem Brief vom Kanzler hervorgeht:

Symptome von R.R.E., 01.12.1897

Er kann seit seiner Lehrzeit in einer Wiener Brauerei schlecht schlafen.

Nach ihrer letzten Arznei konnte er vier oder fünf Nächte „besser als je zuvor" schlafen, d.h. jede Nacht etwa vier bis fünf Stunden. Seitdem hat er gar nicht mehr geschlafen. Er sagt, er habe, Tag und Nacht zusammengenommen, keine zwei Stunden geschlafen. Seine Augen sind die ganze Nacht weit geöffnet, außer er bedeckt sie mit seinen Händen. Er hat den ganzen Tag über Wachträume. Er sieht und spricht mit seinem Vater und mir. Er sieht die Dinge, die in der Welt geschehen und von denen er gelesen hat, vor allem Kriegsschauplätze, z.B. die Schlachten in Kuba etc. (er diente im Deutsch-Französischen Krieg in der Bayerischen Kavallerie).

Er ist sehr nervös und fährt nachts bei jedem Geräusch auf: „nicht direkt verängstigt, aber bis in die Fingerspitzen nervös." Dieses Symptom ist ihm neu.

Fast die ganze Zeit über hat er ein, wie er es nennt, „Summen[65] in den Ohren", meist nicht besonders laut; wie eine Hummel unter einer hohlen Diele. Er kann dieses Geräusch vermeiden, indem er sehr langsam und vorsichtig aufsteht. Zusammen mit dem lauten „Summen" tauchen auch Schmerzen im Scheitel auf, die sich von Ohr zu Ohr und wieder zurück zum Scheitel erstrecken.

Die Kopfschmerzen tauchen im Liegen auf, und zwar auf der Seite, auf der er liegt. Deswegen liegt er immer mit hoch gelagertem Kopf auf dem Rücken. Die Schmerzen verschwinden, wenn er sich hinsetzt oder steht. Seine Stirn fühlt sich immer sehr schwer an und er hat häufig ganz oben an seiner linken Stirn stechende, pochende Schmerzen, die nicht lange anhalten. Das war so ziemlich genau diese Stelle, auf der ihn vor achtzehn Monaten mein großer Colt getreten hatte. Seit damals hat er ein schlechtes Gedächtnis und sein Kopf bereitet ihm große Probleme, allen voran die verletzte Stelle.

Er schwitzt leicht und reichlich, wodurch ihm schnell kalt wird und er sich bei seiner normalen Arbeit im Freien leicht erkältet.

Seine Brust ist an den Rippen und am Brustbein sehr berührungsempfindlich, seine Muskeln ebenso.

Bei seiner Arbeit scheint er unermüdlich zu sein und sagt, dass er keine Erschöpfung verspüre, auch wenn er den ganzen Tag arbeitet, er strotzt vor rastloser Energie. Neuerdings hat er oft einen wilden Blick in seinen Augen.

Die fürchterliche Schlaflosigkeit macht ihm am meisten zu schaffen und seine Frau sagt, dass sie ihn noch wahnsinnig machen werde.

Er trinkt dreimal am Tag Kaffee, sagt aber, er würde ihn nicht vermissen, wenn man ihm sagte, er solle damit aufhören. Er hat nur sehr wenig Appetit. Er isst von Natur aus wenig und wenn er auf dem Tisch große Mengen von Speisen sieht, ist das für ihn derart widerwärtig, dass er gar nichts mehr essen kann.

[65] Im Original *zumming*.

Wenn diese Symptome nicht eindeutig auf eine Arznei hindeuten, so lassen Sie es mich bitte wissen, dann werde ich ihn zu Ihnen schicken, sofern Sie der Meinung sind, sein Zustand sei ernst.

Aufgrund dieser Symptome schickte ich ihm zur sofortigen Einnahme eine Gabe *Natrium sulphuricum* 20M.

Am 28.12. erhielt ich den Folgebericht:

„Die Wirkung der letzten Arznei war erstaunlich; er schläft jetzt gut und sieht aus wie ein anderer Mensch. Seine Falten sind verschwunden und seine Augen wirken sanft und jugendlich. Zwei Tage nach der Arzneigabe ging es ihm schlechter, später wurde er schläfrig, dann normalisierte sich sein Schlaf."

Heilung eines Ovarialtumors mit Lycopodium

01.06.1888 – Miss A.W., ein 30-jähriges irisches Dienstmädchen. Beckentumor, über den unterschiedliche Meinungen vorhanden waren. Ihr Bauch glich dem einer Frau im neunten Schwangerschaftsmonat. Ihre Freundinnen gingen wegen ihres Aussehens nicht mehr mit ihr spazieren. Sie hatte bereits mehrere Chirurgen konsultiert, die meisten lehnten eine Operation ab. Der Tumor konnte nicht bewegt werden, da er den gesamten Beckenraum ausfüllte. Es konnte nicht herausgefunden werden, woher dieser Tumor kam; der Tumor war sehr hart. Wegen der Unbeweglichkeit, der Härte und der Schmerzhaftigkeit wurde ein chirurgischer Eingriff abgelehnt. Ich nahm keine Vaginaluntersuchung vor. Sie kam zu mir, da sie gehört hatte, dass ich keine Lokaluntersuchung vornehme. Der Tumor wurde vor fünf Jahren entdeckt. Seit zwei Jahren hat sie starke Schmerzen im Becken. Ihre Magengrube ist geschwollen und ihr Bauch gebläht. Geschwollene Füße. Ständige Kopfschmerzen; kalte Milch verursacht Schmerzen. Sie verträgt keine kalten Sachen, alles muss warm sein. Übelkeit und Erbrechen. Egal was sie isst, ihr wird übel davon und sie muss sich übergeben. Erbrechen nach jeder Mahlzeit. Verstopfung, sie hat viele Tage keinen Stuhldrang. Sie hat ständig das Gefühl, als würde ihre Taille oberhalb des Tumors zusammengeschnürt werden. Auftreibung des Magens, selbst wenn sie nur wenig gegessen hat. Menses regelmäßig mit krampfartigen Schmerzen, die sie immer mit Whisky lindert. Sie fährt bei Geräuschen sofort auf. Ruhelosigkeit und schlechter Schlaf. Ihre Zähne verfielen schon früh und sind dunkel verfärbt. Vor vier Jahren verspürte sie zuerst eine etwa kindskopfgroße, sehr harte Geschwulst in ihrem rechten Bauch. Von Zeit zu Zeit verspürt sie Schmerzen in diesem Tumor. Ihre Füße brennen; sie muss ihre Schuhe ausziehen, um ihre Füße zu kühlen. Sie sagt, dass sich ihre Füße anfühlen, als wenn sie mit Senf eingerieben wären. *Lycopodium* CM.

23.07. – Bis vor einigen Tagen hatte sie kein Erbrechen, und die Schmerzen sind viel besser gewesen. Jetzt geht es ihr wieder schlechter. *Lycopodium* MM.

02.08. – Sie kam in meine Praxis, um mich zu fragen, ob es sein könne, dass es ihr von der Arznei schlechter geht. Sac-lac.

09.08. – Sie sagte, dass die Verschlimmerung nachgelassen habe und es ihr jetzt viel besser gehe.

25.09. – Die Verbesserung hielt bis vor ein paar Tagen an. Jetzt kommen die Symptome wieder. Nach dem Essen muss sie sich übergeben, Magenschmerzen. *Lycopodium* MM.

28.10. – Bis vor ein paar Tagen hatte sie keine Symptome mehr, dann kamen die Schmerzen im Pylorus wieder. Daraufhin bekam sie *Lycopodium* MM.

27.11. – Keine Symptome. Sac-lac.

13.12. – Sie hat keine Symptome. Sac-lac.

07.01. – Der Tumor wurde etwas kleiner. Keine aufgeschwemmten Füße mehr. Der Tumor ist jetzt verschieblich und sie spürt, dass er im rechten Becken lokalisiert ist.

26.01. – Die Symptome kehren wieder. *LycopodiumMM.*

16.02. – Ihr Bauch wird kleiner. Sie legt an Gewicht zu und ihre Hautfarbe wird besser.

07.03. – Besserung. Keine Symptome.

28.03. – Die Besserung hält an.

25.04. – Die Magensymptome kehren wieder. *Lycopodium* MM.

03.06. – Bis vor Kurzem war sie vollkommen frei von Symptomen. Ihre Füße schwellen wieder an; sie kann weder Wasser noch kalte Milch trinken; sie kann nichts Kaltes zu sich nehmen, alles muss warm sein. Kopfschmerzen in Stirn und Augen; Schmerzen der Lumbalregion; Obstipation; inzwischen seit drei oder vier Tagen; Brennen der Füße. *Lycopodium* MM.

15.06. – Alle Symptome sind besser.

15.08. – Sie kommt wieder, weil alle Symptome wieder aufgetaucht sind. *Lycopodium* 2M.

07.10. – Sie berichtet, dass sie nun geheilt sei. Den Tumor kann man bei genauer Untersuchung noch erkennen. Sie selbst hatte ihn nicht mehr ertasten können, deshalb ist sie davon ausgegangen, dass sie geheilt ist. Sie betont, dass die letzte Arznei ihr von allen am besten geholfen hat. Sie erfreut sich noch immer allerbester Gesundheit.

Paralyse

Ein 6 Jahre alter Knabe. Lähmung des linken Armes, des Ösophagus und des Pharynx. Das Schlucken gestaltet sich schwierig. Absonderungen aus der Nase. Feste Nahrung würgt ihn sehr. Nasale Stimme. Eingeschränkte Beweglichkeit des linken Armes. Er kann mit seiner Hand nicht greifen. Er hat ein blasses, wächsernes, glänzendes, kränkliches Gesicht. Beim Sprechen wirft er seinen Kopf nach hinten. Beim Essen würgt es ihn. Verstopfung und Darmträgheit mit häufigem, erfolglosem Drang. Rasches Fortschreiten der Beschwerden. Die Beschwerden haben erst vor einigen Wochen begonnen. Keinerlei Hinweise auf irgendwelche Krankheiten in der Familie. Wie es aussieht, ist die Familie psorisch veranlagt. Vor drei Jahren hatte der Junge eine Vergiftung mit Giftsumach (*Rhus*), die selbst behandelt wurde. Er spricht und schreit im Schlaf auf. Er kann seinen Arm nicht abduzieren, allerdings leicht beugen. Sein linker Arm ist fast vollständig gelähmt und sein rechter Arm zeigt Anzeichen von Schwäche bei der Abduktion. In warmer Luft bekommt er einen Hautausschlag am Körper. *Plumbum* 42M. Er war innerhalb von sechs Monaten geheilt.

Drei eigentümliche Fälle Parametritis

Fall I. Mrs. L., 36 Jahre alt, war wegen einer Parametritis bettlägerig. Sie litt offensichtlich, trotz reichlicher medizinischer Zuwendung. Ihr Abdomen war stark angeschwollen und die Beckenorgane sehr empfindlich. Diese Empfindlichkeit erstreckte sich bis in ihre Oberbauchorgane. Ihr Uterus und ihre Ovarien waren vergrößert. Erosion des Muttermundes und der Scheidenhinterwand. Heiße Vaginalspülungen und warmer Hopfen sind das Einzige, was ihre Schmerzen lindert. Wenn sie keinen warmen Hopfen auf ihrem Bauch hat und er deswegen abgekühlt ist, werden ihre Schmerzen unerträglich. So lebte sie und so wäre sie auch gestorben. Jeder Wechsel zu kalt verschlimmerte ihr Leiden.

Sie war verstopft, ihre Menstruation kam zu früh und ihre Füße waren immer kalt und fühlten sich feucht an. Die Anzeichen ihres Leidens waren mannigfaltig. Sie hatte ein bedrücktes Gemüt. Sie machte keine Hopfenwickel und w-armen Spülungen mehr, stattdessen zog sie sich warme Kleidung an. Sie bekam eine Einmalgabe *Calcium carbonicum* 85M.

Sie benötigte keine weitere Arznei. Nach vier Monaten konnte sie wieder arbeiten und inzwischen geht es ihr sehr gut. Drei Tage nach der Arzneigabe setzte ihre Menses ein, mit reichlich Blut und stärkeren

Schmerzen; die Menstruation hörte nach angemessener Zeit wieder auf und das ganze vorausgegangene Leiden und die Empfindlichkeit verschwanden.

Periodisches Auftreten schrecklicher Krampfanfälle

Fall IV. – *Phosphorus*. Mrs. G., eine 42-jährige Witwe, wurde regelmäßig von üblen Krämpfen heimgesucht. Ich wurde zu einem Hausbesuch gerufen, um ihrer Mutter einen Tumor an der Hand zu entfernen. Durch die Aufregung bekam die Frau am ganzen Leib massive Zuckungen. Ihre Mutter sagte, dass sie, sobald ein Gewitter wüte, immer diese Zuckungen bekomme. Sie dauern immer zwei bis drei Stunden. Ich verordnete ihr eine Einmalgabe *Phosphorus* 5M, trocken. Jetzt macht ihr Gewitter nichts mehr aus und sie hatte keinen weiteren Anfall mehr. Sie hat sich sowohl von ihrer Konstitution, als auch von ihrem Wesen her verändert. Sie betrachtete sich selbst als kranke Frau und rechnete mit keiner Heilung mehr.

Prolaps

Fall V. – *Sepia*. Mrs. K., eine verheiratete Frau von 28 Jahren, reiste aus dem Umland an. Ihr Gynäkologe hatte einen Prolaps diagnostiziert. Sie war eine große, schlanke Frau und erfreute sich ansonsten guter Gesundheit. Sie trug ein Hodge-Pessar. Ohne ihren „Ring" konnte sie nicht lange stehen oder laufen. Sie wurde in der Kutsche zu meiner Praxis gebracht. Ich entfernte den Ring und gab ihr Sac-lac. Am Ende der Woche hatte ich folgende Symptome:

Ihr Harn geht nur langsam ab, sie muss lange warten, bis es anfängt zu laufen (Sep., Lyc., Arn., Hep., Zinc., Cann-i.). Sie litt unter starker Verstopfung und spürte immer einen Klumpen in ihrem Rektum, selbst nach dem Stuhlgang (Sep.). Sie beschwerte sich über ein leeres Hungergefühl in ihrem Magen (Sep., Murx., Ign., Hydr. und viele andere). In ihrem Unterleib verspürte sie ständig ein Nach-unten-Drängen, als würde ihr Uterus durch die Vagina herausgedrückt werden (Sep., Murx., Lil-t., Nux-v., Nat-m., Puls. usw.). Um Erleichterung zu erhalten, muss sie eine Binde auf ihre Vulva drücken (Sep., Murx., Lil-t.). Sie kreuzt auch oft ihre Beine, um einen Vorfall zu verhindern (Sep.). Groß, schlank und blass (Sep.). Sie bekam eine Gabe *Sepia* CM., trocken und Sac-lac. Das war vor drei Jahren. Seitdem hat sie keinen Arzt mehr benötigt. Sie war zuvor eine Invalidin und wurde von einer einzigen Dosis geheilt.

Prolaps

Fall VI. – *Lilium tigrinum* Die Dame aus dem oben genannten Fall fuhr wieder nach Hause und schickte mir einen ähnlichen Fall. Sie sagte, es sei „gleich wie bei mir." Die Frau war klein und füllig, mit dunklen Haaren und Augen. Sie trug seit einem Jahr ein Hodge-Pessar. Ohne das Pessar konnte sie ihre Hausarbeit nicht verrichten. Ich entfernte das Pessar und sagte ihr, dass sie etwa eine Woche lang täglich meine Sprechstunde aufsuchen solle. Sie bekam Sac-lac. und ich nahm jeden Tag ihre Symptome auf. Am Ende der Woche glaubte ich, die Symptome erhalten zu haben, die ihre individuelle Krankheit ausmachten. Der auffälligste Befund war ihr Gemütszustand. Die Arznei, die diesen Fall heilen kann, muss bedeutende Gemütssymptome in ihrem Arzneimittelbild aufweisen. Sie beschwerte sich über ein wildes Gefühl in ihrem Kopf und hatte Angst, ihren Verstand zu verlieren (Lil-t.). Senkungsgefühl im Becken, als ob der Uterus herauskommen wolle (Sep., Lil-t., Murx., Nat-m., Nux-v., Puls., Podo. und andere). Sie muss ihre Hand gegen ihre Vulva drücken, damit ihre Geschlechtsorgane nicht herausgedrückt werden (Lil-t., Sep., Murx.). Flüchtige Schmerzen, die sich durch das Becken die Schenkel hinunter erstrecken, wie wir es bei *Lilium tigrinum* finden. Sie bekam einen Tag lang *Lilium tigrinum* C30 in Wasser aufgelöst und eine Woche lang Sac-lac. Danach ging es ihr so gut, dass sie sogar durch den zoologischen Garten spazierte, was sie sonst nicht einmal mit eingesetztem Pessar hätte tun können. Sie wurde mit einigen Gaben *Lilium tigrinum*.im Gepäck nach Hause geschickt. Diese sollte sie nach Anweisung einnehmen, d.h. sobald ihre Beschwerden zurückkommen. Ein Jahr später schrieb sie mir, dass sie jetzt eine dieser Gaben eingenommen habe und die anderen mit großer Sorgfalt hüte. Für diesen Fall bekam ich zusätzlich zu meinem Honorar einen Bonus-Scheck über 50$. Das war mehr als mein gesamtes Honorar ausgemacht hatte. Ihr Ehemann sagte, dies sei die niedrigste Arztrechnung gewesen, die er jemals zu bezahlen hatte. Ein Gynäkologe hatte eine Rechnung über 200$ ausgestellt, und das war nur ein kleiner Teil der Kosten, die die Krankheit verursacht hatte. Als Homöopath mag man zwar nicht so gut bezahlt werden, aber man bleibt anständig und ehrlich.

Pharyngitis

Eine 53-jährige Frau. Sie kam im Januar, als sie wegen ihrer seit sechs Wochen anhaltenden Halsschmerzen schon fast nicht mehr nach draußen gehen konnte. Diese wurden bisher nach den Regeln der alten Schule behandelt.

20.01. – Sie hatte vor sechs Wochen eine Grippe, seitdem sind die Schmerzen im Rachen mal besser, mal schlechter; sie haben auf der linken Seite angefangen und erstreckten sich dann nach rechts. Schlimmer beim Schlucken von Festem; besser durch warme Getränke; Oberfläche des inneren Halses stark geschwollen und sehr rot. Verlust von Stimme und Gehör. Ihr Kehlkopf und ihr Nacken seitlich schmerzen, trockenes Hüsteln. Ruhelosigkeit morgens. Sie verlangt nach kalten Getränken, Kaltes verschlimmert aber ihren Hals. Sie ist seit Monaten verstopft (chronisches Symptom). Mit Ausnahme der Besserung durch Wärme bzw. der Verschlimmerung durch Kälte sprechen alle Symptome für *Lachesis*, d.h. es war in erster Linie ein *Lachesis*-Fall. *Lachesis* CM.

25.01. – Nach der ersten Gabe wurde der Schmerz auf der linken Halsseite viel schlimmer. Schlimmer durch kaltes Wasser. Nachts hat sie beim Einatmen kalter Luft brennende Schmerzen. Sie hat immer Durst auf kaltes Wasser. Ihre Verdauung ist jetzt seit Monaten zum ersten Mal wieder normal. Schlaflos, sie hört die Uhr um 22, 23, 2 und 3 Uhr schlagen. Pulsieren im Kopf; beim Drehen des Kopfes knackt es an der Schädelbasis. Sac-lac.

Am Ende der Woche waren die Halssymptome verschwunden.

Die Verschlimmerung am ersten Tag und die Verbesserung ihrer Verdauung waren schon ein Hinweis auf die gute Arzneiwirkung. Es war klar, dass man die Arznei weiterwirken lassen musste, da sie ein sechs Wochen altes Leiden binnen einer Woche auszumerzen imstande war.

Eine Rheumapatientin

15.08.1910 – Mrs. M.W., 50 Jahre alt. Rheuma. Schwellung beider Knöchel. Sie ist deswegen seit fast einem Jahr annähernd hilflos. Viele Ärzte der Allopathie haben zahlreiche Medikamente verordnet, ihr aber keine Linderung verschaffen können. Besser durch Kälte, schlimmer durch Wärme; besser in Ruhe; erstreckte sich von rechts nach links. Schwerfällige Verdauung. Guter Appetit. *Guajacum* XM.

22.08. – Ihre Knöchel sind besser, als sie es vergangenen Monat waren. Lahmheit der Knie. Krämpfe in den Außenseiten der Oberschenkel; schießende Schmerzen an den Außenseiten.

05.09. – Sie erträgt jetzt ein warmes Bad.

19.09. – Schwellung und Schmerzen im rechten Fuß und Knöchel.

03.10. – Allgemeine Verbesserung. Rheumatismus der Knöchel und Füße. *Guajacum* LM.

14.11. – Nach der höheren Potenz setzte zuerst eine leichte Verschlimmerung ein, dann wurde es besser. Das Rheuma ist jetzt wieder schlimmer: Die Füße und Knöchel sind geschwollen, die Hände steif und die Knie lahm. *Guajacum* LM.

10.12. – Bis vor Kurzem ständige Besserung der Beschwerden. Im linken Oberschenkel hat sie wieder diese aufwärtsziehenden Krämpfe. *Guajacum* LM.

09.01.1911 – Seit Kurzem lässt die Besserung nach. *Guajacum* CM.

Sie hat seit damals kein Rheuma mehr gehabt und erfreut sich guter Gesundheit.

Die Patientin zeigte zwar nur wenige Symptome, die jedoch sind sehr charakteristisch: *Rheumatische Schmerzen schlimmer durch Wärme, besser durch Kälte*: *Guajacum, Ledum, Pulsatilla*. Wenn ein *Ledum*-Typ dieses Symptom berichtet, so wird *Ledum* den Fall heilen; wenn wir dieses Symptom bei einem *Pulsatilla*-Typ finden, werden wir *Pulsatilla* verschreiben. In diesem Fall war die Patientin weder *Ledum* noch *Pulsatilla*, deshalb wurde *Guajacum* ausgewählt, das eine großartige Heilwirkung erzielte.

Wiederherstellung einer schwer kranken Herzpatientin

Als sich Mrs. A.C.C. das erste Mal in der Praxis vorstellte, war sie 31 Jahre alt und sehr nervös.

16.01.1909 – Sehr müde. Die Kopfschmerzen beginnen in der Stirn und erstrecken sich bis zum Occiput. Die letzten drei Monate litt sie fast ununterbrochen darunter. Diese Schmerzen bringen sie ganz durcheinander. Ihre Menstruation kommt sieben bis vierzehn Tage zu spät. Spärlicher Menstruationsfluss, entweder sehr dunkel oder wässrig. Anfangs verklumpt, dunkel. Fauliger Geruch. Ihre Menses waren von Anfang an so. Beim Koitus fühlt sich ihre Vagina an, als sei sie ulzeriert. Gürtel an der Taille verursachen Schmerzen. Schmerzen am ganzen Körper; stechende Schmerzen; schlimmer morgens beim Aufstehen und vormittags. Wundheit in den Augen; Schmerzen bei Bewegung. Sie arbeitete den ganzen Sommer über hart. Sie ist immer durstig; trinkt häufig kleine Mengen. Beim Frühstück hat sie den größten Appetit. Für gewöhnlich ist sie frostig. Ihre Füße sind immer kalt; niemals zu warm. *Herzschmerzen; es setzt aus, dann treten die stechenden Schmerzen auf*. Schmerzen schlimmer in Eile. Sie bekommt Schmerzen und stürzt sogar, wenn sie sich anstrengt oder eine Treppe hinaufsteigt. Übelkeit und Erbrechen, wenn sie nur einen Bissen zu viel gegessen hat. Sie regt sich schnell auf. Beim Fahren im Wagen. Sie mag warme Zimmer und warme Kleidung. Selbst das geringste Babyschreien regt sie auf. Auf Geräusche reagiert sie mit ausgeprägter Nervosität. Etwas Blähungen. Sie verlangt Süßes, nichts Saures. Sie ist sehr geschäftig; sie kann keine Minute stillsitzen. Sie macht schnelle Bewegungen. Leichter Schlaf; sie kann zu jeder Tages- und Nachtzeit schlafen. *Naja* XM und jede Nacht eine Gabe Sac-lac.

11.02. – Allgemein besser. Ihr Kopfschmerz ist nur noch vorhanden, wenn sie müde ist; weniger Augenschmerzen; weniger frostig; keine Herzschmerzen. Schwach. Gefühl, als wenn ihr Herz zu schlagen aufhöre. Leeregefühl im Magen. *Naja* XM und Sac-lac.

23.03. – Allgemein geht es ihr viel besser. Ihr Menstruationsfluss ist dunkel, dick und üppiger. Ihre Vagina fühlt sich beim Koitus lange nicht mehr so geschwürig an. *Naja* XM.

28.04. – Ihre Menstruation ist nur noch wenige Tage zu spät. Ungenügender Menstruationsfluss, dunkel; riecht nicht mehr so übel. Die Wundheit in ihrer Vagina ist fast vollständig verschwunden. Sie wog bisher nie mehr als 48,5 kg, jetzt wiegt sie 58,5 kg. *Naja* XM.

Geistesstörung

23.07.1904 – Mrs. E.M.D., 45 Jahre alt. Ihre Adoptivtochter bereitete ihr großen Kummer. Empfindlichkeit der Fingerspitzen, möchte nicht, dass sie berührt werden. Stellenweise Empfindlichkeit der Wirbelsäule und zwar in der Dorsalregion und im Steißbein. Gefühl eines Stahlbands über ihrer Stirn. Für gewöhnlich hat sie Kopfschmerzen bei ihrer Menstruation. Verstopfung. Kinderlos. Hitzeempfindlich. Kälte der Füße, Knöchel und manchmal ihrer Beine. Weinerlich. Schlaf bessert. Ihre Freunde berichten, dass sie ihrem Ehemann und einer Nachbarin ohne Grund sehr viel Argwohn entgegenbringt. Ihr Vater war etwa ein Jahr lang geisteskrank. Sie bildet sich ein, dass ihre Tochter der Grund ihrer Probleme sei. Sie bildet sich viele Dinge ein; schimpft ihren Ehemann; Beschimpft grundlos andere Menschen; sie will nicht arbeiten und zeigt kein Interesse an ihrem Zuhause. Sie spricht ununterbrochen. Kopfschmerzen morgens beim Erwachen. Nachtschweiße. Abgeschlagenheit. *Lachesis* C500.

30.07. – Knirschen im Gelenk für einen Tag (altes Symptom). Gelegentlich ist sie aufgewühlt (altes Symptom). Sie schläft gut. Weniger weinerlich. Pulsieren im Magen. Schweiß während des Schlafes, Tag und Nacht. Ihr Kopf fühlt sich heiß an. Sie spürt ihren Uterus. Sac-lac.

13.08. – Ihr Appetit ist seit einer Woche erstmals besser als sonst, sie zeigt mehr Interesse an ihrer Arbeit. Nach der ersten Gabe *Lachesis* schwitzte sie am Rücken und an ihren Schultern. Zucken der Augen[lider]. Einsamkeit, sie fühlt sich verlassen. Zittern; zittert, sobald sie ein wenig im Haushalt gearbeitet hat. Ängstlich; sie war schon immer ängstlich. Wundheit des Abdomens (altes Symptom). Schlimmer beim Atmen. Allgemeine Verschlechterung vor Gewitter. Verstopfung, sie hatte jeden Tag ein Klistier angewandt. Ihr Stuhl schlüpft wieder zurück. Knotiger Stuhl. *Silicea* CM.

20.08. – Hitzewallungen (altes Symptom). Weniger nervöses Zittern und weniger Kopfschmerzen. Empfindlichkeit ihres Bauches gegen Kleidung. Sie kann nur auf dem Rücken liegend schlafen. *Ihre Verdauung ist viel besser, täglicher Stuhlgang morgens*. Sac-lac.

21.09. – Besserung; weniger Schwitzen; sie kann jetzt auch schlafen, wenn sie auf der Seite liegt; insgesamt geht es ihr viel besser; ihre Verdauung war bis vor Kurzem regelmäßig. Nackensteifheit für einige Tage. Sausende Ohrgeräusche, besser durch Bohren in den Ohren (altes Symptom). Schlimmer durch Anstrengung. Druckgefühl über dem Herzen. Krabbeln am Scheitel. Sac-lac.

29.09. – Ihrem Kopf „geht es entschieden besser“. Reizung (Gefühl) der Wirbelsäule. Allgemein geht es mit ihr bergauf.

14.10. – *Silicea* CM. Es folgte eine Verschlimmerung.

14.12. und 11.02.1905 – *Silicea* XM. In diesem Zeitraum wurde Folgendes besser: Kälte der Füße; Appetit und Magen; Verdauung; Hitzewallungen. Sie wurde kräftiger und nahm an Gewicht zu. Die hervorstechendsten Symptome waren: klingelnde Ohrgeräusche. Hitze am Scheitel; beim Aufwachen hat sie das Gefühl, als würde ihr Kopf nach hinten gezogen. Schmerzen im Scheitel, schlimmer durch Anstrengung, bei Erschöpfung und durch Geräusche. Schmerzen im Hinterkopf beim Lachen. Jucken der Kopfhaut; Trockenheit; beißendes Gefühl. Pochen beim Erwachen. Frösteln; krabbelndes Gefühl nachts. Müdes Gefühl im Kreuz beim Erwachen. Schmerzen zwischen den Schulterblättern. Sie muss auf dem Rücken schlafen. Argwohn gegenüber ihrer Nachbarin.

22.03.1905 – Hitze der Füße nachts, sie muss sie aus der Bettdecke herausstrecken, um sie abzukühlen. Gegen 10 oder 11 Uhr bekommt sie Hunger und muss etwas essen. Kalte, feuchte Luft ist durchdringend. Wenn sie nachts aufwacht, schwitzt und friert sie.

Trockene, schuppende Kopfhaut. Sie ist schnell müde. *Sulphur* XM.

05.07. und 27.10. – *Sulphur* XM.

09.12. und 18.01. – *Sulphur* LM.

16.04. 1906 – *Sulphur* CM. Die Aufzeichnungen zeigen die Verbesserungen in diesem Zeitraum auf: das Gefühl des Stahlbandes ist weg, selten Kopfschmerzen; gute Verdauung; die Hitzewallungen hat sie nur noch, wenn sie müde ist; sie liebt es, draußen zu sein. Schießende Schmerzen in der Hüfte, ihr rechter Oberschenkelknochen reagiert manchmal empfindlich auf Berührung. Einen Tag lang war ihre rechte Ferse geschwollen; die Schwellung verschwand und tauchte dafür zuerst im rechten, dann im linken Ellbogen auf. Sie hat das Gefühl von Millionen kleinen Dingen in der Kopfhaut, im Scheitel, im Gehirn; manchmal erstreckt es sich zur Seite und zur Stirn oder in das ganze Haupt; besser durch Kratzen. Ihr schwirrt der Kopf, wenn sie nach einem kurzen Nickerchen aufwacht, morgens nicht. Das schwammige Vergrößerungsgefühl ist besser. Wenn sie besorgt ist, tritt ein müdes Zittern im Leib auf, das sich bis in den Scheitel erstreckt. Wundheitsgefühl im Brustkorb, in den Brustwänden und im Bereich ihres linken Busens. Frösteln nach dem Schwitzen. Röte der Augen; Gefühl, als wenn ihr Oberlid das Unterlid bedecke; Gefühl, als bewegten sich ihre Augen in die falsche Richtung. Am Morgen Gefühl von Sand in den Augen, mit Verklebungen; wenn sie einschlafen möchte, hat sie das Gefühl, als wenn ihre Augen einen Riss hätten.

25.05. – Eifersüchtig und argwöhnisch; lässt es zu, dass ihre Gedanken und Vermutungen sie im Griff haben. Bis zum 29.06.1907 wurde *Sulphur* noch zweimal in der MM und zweimal in der 3MM gegeben. Die hervorstechendsten Symptome waren: schwammiges Gefühl im Kopf; Hitze im Scheitel, besser durch Druck; zum Schlafen legt sie einen kalten Lappen darauf; Scheitelschmerzen, wenn sie ihren Kopf schnell dreht; Nackenschmerzen mit Kopfschmerzen, wenn ihr kalt wird. Wunder Punkt. Verwirrtheit und Schwindel, wenn sie sich emotional erregt. Schlimmer durch Sonnenhitze; an heißen Tagen bleibt sie im dunklen Zimmer. Bauchschmerzen in der Milzgegend. Taubheitsgefühl von Händen und Füßen, wenn sie nicht auf ihnen liegt. Dunkler Urin; rotes Sediment, das sich aber leicht abwaschen lässt. Sie schwitzt leicht, und wenn sie versucht, den Schweiß zu unterdrücken oder sich abkühlt, tritt Lahmheit auf. Heiße Füße nachts. Wenn sie liegt, hat sie das Gefühl, als seien ihre Nerven abgeschnürt; Schmerzen im Handgelenk bei Übermüdung; Taubheit der Finger. Trockenheit der Nase, manchmal tropft sie auch. Sie muss oft niesen. In dieser Zeit erfuhr sie eine allgemeine Besserung ihrer Beschwerden, sie nahm an Gewicht zu, ihre Symptome nahmen ab.

29.06.1907 – Das Ziegelmehlsediment im Urin hinterlässt eine ganz raue Oberfläche im Gefäß. Schlimmer vom Überessen; Schluckauf; von Saurem bekommt sie Aphthen im Mund. Nach dem Verzehr von Erdbeeren brennt es in ihrem Magen. *Calcium carbonicum* XM.

05.03.1908 – Wadenkrämpfe, wenn sie von draußen nach drinnen geht; beim Sitzen und Stehen, weniger beim Gehen; am stärksten verkrampfen sie, wenn sie im Bett liegt, durch ständiges Hin- und Herdrehen wird es besser. Kopfschmerzen im Scheitel, besser durch Druck (?). Schlimmer wenn andere sprechen; in Gesellschaft. Sie schwitzt selbst durch geringe Anstrengung schnell, zwischen den Brüsten und am Körper, aber nicht im Gesicht. In ihrer Kindheit hatte sie viele kleine flache Warzen. Sie muss jeden Tag gleich warme Kleidung tragen, sonst erkältet sie sich. Hitzewallungen, wenn sie sich Sorgen macht, dann muss sie schwitzen und erkältet sich. Überhitzung durch Gehen. Wenn sie aufwacht, hat sie ein taubes, abgestorbenes Gefühl in ihren Händen bzw. Armen. Sie träumt jede Nacht von Gesellschaft. Besser an der frischen Luft. Vom vielen Sitzen werden ihre Schenkel ganz steif. *Ferrum picricum* XM.

19.04. – „Die letzte Arznei hat ihr in jeder Hinsicht geholfen.“ Die wunden, empfindlichen Stellen am Kopf wurden sofort besser. *Ferrum picricum* XM.

21.05. – *Ferrum picricum* XM.

31.08., 29.10., 15.12. *Ferrum picricum* LM. In diesem Zeitraum ging es ihr zunehmend besser, die Hauptsymptome waren: Erschöpfung durch Gesellschaft; Bandgefühl am Kopf; große Hitze verursacht Schmerzen hinter den Augen; Völle; Gefühl, als wenn sie ohnmächtig würde; auf beiden Seiten des Scheitels. Nach unangenehmen Ereignissen, Tadel und Anschuldigungen weint sie. Von kaltem, feuchten Wetter bekommt sie Wadenkrämpfe; die ganze Wade hinab hat sie das Gefühl von Kneifen. Sie erwacht nachts mit kalten Füßen; manchmal erstreckt sich die Kälte bis zur Hüfte. Herzschmerzen, wenn sie sich ärgert.

18.02. und 29.05. 1909 – *Lecithin* XM.

August bis März 1910 – Schmerzhaftigkeit des Mageneingangs, wenn sie etwas heißen Tee getrunken hat. Spannung beim Erwachen. Von Saurem wird ihr Mund ganz wund. Verlangen nach Wasser, am besten so kalt wie möglich. Milch muss kalt sein. Empfindlichkeit am Scheitel, stirnnah. *Phosphorus* XM.

06.05. – „Dem Kopf geht es so gut wie seit Jahren nicht mehr.“ *Phosphorus* XM.

10.06. und 30.07. – *Phosphorus* LM.

27.09. *Phosphorus* CM. Anhaltende Besserung.

07.11. Schmerzhaftigkeit quer über den Bauch, besser, wenn sie ihn abstützt. Schlimmer, wenn sie sich nach etwas ausstrecken muss; beim Treppensteigen. Manchmal stechende Schmerzen im Herzen. Blutige Krusten an den Nasenlöchern. *Murex* XM.

21.01.1911 – Gefühl im Kopf, als wenn Tiere darin nagten, strickten. Hitze seitlich und am Scheitel. Schweregefühl seitlich und am Scheitel. Schlimmer durch geistige Aufruhr. Sie erwacht mit schießenden Schmerzen. Bandgefühl. Ihr allgemeiner Gesundheitszustand ist so gut wie seit zehn Jahren nicht mehr. Besser an der frischen Luft und durch Bewegung. Hitze, wenn sie nachmittags aufwacht.

05.04. – *Lycopodium* XM.

04.08. und 18.11. - *Lycopodium* LM.

16.01. und 03.05.1912 – *Lycopodium* CM. Während dieser beiden Jahre verbesserte sich ihr Gesundheitszustand ständig. Die Notwendigkeit einer weiteren Gabe wurde immer durch eine leichte Verschlechterung ihres Zustandes angekündigt.

Es ist unmöglich, die Verfassung dieser Patientin während der ersten Monate, ja während der ersten ein, zwei Jahre der Behandlung zu beschreiben oder gar ihren Geisteszustand hinreichend darzustellen. Sie redete stundenlang, monoton, ohne ihren Tonfall zu ändern über ihre Beschwerden und über die Scherereien in ihrer Familie, wenn ihr nur einer zuhörte. Es war vollkommen unmöglich, mit ihr etwas Vernünftiges zu reden; sie konnte offenbar nicht logisch denken.

Außerdem berichteten die anderen Familienmitglieder von den merkwürdigen Dingen, die sie tat. Stundenlang konnten sie von den Phantastereien der Frau erzählen, lauter unvorstellbare Dinge. Sie meinte, dass ihre Familie sie nervös mache und sie von ihnen fortgehen müsse. Damals berichteten ihre Nachbarn und ihre Familie, dass sie gewöhnlich nach einem frühen Frühstück unmittelbar das Haus verließ und erst am späten Nachmittag wieder zurückkehrte. Dabei vernachlässigte sie alles im Haus und ging jeder Verantwortung aus dem Weg.

Nun, zwei Jahre später, führt sie nicht nur ihren Haushalt vorzüglich und ist eine gute Köchin, sie führt sogar die Bücher in dem Betrieb ihres Mannes. Sie ist mit dem Betrieb, der Dutzende von Männern und Arbeitsgruppen beschäftigt, vertraut. Wenn ihr Mann abwesend ist, versteht sie sich sehr gut darauf, Arbeitsanweisungen zu geben und behält den Überblick über alle Angestellten und deren Pferde.

Sie ist der Homöopathie sehr zugetan, interessiert sich für die Philosophie der Homöopathie und kann nicht verstehen, warum andere nicht daran glauben.

Eine schwere Krankheit: Akute Manie

R.T., 23 Jahre alt, litt unter einer Gonorrhoe, die vier Monate lang allopathisch behandelt wurde, bis man sie in den Griff bekam. Er hat heimliche Laster. Der Behandlung wegen wurde er vom College nach Hause geschickt.

Ein Spezialist diagnostizierte eine vorzeitige Demenz; weinen; er vergisst alles; er beantwortet keine Fragen, er murmelt nur ganz leicht und unverständlich; er hört Stimmen; er glaubt, er sei ein Verbrecher; er glaubt, er sei Christus; er glaubt, er wird lebendig begraben werden; er hört Polizisten, die ihn verhaften wollen; er scheint seinen Verstand zu verlieren; feuchte Hände und Füße. Er ist gewalttätig, er musste festgehalten und im Bett angebunden werden. Rotes Gesicht; es ist immer feuerrot. Schmerzen im Occiput, besser um die Mittagszeit herum. Eingedelltes Gefühl in den Ohren. Verstopfung. Beim Erwachen fährt er hoch. Schlimmer durch Geräusche. Licht bessert. Die linke Pupille ist größer als die rechte. Ich gab ihm *Medorrhinum* XM, um festzustellen, ob es sich um einen Fall unterdrückter Sykose handelte. Er reagierte nicht und damit war klar, dass diese Krankheit nicht von der Unterdrückung herrührte. Er wurde Tag und Nacht von einer Kranken- bzw. Nachtschwester beobachtet.

23.03. - Er hört Stimmen aus der Ferne: seinen Vater, seine Mutter, einen Polizisten. Die Stimmen nannten ihn einen Lügner; sie sagten, er sei bereits tot; sie sagten ihm, er „solle weglaufen"; die Stimme seiner Mutter sagte ihm, er solle ganz laut „Gott" sagen. Er glaubt, dass er verdammt sei; dass die Leute ihn auslachen. Das Delirium hat den Hauch von etwas Religiösem: Eine der Stimmen befahl ihm, das apostolische Glaubensbekenntnis aufzusagen. Der stinkende Mundgeruch, den er hatte, seitdem er nach Hause kam, ist jetzt besser. Bei seiner Rückkehr hatte er schwarzen Stuhl.

Hört Stimmen: Bell., Cann-i., Carb-s., Cench., *Cham.*, *Crot-c.*, *Elaps.*, Hyos., *Kali-br.*,. Lach., Lyc., Med., Phos., Stram. und viele andere, die keinen Bezug zu ihm haben.

Religiöse Affektionen: *Bell.*, Carb-s., *Cham.*, HYOS., Kali-br., LACH., *Lyc.*, *Med.*, *Stram.*

Weinen: *Bell.*, CARB-S., Cham., Hyos., KALI-BR., Lach., LYC., *Med.*, Stram.

Manie: BELL., HYOS., KALI-BR., *Lach.*, LYC., STRAM.

Geisteskrankheit: BELL., HYOS., *Kali-br.*, *Lach.*, LYC., STRAM.

Antwortet unzusammenhängend: Bell., Hyos.

Antwortet ohne Bezug zur Frage: Bell., *Hyos.*

Verwirrte Sprache: Bell., *Hyos.*, *Lach.*, Med.

Unzusammenhängendes Sprechen: *Bell.*, HYOS., Kabli-br., LACH., (Med.,) STRAM.

Verwirrung: BELL., *Hyos.*, Kali-br., LACH., *Med.*, *Stram.*

Delirium: BELL., HYOS., Kali-br., LACH., STRAM.

Delirium, rasendes: BELL., HYOS., LYC., STRAM.

Frost: *Bell.*, *Hyos.*, *Lach.*, *Stram.*

Summe: Bell. 27; Hyos. 29; Lach. 23; Stram. 23

Hitze des Kopfes: BELL., Hyos., LACH., *Stram.*

Kalte Füße: BELL., Hyos., LACH., STRAM.

Kleiderdruck (Kragen) am Hals verschlimmert: *Bell.*, LACH.

Schmerzen am Hinterkopf: BELL., Hyos., Lach., Stram.

Auffahren beim Erwachen: Bell., Lach.

Licht verschlimmert: BELL., Hyos., Lach., *Stram.*

Geräusche verschlimmern: BELL., Hyos., Lach.

Summe: Bell. 46; Hyos. 34.; Stram. 31

Obwohl *Belladonna* die höchste Wertigkeit hat, fehlt die körperliche Hitze dieser Arznei. In diesem Fall kann es sein, dass wir später *Hyoscyamus* benötigen, da die Manie für *Stramonium* nicht intensiv genug ist. *Belladonna* XM.

Alle zwei Stunden Sac-lac. in Wasser.

25.03. – Er schlug sich selbst zweimal auf die Nase: Bell., Hyos., Stram. Er glaubt, er würde verhaftet: Bell. Es wurde soeben festgestellt, dass er jedes Schamgefühl verloren hat. Ansonsten keine Veränderungen. *Hyoscyamus* XM.

26.03. – Er denkt, dass seine Arznei Gift sei. Sein Atem stinkt nicht mehr so arg. Er hört kaum noch. Sac-lac.

04.04. – Die Stimmen sagen ihm, dass er tot sei, er möchte nun wissen, wann seine Beerdigung stattfinden wird. Er möchte sich sein Grab ausheben. Er möchte endlich beerdigt werden. Er glaubt, dass sein Sarg schon im Haus bzw. im Keller sei. Er reibt sich häufig seine Nase, da sie juckt. Er glaubt, dass seine Arznei Gift sei. Sein Kragen ist ihm zu eng. *Lachesis* XM.

09.04. – Diesmal glaubte er nur einmal, tot zu sein, er hört weniger Stimmen. Kalte Hände und Füße. Sac-lac.

12.04. – Er hat seinen Diener mehrfach geschlagen. Streitsüchtig, er möchte kämpfen. Er glaubt, ein Verbrecher zu sein. *Lachesis* scheint ihm nicht gut getan zu haben. *Hyoscyamus* XM.

13.04. – Seit der letzten Arznei hat er nicht mehr gekämpft. Er ist ruhiger; er macht einen besseren äußeren Eindruck; sein Gesicht ist nicht mehr so rot; seine Nase juckt nicht mehr so arg, er reibt sie nicht mehr ständig wie zuvor.

18.04. – Er lacht viel. Er hört Stimmen: seiner Familie und seiner Krankenschwester. Er glaubt, ein Verbrecher zu sein. Antriebslos: Man muss ihm sagen, was er tun soll, sonst macht er es nicht. Wenn man ihm sagt, er soll essen, dann isst er; wenn man sagt, er soll ins Bett gehen, geht er ins Bett; er steht einfach da, bis man ihm sagt, er solle sich setzen und steht erst wieder auf, wenn er die Anweisung dazu bekommt. Wenn man ihm sagt, er solle etwas tun, dann tut er es beinahe mechanisch. Unentschlossenheit. Er spricht nicht; er scheint keine Antworten geben zu können. Sac-lac.

02.05. – Merkliche Hitze im Kopf; besser durch Kälte. Abneigung gegen heiße Suppe. Große Furcht. Nervös. Stimmen. Wahnvorstellungen. Unentschlossenheit. *Phosphorus* XM.

Die bisher verwendeten Arzneien besserten die Gewalttätigkeit und besänftigten die Manie so weit, dass er mit seiner Familie am Tisch sitzen und essen konnte. Er befand sich unter ständiger Beobachtung durch eine sehr aufmerksame Krankenschwester, die zu dieser Zeit beobachtete, dass er keine heiße Suppe essen konnte. Im Zusammenhang mit den anderen Symptomen war es nun offensichtlich, dass *Phosphorus* sich ganz und gar durch den Fall hindurchzieht. Deshalb die Verordnung.

28.05. – Große Verbesserung; keine Wahnvorstellungen; er hört nur noch selten Stimmen. Er ist jetzt sehr nervös. Abneigung gegen Berührung. Er hat eine Vorliebe für kaltes Wasser. *Phosphorus* XM.

Dieser Fall wurde einen Monat später mit der Wiederholung von *Phosphorus* in der LM abgeschlossen. Mitte Juni waren alle seine Geistessymptome verschwunden und er nahm an Gewicht zu. Seitdem ist er normal und kräftig. Er kann jetzt wie jeder andere normal durch die Stadt gehen.

Totalität und Individualität – Sykotische Wucherungen

Fall I. – *Thuja*. Die Dame litt an sykotischen Wucherungen und war durch die häufigen Blutungen ganz geschwächt. Wenn sie einige Zeit keinen großen Blutverlust hatte, sprach die Totalität ihrer Symptome für

Thuja. Die kraftraubenden Blutverluste verschleierten jedoch das klare Bild und damit die wahren Wesenszüge der chronischen Krankheit. Ein besonderes Symptom war ein Kältegefühl in der linken Kopfseite, ein weiteres die kalten, feuchten Füße. Ein junger Arzt denkt natürlich sofort an *Calcium*, doch eine genauere Betrachtung dieses Falles muss zu der Erkenntnis führen, dass *Calcium* den Fall nicht heilen kann, solange *Thuja* nicht das sykotische Wesen dieser Störung beseitigt hat. Das Kältegefühl finden wir nicht unter *Thuja*, der Fall machte aber gute Fortschritte, da *Thuja* den Hauptzügen der Krankheit ähnlich war. Obwohl *Thuja* die Symptomentotalität dieses Falles, inklusive der Kälte der linken Kopfseite, beseitigte, ist dies noch kein Indiz dafür, dass *Thuja* dieses spezielle Symptom beseitigen kann. Es zeigt nur, dass die Individualität eines Falles bekannt sein muss; diese Informationen erhält man am besten durch eine genaue Beobachtung des Symptomendschungels. Ein Arzt, der seine Verschreibungen nur an der Pathologie festmacht, mag dies als seinen Sieg werten. Bei genauerer Betrachtung allerdings verdankt er diese Erkenntnis aber einer sorgfältigen Individualisierung.

Wenn Zeichen des chronischen Miasmas von einer Arznei, die zu den akuten bzw. zuletzt auftretenden Symptomen passt, unterdrückt werden, manifestiert sich das Miasma und kehrt sein wahres Inneres heraus. Der große Hahnemann wusste um diese kleinen Details, und sie werden im *Organon* und den *Chronischen Krankheiten* gelehrt.

Kein Homöopath kann eine wahrhaft homöopathische Verordnung durchführen, wenn ihm die Individualität des Falles nicht oder nur teilweise bekannt ist. Das Individuelle kann nur durch Beobachtung und Kenntnis aller Symptome herausgefunden werden. Wenn eine Frau in die Sprechstunde kommt und ein Pessar in ihrer Vagina hat, so wird die korrekte Arznei höchstwahrscheinlich nicht gefunden werden können. Ihre Symptome sind verschleiert bzw. so verändert, dass die Totalität nicht das Individuelle der Krankheit zum Ausdruck bringen kann. Das Pessar muss entfernt und damit der Krankheit die Möglichkeit gegeben werden, in ihrer eigenen Sprache, die jedem wahren Homöopathen so vertraut ist, zu sprechen. Nach einer Woche werden die Symptome in ihrer Totalität höchstwahrscheinlich das Individuelle des Falles zum Ausdruck bringen und dann kann die richtige Arznei gefunden werden. Es gibt keinen anderen Weg. Hahnemann wusste um all diese Dinge. Die dummen Thronschleicher benutzen aber diese Hilfsmittel, belächeln das *Organon* und machen weiterhin ihre Fehler; sie scheinen ihre Ahnungslosigkeit um die wahre Heilkunst zu genießen.

Die Ärzte, die nicht individualisieren, verwenden Morphin, um Schmerzen zu lindern. Sie breiten ihre Unwissenheit vor der [Ärzte]Vereinigung aus, indem sie auch noch die Dreistigkeit besitzen zu fragen, welche Arznei sie denn hätten verwenden sollen. Diese Frage beweist nicht weniger als ihr Versagen, dass sie mit den Lehren des *Organons* nicht vertraut sind. Jeder Fall muss mit dem Blick auf seine eigene Individualität studiert werden. Der Arzt, der unfähig ist, die richtige Arznei zu verordnen, ist nicht mit der Individualität seines Falles vertraut; und wie soll ihm bei dieser Unkenntnis seines eigenen Falles selbst ein kompetenter Arzt sagen können, welche Arznei die richtige wäre? Wer eine solche Frage stellt, könnte allgemein gesagt seinen eigenen Fall nicht einmal lösen, wenn er richtig individualisieren würde. Das sind die Leute, die so klug sind, ihre Arzneien aufgrund ihrer Pathologiekenntnisse zu verordnen und so nur versagen können. Und dann besitzen sie auch noch die Unverfrorenheit, darum zu bitten, dass man ihnen die passende Arznei nennen möge.

Tarantula – Hin- und Herwälzen bessert

Das Herumwälzen von einer Seite zur anderen, um seinen Beschwerden Linderung zu verschaffen, ist charakteristisch für *Tarentula*. Ein Mann mit chronischer Verstopfung, der solange Abführmittel einnahm, bis auch diese ihren Dienst versagten, wurde von seiner Tochter ermutigt zu warten, bis sich weitere Symptome zeigten, die die richtige Arznei zu erkennen geben. So hatte es der Arzt geraten. In seinem Elend wälzte er sich in seinem Bett von einer Seite zur anderen und jammerte: „Ach du liebe Zeit, ach du liebe Zeit!" *Tarentula* beruhigte ihn; zwei Tage später hatte er eine normale Entleerung und danach keine Schwierigkeiten mehr.

Ein lebensbedrohlicher Fall von Tuberkulose

Ein großer, schlanker junger Mann von 18 Jahren. Er war sehr dürr. Er hatte eine tuberkulöse Vorgeschichte in der Familie. Temperatur 37,5°C. Er sah kränklich aus. Puls zwischen 100 und 110. Schwankend. *Sein rechtes Knie war wund*, schmerzhaft, wenn er sein Bein herunterhängen ließ. Er litt viele Monate an entzündlichem Rheumatismus. Er schien abzubauen. Der Mangel an Symptomen und allgemeinen Zeichen bewegte mich dazu, Psor. zu geben, in der Hoffnung, dass sich der Fall dadurch entwickeln möge.

Psorinum 42M heilte den ganzen Fall, dem jungen Mann geht es immer noch gut und er entwickelt sich prächtig.

Die verschiedenen homöopathischen Arzneien, trotz denen es ihm immer schlechter ging, waren ein weiterer Hinweis auf *Psorinum*.

Die schnelle Heilung des jungen Mannes ist an sich gute Arbeit, die eigentliche Lehre aus diesem Fall ist allerdings der Bezug von *Psorinum* zu den Knien, wahrscheinlich des rechten und die Verschlimmerung beim Baumelnlassen des Beines.

Tuberkulöse Drüsen

Tuberkulöse Halsdrüsen

Mrs. J.S., 28 Jahre alt.

24.04.1905 – Tuberkulöse Halsdrüsen – einige haben schon geeitert. Ein Chirurg meinte, dass sie sofort operiert werden müsse. Sie ist nicht kälteempfindlich. Sie hat Durst auf kaltes Wasser. Sie hat immer emsig gearbeitet. *Tuberculinum* XM.

09.05. – Keine neuen Symptome. Fauliger Geruch des Atems. Kälteempfindlich. „Eiseskälte" der Füße, bei kaltem Wetter. Die Drüse unterhalb des Kinns scheint im Zentrum weicher zu werden. *Tuberculinum* XM.

01.06. – Die Besserung ist sehr deutlich. Sac-lac.

30.06. – Sie fühlt sich sehr gut, obwohl die Halsdrüsen noch nicht vollständig verschwunden sind. *Tuberculinum* XM.

08.08., 20.09. und 20.12. – *Tuberculinum* LM.

15.05.1906 – Die Entbindung steht für Juli an. Ihr ging es weiterhin zunehmend besser. Sie hatte seit Dezember keine Arznei mehr bekommen. Die Drüsen werden wieder größer. Kopfschmerzen. Nächtliche Zahnschmerzen. Schweiß und Frost. *Tuberculinum* CM.

13.06. – Es gibt einige Hinweise auf eine Besserung: Die Drüsen sind nicht mehr so groß, vier oder fünf stehen aber noch heraus. Sie stillt ihr Baby, sie hat reichlich Milch. Ihre Kopfschmerzen wurden besser; sie schwitzt nachts nicht mehr. Kälteempfindlich. Durst auf kaltes Wasser. Kein täglicher Stuhlgang. Durch Bewegung geht es ihr allgemein besser. *Tuberculinum* CM.

20.10. – *Tuberculinum* MM.

17.12. – Die Knoten werden kleiner.

02.02.1907 – *Tuberculinum* MM.

12.03. – Die Knoten wurden vor zwei Wochen wieder größer, durch Kälte. Wundes Gefühl beim Drehen des Kopfes. *Tuberculinum* XM.

11.04. – Wunde Knoten im Hals. Geschwollene Füße. Andauernde Kopfschmerzen. Schlechter Appetit. *Tuberculinum* XM.

15.04. – Schmerzhafte Schwellung der Füße und Knöchel. Besser, wenn sie die Beine hochlegt. Rote Flecken über der Schwellung. Rheumatische Konstitution. Abmagerung. Schwach; sie kann nur schwer gehen. Nachts ist es ihr kalt. Sobald sie schläft, schwitzt sie, bis Mitternacht (am Rücken und am vorderen Brustkorb). Nächtlicher Husten. Schläfrig. Schmerzen in der rechten Flanke. Ständige Kopfschmerzen. Kalte Hände, besser in Ruhe und wenn sie sich hinlegen kann. Schlechter Appetit; durstlos. Fleisch mochte sie noch nie. Milch und Eier mag sie gerne. *Calcium carbonicum* XM.

15.05. – Alle Symptome, die sie letztes Mal angegeben hatte, sind verschwunden. Sac-lac.

13.06. – Schmerzen in den Füßen. Gewichtszunahme; sie fühlt sich sehr gut und kräftig; sie hustet nicht; sie hat einen guten Appetit; ihre Hände sind nicht mehr so kalt. *Calcium carbonicum* XM und jede Nacht Sac-lac. Tuberkulöse Halsdrüsen.

20.07. – Tuberkel am Hals besser. Alle Symptome wurden besser. *Tuberculinum* LM, vier Gaben, und jede Nacht einmal Sac-lac.

04.10. – Auf jeder Seite des Halses eine Drüse, die sich öffnet und wieder schließt; rot. Sie fühlt sich sehr gut. Die Füße sind nachts und den ganzen Winter über kalt. Magen normal, guter Appetit. *Tuberculinum* LM.

23.01.1908 – Fühlt sich gut; einige alte Knoten am Hals; das Gesicht sieht gut aus; sie hat an Gewicht zugenommen. *Tuberculinum* LM.

Später wurde berichtet, dass sie sich guter Gesundheit erfreut und keine geschwollenen Halsdrüsen mehr hat.

Mrs. C.W., 43 Jahre alt, berichtete, dass ihre Mutter und ein Bruder an Schwindsucht starben.

Tuberkulöse Drüsen der linken Halsseite

30.12.1907 – Tuberkulöse Halsdrüsen auf der linken Seite. Sie wurden von Allopathen untersucht und zur operativen Entfernung verurteilt. Sie ist sehr empfindlich gegen warme Räume; nachts braucht sie frische Luft. Sie fühlt sich drinnen und draußen gut. Guter Appetit; normale Verdauung. Regsam, was ihre Hausarbeit anbelangt. Kalte Füße; Hände werden leicht kalt. Ihr Gesicht sieht kränklich aus, ist von mattem Rot. *Tuberculinum* XM.

27.01.1908 – Sie hatte vor zwei Wochen eine Erkältung, die sie „Grippe“[66] nannte. Diese wurde mit *Arsenicum* XM geheilt. *Tuberculinum* XM, welches am 24.02. wiederholt wurde.

06.04. – Die Drüsen der linken Halsseite wurden vor ca. drei Tagen wieder wund. Die Arznei wirkte mehr als vierzig Tage. *Tuberculinum* LM.

21.04. – Die Schwellung der Drüsen hielt eine Woche lang an, mit einigem Eiter; vor zwei Tagen trockneten sie wieder aus und sehen jetzt besser aus als je zuvor. Sac-lac.

07.07. – Die geschwollenen Drüsen wurden nach einigen Tagen normal und einen Monat später waren die Drüsen so klein, dass man sie kaum mehr tasten konnte.

05.05. und 04.06. – *Tuberculinum* LM wurde wiederholt. Sie hatte Besuch gehabt und war sehr müde. Jetzt hat sie einen Zahnwurzelabszess. Drüsen geschwollen. *Tuberculinum* CM.

06.08. – Zwei Wochen nach dem letzten Termin berichtete sie über Schmerzen im Rist, die vor ihrer Menstruation auftraten und seitdem beim und nach dem Gehen Beschwerden verursachen. *Tuberculinum* CM.

31.08. – Wie sie vor zehn Tagen berichtete, hat sie immer noch starke Schmerzen ihrer Riste, sie kann nur auf den Fußaußenseiten gehen. Jetzt hat sie Beschwerden durch eine Erkältung. Am Hals hat sie eine

[66] Im Original: Grippe.

besonders berührungsempfindliche Stelle, die Drüse direkt unter dem Kinn darf nicht einmal berührt werden. *Tuberculinum* CM. Vier Gaben. Jeweils eine abends und eine morgens, danach einige Gaben Sac-lac., ebenfalls abends und morgens.

06.10. – Die alte Stelle ist wieder geschwollen und eitert. Sie ist andauernd sehr müde. *Tuberculinum* MM.

20.10. – Sie fühlt sich gut. Die Schmerzen an den Risten und Fußsohlen sind wieder aufgetreten.

Die Besserung hielt das ganze Jahr über an; die Halsdrüsen verschwanden ebenso wie die Fußschmerzen. Im November hatte sie einen Husten, der mit *Bryonia* XM geheilt wurde, und im selben Monat bekam sie noch einmal *Tuberculinum* MM.

Im Mai und Juni war sie sehr schwach, da sie sich überarbeitete, was auch die Arzneiwirkung einigermaßen beeinträchtigte. Deshalb wurde die Arznei in dieser Zeit häufiger wiederholt, als es eigentlich nötig gewesen wäre. Ich wollte verhindern, dass die Arzneimittelwirkung eine Lücke aufweist.

Im August bekam sie ihre Arznei zum dritten Mal in der CM-Potenz. Um der Arzneiwirkung mehr Nachdruck zu verleihen, bekam sie in Zwölf-Stunden-Intervallen insgesamt vier Gaben in Folge.

Der Verlauf dieses Falles bereitet große Freude, selbst wenn man ihn nur liest. Die tuberkulösen Halsdrüsen sind ohne Operation verschwunden, und in ihren Extremitäten traten gichtige Schmerzen auf. Nachdem diese verschwunden waren, war die Patientin sowohl von ihrer Tuberkulose als auch von ihrer gichtigen Disposition geheilt. Sie ist jetzt eine gesunde, widerstandsfähige, stämmige und kräftige Frau.

Tuberkulöse Drüsen der rechten Halsseite

Mrs. N.D.J., 34 Jahre alt.

25.04.1911 – Tuberkulöse Drüsen der rechten Halsseite. Sie wurden operiert. Riggsche Krankheit[67]. Gallenbeschwerden – sie erbricht Galle. Kalte Hände und Füße. Sie macht sich viel Kummer und Sorgen; sie weint leicht. Sie mag es lieber kalt als warm. In Bewegung geht es ihr besser als in Ruhe. *Tuberculinum* XM.

09.05. – Es wurde eine weitere Schwellung entdeckt. Verlangen nach Kaffee. Bei feuchtem, trübem Wetter geht es ihr schlechter. Sac-lac.

22.05. – *Tuberculinum* XM.

05.07. – Sie ist kräftiger und es geht ihr allgemein wesentlich besser. *Tuberculinum* LM.

13.09. – Sie fühlt sich absolut gut; die Drüsenschwellungen sind vollkommen verschwunden.

Zum besseren Verständnis dieses Falles sollte der Leser die Prüfungen und Symptome der verordneten Arzneien studieren (*Tuberculinum* in der Märzausgabe von „The Homoeopathician", *Calcium carbonicum* in Kents „Lectures of Homoeopathic Materia Medica" und sonstigen Darstellungen dieser Arzneimittel).

Patienten mit dieser Art Drüsenstörung haben dem Arzt meist wenige oder gar keine verwertbaren Beschwerden darzubieten. Sie wollen diese Schwellungen loswerden, haben ansonsten nur wenig Beschwerden und manchmal überhaupt keine charakteristischen Symptome, die der Homöopath für seine Verordnung benötigt. Dann müssen wir die Arznei auswählen, die in ihrer Wirkung der Natur der Krankheit noch am ähnlichsten ist.

Im ersten Fall dieser Reihe hielt die Besserung ein Jahr lang an, unter der Wirkung ein und desselben Mittels. Die Arznei wurde jedes Mal wiederholt, wenn die Symptome es verlangten. In dieser Zeit bereitete ihr weder die Schwangerschaft und Entbindung noch das Stillen Probleme, doch die Besserung schritt weiter voran. Dies sollte andere ermutigen, selbst bei schweren Krankheiten mit einem Erfolg zu rechnen.

---

[67] Gingivitis expulsiva

Nach einem Jahr Behandlung trat wieder eine Verschlimmerung ihres Zustandes ein. Eigentlich müsste dies den Therapeuten beunruhigen, außer er hat gelernt, dass jedes sich neu entwickelnde Symptom einen Hinweis auf die nächste Arznei darstellt. Die Symptome bilden ein Muster, an dem die Arznei, die der Patient benötigt, erkannt werden kann. Die Symptome, die sich entwickeln, zeigen die innere Unordnung im Menschen an; die Reaktion des Patienten auf das derart angezeigte Mittel ermöglicht es uns, abzuschätzen, wie wahrscheinlich eine Genesung ist. In unserem Beispiel war dies genau die Reaktion, die nach der *Calcium*-Gabe gewünscht wurde.

Als die Wirkung nachzulassen schien, trat die Unordnung wieder in den Drüsen auf, es „arbeitete" wieder verstärkt in ihnen. Da keine anderen Charakteristika seitens des Patienten vorlagen, wurde wieder die dem lokalen Prozess ähnlichste Arznei verordnet, die den Heilungsprozess fortführte.

Diese Fallaufzeichnungen deuten unsere Lehrsätze nur ansatzweise an, dem wissbegierigen Schüler jedoch, der die Anwendung unserer Lehrsätze beherrschen möchte, sind diese Aufzeichnungen ausreichend.

Bluterbrechen einer Wassersüchtigen

Fall II. Mrs. F., 84 Jahre alt, bewohnt das *Memorial Home*. Einige Monate bevor ich die Aufsicht dieses Heimes übernahm, erbrach die alte Dame große Mengen Blut. Die Oberschwester gab an, dass es fast vier Liter gewesen seien; der diensthabende Arzt sagte, dass er noch nie zuvor so viel erbrochenes Blut gesehen habe. Er meinte, dass es wohl aus der Lunge stammen müsse, da er nicht gesehen hatte, wie die Patientin sich erbrochen hatte und zweifelte damit die Aussage der Oberschwester an, die das Erbrechen selbst beobachtet hatte. Die Behandlung zielte folglich darauf ab, weitere Lungenblutungen zu verhindern, d.h. sie bekam große Mengen Adstringentien. Die alte Dame baute immer mehr ab. Nachdem der Arzt seine Ohnmacht in diesem Fall einräumte und auch ihre Freunde außerhalb des Heimes sich beschwerten, wurde ich gebeten, die medizinische Versorgung im Hause zu übernehmen. So kamen dieser und weitere Fälle in meine Obhut. Die Oberschwester stellte mir die Situation dar und ich nahm sofort an, dass die Hämorrhagie von einem Magengeschwür herrühre. Durch ihre Wassersucht konnte sie nicht zufriedenstellend untersucht werden, ihre persönliche Darstellung allerdings bestätigte die Diagnose.

Das Wichtigste ist ihre Wassersucht. Ihre Glieder sind enorm geschwollen, ebenso ihr Abdomen, und ihr Magen verträgt nichts außer etwas Milch. Die Hämorrhagie als Ursache der Wassersucht hat mich zu *China* geführt, welches in der 77M in angemessenen Abständen wiederholt wurde; obwohl sie rasant abgebaut hatte, setzte daraufhin sofort wieder eine Besserung ein. Es wurde keine weitere Arznei gegeben und sie ist jetzt so gesund wie alle anderen Heimbewohner auch. Da sie den Engeln schon so nahe war, hat sie jetzt alle Freiheiten im Haus und ist aller Liebling; sie geht drei lange Treppen hinauf, geht in jedes Zimmer und plaudert und spaßt mit allen Heimbewohnern herum. Alte Menschen genesen durch die richtige Arznei in der entsprechenden Potenz überraschend gut. Vor etlichen Jahren dachte ich noch, dass, wenn alte Menschen wassersüchtig werden, deren Zeit gekommen sei. Heutzutage stelle ich keine ungünstigen Prognosen mehr, nur weil jemand alt ist, sondern nur, wenn die Krankheit, welche die Wassersucht verursacht, schwierig in den Griff zu bekommen ist – unabhängig davon, wie alt der Patient sein mag.

Teil III

APHORISMEN

Wahrheit ist, von jeder Seite betrachtet, ein Schwert, das tief verwundet; und das Blut fließt reichlich.

Je mehr Vorbilder ein Mensch hat, desto weniger ist es ihm möglich, die Wahrheit zu erfassen. Er ist erkrankt.

Medizin und Theologie lassen sich nicht trennen. Der Mensch existiert den ganzen Weg hindurch, von seinem innersten geistigen Sein bis zu seiner äußersten Natur.

Eine Wahrheit, von beliebiger Seite verschiedenen Menschen dargelegt, wird von diesen akzeptiert oder zurückgewiesen, gemäß ihrer guten oder schlechten Überzeugung.

Der äußere Anblick eines Menschen ist lediglich der Ausdruck seines Inneren; und so ist der Anblick seiner Krankheit (Symptome) lediglich der Ausdruck seiner inneren Krankheitsgeschichte.

Alles in einem gesunden Menschen arbeitet harmonisch. Untersuche den Mensch, heile die Krankheit.

Hahnemann' s Leben war ein Unübliches. Er war umsichtig wie eine Frau, und das sagt etwas Großartiges über ihn aus. Er hatte eine Aufgabe zu vollbringen, und machte es möglich. Ohne Einschränkung, ehrenhaft, edel; eine integre Persönlichkeit gegenüber sich selbst und seiner Familie.

Ein Mensch, der Verbrechen liebt, lebt mit ihnen, sie werden ein Teil seines Wesens und zeigen sich in seiner äußeren Gestalt. Ein Mensch, der die Wahrheit und Menschheit liebt, lebt in dieser Überzeugung, und es wird ein Teil seines Wesens und offenbart sich in seinem Aussehen und in seiner Lebensweise.

Eine gewaltige Menge an Hartherzigkeit und mangelnder Nächstenliebe hat seinen Ursprung bei dem Versuch, eine große Anzahl „Großer Operationen" anzusammeln, ohne zu fragen: „Ist das zum Besten des Patienten?"

Wenn du deinen inneren Standpunkt, welcher das Beste für den Patienten anstrebt, verlierst, dann wirst du die Homöopathie verlieren.

Wenn Homöopathie kranke Menschen nicht heilt, solltest du sie verachten.

Diese, die sagen sie hätten die Homöopathie getestet und sie hätte versagt, haben nur ihre eigene Ignoranz zur Schau gestellt.

Solange sich ein Mensch auf seine Sinne verlässt, um abzuklären, was wissenschaftlich ist und was nicht und seinen Verstand nicht nutzt, solange wird er verwirrt sein, und die Wissenschaften werden sich gegenseitig bekämpfen.

Die Alte Schule muss die Pathologie kennen, bevor sie Krankheit behandeln kann und sie muss ein *post mortem* (einen Leichnam) haben, um die Pathologie kennen zu können.

Solange man imstande ist, zu glauben, dass Diabetes eine Krankheit wäre, und dass die Bright'sche Krankheit eine Krankheit wäre, solange wird man in der Medizin unzurechnungsfähig bleiben. Der Verstand ist nur auf die Resultate von Krankheit ausgerichtet.

Es ist nicht homöopathisch, zu sagen: „Können Sie Krebs heilen?" oder „Können Sie Epilepsie heilen?"

Krankheitsnamen und Fachausdrücke sind in der Homöopathie unbrauchbar. Man behalte nur eine umfassende Idee davon im Kopf, dass man eine Art von Scharlach-Fieber, eine Art von Masern oder eine Art von Tuberkulose oder Diabetes gesehen hat und spreche darüber auch so; so dass das Gesagte einen wahren Ausdruck der inneren Gedanken darstellen kann.

Die Stellung eines Arztes in Ausübung seiner Pflicht gegenüber den Kranken unterscheidet sich von der jedweder anderen Person. Er hat einen anderen Einflussbereich als ein gewöhnlicher Mensch. Dies wird in der Homöopathie noch tausendfach verstärkt. Jemand, der diese besondere „Bekehrung des Herzens" ausübt, sieht immer das Gute in seinem Patienten, er lässt sich niemals von Kritik beirren, er erwirbt die Fähigkeit auszusprechen, was der richtige Weg ist. Er errichtet ein Charisma der Rechtschaffenheit.

Es herrscht ein Zustand der Unzurechnungsfähigkeit in der Wissenschaft der heutigen Tage. Sie schieben alle Gesetze beiseite, um etwas anzuerkennen, zum Beispiel in der Molekulartheorie, weil sie etwas wollen, dass in seiner Gesamtheit groß genug ist, um es mit den Fingern zu fühlen.

Ohne Idiosynkrasie gäbe es keine Homöopathie. Jeder Mensch ist empfänglich für bestimmte Dinge. Er ist empfänglich für Krankheit und gleichermaßen empfänglich für Heilung.

Heilung basiert auf dem Grad der Empfänglichkeit.

Arzneien funktionieren wie Infektionen. Es erwischt einen die Krankheit und dann erwischt man die Heilung.

Dynamische Störungen werden durch dynamische Wirkung von innen heraus behoben.

Die Richtlinien lehren Euch, Unterdrückungen zu vermeiden. Ein Homöopath kann nicht ausweichen. Bestimmte Leiden sind manchmal notwendig, um fortgeschrittene Krankheit zu sehen, damit eine Arznei gefunden werden kann.

Seine Neigungen machen den Menschen aus.

Du musst die innere Natur deines Patienten sehen und fühlen, wie ein Künstler das Bild sieht und fühlt, das er gerade malt. Er fühlt es. Lerne den Sinn, das Leben, die Seele zu fühlen.

Du kannst dich nicht auf glückliche Zufallstreffer verlassen und deine Arbeit erahnen, alles beruht auf langen Studien von jedem einzelnen Fall.

Das eröffnet ein Feld aus ermüdender harter Arbeit, und vielen Fehlschlägen, aber wenn du dann nach einer Weile bei einem dieser aussichtslosen Fälle vorankommst, dann ist es gut.

Auswendiglerner haben keine Erkenntnis; sie könne sich nur an das erinnern, was sie sehen, und sie sehen nur die Oberfläche.

Auswendig Gelerntes ist kein Wissen, solange es nicht begriffen und benutzt wurde; dann erst wächst die Fähigkeit zu erkennen.

Verstehe zuerst die Arznei, zuletzt die Leitsymptome.

Jeder ignorante Mensch denkt, sein Wissen sei das Ende der Erkenntnis.

Der Arzt, der sein Gewissen missachtet, zerstört seine Wahrnehmungsfähigkeit.

Was sich als Intuition offenbart, kommt lediglich durch die Anwendung dessen, was wir verstanden haben.

Es ist der unvollkommene Körper, der den Tod verursacht. Die Lebenskraft kommt aus der Seele und kann nicht zerstört oder geschwächt werden. Sie kann durcheinander gebracht werden, sie bleibt jedoch bestehen.

Man kann nicht erkranken oder geheilt werden, außer mit einer Substanz, die in ihrer Qualität so flüchtig ist, wie die Lebenskraft.

Es ist undenkbar, über Bewegung oder Kraft zu sprechen ohne eine einfache, geistige Ursprungssubstanz. Kraft oder Handlung aus dem Nichts ist undenkbar.

Es ist wichtig, dem Verstand zu erlauben, sich im Denken treiben zu lassen, nur nicht wenn wir über die Qualität von Kraft sprechen.

Es gibt nichts auf der Welt, was nicht als etwas Früheres zu sich selbst schon existiert hat. Mit den gröbsten materialistischen Ideen kann man das nachweisen.

In der heutigen Zeit gibt es eine anhaltende Diskussion über die Kraft als eine Energie, die aus dem Nichts hervor geht. Das ist ein Irrdenken.

Es gibt ein Innerstes von allem, das existiert, andernfalls könnte das Äußerste nicht sein.

Die Ursprungssubstanz ist die Substanz aus der Substanz und alle Dinge kommen von ihr. Sie ist wahrhaft die erste, in ihr liegt die ganze Kraft.

Über das Gewicht dieser Ursprungssubstanz kann nichts ausgesagt werden, auch nicht über Zeit und Raum.

Es ist der Menschheit keine Kraft bekannt in der konkreten Materie, aber die ganze Kraft existiert in der Ursprungssubstanz.

Die Ursprungssubstanz oder strahlende Form der Materie, ist nur soviel Materie wie Materie in ihrer aggregierten (verdichteten) Form.

Der wahre Zusammenhalt der Dinge in dieser Welt beruht auf der Ursprungssubstanz.

Jeder Mensch, mit dem du sprichst, hat seine eigenen Ideen und Theorien. Wenn er dich etwas über Homöopathie fragt, zögerst du, weil er die Ansätze nicht kennt.

Wenn er dich über homöopathische Fakten fragt und du ihm sagst, welche Meinung du darüber hast, wird er dir zuhören; aber, wenn du sagst, dass es so und so ist, dann wird er sich Gedanken machen und zweifeln.

Dein Gegner kann mit der Begründung des gesunden Menschenverstandes so viel mehr sagen, als du selbst, dass viele sich darauf begründet von dir abwenden werden.

Alles, was von Genauigkeit abweicht, ist unwissenschaftlich. Ein Arzt muss altbewährt sein, alles muss methodisch sein. Wissenschaft hört auf Wissenschaft zu sein, wenn Gesetze nachlässig angewendet werden.

Immerwährende Richtlinien sind in sich eine Autorität. Das Gesetz der Ähnlichkeiten ist ein heiliges Gesetz. Sobald Du das Gesetz der Ähnlichkeiten angenommen hast, wirst Du die Vorsehung annehmen, welche Gesetz und Ordnung ist.

Wenn du die Homöopathie nicht anwendest, wirst Du sie verlieren. Das ist eine so große Verantwortung, dass es demjenigen, der die Wahrheit erfahren hat und von diesem Wissen keinen Gebrauch macht, ergehen wird, wie dem Ägypten von einst.

Die Kranken haben ein Recht auf exaktes Wissen, nicht auf Mutmaßungen.

Lass die Namen aus, wenn Du verschreibst. Sie sind nur für die Dummen und für die Gesundheitsämter.

Die Krankheit muss nicht benannt werden, aber erkannt; sie muss nicht klassifiziert werden, aber gesehen, so dass ihre wahre Natur entdeckt wird.

Wirf alle Theorien fort und alle Glaubensangelegenheiten und Meinungen, halte dich an einfache Fakten.

Der menschliche Verstand sollte nicht mit Formsachen belastet werden. Sie zerstören die Beschreibung und verhindern das Verstehen.

Du musst fähig sein, jede Botschaft aus dem Inneren des Menschen zu erkennen.

Ein Gottloser hat genauso wenig Vorstellung über die Empfindung einer sanftmütigen, äußerst religiösen Frau, wie ein Hummer.

Ein Arzt muss sehen und fühlen wie ein Künstler sein Bild. Mit seinem Wissen über das menschliche Herz muss er den Zustand der religiösen Melancholie dieser guten Frau erkennen, andernfalls könnte er ihn nicht verstehen.

Heutzutage versucht jeder Wissenschaftler etwas zu finden, was er für sich beanspruchen kann. Ein solcher Mensch ist nicht in der Lage Homöopathie zu verstehen. Er huldigt sich selbst. Er verweilt so lange an den Äußerlichkeiten, dass es unmöglich für ihn geworden ist, vernünftig zu denken.

Wann immer ein Mensch alle Dinge mit seinen Augen und Fingern abklärt, mit Pseudowissenschaften und deren Theorien, argumentiert er vom Hintersten zum Vordersten; mit anderen Worten, ausgehend von sich selbst und das ist unzurechnungsfähig.

Menschliche Ungläubigkeit und Meinung stellen nicht die Wahrheit dar. Die Erfahrung, die ein Homöopath hat, ist Erfahrung mit Gesetzmäßigkeiten und bestätigt diese Gesetzmäßigkeiten und erhält sie in ihrer Ordnung aufrecht.

Was spielt es für eine Rolle, was die Leute über einen aufrichtigen Mann denken? Sein Ansehen wird von selbst kommen.

Ein Mensch, dessen Dienste wertvoll sind, kann in der Gosse verhungern, um aus Liebe seinem Nächsten Gutes zu tun; und er wird die Kraft erlangen, das zu erkennen. Solch ein Arzt vermag zu erkennen, was es bedeutet, seine Pflichten zu tun.

Materia Medica inspiriert niemals die Wahrnehmung. Der Arzt muss ihren Gebrauch lieben und er wird weise in dem Verhältnis wie er sie gebraucht und wie rechtschaffen er mit seinen Patienten verfährt; das beinhaltet, das Verlangen, sie zu heilen; ihre Seelen zu verschönern. Kann ein Arzt, der seinen Nächsten nicht so liebt wie sich selbst, in diese Position gelangen?

Man kann niemals aus der Vergiftung schließen, was im Einklang mit der dynamischen Lebenskraft steht, man kann aber aus der Dynamik sehen, was im Einklang mit der Vergiftung steht.

Die Toxikologie zeigt die Wirksamkeit und Leistungsfähigkeit einer Droge.

Alle Menschen tragen in sich die Möglichkeit zur Verschlechterung; deshalb dürfen wir nicht auf ein Mitglied der Menschheit herabsehen. Manchmal finden wir an unterster Stelle Eigenschaften, die am edelsten sind.

Du darfst nicht nur über die Extreme der Menschheit nachsinnen; es wird deine feierliche Pflicht, die Guten, die Schlechten und die Durchschnittlichen zu heilen.

Weiß irgendjemand, was chemische Affinität ist, außer dass diese bestimmten Substanzen sich bemühen, eine Anziehung zueinander herzustellen?

Wenn es keine Ursprungssubstanz gäbe, wären solche Zustände wie Antipathie, Sympathie oder Affinität nicht möglich. Es ist das Arbeitsfeld der Homöopathie, mit diesen Dingen umzugehen; herauszubekommen, was das wirkliche *Sein* und was existent ist.

Es gibt zwei Welten; die Welt der Gedanken und immateriellen Substanz und die Welt der Materie oder materiellen Substanz.

Welchen Grund gibt es zu sagen, dass Energie oder Kraft zuerst da war? Energie ist nicht Energie *an sich*, aber eine kraftvolle Substanz. Das wahre göttliche *Sein* ist ein wissenschaftliches Forschungsprojekt.

Körper werden nicht aufgrund ihrer Körper gegenseitig angezogen, sondern durch die Anziehungskraft ihrer Ursprungssubstanzen.

Die Ursprungssubstanz ist der Träger der Identität der Natur. Das Mineral, die Eiche, der Weizen, alle sind gekennzeichnet durch ihre Ursubstanz und existieren nur durch die Ursubstanz, welche sie zu dem macht, was sie sind.

Benenne alles, was ist oder sich bewegt; es besteht ununterbrochen von und durch die Kraft der Ursprungssubstanz. Wir behaupten nicht, das wäre die erste Kraft, aber es ist die erste Substanz.

Empfänglichkeit ist nur ein Name für einen Zustand, dem alle Möglichkeiten von Krankheit und Heilung zugrunde liegen.

Nun, wenn eine Person krank wird, wird sie empfänglich für eine bestimmte Arznei, welche ihn mit höchster Wirksamkeit treffen wird; während es auf eine gesunde Person keinen Einfluss haben wird.

Wenn die Dosis zu stark ist, um zu heilen, dann empfängt der Mensch sie als Krankheit.

Empfänglichkeit existiert in der Lebenskraft und nicht im Gewebe.

Masern und Pocken kommen nicht von außen. Der Mensch ist an der Außenseite geschützt und wird von innen befallen, wenn er empfänglich ist.

Es gibt Grade der Empfänglichkeit. Die Alte Schule nennt eine bestimmte Art der Empfänglichkeit „Idiosynkrasie", obgleich sie darin gescheitert sind, heraus zu finden, was es ist.

Bedenke, wie empfänglich ein Mensch für Krankheit ist, wenn ihn eine Rhus-Pflanze vergiften kann, in dessen Windrichtung er steht, obwohl er eine halbe Meile weit weg von ihr ist.

Ein Individuum mag für nichts empfänglich sein; grob, derb, kraftvoll in seiner Konstitution; dennoch ist er für eine Sache empfänglich und das ist es, was er braucht.

Die Zeichen sind sichtbar, aber das *Sein* ist unsichtbar.

Die Tendenz des menschlichen Verstandes, den sichtbaren Dingen hinterher zu laufen, die mit den Fingern befühlt werden können, führt dazu, törichte Theorien wie die Lehre der Bakterien und die Molekulartheorie anzunehmen.

Ein Arzt, der höher als andere Menschen steht, wenn er nicht unschuldig ist, sollte alles andere sein als ein Arzt. Ein schlechter Mensch hat nur grobe, fehlerhafte Ideen über das menschliche Herz.

Wenn die Denkweise eines Menschen durch sein Mikroskop und die Meinung seines Nachbarn bestimmt ist, dann denkt er falsch. Es kann nichts Gutes dabei heraus kommen. Etwas Schlechtes muss daraus entstehen und Veränderungen, welche das Endergebnis seiner inneren Gedanken sind, werden sich dann in seinem Körper abspielen.

Die Zeit mag kommen, in der die reine Homöopathie populär sein wird, aber es wird noch lange dauern, bis es soweit ist.

Manche wurden verwirrt über die Primär- und Sekundärwirkung der Arznei. Du brauchst dir darüber keine Gedanken zu machen. Es ist nur wichtig zu wissen, dass bestimmte Symptome aufeinander folgen. Primär- und Sekundärwirkung sind bei manchen Menschen gegenläufig.

Je schärfer die Kante des Werkzeugs, mit dem du herumspielst, umso mehr Schaden kannst Du damit anrichten; so ist es mit hohen Potenzen in ungelernten Händen.

Eine Arznei ist nicht nur bekannt, weil man sie bei der Behandlung einer Krankheit verwendet hat. Das ist nur eine Bestätigung und daraus ergibt mehr ausgereiftes Wissen.

Der rationelle Verstand kann weit über die Idee eines Moleküls hinausgehen.

Der homöopathische Arzt, der nur in Mengen denkt, hat einen so rohen Verstand, dass er die wahre Homöopathie nicht begreifen kann.

Die alten Philosophen befanden sich in ständiger Auseinandersetzung, hier zusammen laufend und dort auseinander strebend. Wenn sie nur etwas gewusst hätten von der Ursprungssubstanz wie der Homöopathie, sie würde Bestätigung gehabt haben.

In der Chemie löscht eine Farbe die andere aus. Das ist eine Darstellung der äußerlichen Wechsel. Die Ursachen für solche Wechsel liegen in der Ursprungsubstanz und nicht in der äußerlichen Form; so verhält es sich auch mit den Ursachen für Heilung.

Homöopathen haben ein Bewusstsein dafür, was Leben ist, was Lebenskraft ist, was die Natur der Krankheit ist und können alle Theorien der Welt in unser Maß einfügen und testen. Sie können Philosophien begreifen.

Es gibt nichts in der äußeren Welt, außer was abgebildet wird.

Das Lied des Herzens ist millionenfach stärker, schöner, als es vom Kehlkopf erzeugt werden kann. Alles, was ist oder vor unseren Augen als real erscheint oder in den Ohren als Ton, ist nur das Abbild der realen Welt; weil alles in dieser Beschaffenheit vergänglich ist.

Jede Kunst hat ihr Inneres und ihr Äußeres. Wenn Musik in der Seele vorhanden ist, wird sie das äußerlich gespiegelte Bild einer Freude ergeben, welche ein Lied ist.

Heutzutage akzeptiert die Welt Dinge, die völlig unvereinbar sind und nennt sie Wissenschaft. Moderne Wissenschaftler akzeptieren nichts, was nicht gehört, gefühlt oder gesehen werden kann.

Nimm dir einen Wissenschaftler: Nach einer ausführlichen Diskussion ist das Ergebnis: „Wir haben das und das entschieden", mit einer Mehrheit, nachdem der allgemeine Durchschnitt genommen wurde, und das nennt man dann Wissenschaft.

Der Mikroskopist ist darin gescheitert zu beweisen, dass es keine Lebenskraft gibt, keine Ursprungssubstanz, keine Dynamis in Drogen, und wie können wir von ihm Vorhersagen erwarten, wenn die Ursprungssubstanz nicht gesehen werden kann.

Die verschiedenen Philosophien stimmen nicht überein in der Ursprungssubstanz, auf welche sie sich alle in Theorien beziehen. Sie haben keine Bestätigung, welche sie jedoch in der Wirksamkeit der Homöopathie und in ihrer Behandlung der Kranken haben könnten.

Jede Krankheit und jede Prüfung besitzt einen persönlichen Stempel, jedem Einzelnen muss es erlaubt sein, sich selbst zu offenbaren sowohl bei einer Krankheit als auch bei einer Prüfung.

Es gibt keine zwei Dinge im Universum, die sich ähneln. So ist es bei den Kranken und bei den Gesunden, bei tausenden von Kristallen desselben Salzes. Keine zwei Sterne sind sich ähnlich. Wenn der Arzt diesen Gedanken verstanden hat, kann er sehen, dass keine Arznei durch eine andere ersetzt werden kann.

Eine Krankheit mag von einer Medizin genauso unterdrückt werden wie von einer stärkeren, unähnlichen Krankheit.

Solange die Epilepsie von Bromiden unterdrückt wird, gewährt die Natur der Krankheit der Bromide mehr Aufmerksamkeit als der Epilepsie.

Epilepsie ist keine Krankheit; man kann nicht auf Epilepsie verschreiben. Die Symptome, die die Natur der Krankheit repräsentieren, findet man nicht im Anfall, aber solche, welche der Patient in der Kindheit gehabt hat bis zu der Zeit des Anfalls.

Die homöopathische Arznei wird nur homöopathisch, wenn sie sich in ihrem heilenden Zusammenhang bewährt hat; die Beziehung zwischen zwei dynamischen Einflüssen.

Homöopathizität ist die Beziehung zwischen den Symptomen des Patienten und der Arznei, die heilen wird.

Homöopathie ist eine anwendungsorientierte Wissenschaft, keine Theorie.

Es ist ein Unrecht gegenüber der Wissenschaft zu praktizieren ohne exaktes Wissen und Begründungen für das, was man tut. Die ganze Welt ist nur ein Strudel um uns herum mit dieser Hinterlassenschaft anstelle von Wissen.

Wenn wir Meinung anerkennen könnten, müssten wir zurückkehren zur Allopathie, weil wir hier nur Aufzeichnungen menschlicher Erfahrungen finden; eine Ansammlung verschiedenartiger Meinungen.

Die Erfahrung lehrt den Allopathen in Deutschland bei Typhus Muriaticum acidum zu verordnen, in England Nitricum acidum, kalte Bäder in Paris. Das ist die Lehrmeinung der Alten Schule für „Erfahrung".

Es ist ein Unrecht gegenüber sich selbst in Bigotterie, Intoleranz und Gehässigkeit zu verbleiben.

Wenn Du entdeckt hast, dass die Lebenskraft in einer Ursprungssubstanz ansässig ist, wirst Du auf einmal verstehen, dass der Tod keine Entität ist. Der Körper hat kein eigenes Leben und deshalb kann er nicht sterben.

Deshalb gibt es keinen Tod, aber wir beobachten und nehmen wahr, dass da eine Trennung ist zwischen etwas Lebendigem und etwas anderem, das nie gelebt hat; eine Aufteilung zwischen dem, was lebt und etwas Unlebendigem.

Es ist wahr, dass körperliche Veränderungen von einer falschen Denkweise herrühren. Der Fehler der heutigen Welt ist, dass sie aus Äußerlichkeiten Schlussfolgerungen ziehen. Der Mensch wurde in den frühen Jahren der Geschichte erwählt, von den Letzten zu den Ersten zu denken, und hierbei verlor er die Fähigkeit zu erkennen.

Der kranke Mensch ist zu behandeln und nicht die Krankheit.

Der Mensch muss studiert werden, wie er ist, wie er war, alles an der Menschheit und am menschlichen Geschlecht generell, um Krankheit zu verstehen.

In dem Verhältnis wie der Mensch gegen all das wie sein Land, seinen Gott, seinen Nachbarn denkt, in dem Verhältnis denkt er zugunsten von sich selbst. Das formt den Menschen in der Natur seiner Erkrankung.

Demnach ist der Mensch gegen alles außer sich selbst. In dem Maße wie er sich so verhält, wird er ein Gebilde des Hasses oder der Selbstliebe; er ist das. Wenn wir das erlauben, sind die Endergebnisse unvermeidlich.

Deshalb ist der Mensch das, was er sein möchte. Wie seine Liebe ist, so ist sein Leben. Wenn er über seinen Nächsten nachdenkt, will er eines von diesen beiden Dingen – er will Gutes für seinen Nächsten oder er will das Gegenteil.

Die Psora ist der Entwicklungszustand der menschlichen Absichten, sie ist die äußerste seiner Sünden.

Dieser Auswuchs, der über die Menschheit gekommen ist aufgrund eines Lebens mit schlechten Absichten, ist die Psora – die Existenz der Psora.

Nun in dem Maße, wie ein Mensch die Wahrheit verfälscht oder vermischt oder verdreht; in dem Maße, wie er gute Absichten mit schlechtem vermischt, verdirbt er sein Inneres, bis dieser Zustand da ist.

Als die Psora ein vollständiges Erscheinungsbild ihrer Ursachen erreicht hatte, wurde sie ansteckend.

Jedes Ding hat seine Aura oder Atmosphäre. So wie eine Rasse oder eine Gattung, hat auch die gesamte menschliche Rasse ihre Aura oder Atmosphäre. Jedes Individuum hat seine Aura oder Atmosphäre.

Diese Aura verdichtet sich mit dem Wachstum des Übels im Inneren des Menschen.

Denken, Wollen und Handeln sind die drei Dinge im Leben, die schließlich das chronische Miasma voranschreiten lassen.

Das ganze Miasma ist eine chronische Krankheit, das nicht bei einem Individuum ausbricht, sondern in der gesamten menschlichen Rasse.

Die Menschheit existiert als eine Wandlung des (ewigen) *Seins*.

Die Richtlinien der Homöopathie, wenn bekannt, sind klar, einfach und leicht zu verstehen. Sie sind im Einklang mit allen Dingen, die wir als wahr erkannt haben.

Es geht nicht um Theorie oder Glauben oder Meinungen; wir brauchen etwas mehr Stichhaltiges. Homöopathie muss bei den Fakten bleiben.

Wenn ein Mikroskopist ein Weizenkorn untersuchen und dann sagen kann, ob es, in guter Erde gepflanzt, wachsen wird, mag er nützlich sein für die Homöopathie. Wenn er eine Pockenkruste untersuchen und dann sagen kann, ob sie immer noch ansteckend ist oder ihre Kraft durch die Hitze zerstört wurde, mag er auch von Nutzen sein. Wenn er eine Aconit-Wurzel untersuchen und uns dann sagen kann, wie sie auf einen Menschen wirkt, dann können wir unsere Prüfungen abschaffen, aber wir müssen anders an die Sache heran gehen.

Niemand kann es sich leisten, großzügig mit den Richtlinien umzugehen.

Wenn du Fehler machst, kannst du dir sicher sein, dass sie bei dir liegen. Wenn du denkst, der Fehler liege bei der Homöopathie, dann wirst du die Korrektur auf der falschen Seite des Kontos beginnen.

Alle schnellen Verschreibungen beruhen auf der Fähigkeit, die Symptome vergleichsweise (sicher) zu erfassen.

Wenn du von Krankheit nichts verstehst, bist du fähig zu glauben, alle Dinge wären seltsam und einzigartig.

Genaue Verschreibungen werden von unmittelbaren Erfolgen begleitet. Wenn du genau arbeitest, wirst du oftmals Verschlimmerungen durch die Arznei erleben. Wenn du nachlässig arbeitest, wirst du diese niemals sehen.

Wahre Pathologie ist dem medizinischen Beruf außerhalb der Homöopathie völlig unbekannt. Nur die Lehre der krankhaften Anatomie allein ist bekannt.

Wenn du die Homöopathie liebst, wird sie dich lieben; das ist natürliche Wohltätigkeit.

Ein in Wahrheit boshafter Mensch, mag für einige Zeit eine friedliche äußere Erscheinung bewahren, wird aber von aufrichtigen Leuten bald gemieden werden.

Wir schulden niemandem Gehorsam, nicht einmal unseren Eltern, nachdem wir alt genug geworden sind, um für uns selbst zu denken. Wir schulden nur der Wahrheit Gehorsam.

Wenn alte Symptome wiederkehren, gibt es Hoffnung. Das ist der Weg zur Heilung und es gibt keinen anderen.

Der Arzt verdirbt seinen Fall, wenn er auf Lokalsymptome verschreibt und den Patienten (an sich) vernachlässigt.

Es ist eine völlig andere Angelegenheit zu lindern, als zu heilen.

Was ist der Mensch? Ist er ein Körper? Wenn ja, wäre es gerechtfertigt, seine Teile zu bedenken, seine Leber, seine Lungen und die Haut und seine Extremitäten und seinen Körper als Ganzes. Aber wir müssen den Körper des Menschen aus seinem Leben heraus betrachten.

Der Mensch wird gebildet aus dem, was er ist; das Eigentliche oder sein Wesen oder das *Sein* des Menschen ist sein Wille. Der Unterschied zwischen zwei Menschen würde kaum mehr sein, als sein Wille.

Der Wille zeigt sich im Gesicht; daher kommt der Unterschied im Gesichtsausdruck der Menschen. Hat etwa der Mörder und der Übeltäter ein gelassenes Gesicht?

Was der Wille des Menschen ist, spiegelt sich in seinem Leben und in seinem Charakter.

Aus dem Willen des Menschen ergibt sich sein Verständnis. Wenn dieser Wille zuverlässig darin ist, die zehn Gebote zu befolgen, erwählt er seine Erziehung in Übereinstimmung damit.

Erinnerung ist ein Zugang zum Menschen. Die äußere Hülle dieses *Seins* wird zu einem Gefäß für den Willen, den Verstand und das Gedächtnis.

Der aufrechte Mensch, der Gutes wünscht, verlangt nach der Wahrheit. Seine Empfindungen sind tiefer.

Ein voreingenommener Geist entscheidet unklug auf die Art, wie er es haben möchte.

Jeder Mensch muss seine Neigungen, seine Lieblingstheorien zügeln.

Diese Dinge fließen in die Symptomatologie mit ein. Deshalb erkenne das menschliche Herz.

Der heutige Mensch ist bis auf sein Innerstes so zerrüttet, dass die Wahrheit so schwarz wie Rauch erscheint und falsche Philosophien so strahlend wie die Sonne.

Die äußere Welt ist eine Welt der Ergebnisse. Die innere Welt ist für die Sinne nicht greifbar, aber für die Erkenntnis.

Wenn wir verstehen, dass unzählige Ursachen die selben pathologischen Umständen hervorrufen können, sehen wir, dass der pathologische Umstand selbst uns nicht die geringste Idee einer Arznei liefern kann.

Unter homöopathischer Behandlung muss im Verlauf einer chronischen Krankheit der höchste Grad der Empfänglichkeit vorliegen, bis eine Heilung manchmal möglich wird.

Wenn du die krankhafte Anatomie von der Symtomatologie aus betrachtest, siehst du sie von innen her. Krankhafte Anatomie muss nicht erlernt werden als Grundlage für eine Verschreibung.

Ungeregelte Prozesse, ausgedrückt in Zeichen und Symptomen, sind Krankheit. Die Störung der Lebenskraft hat keine anderen Hilfsmittel, mit welchen sie sich dem klugen Arzt verständlich machen kann. Das ist getreu dem Gesetz. Das lässt die krankhafte Anatomie außer Frage (macht die krankhafte Anatomie indiskutabel).

Du brauchst keine großen Dinge zu erwarten, wenn Du nur pathologische Symptome hast.

Wenn ausgiebige pathologische Veränderungen vor sich gegangen sind, ziehen sich die Symptome zurück, scheinbar entmutigt, dass kein Arzt da ist. Sobald der Patient in die Hände eines wahren Arztes gelangt, ordnen sich seine Symptome.

Einheitliches Handeln in Gesundheit, einheitliches Handeln in Krankheit und einheitliches Handeln in der Behandlung, alle sind eins.

Die Materia Medica der Alten Schule ist nur dem Homöopathen bekannt, dem Allopathen ist sie gänzlich unbekannt geblieben.

Es hat den Anschein, als ob die Alte Schule längst gefragt hätte: „ Was sind die Auswirkungen der Drogen an gesunden Menschen?" Ihre Tierversuche beantworten das (jedoch) nicht.

„Dieses Arzneimittel ist nützlich unter diesen und jenen Bedingungen": sagen sie. Homöopathen wissen, dass eine solche Arznei diese und jene Wirkung am Prüfer hervorgebracht hat.

Der Mensch ist empfänglicher für Arzneien als für Krankheiten, weil ihre Wirkung dem Organismus aufgezwungen werden kann. In Krankheit muss der höchste Grad an Empfänglichkeit vorhanden sein.

Jemand, der nicht scharfsinnig in der Beobachtung ist, geht durch das Leben und sieht nur mäßige Ähnlichkeiten. Die meisten Menschen kennen nur die giftige Wirkung einer Droge.

Der Mensch ist all jenen Dingen gegenüber empfänglich, welche fähig sind, ähnliche Symptome zu denen hervorzurufen, welche er schon hat.

Die Aufnahme der Symptome abgeleitet aus Vergiftungsfällen, ist die schlechteste Art des Nachweises in der homöopathischen Materia Medica. Sie ist nur als zusätzliche Information zu gebrauchen.

Individualisierung wird blockiert durch die Unfähigkeit der Differenzierung zwischen den feineren Merkmalen der Krankheit und denen der Arznei.

Bei einem wahren Arzt geschieht Differenzierung nicht nur mit dem Auge allein; die bewusste Differenzierung scheint ihn völlig zu auszufüllen.

Keine zwei Arzneien sind absolut gleich in ihrer Ähnlichkeit.

Das ganze Bestreben der Homöopathie ist zu heilen.

Derjenige, der in der Bright'schen Krankheit nicht das tiefe Miasma, das darin liegt, zurückverfolgen kann, sieht nicht die ganze Krankheit, sondern nur das Ende einer langen Reihe von Symptomen, die sich über Jahre entwickelt haben.

Das Gesetz der Krankheit ist das Gesetz der Krankheit, ob es sich durch eine Arznei oder durch eine Erkrankung entwickelt hat. Es ist das Gesetz der Einwirkung.

Es ist widersprüchlich und unlogisch zu denken, dass es verschiedene aktive Erkrankungen zur selben Zeit im Körper gäbe.

Nimm die einfachste Form einer Substanz, von der bekannt ist, dass sie lebt. Wenn wir sie physischen und chemischen Kräften aussetzen, töten wir sie; sie bewegt sich nicht mehr, frisst nicht mehr, vermehrt sich nicht mehr und kann nicht mehr getötet werden. Da ist dann etwas, was sich durch eine physische Kraft zurückziehen kann. Können wir nicht erkennen, dass zu dieser Kraft noch etwas hinzugefügt ist, das es lebendig macht? Es ist nicht nur die Bewegung der Substanz, bewege sie, wie du willst, sie ist tot. Etwas hat sich zurückgezogen, was sich nur unter der geistige Wahrnehmung des Erkennens öffnen kann.

Diese Ursprungssubstanzen sind die Urkräfte der Erde. Schwerkraft muss wirklich existieren, sonst könnten wir nichts über sie aussagen.

Nur über die Eigenschaften der Ursprungssubstanz kann etwas ausgesagt werden.

Was können wir über die Ursprungssubstanz aussagen? Sie kann nicht chemisch entdeckt, noch mit dem Auge gesehen, noch mit den Fingern gefühlt werden. Es muss ein Medium zu ihrer Wirkungsweise geben, so dass sie offensichtlich für die Sinnesorgane werden kann.

Zum Beispiel die Elektrizität und die Maschine. Elektrizität ist eine Ursprungssubstanz und braucht einen Leiter, um offensichtlich zu werden. Bevor die Elektrizität durch dieses Medium entdeckt wurde, war sie unbekannt.

Kohäsion ist eine Ursprungssubstanz und wird allen Gesetzen folgen, der die ursprünglichen Substanzen unterliegen; so auch die Lebenskraft.

Licht ist auch eine Ursprungssubstanz und wird all denn Gesetzen gehorchen, die auch für die Lebenskraft gelten.

Die Ursprungssubstanz verweilt in allem, das wächst, das individuell ist oder eine Identität hat. Es ist der Stadthalter der Seele.

Wenn die Ursprungssubstanz gesund ist, ist auch all das, was sie erschafft gesund. Krankheit, welche im Körper entsteht, kommt von innen, durch diese Ursprungssubstanz.

Alle Bewegung, Einklang und Ordnung, sind zurückzuführen auf die Ursprungssubstanz. Sie steuert nicht nur alle Dinge, sondern ist die Ursache aller materiellen Kräfte. Sogar die Geräusche des Waldes sind in Einklang und ein Zusammenspiel.

Alle Stoffe sind fähig, sich in ihre Strahlungs- oder Grundform zu reduzieren (zurückzubilden).

Ansteckung ergibt sich nicht aus Quantität, sondern aus Qualität.

Die Qualität der Ansteckung ist in ihrer Natur ähnlich zu der der Heilung.

Die Symptome selbst deuten auf die Dinge hin, für welche das Individuum empfindsam ist, und jeder ist genau auf diese Art empfänglich für die Arznei, die ihn heilen wird. Das, was er am meisten braucht, ist das was die Natur ihm bereitstellt, wonach er mit Hilfe der Symptome die Hand ausstreckt.

Ein Patient mag durch eine rohe Droge vergiftet werden, die ihn heilen würde, wäre die Substanz potenziert worden. Das Individuum kommt mit zu viel von dem in Kontakt, für das es empfänglich ist und wird krank.

Wäre ein Mensch absolut gesund, wäre er nicht empfänglich.

Dieselbe Empfänglichkeit, um eine Arznei zu prüfen, ist notwendig, um zu erkranken. Das ist homöopathische Beziehung. Daraus sehen wir, was Ansteckung ist.

Wir erkennen nun, dass es sich um etwas Substanzhaftes handelt; dass etwas gestört worden ist von etwas Unsichtbarem, das dennoch Substanz in sich hat. Diese zwei Dinge, treffen sie aufeinander, stören sie sich gegenseitig gemäß den unveränderlichen Gesetzen der Ursprungssubstanz.

Das, was wir Krankheit nennen, ist nur eine Veränderung der Lebenskraft, ausgedrückt in der Gesamtheit der Symptome.

Unterhalte dich niemals mit einem Patienten über Dinge, die ihn beeinträchtigen könnten.

Alle Verschreibungen, die das Bild des Falles verändern, verursachen eine Unterdrückung.

Es ist ebenso gefährlich, Symptome mit Arzneien zu unterdrücken, als sie mit dem Messer zu entfernen.

Es ist besser, gar nichts zu tun als etwas Sinnloses; Zu beobachten und zu warten ist besser als das Falsche zu tun.

Die Idee, dass du den Patienten unter allen Umständen von seiner Erkältung befreien musst, dass du ihm Chinin geben musst und wenn das nicht hilft danach Arsen, ist vollkommen falsch. Du wirst verleitet werden, diese Dinge zu tun, solange du nicht innerlich mit einem neuen Bewusstsein erwachsen geworden bist und erkennst, dass das kriminell ist.

Krankheiten selbst können nicht unterdrückt werden, aber Symptome. Die Gesamtheit der Symptome muss in einer geordneten Weise verschwinden, darauf begründet sich eine Heilung.

Alle Ärzte erkennen an, dass es gefährlich ist, einen akuten Ausschlag zu unterdrücken, aber nicht alle sind weitsichtig genug, um zu sehen, dass das auch der Fall mit chronischen Hautausschlägen ist, außer dass die entstehenden Symptome langsamer auftreten.

Die Arbeit an sich ist wertlos, vorrangig ist, wie du sie anwendest, und so lange du das im Bewusstsein hast, wirst du wachsen.

Der Mensch muss in seiner Befähigung weitergehen, um im Verstehen weiterzugehen.

Der Arzt, der aufhört, einen Fall zu studieren, bevor er sieht, was der Patient braucht, vernachlässigt den Fall. Er verfällt in diese Gewohnheit und es wird ihm eine zweite Natur, ohne Überlegung zu verschreiben.

Du betrachtest die Homöopathie auf eine oberflächliche Art, wenn du nur die Ähnlichkeit der Symptome zur Arznei allein an ihrer äußerlichen Anzeichen erkennst. Du musst sehen, dass das Innere in gegenseitiger Beziehung zueinander steht.

Wenn du die Materia Medica vollständig verinnerlicht hast, siehst du die Arznei auf einen Blick. Sie taucht vor dir auf. Du weißt es, wie ein erfahrener Arzt weiß, ob es Masern- oder Scharlachfieber ist.

Nur wenige Arzneien werden ähnlich genug sein, um zu heilen, und es wird nur *ein* Similimum geben.

Wir können einen Patienten nicht erziehen, erst nachdem er geheilt ist. Wir müssen ihn darüber in seiner eigenen Weise denken lassen. Aber schleiche dich in ihn hinein und heile ihn. Tu ihm Gutes, das ist das Allerwichtigste.

Jemand mit gutem Gedächtnis kann den genauen Satz der Prüfung auf den genauen Wortlaut des Patienten anwenden, aber die Homöopathie wird niemals lebendig für ihn.

Der Mensch darf nicht aufhören zu arbeiten, sein ganzes Leben lang. Er muss geduldig sein und sich plagen; aufrichtig, gütig und sanft wie ein Lamm, bereit und willig.

Wahrnehmung kommt durch ihren häufigen Gebrauch.

Es gibt viel Raum für faule Doktoren, die andere Seite des Wissens. Sie erbringen einen Nachtschlaf und öffnen die Gedärme.

Die ruhige, schweigsame Art der Wahrnehmung muss gepflegt werden.

Ein Arzt muss bescheiden, aufrichtig und fähig sein, aufzunehmen.

Je unwissender ein Arzt, umso mehr wird er tun.

Die meisten Ärzte sind über die „böse Mikrobe“ verrückt geworden, als wäre sie die Ursache von Krankheit, und sie denken, diese kleinen Kollegen wären außerordentlich gefährlich.

In der Tat sind die Mikroben Straßenfeger. Ich frage mich, ob Wissenschaftler überlegen, wenn sie Aussagen über Bakterien machen. Normalerweise würden sie sagen, je mehr Bakterien, umso mehr Gefahr, aber das ist nicht so. Es ist wohlbekannt, dass ein Schnitt mit dem Skalpell kurz nach dem Tod eine ernste Angelegenheit ist. Das ist abhängig vom Leichengift im Körper; aber wenn die Leiche grün geworden ist und voll von Bakterien, ist sie vergleichsweise harmlos.

Die Mikrobe ist nicht die Ursache von Krankheit. Wir sollten uns nicht mitreißen lassen von diesen unnützen allopathischen Träumen und sinnlosen Bildern, wir sollten aber die Lebenskraft wiederherstellen.

Rette das Leben des Patienten und kümmere dich nicht um die Bakterie. Das sind unbrauchbare Dinger.

Das Bakterium ist ein unschuldiges Kerlchen, und wenn es Krankheit in sich trägt, dann trägt es auch die Ursprungssubstanz in sich, welche die Krankheit verursacht, genau wie ein Elefant.

Es hat den Anschein, als hätte die Alte Schule durch ihre zufälligen Heilungen mit Brom, Secale und Helleborus, die Gesetzmässigkeit schon lange entdeckt. Aber ihre Bücher sagen: „Es gibt kein Gesetz.“ All ihre Bücher sagen:“ Es gibt kein Naturgesetz, nur Erfahrung.“ Deshalb haben ihre Studenten ausgeschlossen, nach einer Gesetzmässigkeit zu suchen oder ein Gesetz zu erwarten.

Es ist einfach genug, Unterschiedliche zu finden, aber jemand mag lange suchen, bevor er etwas Ähnliches gefunden hat. Es ist naturgemäßer zu vermuten, die heilende Arznei könnte in etwas Ähnlichem gefunden werden, welches so selten ist und so harte Arbeit erfordert, um es zu finden.

Der Mensch soll in sich gehen und von innen auf alle Dinge der physischen Welt sehen, soweit das möglich ist. Dann kann er Gesetzmässigkeiten erfassen und deren Ablauf in sich aufnehmen.

Die Aufzeichnung der Symptome an den Gesunden der menschlichen Rasse, ist das erste, was wir kennen müssen. So haben wir unsere Materia Medica angelegt. Auf der anderen Seite haben die Ärzte der Alten Schule ihre Diagnosen und Krankheiten angelegt. Man kann diese beiden grossen Sammlungen nicht miteinander vergleichen, so dass wir ermitteln könnten, ob es hier etwas wie eine Gesetzmässigkeit gibt.

Es ist ein Gesetz, dass ein Mensch, der die Dinge nicht von Anfang bis Ende denkt, sich disponiert, krank zu werden, weil er durch falsches Denken Schlechtes tut.

Dieser Zustand geht der Empfänglichkeit voran.

Empfänglichkeit entsteht vor aller Ansteckung. Wenn ein Individuum nicht für Pocken empfänglich ist, kann er sie nicht bekommen und wird sie auch nicht aufnehmen, wenn er sich den schlimmsten Pockenfällen nähern oder eine Pockenkruste essen würde.

Ein Klavierstimmer hat die Harmonie in einem Klavier wiederhergestellt; er hat nichts dazu gegeben und auch nichts weggenommen, er hat es nur in Harmonie gebracht. Eine Veränderung, die einem, der nicht glaubt, es wäre für das innere Auge sichtbar, unbekannt ist.

Wenn der Mensch keine chronischen Miasmen hätte, würde er keine akute Krankheit bekommen. Er bekommt sie, weil er empfänglich ist für die äußeren Einflüsse.

Alle Krankheiten existieren in der Ursprungssubstanz, welche eindringen kann, wenn die Abwehr verloren gegangen ist. Dieser Mangel an Widerstandskraft legt die Empfänglichkeit fest.

Wenn ein Individuum durch eine rohe Substanz krank geworden ist und auch von der geringeren Gabe der Ursprungssubstanz, wie bei einer Rhus-Vergiftung, zeigt, dass es diese Substanz auf einer anderen Ebene braucht. Die Dosis, um zu heilen, war bis jetzt zu groß.

Vieles gehört zu einem Menschen und der äußeren Welt, was das Mikroskop noch nicht aufgedeckt hat. Das Äußerste hat alles in seinem Inneren, in Graden bis zur Unendlichkeit.

Diese Ursprungssubstanz wohnt in allem, was formt, wächst oder Individualität hat oder Identität. Sie ist das, was eine äussere Form begrenzt, angemessen für ihre eigene Existenz. Deshalb ist eine Aconit-Pflanze eine Aconit-Pflanze und nichts anderes auf der Welt.

Die Ursprungsubstanz ist durchgehend mit Intelligenz ausgestattet, vom Ersten bis zum Letzten, das Mineral, die Pflanze und das Königreich der Tiere.

Strahlende Substanzen haben so feine Grade, in Folge zu zahlreich für den begrenzten Verstand zu begreifen.

Arsen zum Beispiel lässt sich von seinem Äußersten zu seinem Innersten bestimmen. In seiner äußeren Form sind die Grade begrenzt. Wenn es zur Ursprungsubstanz, der Strahlenform des Stoffes übergegangen ist, hat es unendliche Grade.

Um die Ebenen vom Innersten zum Äußersten ausdrücken zu können, können wir sagen, ein Korn Silicea ist das Äußerste und Gott das Innerste.

Aus der Ursprungsubstanz wird der Mensch geschaffen, sein Verstand und sein Körper. Sie ist den Einfluss gebenden Gesetzen unterworfen.

Wie kann man den Zustand der Affinität beschreiben? Wenn du die Anziehungskräfte zwischen Sphären (Felder/Wirkungsbereiche) siehst und wie sie zusammengehalten werden, bist du voll Staunen. Was für eine Welt ist das, in welcher wir nicht oder nur zu einem geringen Teil leben!

Jeder hat seine eigene Aura, genau wie die Erde eine Atmosphäre hat. Es ist nicht die Pockenkruste, die so gefährlich ist, es ist die Aura, die von ihr ausströmt.

Die Aura ist ein Instrument mit welchem Signale zwischen den Sphären gegeben werden können; zwischen Pflanzen und Dingen, zwischen Tieren und Personen. Die Dinge sind alle miteinander in Beziehung und drücken sich aus. Wir finden Anziehung und Abstoßung bei dieser Aura.

Die Aura einer rohen Substanz nimmt an Intensität und Breite zu beim Wandel von einem niederen zu einem höheren Zustand. Das ist die Ordnung der Dinge in Bezug zur Aura, und das ist die Ursprungssubstanz.

Wenn du eine Vorstellung von der Natur der Krankheit hast, dann weißt du etwas über die Wirkung der Arzneien.

Überall ist die Ursprungssubstanz ein Band der Ordnung. Die Lebenskraft, die Elektrizität ist ein Band der Ordnung. Sie bildet sich entsprechend ihrer Notwendigkeit, aufgrund dessen was ihr voraus ging.

Krankheit kommt aus dem Inneren durch diese Ursprungssubstanz. Sie ist anfällig für Störungen und erschafft sich eine Form ihres eigenen kranken Selbst.

Antipathische Medizin erzeugt einen gegenteiligen Effekt, sie wählt sich dafür eine Region aus. Im Allgemeinen verhält es sich so auch mit den ähnlichen Arzneien und wäre, wenn sie in kleinen Dosen gegeben würden, Homöopathie.

Bromide in höchsten Potenzen sind auf eine wunderbare Art fähig, den Kopf von Kongestionen zu befreien, aber wenn man sie in Dosen benutzt, die groß genug sind, um Gefäßkontraktionen zu verursachen, zeigt der Allopath damit, dass er nur im Schatten der Wahrheit steht.

Vermischte Heilkuren gehören zu dieser Methode, aber ihre Heilungen sind nicht von Dauer. Es ist Antipathie und unterdrückt alle Symptome, die verschwinden.

Die alte Definition pflegte zu sagen, dass etwas, das imstande ist, die Lebenskraft auszulöschen, ein Gift sei. Das kann bis heute nicht bestritten werden, aber wir können heute sagen, dass etwas, das imstande ist, sich selbst in den Organismus einzupflanzen, um unheilbare Krankheiten hervorzubringen, ein Gift ist. Die Tinktur oder dritte Potenz von China, wenn sie homöopathisch angezeigt ist, kann in einer starken Konstitution sehr schnell eine andere Krankheit erzeugen.

Derjenige, der denkt, es läge an der Größe der Gabe, versteht die Homöopathie nicht. Einer, der in seiner Vorstellung lebt, denkt so, ohne das Innere zu sehen. Er verfährt so, weil er gesehen hat, dass andere so handeln.

Ein Arzt wird niemals wachsen an Stärke und Weisheit, solange er denkt, es gäbe einen Ersatz für eine Arznei.

Im Hinblick auf den Wechsel, wenn die Arznei gefunden wurde, welche dem Zustand ähnlich ist, brauchst du keine zwei Arzneien und wenn keine von beiden ähnlich ist, (brauchst du sie) natürlich auch nicht.

Wenn zwei Arzneien sich gegenseitig aufheben, kann man nicht sagen, dass eine stärker sei als die andere. Es ist, wie wenn eine Lauge eine Säure neutralisiert, das was zuletzt hinzugefügt wurde, scheint stärker, aber das scheint nur so.

Denn die Kraft ist abhängig vom Grad der Ähnlichkeit. Es ist wahr, umso ähnlicher die Arznei, umso kraftvoller ist sie und *umgekehrt*. Die Natur heilt niemals, außer mit der Ähnlichkeit. Jahr für Jahr wirst du mehr Respekt vor dieser Ähnlichkeit bekommen.

Jede zufällige Heilung, die je aufgetreten ist, beruht auf diesem Gesetz.

Die Homöopathizität kann nicht gesteigert werden durch eine Steigerung der Dosis. Wenn überhaupt ist es richtig, wenn du die Homöopathizität durch eine Anhebung ihrer Qualität gegenüber ihrer inneren Natur steigerst, so dass es noch perfekter mit der Lebenskraft übereinstimmt.

Wir werden nicht durch unsere Körper krank, sondern durch unsere Lebenskraft.

Wenn ein Mensch eine Arznei in zu großer Dosis einnimmt, Fühlt *er* sich schlechter und seine Symptome sind schlechter; mit einer höheren Potenz fühlt *er* sich *besser*, mögen sein Symptome sich auch verschlimmert haben.

Es ist ganz wichtig, die Arznei in seiner Natur als etwas Krankmachendes zu begreifen.

Krankheit ist eine Prüfung der krankmachenden Substanz. Es ist nicht wahr, dass es ein Gesetz für Krankheiten und ein anderes für Arzneiwirkungen gibt, nur der Grad der Empfänglichkeit zählt.

Für was auch immer ein Mensch empfänglich ist, so ist er, so ist auch ist seine Natur.

Jemand, der materialistisch denkt, denkt Krankheit wurde von außen angezogen, aber sie wurde von innen herausgezogen.

Wenn ein Kind Scharlach bekommt und nicht die passende Dosis dafür erhält, hat es die Krankheit.

Derjenige, der Pocken hatte, ist nicht soweit anders, wie sein Charakter aufzeigen würde oder das Mikroskop, dennoch hat er keine Empfänglichkeit. Sie wurde in dieser bestimmten Richtung zufrieden gestellt.

Wenn wir an Empfänglichkeit denken, denken wir an einen Zustand der Lebenskraft, in dem sie leicht von gewissen anderen Ursprungssubstanzen krank gemacht werden kann.

Nun, wenn eine Person empfänglich ist für Rhus und sie bekommt einen Luftzug von diesem Strauch, setzt sich die Krankheit sofort an ihm fest und er wird nicht weiter vergiftet werden, solange bis er weder gesund ist, selbst wenn er unter dem Baum liegt, der ihn vergiftet hat.

Dasselbe gilt für Scharlach. Wenn er nicht wehrhaft wäre gegen das Gift, in dem Moment, als er es bekam, dann würde es fortfahren sein System anzugreifen und ihn immer mehr und mehr zu vergiften, bis es ihn getötet hätte.

Wenn du an Namen denkst, dann wirst du an Arzneien denken, du kannst es nicht ändern.

Jeder Arzt mit pathologischen Begriffen im Kopf, der keine organische Krankheit findet, neigt dazu zu denken, sein Patient sei nur in seiner Einbildung krank.

Der voreingenommene Kopf ist nicht zufrieden damit, einfache Fakten und Symptome niederzuschreiben, er sagt: Ich werde die Organe und Teile untersuchen und sehen, ob sie gestaut oder entzündet sind, dann werde ich wissen, was zu tun ist.

Alle Ursachen, welche von außen nach innen fließen, sind äußerlich.

Organveränderungen stellen dasselbe dar wie äußere Ursachen, weil es um das Äußere des Menschen geht. Es ist wie der Einfluss der Atmosphäre oder ein Splitter im Gewebe.

Die Ergebnisse der Krankheit formen niemals das Bild von der Natur der Krankheit, das tun die Symptome allein.

Wir müssen darüber nachdenken, was den Patienten krank macht; nicht was eine Veränderung in seiner Leber, seinen Nieren oder seinen anderen Organen verursacht.

Wenn Ignoranten die Pathologie erörtern, sollten sie die Pathologie vom Patienten ausgehend berichtigen anstatt zu versuchen, den Patienten von einem pathologischen Standpunkt aus zu korrigieren.

Keine Zelle und keine Gewebe ist so klein, dass es nicht seine Seele und seinen Lebenskraft in sich trägt.

Würdest du denken, einen Tumor zu heilen? Wenn ja, hast du diese großartige Philosophie nicht verstanden. Du solltest eine Medizin anwenden, welche heilt, was mit dem Patienten nicht in Ordnung ist und als Ergebnis verschwindet der Tumor.

Der Arzt ist nicht dazu aufgerufen, das Ergebnis der Krankheit zu heilen, aber die Krankheit selbst. Alle pathologischen Veränderungen müssen als Ergebnisse der Krankheit angesehen werden, weil alle Krankheiten dynamisch sind.

Homöopathie verursacht Erstverschlimmerungen; sie berührt das am meisten Verborgene. Sie steht in Beziehung zum Patienten. Alle Krankheitsursachen befinden sich in diesem Bereich.

Beachte den Unterschied zwischen einer Verschlimmerung der Krankheit und der, die zur Arznei gehört. Große Gaben verschlimmern tatsächlich die Krankheit, hohe Potenzen verschlimmern die Symptome.

Vermeide unnötige Verschlimmerung der Symptome, indem du die Potenz dem Patienten anpasst.

Die Wirkung der Arznei ist mild. Die Medizin ist nicht gewaltsam, aber die Reaktion des Organismus, wenn er die Krankheit hinaus befördert, mag gewaltsam sein. Sobald eine Ordnung wiederhergestellt ist, kann eine turbulente Wirkung beginnen.

Rohe Substanzen verschlimmern die Krankheit, während hohe Potenzen die Symptome der Krankheit verschlimmern ohne dem Organismus eine Arzneimittelkrankheit aufzuzwingen, vorausgesetzt, die Arznei wird nicht wiederholt.

Wir haben im Bild der Krankheit eine exakte Darstellung des Arzneimittelbildes. Sind all diese Dinge zufällig? Kann ein Mensch darüber sinnieren und ein Atheist werden? Ein Mensch, der nicht an Gott glaubt, kann kein Homöopath werden.

Wir können gar nicht alle Symptome einer Krankheit sehen. Wir sehen den Gesichtsausdruck, aber wissen nicht, was dieser bedeutet. Es gibt nichts am Äußeren eines Menschen, was nicht seinen Ursprung im Inneren des Menschen hätte.

Verändere nicht das geringste Symptom, beobachte alles. Nimm die Botschaft ungestört auf und bring sie zu Papier, es gibt keinen anderen Weg für einen Arzt, seinen Beruf auszuüben und seine Pflicht zu tun.

Wie kannst du es wagen, dich einzumischen in das Bild? Wie kannst du es wagen, dich einzumischen in die Symptome? Es gibt eine Intelligenz am anderen Ende der Leitung.

Die Frage der Palliation wird dich beschäftigen, vor allem in den frühen Jahren. Du wirst von allen Seiten gedrängt werden, von Frauen, die die Hände ringen und von Männern, welche das Geschrei ihrer Frauen hören. Aber welche Befugnis hast du, die Klagen zum Schweigen zu bringen; während du sie mit Palliativmethoden linderst, nimmst du dir die Möglichkeit, den Patienten zu heilen.

Wenn Symptome durch die Reaktion des Organismus verschwinden, ist es wahrscheinlicher, dass sie wegbleiben, als wenn sie durch die Wirkung von Medikamenten verschwinden. Grobe Arzneien, die aufgrund einer Theorie gegeben werden, unterdrücken nur Symptome.

Wenn eine Arznei verabreicht wird, dessen oberflächliche Symptome mit den oberflächlichen Symptomen der Arznei zusammen passen, dessen Natur aber unterschiedlich ist, wird das eine Unterdrückung verursachen, wenn es überhaupt wirkt.

Eine unangebrachte Verschreibung kann den Stolperstein zum Zusammenbruch abgeben.

Dasselbe passiert, wenn der Arzt für diese oder jene Gruppe von Symptomen verschreibt. Vermeide das, das heilt nicht die Krankheit.

Je mehr Heftigkeit du siehst, je mehr Eile angebracht ist und je akuter und größer das Leiden des Patienten, umso mehr Schaden kannst Du mit einer falschen und unklugen Verschreibung ausrichten.

Einer, der ausgehend von einem Schlüsselsymptom auf alles verschreibt, wirft den Fall durcheinander und muss lange warten, um die Krankheit wieder so zu sehen, wie sie wirklich ist.

Wenn du eine Arznei gibst, versichere dich, dass die Natur der Arznei mit der Natur der Krankheit (genauso wie den Symptomen) übereinstimmt.

Verstehst du nicht, dass es nicht einfach eine andere Krankheit ist, nur weil dieses oder jenes Organ angegriffen ist?

Eine entzündete Leber ist nicht die Krankheit. Die Leber ist nicht ihre eigene Ursache. Sie steht unter der Kontrolle der Lebenskraft und ist das, was die Lebenskraft aus ihr macht.

Wir können niemals gute Homöopathen sein, wenn wir denken, Gewebeveränderungen wären Krankheiten. Sie sind es, aber sie sind nur die Ergebnisse der Krankheit. Wir müssen von innen nach außen denken.

Eine Heilung ist keine Heilung sofern sie nicht die innere oder dynamische Ursache der Krankheit zerstört. Ein Tumor, der entfernt wurde, heilt den Patienten nicht, weil seine Ursache noch weiter existiert.

Auffallende Empfindungen sind Hinweise auf die Krankheit. Die ungestörte Lebenskraft zeigt natürliche Empfindungen. Nur eine kranke Ursprungssubstanz (Lebenskraft) zeigt ungewöhnliche Empfindungen.

Die Kraft (der Arznei) kommt durch die Ähnlichkeit, nicht durch die Wirkungsstärke und gewinnt nur an Kraft im Verhältnis zu ihrer Ähnlichkeit.

Es braucht keine riesigen Mengen, um Menschen zu heilen, nicht mehr als sie krank zu machen.

Nur wenn du deine Arbeit auf sorgfältigste Art verrichtest, kannst du deinen guten Ruf aufrechterhalten und bist fähig, kranke Menschen zu heilen.

Wie kommt es, dass Brot und Fleisch den menschlichen Körper ernähren? Wir können es nicht sagen. Wie die homöopathische Arznei Krankheit heilt, wird niemals bekannt werden, aber die Richtung in welche das Leben im Körper fließt und die Richtung, in der Heilung verläuft, kann bekannt sein.

Wenn die Qualität der Arznei sich verändert in Quantität, hat das mit Ähnlichkeit nichts zu tun. Es ist antipathisch und wird unähnlich in seiner Natur. Die Dosis mag zu groß sein für einen Heilerfolg, dennoch groß genug, um eine Wirkung hervorzubringen.

Wenn grobe Arzneien für Prüfungen an jenen verwendet werden, die nicht empfänglich für potenzierte Dosen sind, wird das eine oder das andere Organ angegriffen. Das sind lückenhafte Prüfungen; keine wahren Prüfungen. Sie zeigen nicht das Bild der Arznei. Sie berühren nicht den Mensch an sich oder wenn du das ganze Bild erhältst, muss es von Hunderten solcher Prüfer sein.

Die Seele, welche das Innerste des Menschen ist, kann nicht von Arzneien beeinflusst werden. Das kann nur durch den eigenen menschlichen Willen geschehen.

Wenn die dritte Potenz heilt, dann ist etwas Höheres in ihr. Keine Substanz durchdringt die Lebenskraft, wenn sie grob genug ist, gesehen zu werden.

Man kann keine lebensnotwendigen Probleme am Mikroskop aufzeigen.

Wenn Arzneiwirkungen auf pathologische Zustände übertragen werden, gleichen sie sich zu sehr. Dasselbe gilt für Krankheiten.

Solange es eine krankhafte Anatomie gibt, die für Symptome verantwortlich ist, solange sind sie als Symptom unwichtig; wenn es keine anderen Symptome gibt, kannst du auch keine Arznei finden.

Die dynamische Ebene liegt mehr inwendig oder steht über der Ernährungsebene; sie hat den Vorsitz und leitet sie. Das ist die Ebene der Prüfungen.

Die niedere Potenz korrespondiert mit einer Reihe von äußeren Graden, weniger fein und weniger inwendig als die Höhere.

Das Wort Krankheit meint wahrlich Zeichen oder Symptome, bevor die organische Krankheit erfolgt.

Wenn du sie angehst wie ein gemeiner Kesselflicker magst du die akuten Krankheiten heilen, aber hantiere nie im Leben mit den chronischen Krankheiten herum.

Im Kind sehen wir die Geschichte des Vaters; im Alter die Geschichte der Jugend. Das ermöglicht es uns, in die Zukunft zu blicken, ob ein Patient gesunden oder sterben wird oder ob er palliativ behandelt werden muss.

Krankheit existiert auf mehreren Ebenen. Akute Krankheiten besetzten einen äußeren Raum und greifen das Leben nicht so stark an. Die chronischen Krankheiten erreichen das, was wir die die innerste Kraft des Menschen nennen.

Die Krätzmilbe ist dann das Resultat eines inneren Zustandes, der darauf hinweist, dass die Bedingungen im Organismus solche sind, die sich am Ende für Krätzmilben eignen.

Im akuten Miasma finden wir die gesamte Krankheit in einem Individuum, im chronischen Miasma ist das nicht so.

Wie kann es sein, dass die Allopathen den Schanker und das Halsweh abtöten können und die Erscheinungsformen der Krankheit in die inneren Organe verschieben? Dadurch entsteht ein lebensgefährliches Geschwür zehnmal größer als das Äußere. Genau so sicher, wie Geschwüre vom Hals entfernt werden, wird die Lebenskraft leiden und zum Schluss kommt es zu einer Organveränderung.

Der Arzt muss die inneren Tiefen der Symptomatologie durchdringen. Das wahre Leben des Patienten muss geöffnet werden. Finde die Ängste, die Triebe, die Wünsche und die Aversionen deines Patienten heraus. Die Arznei bringt diese oft durch die Neigungen zutage.

Wenn du deinen Patienten zum Sprechen bringst, kannst du herausfinden, wie krank er ist. Es benötigt eine grosse Menge an Erfahrung, einen Patienten dazu zu bringen, der Reihe nach zu erzählen.

Es ist keine einfache Sache, den Mund zu halten und den Patienten seine eigene Geschichte erzählen zu lassen. Das muss erlernt werden.

Dieses Hin und Her und nicht Abwarten können, bis die Arznei heilt, ist entsetzlich. Es gibt Zeiten der Besserung und Zeiten des Misserfolgs. Lass die Lebenskraft solange weitergehen, wie sie kann, und wiederhole nur, wenn die ursprünglichen Symptome sich wieder einstellen.

Wir müssen nicht in eine Ebene gehen, die die andere Welt genannt wird, um einen Ort zu finden, wo die Geister leben. Geister sind nicht länger undenkbar.

Das Bewusstsein zwischen zwei Substanzen ist die Atmosphäre, in welcher sie sich gegenseitig erkennen; ein Austausch der Sphären. Sie sind in Harmonie oder sie stoßen sich ab.

Jede Person und jedes Tier haben eine Atmosphäre.

Du magst Tuberkel so hoch potenzieren, dass nicht der kleinste Rest einer Mikrobe in der Lösung ist, trotzdem wird es, wenn es einer empfänglichen Person gegeben wird, seine eigene Krankheit produzieren, aufgrund ihrer Ursprungssubstanz.

Du musst wissen, dass die Lebenskraft sich auf diese andere Ursprungssubstanz einstellt (die Krankheitsursache oder das zu heilende Arzneimittel) und ihr erlaubt, mit ihr zu fließen. Das geschieht, wenn Elektrizität und Ton zur selben Zeit über ein Kabel transportiert werden, wie in einem Telefon.

Alle Krankheitsursachen sind in der Ursprungssubstanz. Wir müssen dieses Reich der Ursachen betreten, um die Natur der Krankheiten zu verstehen.

Wir potenzieren, um die Arznei so fein zu machen, dass sie in den Einflussbereich der Lebenskraft gelangen kann.

Krankheit fließt von innen nach außen.

Homöopathie besteht aus Gesetz und Lehre und wirkt in der Welt der Ursachen, wenn das nicht so wäre, könnte sie in der Welt der Endgültigkeit nicht bestehen.

Sobald die Lebenskraft durcheinander gerät, gibt es keine Ordnung mehr. Die Unordnung regiert wie ein Mob. Die Behandlung der Schulmedizin verschlimmert diese Unordnung noch.

Niedere Potenzen können akute Krankheiten heilen, weil akute Krankheiten am äußersten Grad der Ursprungssubstanz und des Körpers wirken. Bei chronischen Krankheiten ist das Problem tiefer angelegt und die Grade sind feiner, folglich muss die Arznei auf einen feineren oder höheren Grad umgewandelt werden so, dass es den Graden der chronischen Arzneien ähnlich ist.

Die Lebenskraft bestimmt, regelt und koordiniert den menschlichen Körper.

Die Lebenskraft wird wiederum bestimmt von einer noch höheren Substanz, welche die Seele ist.

Die Hellsichtige hat eine gesteigerte Kraft in ihrer Natur, sie ist nahezu elektrisch, sensibel für Sphären, von allem irritiert. Das ist Krankheit. Diese Dinge zeigen die Natur der Empfänglichkeit und Übereinstimmung.

Es ist nicht genug, zu sagen, die Menschen haben ihr Gleichgewicht verloren, das ist ein mechanischer Weg, um es auszudrücken. Individuen, die zu sensitiv sind, sind krank, zurückgewiesen von jedem, den sie treffen. Das ist der Anteil einer tieferen Krankheit als nur die Ursache der Erregung.

Suche niemals nach einer Ursache in der Sache selbst. Sie muss schon früher da gewesen sein, im Inneren des Organismus.

Diese chronischen Hautprobleme sind keine Lokalkrankheiten. Es widerspricht aller Wissenschaft und Logik (außer in der allopathischen Medizin) zu sagen, dass etwas, was existiert für sich selbst die Ursache wäre oder dass es in sich selbst fähig ist, krankhafte Veränderungen herbeizuführen.

Die Lebenskraft hält alles in Harmonie, wahrt in allem die Ordnung, wenn sie gesund ist; genau wie bei der Elektrizität besteht in ihrem natürlichen Zustand ein Band der natürlichen Ordnung.

Die Idee, dass ein Organ wie die Leber, welches von der Lebenskraft bestimmt wird und dessen Tätigkeit die Lebenskraft steuert, fähig ist, von selbst eine Krankheit auszulösen und dabei den Patienten krank zu machen, ist absurd.

Sobald die Lebenskraft krank oder gestört ist, wirkt sie auf die Leber in einer anderen Art als in Gesundheit, folglich muss die Leber (die in ihrer Tätigkeit von der Lebenskraft geleitet wird) in einer kranken oder gestörten Art wirken.

Solange die Lebenskraft harmonisch arbeitet, kann das Organ (das von ihr geführt wird) nicht in irgendeiner Weise anders als harmonisch arbeiten.

Heilung wird durch die Veränderung der kranken oder gestörten Lebenskraft zurück in den normalen Zustand (Gesundheit) bewirkt.

Hahnemann befand sich immer in einem Zustand der Bescheidenheit, er schrieb niemals etwas sich selbst zu.

Jede Empfindung hat ihre Entsprechung zu etwas, was im Inneren ist.

Die Arbeit muss von innen nach außen erfolgen, damit sie von Dauer ist.

Zwei kranke Menschen sind sich mehr unähnlich als zwei Gesunde.

Es wäre schwierig für die Alte Schule zu definieren, was ihr System ist. „Wir sind vorschriftsmäßig" sagen sie. Wenn sie Schmerz mit Schmerzmitteln lindern, und Obstipation mit Laxantien, ahnen sie nicht, dass das wieder eine Reaktion hervorbringt. Wenn die Lebenskraft krank ist, dann ist sie gestört und sie versuchen, diese Störung zu imitieren. Eine perfekte Imitation wäre Homöopathie.

Hier haben wir an der einen Hand die Wirkung der Krankheit auf die Gesundheit und an der anderen Hand die Wirkung der Droge auf die Gesundheit. Wir sehen, dass das eine ein Duplikat des anderen ist. Ist das nicht eigentümlich?

Jede Wirkung der Homöopathie muss auf einem überzeugten Prinzip gegründet sein.

Glaube hat keinen Platz in den Studien der Homöopathie. Die induktive Methode von Hahnemann ist der einzige Weg.

Es erfordert das Urteil eines Experten, um wenig Fehler zu machen. Je weniger du über den Wirkungsbereich der Krankheit weißt, desto mehr Fehler.

Derjenige, der die Natur seiner Arzneien am besten versteht, wird sich am meisten an ihre Eigentümlichkeiten erinnern.

Zehn Jahre der Praxis werden eine Offenbarung für dich sein, so dass du die Menschen und ihre Ansichten verstehen wirst. Du wirst ungefähr wissen, was sie denken und oft wirst du die Verfassung eines Patienten auf den ersten Blick erkennen.

Nun solltest du nicht mehr über Masern oder Scharlachfieber als eine feste Form von Krankheit nachdenken, welche du manchmal so und so behandelt hast und die du beabsichtigst, wieder auf dieselbe Art zu behandeln. Du musst deinen Verstand davor bewahren, in eingefahrene Denkweisen zu geraten.

Alles, was erschöpft, erzeugt innere Symptome.

Lebenskraft und Seele sind genauso in der Zelle wie auch im gesamten Körper gegenwärtig. In der Arznei ist es gleichermaßen angeordnet und aus seiner Grobheit enthüllt und auf die Zunge gelegt, wird sie augenblicklich in den Organismus aufgenommen. Ich ging einmal tausend Meilen, um einer gelähmten Frau eine Gabe Zink auf die Zunge zu legen, welche dessen Wirkung in weniger als 60 Sekunden spürte und innerhalb von sechs Wochen war ihre Lähmung fort.

Es gibt nicht ein Gesetz für Ansteckung und ein #anderes für Prüfungen. Sie sind beide eins.

Im Prodromalstadium durchdringt die Arznei den Organismus leise und vollständig; dann kommt die Entwicklung der Krankheit, welche ihren Verlauf nimmt.

Wenn die krankhafte Anatomie den Platz der Symptome eingenommen hat, gibt es wenig Hoffnung auf Heilung. Wenn Organe zerstört werden, scheint es, als ob die wenigen Leitsymptome in den Schatten träten und die vorhergehenden (vor der pathologischen Veränderung) Symptome sind vergessen. Die Führung ist verschwunden. Es gibt keinen anderen Weg, um sie kenntlich zu machen.

Wenn die Lebenskraft nicht diese besondere Empfänglichkeit zeigt, die es erlaubt, dass ein Hauch der ähnlichen Arznei heilt, mögen wiederholte Gaben die Symptome unterdrücken, aber nicht heilen; du bekommst nur die Erstreaktion, die heilende Reaktion ist nicht im Gange. Die rückwirkende Energie der Lebenskraft ist nicht im Spiel.

Du weißt, dass das Kind an der Brust der Mutter die Arznei genauso erhält wie die Mutter. Glaube hingegen nicht, dass die Arznei das Kind erreicht, wenn diese bei der Mutter nicht angezeigt ist. Es geschieht nicht wie durch einen Trichter, die Mutter muss dafür empfänglich sein und gestärkt werden dadurch.

Es ist nicht stimmig zu sagen: „Ich gab eine homöopathische Arznei und sie heilte nicht." Die Verabreichung von homöopathischen Arzneien ist eine angewandte Wissenschaft.

Ursprungssubstanzen verbinden und helfen sich gegenseitig in die Richtung des geringsten Widerstandes zu fließen in unsichtbaren als auch in sichtbaren Dingen.

Würden wir uns vornehmen mit dem Mikroskop heraus zu finden, was Empfänglichkeit oder was Ähnlichkeit ist, wir wären nicht erfolgreich.

Das Mikroskop sodann, versorgt uns nur mit dem Bereich an Ergebnissen und, so schön die Ergebnisse auch sind, die Ursache ist nicht sichtbar, wir sehen nur die Ergebnisse.

Es gibt eine Ebene der Ernährung und eine Ebene der Dynamis. Gewöhnliches Salz wird von einem normalen Individuum bereitgestellt, welches es auf der Ebene der Ernährung erhält, aber der Kranke, der es braucht, isst es beständig und es macht ihn nicht gesund, weil er es auf einer anderen Ebene braucht.

Nun, als der Mensch die falschen Schlüsse zog, erzeugte er solch eine Veränderung in sich, in seiner Ursprungssubstanz, dass der Körper sich veränderte, dann wurde er empfänglich für äußere Einflüsse.

Der Körper wurde verdorben, weil der innere Wille des Menschen verdorben war.

Keinem Ausschlag wird es heutzutage bis zu seinem Höhepunkt zugelassen. Alles wird unterdrückt, sobald sich nur ein Hinweis darauf zeigt. Wenn das noch lange so weiter geht, wird die menschliche Rasse vom Erdboden gefegt werden.

Verwirrtheit ergibt sich dadurch, dass man den Kopf verliert, auf eine paar Symptome verschreibt und Arznei gibt, wenn gar keine gegeben werden sollte.

Der Anstieg des Leidens zeigt einen Anstieg der Krankheit; der Anstieg der Symptome zeigt oft eine Verringerung der Krankheit.

Wenn Hahnemann von Krankheit spricht, scheint er sich auf die Krankheitsauswirkungen beschränkt zu haben.

Es ist mehr als sinnlos, eine zweite Gabe zu geben, so oft die Wirkung der ersten Gabe geendet hat.

Wende eine angezeigte Arznei nicht äußerlich an. Wenn sie dort nichts Gutes hervorbringt, hat ihr Gebrauch keinen Sinn. Wenn sie heilt, heilt sie die äußere Krankheit vor der inneren und lässt dabei für die innere Krankheit keine Möglichkeit, sich auszudrücken.

N*iemals*, unter keinen Umständen, mache Gebrauch von lokalen Anwendungen bei einer inneren Störung. Das ist der höchste Grad der medizinischen Profanität!

Das natürlichste, was wir tun können ist, äußere Hindernisse zu entfernen, aber alles, was von innen kommt, muss von innen behandelt werden.

Es ist ein sehr oberflächlicher Blick auf die Homöopathie, einfach nachzusehen, ob die Symptome übereinstimmen.

Es gibt allgemeine, häufige und eigentümliche Symptome. Die Allgemeinsymptome gebraucht man im Sinne eines Generals einer Armee und diese befehligen alle anderen Symptome und kontrollieren den Patienten regelrecht.

Die modernen Prüfer schreiben nur die häufigen Symptome und die krankhafte Anatomie nieder, welche die Arznei produziert und lassen die allgemeinen und eigentümlichen Symptome aus.

Oft magst Du denken, ein Patient habe alle Symptome der Materia Medica, während es in Wirklichkeit nicht ein Allgemein- oder Leitsymptom gibt, auf welches du verschreiben könntest. Ein solcher Mangel an Symptomen ist auf eine schwache Lebenskraft zurückzuführen.

Wenn du siehst, dass ein Patient in den nächsten 24 oder 48 Stunden sterben wird und er leidet, ist es ein wunderbarer Teil der Homöopathie die Euthanasie anzuwenden, indem die Lebenskraft plötzlich aufgerüttelt wird und dem Patienten erlaubt zu gehen.

Wenn du im Alter fühlen kannst, dass die gut geprüften Arzneien alle deine Freunde sind, solltest du einen Zustand der Ergebenheit spüren, ein Werkzeug in diesem Dienst zu sein.

Es gibt noch viel mehr über Krankheit durch die Arzneien zu lernen, denn die Krankheit zeigt sich an ihrem Höhepunkt meist undeutlich.

Die Grenze der Arzneiwirkung ist die Symptomatologie.

Nur nach einem achtsamen und vollständigen Studium der feineren Arzneimittelprüfungen und ebenso der feineren Merkmale der Krankheit gelingt es, ein Gesetz nachzuweisen.

Der feinste Grad der der Empfindung ist, erkennend zu sein für diese Veränderungen, die die Natur der Krankheit festlegt. Wenn Arzneien diese Veränderungen nicht produzieren könnten, könnten sie nicht heilen. Das ist das Fundament. Wenn du entdecken willst, ob das Gesetz der Ähnlichkeit das Gesetz der Heilung ist, würdest du es aus dem Bestand der feinen Symptome beziehen.

Die Pathologie ist fehl am Platz bei den Bemühungen eine Arznei für den Kranken auszuwählen.

Das Mikroskop ist nur geeignet, um die sehr konkreten Dinge darzulegen. Wenn die dritte Potenz von Gold heilt, dann ist das so, weil ein Teil davon feiner ist.

Es gab noch niemals einen wahren Homöopathen, der das aufrichtige Studium der Anatomie und Physiologie abgelehnt hat.

Sobald du beginnst, auf eigentümliche Symptome zu verschreiben, verschreibst du auf Schlüsselsymptome und wirst keine gute Arbeit verrichten. Wenn du drei Symptome hast – Schlüsselsymptome – ist es wahr, dass du möglicherweise das richtige Mittel finden magst, aber was weißt du über einen Patienten oder über das Bild? Du wirst den Fall nie in der Hand haben oder die wahre Natur des Falles auf diesem Weg nie begreifen.

Wenn eine Arznei einem Patienten zufrieden stellend geholfen hat, wechsle niemals in deinem Leben die Arznei, aber wiederhole die Arznei solange sie dem Patienten zugute kommt. Achte nicht auf die Symptome, die hochkommen.

Die Arznei hat in Wirklichkeit zu einer Veränderung geführt. Argumentiere nicht, dass wenn du eine bestimmte Arznei zu Beginn gegeben hättest, du den Patienten hättest heilen können. Die verdeckten Symptome kommen heraus, als eine Folge der Arznei.

Je mehr du die homöopathische Arbeitsweise pflegst, je feiner du unterscheidest, um so mehr wirst du sehen und um so mehr kannst du verstehen.

Eindeutige Richtlinien sollten jeden Arzt leiten, wenn er an die Bettstatt des Kranken geht. Der Kranke hat ein Recht darauf, wenn es denn möglich ist.

Die miserabelsten Ärzte jagen immer etwas Sonderbarem und Eigentümlichen hinterher. Diese ungewöhnliche Symptome und sonderbaren Schmerzen, sind nicht das, auf was wir verschreiben und werden dir selten dienlich sein. Die Allgemeinsymptome sind die entscheidenden Symptome, die der *Patient angibt*, sie individualisieren ihn.

Verschreibe niemals für einen chronischen Fall, wenn du in Eile bist. Nimm dir Zeit. Gib niemals eine Arznei, bevor du nicht den ganzen Fall ordnungsgemäß betrachtet hast.

Man kann keine 25 anständigen Prüfungen zählen seit Hahnemann. Sie lassen das aus, was sie als Einbildung bezeichnen und geben dafür krankhafte Anatomie an.

Genau so sicher, wie du ein einseitiges Mittel für eine hysterische Frau verschreibst, genau so sicher wird sie dich nach einer Weile verlassen, weil du sie nicht heilst.

Der Arzt muss durchdrungen sein vom Wissen über die menschlichen Begierden, er muss die menschlichen Natur lesen, nicht nur die, die es die im Krankenzimmer betrifft, sondern auch bei den Gesunden.

Wenn du dein Vertrauen in die Lebenskraft legst, wirst du nicht mit Arzneien auf dem Kranken herumhacken. Du musst genug Zuversicht in das System haben, so dass du warten kannst, wenn du etwas in Bewegung gebracht hast. Es ist eine sehr stille Veränderung, die da vor sich geht.

Einer, der auf Schlüsselsymptome verschreibt, ist lediglich einer der auf sein Gedächtnis verschreibt; er hat nur auswendig gelernt und es nicht zu einen Teil seiner Erkenntnis gemacht. Solche Verschreiber sind nutzlos und es liegt an ihnen, dass wir uns „in Ungnade gefallen“ vorfinden.

Der Zustand der Psora wird beim einen eine Krankheit im Kopf, bei einem anderen eine Leberkrankheit oder strukturelle Veränderung der Nieren ergeben. Die Symptome, welche sich nach einer Organveränderung darstellen, sind weit weniger wertvoll, allerdings dürfen sie nicht ignoriert werden.

Wenn wir den Umstand der langen Jahre begreifen, die eine chronische Krankheit besteht, auch dass sie oft vererbt wird über mehrere Generationen, dann ist eine Heilung, die über zwei bis drei Jahre verläuft, tatsächlich eine schnelle Heilung. Es dauert zwei bis fünf Jahre, um eine chronische Krankheit zu heilen.

Wir müssen uns daran erinnern, dass die Lebenskraft Ursprungssubstanz ist und dass das, was heilt ebenfalls Ursprungssubstanz sein muss.

Der größte Trost der Menschheit bei unheilbaren Krankheiten ist die Homöopathie.

In unheilbaren Fällen mit umfassenden strukturellen Veränderungen gebrauche kurz wirkende Arzneien und solche Antipsorika, die mit dem Fall, wie er zu Beginn war, nicht in Verbindung stehen. Die Arznei, die zum früheren Zustand passt, wird den Fall niederschmettern.

Wenn wir in alten unheilbaren Fällen eine Arznei geben, die zum gesamten Zustand passt, wird sich eine von diesen drei Dingen ergeben: erstens, Verschlimmerung der Symptome mit fortschreitender Krankheit; zweitens, keine Veränderung, drittens Euthanasie.

Solange die innere Natur der Arznei nicht der inneren Natur der Krankheit entspricht, wird die Arznei die Krankheit nicht heilen, sondern die Symptome entfernen, welche sie verdeckt; das heißt, sie unterdrücken.

Solche Antipsorika, die keine Beziehung zur konstitutionellen Verfassung des Patienten haben, sind beruhigend und lindernd und verhalten sich wie Arzneien mit einer kurzen Wirkungszeit.

Wenn du bei einer fortgeschrittenen Phthisis mit pathologischen Symptomen auf die alten Symptome verschreibst, auf welche man vor einigen Jahren hätte verschreiben sollen, wirst du deinen Patienten töten.

Eine Sykose ist niemals geheilt, solange sich nicht ein Ausfluss wieder eingestellt hat.

Alle Dinge, die den Anblick eines Falles verändern, sollten vermieden werden.

Wenn ein Fall nach einigen Tagen zurückkehrt und alle Symptome haben sich verändert, außer es handelt sich um alte Symptome, dann war das eine unkorrekte und unglückliche Verschreibung.

Es wird behauptet, dass die Nachgeburt entfernt werden muss und wenn nötig, ausgekratzt; das sind irrsinnige Verordnungen und sie gefährden Leben.

Der Körper ist von innen und außen in eine Haut gehüllt, die ihn vor allen giftigen Einflüssen schützt, außer vor Gewalt. Es ist dasselbe mit der Gebärenden, solange du den Uterus nicht mit übereifrigen Einmischungen störst, besteht keine Gefahr der Blutvergiftung. Wenn die Plazenta nicht durch leichtes Ziehen und Druck auf den Bauch herauskommt, lass sie in Ruhe. Behandle die Ursache und nicht die Auswirkungen der Krankheit.

Es gibt Grade der Feinheit der Lebenskraft. Wir können uns das Innere eines Menschen mit unendlichen Graden vorstellen und das Äußere eines Menschen mit endlichen Graden.

Daraus erkennen wir den Unterschied zwischen lang und kurz wirkenden Arzneien. Kurz wirkende Arzneien sind nur fähig, mit dem äußersten Grad des Menschen zu korrespondieren.

Es ist bekannt, dass die antiquierte Medizin allerart daran scheitert zu verstehen, dass es klare und verständliche Richtlinien gibt, die die Ausübung der Medizin bestimmt. Sie betrachten es nur als eine Art „Erfahrung“.

Wenn bei einer Impfung eine neue Krankheit auf eine frühere trifft, wird die frühere während dieser Zeit verdrängt, sie kommt aber wieder, selbst wenn sich keine Kruste gebildet hat. Dies wird berichtet als etwas höchst Erstaunliches, aber der Homöopath versteht das. Syphilis lässt die Symptome der Skrofulose auf dieselbe Art verschwinden und nach Mercurius wird die Syphilis unterdrückt und die Skrofulose kommt zurück. Die eine Krankheit besetzt eine versteckte Region im System, während die andere aktiv ist.

Das Wissen um die komplementären Arzneien ist notwendig, wegen der in ihrer Natur am nächsten stehenden Arzneien, nicht nur wegen ein paar Symptomen. So müssen in einer Reihe von komplementären Arzneien die Bedingungen genau so stimmen, wie die Symptome.

Bleibe in der Reihe der komplementären Arzneien. Wir können nicht heilen, wenn wir eine Arznei für einen Teil der Symptome wählen, und wenn andere aufkommen, eine Arznei geben, die nicht komplementär ist.

Im Hinblick auf die Nosoden, wenn diese verschrieben werden auf die Symptome, die sie in Gesundheit produzieren, werden sie genauso heilen, wie andere Arzneien. Aber diese Dinge wahllos zu benutzen, ist ein Skandal.

Strukturelle Veränderungen sind keine Grundlage für eine Verschreibung, aber diejenigen Symptome, die vorhanden waren, bevor die strukturellen Veränderungen auftraten.

Die Gemütssymptome, wenn du sie wissen kannst, sind die wichtigsten. Wenn die pathologischen Symptome scheinbar eine Arznei kontraindizieren und die Gemütssymptome aber darauf hinweisen, dann ist diese zu nehmen.

In Fällen ohne Symptome muss der Patient Sac-lac. nehmen, bis du ein paar Allgemeinsymptome unterscheiden kannst, so wie eine Verschlimmerung der Symptome am Morgen oder um Mitternacht. Wenn der Patient nur „müde“ ist ohne weitere führende Symptome, solltest du wissen, dass er anfällig ist für schwere Störungen – Schwindsucht, Bright’sche Krankheit, Krebs oder ähnliches.

Reichliche Ausfluss schützt vor Veränderungen in den Organen.

Wenn eine Störung sich selbst an einem bestimmten Platz lokalisiert, ist es das Ziel, dieses Organ in Stücke zu reißen. Wenn eine Absonderung einsetzt, ist das eine Art von Sicherungsventil und die anderen Organe sind geschützt.

Hahnemann meinte nicht nur einfach Krätze, wenn er Juckreiz sagte, sondern alle Hautkrankheiten als eine Gruppe.

Keine Anwendung, welche fähig ist, etwas zu bewirken, kann ohne Beeinträchtigung angewendet werden. Wenn sie so einfach ist, dass sie die Symptome nicht verändern, ist sie natürlich nutzlos.

Je gesünder ein Patient, desto größer ist die Wahrscheinlichkeit für einen Hautausschlag. Die vitalen Kräfte müssen dafür ausreichen. Eine Heilung schreitet von innen nach außen voran.

Alle empfänglichen Prüfer werden das Bild der Arznei hervorbringen. Die Prüfer holen sich die Arzneikrankheit von ein oder zwei Gaben, genauso wie die Leute sich das Scharlach-Fieber oder die Grippe holen.

Es gibt Grade innerhalb der Grade bis zur Unendlichkeit. Jeder kann empfänglich sein oder empfänglich gemacht werden für bestimmte Dinge mit unterschiedlichen Graden; deshalb ist es eine grosse Torheit, eine Regel für eine feststehende Gabe aufzustellen, jenseits dessen das Ergebnis schwerwiegend wäre und wenn ein Arzt jenseits dessen gehen würde, er für einen Todesfall verantwortlich sein könnte.

Die Anzeichen von denen wir wissen, dass er für eine lange Zeit krank gewesen war, kennen wir aus unseren Studien der Pathologie und Anatomie. Das sind die Ergebnisse der Krankheit, aber die Grunderkrankung wird durch die Symptome belegt, die krankhaften Empfindungen.

Verlasse niemals eine Arznei, bevor du sie nicht in einer höheren Potenz getestet hast, wenn sie dem Patienten zugute gekommen ist.

Höher bedeutet weiter innen in der Qualität.

Der nach innen gerichtete Mensch überragt den nach außen orientierten Menschen. In diesem äußeren Instrument spiegelt sich alles wider oder vielmehr, wird ausgeführt.

Der Arzt schult seinen Blick für alles, worüber er möglicherweise ein Urteil fällen muss und schreibt alles nieder, was unnatürlich, alles was Ausdruck von Krankheit ist.

Eine Arznei muss ähnlicher sein als die andere. Es ist wahr, dass einer der nicht mit dem Fach vertraut ist, nicht fähig ist, die feinen Schattierungen der Unterschiede zu sehen. Manche sind farbenblind, andere können schon Farben ausmachen.

Der homöopathische Arzt muss fortfahren in der Wissenschaft und in den Künsten zu studieren, bevor er ein Experte werden kann. Es wird wachsen in ihm, bis er zunehmend scharfsinniger wird und er wird stärker und weiser werden in seiner Auswahl für kranke Menschen.

Der Weiseste wird Fehler in der Verschreibung machen, aber das Ziel muss immer sein, das ähnlichste aller geprüften Arzneien zu finden und zu erkennen, dass es ein ähnlichstes von allen gibt.

ANHANG

BIBLIOGRAFIE

Allen, Timothy Field: *The Encyclopedia of Pure Materia Medica – 12 Vol.* B. Jain 2011.

Ameke, Wilhelm: *History of Homeopathy. Its origin & Its Conflicts.* Edited by Dudgeon and translated by Drysdale, India 2007.

Airlie, Maree; Kopleck, Horst: *Pons Großwörterbuch für Experten und Universität,* deutsch-englisch, englisch-deutsch, 4. Auflage, Stuttgart, Düsseldorf, Leipzig, Ernst Klett Verlag Stuttgart, 1999.

Barthel, Horst: *Synthetisches Repertorium,* 5. völlig überarbeitete Auflage, Stuttgart, Haug, 2005.

Bönninghausen, Clemens Marie Franz Von: *Systematisch-Alphabethisches Repertorium Der Antipsorischen Arzneien, Nebst Einem Vorworte Des Herrn Hofraths Dr. S. Hahnemann Über Die Wiederholung Der Gabe eines Homoeopathischen Heilmittels.* Ulan Press 2011.

Bönninghausen, Clemens von: *Therapeutisches Taschenbuch.* Narayana Verlag 2007.

Dever, Dr.: Colocynthis. *In: Homoeopathic physician.* Bd. 10, 1890, S 446ff.

Dunham, Carroll: *Homoeopathy. The Sience of Therapeutics,* reprinted from The Heritage of Homoeopathic Literature. India 2007.

Dunham, Carroll: *How to Take the Case.* India 2007.

Dunham, Carroll: *Lectures on Materia Medica.* India 2004.

Grant, Dr. In: *Homoepathic physician.* Bd. 8. 1888, S. 538.

Gregg, Rollin R.: *Illustriertes Repertorium der Schmerzerstreckungen in Brust, Seiten und Rücken. Ein wiederentdecktes Meisterwerk zur Arzneimittelfindung über charakteristische Einzelsymptome.* Verlag Ahlbrecht. 2011.

Guernsey, Henry Newell: *Keynotes to the Materia Medica.* B. Jain Publishers (P) LTD, New Delhi 2005.

Hahnemann, Samuel: *Die chronischen Krankheiten.* Naryana Verlag 2008.

Hahnemann, Samuel: *Gesammelte kleine Schriften.* Haug Verlag 2007.

Hahnemann, Samuel: *Gesammelte Arzneimittellehre.* Kandern: Narayana Verlag 2011.

Hahnemann, Samuel: *Heilung und Verhütung des Scharlach-Fiebers. (1801). In: Gesammelte kleine Schriften.* Haug Verlag 2007.

Hahnemann, Samuel: *Organon der rationellen Heilkunde.* 1. Auflage, Dresden, Arnoldische Buchhandlung, 1810.

Hahnemann, Samuel: *Organon der Heilkunst. 5. Auflage,* Dresden und Leipzig: Arnoldische Buchhandlung, 1833.

Hahnemann, Samuel: *Organon der Heilkunst.* 6. Auflage, Kandern: Narayana Verlag 2011.

Hahnemann, Samuel: *Ueber den Werth der speculativen Heilsysteme* (1808). In: Gesammelte kleine Schriften. Haug Verlag 2007.

Hahnemann, Samuel: *Versuch über ein neues Prinzip zur Auffindung der Heilkräfte der Arzneisubstanzen.*(1796). Zenodot Verlagsgesellschaft 2011.

Hering, Constantin: *Leitsymptome unserer Materia Medica: The Guiding Symptoms of our Materia Medica.* Till Verlag 2010.

Hörsten, Iris von: *Samuel Hahnemann Krankenjournal D2 – D4 Kommentarband zur Transkription.* Stuttgart, Haug Verlag, 2004.

Holmes, Oliver Wendell: *Veratrum in Cholera Morbus.* In: Homoepathic physician, Bd. 8. 1888, S. 602.

Hughes, Richard: *A Cyclopaedia of Drug Pathogenesy (In 4 Volumes) assembled by a committee including Drysdale, Dudgeon, and Pope in the UK and Conrad Wesselhoeft.* E. A. Farrington, H.R. Arndt, printed in India 2004.

Hughes, Richard: *A Manual of Pharmacodynamics.* B. Jain Publishers (P) LTD, New Delhi 1988.

Hughes, Richard: *A Repertory to the Cyclopaedia of Drug Pathogenesy.* printed in India 2005.

Hughes, Richard: *The Principles & Practice of Homoeopathy.* Printed in India 2004.

Kent, James Tyler: *Gesamte homöopathische Arzneimittellehre.* Narayana Verlag 2011.

Kent, James Tyler: *Repertorium der homöopathischen Arzneimittel.* Narayana Verlag 2009.

Kent, James Tyler: *Murex-Sepia. In: The Medical Advance, Band 14,* Philadelphia 1884, Seite 478.

Köhler, Friedrich, *Vollständigstes englisch-deutsches und deutsch-englisches Handwörterbuch.* Philipp Reclam Jun., Leipzig, 11. Auflage 1874.

Lilienthal, Samuel: *Homöopathische Therapeutika.* Narayana Verlag 1993.

Minton, Henry: *Uterine Therapeutics.* B. Jain Publishers (P) LTD, New Delhi 2005.

Mittelstraß, Jürgen: *Enzyklopädie Philosophie und Wissenschaftstheorie.* Bd. 1, Mannheim, Wien, Zürich, B.I. Wissenschaftsverlag, 1980.

Neumann, Günter Joachim: *Wörterbuch für Homöopathen.* englisch-deutsch, deutsch-englisch, Heidelberg. Haug Verlag, 1997.

Sivaraman, P.: *Kents Repertory Expanded.* Second Edition, New Dehli, 1995.

Swan, Samuel: *A materia medica of nosodes and morbific products.* Press of Pusey & Co, New York 1888.

Wesselhoeft, O.: *Organon of Medicine – The Art of Healing.* B. Jain Publishers (P) LTD, New Delhi.

Zandvoort, Roger van: *Complete Repertory.* Dt. von Henning Droege, 1. Auflage, Narayana Verlag, 2000.

MITTELBEZEICHNUNGEN

Abies-c.	Abies canadensis
Abies-n.	Abies nigra
Abrot.	Abrotanum
Absin.	Absinthium
Acal.	Acalypha indica
Acet-ac.	Aceticum acidum
Acon-c.	Aconitum cammarum
Acon-f.	Aconitum ferox
Acon-l.	Aconitum lycotonum
Acon.	Aconitum napellus
Act-sp.	Actaea spicata
Aesc-g.	Aesculus glabra
Aesc.	Aesculus hippocastanum
Aeth.	Aethusa cynapium
Agar-em.	Agaricus emeticus
Agar-ph.	Agaricus phalloides
Agar.	Agaricus muscarius
Agn.	Agnus castus
Ail.	Ailanthus
Alco.	Alcohol
Alet.	Aletris farinosa
All-c.	Allium cepa
All-s.	Allium sativum
Aloe.	Aloe socotrina
Alst.	Alstonia constricta
Alum-m.	Aluminium metallicum
Alum-sil.	Alumina silicata
Alum.	Alumina
Alumn.	Alumen
Am-be.	Ammonium benzoicum
Am-br.	Ammonium bromatum
Am-c.	Ammonium carbonicum
Am-caust.	Ammonium causticum
Am-m.	Ammonium muriaticum
Ambr.	Ambra grisea
Aml-n.	Amyl nitrite
Ammc.	Ammoniacum gummi
Amph.	Amphisboena
Amyg.	Amygdalae amarae aqua
Anac-oc.	Anacardium occidentale
Anac.	Anacardium orientale
Anag.	Anagallis arvensis
Anan.	Anantherum muricatum
Ang.	Angustura vera
Anil.	Anilinum
Anis.	Anisum stellatum
Ant-a.	Antimonium arsenicosum
Ant-c.	Antimonium crudum
Ant-chl.	Antimonium chloridum
Ant-o.	Antimonium oxydatum
Ant-s.	Antimonium sulph. auratum
Ant-t.	Antimonium tartaricum
Anth.	Anthemis nobilis
Anthr.	Anthracinum
Anthro.	Anthrokokali
Ap-g.	Apium graveolens
Aphis.	Aphis chenopodii glauci
Apis	Apis mellifica
Apoc-a.	Apocynum Androsaemifolium
Apoc.	Apocynum cannabinum
Apom.	Apomorphium
Aral.	Aralia racemosa
Aran-s.	Aranea scinencia
Aran.	Aranea diadema
Arg-c.	Argentum cyanidum
Arg-m.	Argentum metallicum
Arg-mur.	Argentum muriaticum
Arg-n.	Argentum nitricum
Arn.	Arnica montana
Ars-h.	Arsenicum hydrogenisatum
Ars-i.	Arsenicum iodatum
Ars-m.	Arsenicum metallicum
Ars-n.	Arsenicum nitricum
Ars-s-f.	Arsenicum sulphuratum flavum
Ars-s-r.	Arsenicum sulphuratum rubrum
Ars.	Arsenicum album
Art-v.	Artemisia vulgaris
Arum-d.	Arum dracontium
Arum-i.	Arum italicum
Arum-m.	Arum maculatum
Arum-t.	Arum triphyllum
Arund-d.	Arundo donax
Arund.	Arundo mauritanica
Asaf.	Asa foetida
Asar.	Asarum europaeum
Asc-c.	Asclepias cornuti (Syriaca)
Asc-t.	Asclepias tuberosa
Asim.	Asimina triloba
Aspar.	Asparagus officinalis
Astac.	Astacus fluviatilis
Aster.	Asterias rubens
Atro-s.	Atropia sulphurica
Atro.	Atropinium
Aur-a.	Aurum arsenicum
Aur-i.	Aurum iodatum
Aur-m-n.	Aurum muriaticum natronatum

Aur-m.	Aurum muriaticum
Aur-s.	Aurum sulphuratum
Aur.	Aurum metallicum
Bad.	Badiaga
Bals.	Balsamum peruvianum
Bapt.	Baptisia tinctoria
Bar-ac.	Baryta acetica
Bar-c.	Baryta carbonica
Bar-i.	Baryta iodata
Bar-m.	Baryta muriatica
Bart.	Bartfelder (acid spring)
Bell-p.	Bellis perennis
Bell.	Belladonna
Benz-ac.	Benzoic acid.
Benz-n.	Benzinum nitricum
Benz.	Benzinum
Berb.	Berberis vulgaris
Bism-o.	Bismuthum oxidum
Blatta.	Blatta orientalis
Bol.	Boletus laricis
Bor-ac.	Boracicum acidum
Bor.	Borax
Both.	Bothrops lanceolatus
Bov.	Bovista
Brach.	Brachyglottis repens
Brom.	Bromium
Bruc.	Brucea antidysenterica
Bry.	Bryonia alba
Bufo	Bufo rana
Bufo-s.	Bufo sahytiensis
Cact.	Cactus grandiflorus
Cadm.	Cadmium sulphuratum
Cahin.	Cahinca
Caj.	Cajuputum
Calad.	Caladium seguinum
Calc.	Calcium carbonicum
Calc-ac.	Calcium aceticum
Calc-ar.	Calcium arsenicum
Calc-caust.	Calcium causticum
Calc-f.	Calcium fluoratum
Calc-i.	Calcium iodatum
Calc-p.	Calcium phosphoricum
Calc-s.	Calcium sulphuricum
Calc-sil.	Calcium silicatum
Calen.	Calendula officinalis
Calo.	Calotropis gigantea
Camph.	Camphora officinarum
Canch.	Canchalagua
Cann-i.	Cannabis indica
Cann-s.	Cannabis sativa
Canth.	Cantharis
Caps.	Capsicum
Carb-ac.	Carbolic acidum
Carb-an.	Carbo animalis
Carb-h.	Carboneum hydrogenisatum
Carb-o.	Carboneum oxygenisatum
Carb-s.	Carboneum sulphuratum
Carb-v.	Carbo vegetabilis
Card-b.	Carduus benedictus
Card-m.	Carduus marianus
Carl.	Carlsbad
Casc.	Cascarilla
Cast-eq.	Castor equi
Cast-v.	Castanea vesca
Cast.	Castoreum
Caul.	Caulophyllum thalictroides
Caust.	Causticum
Cean.	Ceanothus americanus
Cedr.	Cedron
Cench.	Cenchris contortrix
Cent.	Centaurea tagana
Cere-b.	Cereus bonplandii
Cere-s.	Cereus serpentaria
Cham.	Chamomilla
Chel.	Chelidonium majus
Chen-a.	Chenopodium anthelminticum
Chen-v.	Chenopodium vulvaria
Chen.	Chenopodium glauci aphis
Chim-m.	Chimaphila maculata
Chim.	Chimaphila umbellata
Chin-a.	Chininum arsenicosum
Chin-b.	Chininum bromaticum
Chin-s.	Chininum sulphuricum
Chin.	China officinalis
Chion.	Chionanthus virginica
Chlf.	Chloroformium
Chlol.	Chloralum
Chlor.	Chlorum
Chol.	Cholesterinum
Chr-ac.	Chromicum acidum
Chr-o.	Chromicum oxydatum
Cic.	Cicuta virosa
Cimic.	Cimicifuga racemosa
Cimx.	Cimex
Cina	Cina
Cinch-b.	Cinchona boliviana
Cinch.	Cinchonium sulphuricum
Cinnam.	Cinnamomum
Cinnb.	Cinnabaris
Cist.	Cistus canadensis
Cit-ac.	Citricum acidum
Cit-v.	Citrus vulgaris
Clem.	Clematis erecta
Cob.	Cobaltum
Coc-c.	Coccus cacti
Coca	Coca

Cocain-m.	Cocainum muriaticum
Cocc-s.	Coccinella septempunctata
Cocc.	Cocculus indicus
Coch.	Cochlearia armoracia
Cod.	Codeinum
Coff-t.	Coffea tosta
Coff.	Coffea cruda
Colch.	Colchicum autumnale
Coll.	Collinsonia canadensis
Coloc.	Colocynthis
Colos.	Colostrum
Com.	Comocladia dentata
Con.	Conium maculatum
Conv-d.	Convolvulus duartinus
Conv.	Convallaria majalis
Cop.	Copaiva officinalis
Cor-r.	Corallium rubrum
Cori-r.	Coriaria ruscifolia
Corn-f.	Cornus florida
Corn-s.	Cornus seriea
Corn.	Cornus circinata
Cot.	Cotyledon umbilicus
Croc.	Crocus sativus
Crot-c.	Crotalus cascavella
Crot-h.	Crotalus horridus
Crot-t.	Croton tiglium
Cub.	Cubeba officinalis
Culx.	Culex moscae
Cund.	Cundurango
Cupr-ac.	Cuprum aceticum
Cupr-ar.	Cuprum arsenicosum
Cupr-n.	Cuprum nitricum
Cupr-s.	Cuprum sulphuricum
Cupr.	Cuprum metallicum
Cur.	Curare
Cycl.	Cyclamen europaeum
Cypr.	Cypripedium pubescens
Daph.	Daphne indica
Der.	Derris pinnata
Dig.	Digitalis purpurea
Dios.	Dioscorea villosa
Dirc.	Dirca palustris
Dol.	Dolichos pruriens
Dor.	Doryphora
Dros.	Drosera rotundifolia
Dub.	Duboisinum
Dulc.	Dulcamara
Echi.	Echinacea angustifolia
Elaps	Elaps corallinus
Elat.	Elaterium
Epig.	Epigea repens
Equis.	Equisetum hyemale
Erech.	Erechthites hieracifolia
Erig.	Erigeron canadense
Ery-a.	Eryngium aquaticum
Ether.	Ether
Eucal.	Eucalyptus globulus
Eug.	Eugenia jambos
Euon.	Euonymus europaeus
Eup-per.	Eupatorium perfoliatum
Eup-pur.	Eupatorium purpureum
Eupho.	Euphorbium
Euphr.	Euphrasia officinalis
Eupi.	Eupion
Fago.	Fagopyrum
Ferr-ac.	Ferrum aceticum
Ferr-ar.	Ferrum arsenicosum
Ferr-i.	Ferrum iodatum
Ferr-m.	Ferrum muriaticum
Ferr-ma.	Ferrum magneticum
Ferr-p.	Ferrum phosphoricum
Ferr-pic.	Ferrum picricum
Ferr-s.	Ferrum sulphuricum
Ferr.	Ferrum metallicum
Fil.	Filix mas
Fl-ac.	Fluoricum acidum
Form.	Formica rufa
Frag-v.	Fragaria vesca
Gad.	Gadus morrhua
Gall-ac.	Gallicum acidum
Gamb.	Gambogia
Gels.	Gelsemium sempervirens
Genist.	Genista tinctoria
Gent-c.	Gentiana cruciata
Gent-l.	Gentiana lutea
Ger.	Geranium maculatum
Get.	Gettisburg water
Gins.	Ginseng
Glon.	Glonoinum
Gnaph.	Gnaphalium
Goss.	Gossypium herbaceum
Gran.	Granatum punica
Graph.	Graphites
Grat.	Gratiola officinalis
Grin.	Grindelia robusta
Guaj.	Guajacum
Guano.	Guano australis
Guar.	Guarana
Guare.	Guarea
Gymn.	Gymnocladus
Haem.	Haematoxylon
Ham.	Hamamelis virginica
Hecla.	Hecla lava
Hedeo.	Hedeoma pulegioides
Hell.	Helleborus niger
Helod.	Heloderma
Helon.	Helonias dioica
Hep.	Hepar sulphuris calcareum

Hipp.	Hippomanes
Hippoz.	Hippozaenium
Hom.	Homarus
Hura.	Hura braziliensis
Hydr-ac.	Hydrocyanicum acidum
Hydr.	Hydrastis canadensis
Hydrang.	Hydrangea arborescens
Hydrc.	Hydrocotyle asiatica
Hyos.	Hyoscyamus niger
Hyper.	Hypericum perforatum
Iber.	Iberis amara
Ign.	Ignatia amara
Ill.	Illicium anisatum
Ind.	Indium metallicum
Indg.	Indigo
Ing.	Ingluvin
Inul.	Inula helenium
Iod.	Iodium
Iodof.	Iodoformum
Ip.	Ipecacuanha
Ipom.	Ipomia purpurea
Iris-fl.	Iris florentina
Iris-foe.	Iris foetidissima
Iridium	Iridium
Iris.	Iris versicolor
Jab.	Jaborandi
Jac-c.	Jacaranda caroba
Jac.	Jacaranda gualandai
Jal.	Jalapa
Jatr.	Jatropha curcas
Jug-c.	Juglans cinerea
Jug-r.	Juglans regia
Junc.	Juncus effusus
Juni.	Juniperus virginiana
Kali-a.	Kalium aceticum
Kali-ar.	Kalium arsenicosum
Kali-bi.	Kalium bichromicum
Kali-br.	Kalium bromatum
Kali-c.	Kalium carbonicum
Kali-chl.	Kalium chloricum
Kali-cy.	Kalium cyanatum
Kali-fer.	Kalium ferrocyanicum
Kali-i.	Kalium iodatum
Kali-m.	Kalium muriaticum
Kali-ma.	Kalium manganicum
Kali-n.	Kalium nitricum
Kali-ox.	Kalium oxalicum
Kali-p.	Kalium phosphoricum
Kali-s.	Kalium sulphuricum
Kalm.	Kalmia latifolia
Kaol.	Kaolin
Kino.	Kino
Kiss.	Kissingen
Kreos.	Kreosotum

Lac-ac.	Lactic acid.
Lac-c.	Lac caninum
Lac-d.	Lac defloratum
Lac-f.	Lac felinum
Lach.	Lachesis mutus
Lachn.	Lachnanthes tinctoria
Lact.	Lactuca virosa
Lam.	Lamium album
Lap-a.	Lapis albus
Lappa-a.	Lappa arctium
Lappa-m.	Lappa major
Lat-m.	Latrodectus mactans
Lath.	Lathyrus sativus
Laur.	Laurocerasus
Lec.	Lecithin
Led.	Ledum palustre
Lem-m.	Lemna minor
Lepi.	Lepidium bonariense
Lept.	Leptandra virginica
Lil-t.	Lilium tigrinum
Linu-c.	Linum cathar
Lith-c.	Lithium carbonicum
Lith-m.	Lithium muriaticum
Lob-c.	Lobelia cardinalis
Lob-s.	Lobelia syphilitica
Lob.	Lobelia inflata
Lyc.	Lycopodium clavatum
Lycpr.	Lycopersicum
Lycps.	Lycopus virginicus
Lyss.	Lyssin (Hydrophobinum)
Mag-arct.	Magnetis polus arcticus
Mag-aust.	Magnetis polus australis
Mag-c.	Magnesium carbonicum
Mag-m.	Magnesium muriaticum
Mag-p.	Magnesium phosphoricum
Mag-s.	Magnesium sulphuricum
Maland.	Malandrinum
Malar.	Malaria officinalis
Manc.	Mancinella (Hippomanes)
Mang-m.	Manganum muriaticum
Mang.	Manganum
Med.	Medorrhinum
Meli.	Melilotus alba
Menis.	Menispermum
Ment.	Mentha piperita
Meny.	Menyanthes
Meph.	Mephitis
Merc-ac.	Mercurius aceticus
Merc-c.	Mercurius corrosivus
Merc-cy.	Mercurius cyanatus
Merc-d.	Mercurius dulcis
Merc-i-f.	Mercurius iodatus Flavus
Merc-i-r.	Mercurius iodatus Ruber
Merc-n.	Mercurius nitrosus

Merc-p-r.	Mercurius praecipitatus ruber	Pareir.	Pareira brava
Merc-sul.	Mercurius sulphuricus	Paull.	Paullinia pinnata
Merc.	Mercurius vivus	Ped.	Pediculus capitis
Merl.	Mercurialis	Pen.	Penthorum
Mez.	Mezereum	Per.	Persica
Mill.	Millefolium	Peti.	Petiveria
Mit.	Mitchella repens	Petr.	Petroleum
Morph.	Morphinum	Petros.	Petroselinum
Mosch.	Moschus	Ph-ac.	Phosphoricum acidum
Mur-ac.	Muriaticum acidum	Phal.	Phallus impudicus
Murx.	Murex purpurea	Phel.	Phellandrium
Mygal.	Mygale lasiodora	Phos.	Phosphorus
Myos.	Myosotis	Phys.	Physostigma
Myric.	Myrica cerifera	Phyt.	Phytolacca decandra
Myris.	Myristica sebifera	Pic-ac.	Picrinicum acidum
Myrt.	Myrtus communis	Pin-s.	Pinus sylvestris
Naja	Naja tripudia	Pip-m.	Piper methysticum
Naph.	Naphthalin	Pip-n.	Piper nigrum
Narcot.	Narcotinum	Plan.	Plantago major
Nat-ac.	Natrium aceticum	Plat-m.	Platinum muriaticum
Nat-ar.	Natrium arsenicatum	Plat.	Platinum metallicum
Nat-c.	Natrium carbonicum	Plb.	Plumbum metallicum
Nat-h.	Natrium hypochlorosum	Plect.	Plectranthus
Nat-m.	Natrium muriaticum	Plumbg.	Plumbago littoralis
Nat-n.	Natrium nitricum	Podo.	Podophyllum peltatum
Nat-p.	Natrium phosphoricum	Polyg-h.	Polygonum hydropiperoides
Nat-s.	Natrium sulphuricum	Pop-t.	Populus tremuloides
Nicc-s.	Niccolum sulph.	Poth.	Pothos foetidus
Nicc.	Niccolum	Prun-p.	Prunus padus
Nit-ac.	Nitricum acidum	Prun-s.	Prunus spinosa
Nit-m-ac.	Nitro Muriatic acid.	Psor.	Psorinum
Nit-s-d.	Nitri Spiritus dulcis	Ptel.	Ptelea trifoliata
Nitro-o.	Nitrogenium oxygenatum	Puls-n.	Pulsatilla nuttaliana
Nuph.	Nuphar luteum	Puls.	Pulsatilla nigricans
Nux-j.	Nux juglans	Pulx.	Pulex irritans
Nux-m.	Nux moschata	Pyrog.	Pyrogenium
Nux-v.	Nux vomica	Pyrus.	Pyrus americana
Oci.	Ocimum canum	Rad.	Radium
Oena.	Oenanthe crocata	Ran-a.	Ranunculus acris
Ol-an.	Oleum Animale	Ran-b.	Ranunculus bulbosus
Ol-j.	Oleum jecoris aselli	Ran-s.	Ranunculus sceleratus
Olnd.	Oleander	Raph.	Raphanus
Onos.	Onosmodium	Rat.	Ratanhia
Op.	Opium	Rheum	Rheum palmatum
Orig.	Origanum majorana	Rhod.	Rhododendron
Osm.	Osmium	Rhus-a.	Rhus aromatica
Ov.	Ovinine	Rhus-g.	Rhus glabra
Ox-ac.	Oxalicum acidum	Rhus-r.	Rhus radicans
Oxyt.	Oxytropis lamberti	Rhus-t.	Rhus toxicodendron
Ozone.	Ozone (Oxygenium)	Rhus-v.	Rhus venenata
Paeon.	Paeonia officinalis	Rob.	Robinia pseudacacia
Pall.	Palladium	Rumx.	Rumex crispus
Par.	Paris quadrifolia	Ruta.	Ruta graveolens

Sabad.	Sabadilla
Sabal.	Sabal serrulata
Sabin.	Sabina
Sac-l.	Saccharum lactis
Sacc.	Saccharum album
Sal-ac.	Salicylicum acidum
Sal-n.	Salix niger
Salam.	Salamander
Samb.	Sambucus nigra
Sang-n.	Sanguinaria nitrica
Sang.	Sanguinaria canadensis
Sanic.	Sanicula aqua
Santin.	Santoninum
Sarr.	Sarracenia purpurea
Sars.	Sarsaparilla
Scut.	Scutellaria lateriflora
Sec.	Secale cornutum
Sel.	Selenium
Senec.	Senecio aureus
Seneg.	Senega
Senn.	Senna
Sep.	Sepia officinalis
Serp.	Serpentaria
Sil.	Silicea
Sin-a.	Sinapis alba
Sin-n.	Sinapis nigra
Sol-m.	Solanum mammosum
Sol-n.	Solanum nigrum
Sol-t-ae.	Solanum tuberosum aegrotans
Sol-v.	Solidago virg. aur.
Sphing.	Sphingurus martini
Spig-m.	Spigelia marilandica
Spig.	Spigelia anthelmia
Spira.	Spiranthes
Spong.	Spongia tosta
Squil.	Squilla hispanica
Stann.	Stannum metallicum
Staph.	Staphysagria
Stel.	Stellaria media
Stict.	Sticta pulmonaria
Still.	Stillingia sylvatica
Stram.	Stramonium
Stront.	Strontium
Stroph.	Strophanthus hispidus
Stry.	Strychninum
Sul-ac.	Sulphuricum acidum
Sul-i.	Sulphur iodatum
Sulph.	Sulphur
Sumb.	Sumbul
Sym-r.	Symphoricarpus racemosus
Symph.	Symphytum officinale
Syph.	Syphilinum
Tab.	Tabacum
Tanac.	Tanacetum vulgare
Tarax.	Taraxacum
Tarent-c.	Tarentula cubensis
Tarent.	Tarentula hispanica
Tart-ac.	Tartaricum acid.
Tax.	Taxus baccata
Tell.	Tellurium
Tep.	Teplitz
Ter.	Terebinthina
Teucr.	Teucrium marum verum
Thal.	Thallium
Thea	Thea sinensis
Ther.	Theridion
Thlas.	Thlaspi bursa pastoris
Thuj.	Thuja occidentalis
Til.	Tilia europoea
Tong.	Tongo
Trif-p.	Trifolium pratense
Tril.	Trillium pendulum
Trio.	Triosteum perfoliatum
Trom.	Trombidium muscae domesticae
Tub.	Tuberculinum
Tus-p.	Tussilago petasites
Upa.	Upas tiente
Uran	Uranium nitricum
Urt-u.	Urtica urens
Ust.	Ustilago maydis
Uva	Uva ursi
Vac.	Vaccininum
Valer.	Valeriana
Vario.	Variolinum
Verat-v.	Veratrum viride
Verat.	Veratrum album
Verb.	Verbascum thapsus
Vesp.	Vespa crabro
Vib.	Viburnum opulus
Vinc.	Vinca minor
Viol-o.	Viola odorata
Viol-t.	Viola tricolor
Vip.	Vipera
Visc.	Viscum album
Wies.	Wiesbaden
Wild.	Wildbad
Wye.	Wyethia helenioides
Xan.	Xanthoxylum fraxineum
Yuc.	Yucca
Zinc-ac.	Zincum aceticum
Zinc-m.	Zincum muriaticum
Zinc-ox.	Zincum oxydatum
Zinc-s.	Zincum sulphuricum
Zinc.	Zincum metallicum
Zing.	Zingiber
Ziz.	Zizia aurea

ARZNEIMITTELVERZEICHNIS

STICHWORTVERZEICHNIS

H

L

Q

R

ANMERKUNGEN DES ÜBERSETZERS

Potenzen

Kent benutzte, wie viele seiner amerikanischen Zeitgenossen, Hochpotenzen der Centesimalskala. Die Potenzen sind wie folgt bezeichnet:

M = C1000 2M = C2000 7M = C7000 XM = C10000 45M = C45000	LM = C50000 (nicht mit Q-Potenzen zu verwechseln) CM = C100000 DM = C500000 MM = C1000000

Terminologie

Kent schrieb diese Texte teilweise vor über hundert Jahren in den USA. Vor allem jüngeren Leserinnen und Lesern werden einige Begriffe nicht geläufig sein, deshalb habe ich diese Begriffe und Übersetzungen in den Fußnoten näher erläutert, darunter fallen z.B. historische, geografisch unübliche und fachfremde Termini.

Zitate

Bei den Organonzitaten (die Kent häufig frei formulierte) habe ich auf die in der Bibliographie angeführten Ausgaben des Organons zurückgegriffen. Kent kannte nur die 5. Auflage des *Organons*.

Der Inhalt in eckigen Klammern [...] stammt vom Übersetzer.

Repertorium

Kent zitiert Repertoriumsrubriken, wobei auffallend ist, dass diese manchmal weder mit den Rubriken des Kent'schen Repertoriums noch mit denen moderner Repertorien übereinstimmen. Da diese Abweichungen eher Druckfehlern als Modifizierungen geschuldet sind, habe ich die Arzneien und deren Wertigkeit im Kent'schen Repertorium und in modernen Repertorien auf Übereinstimmung hin überprüft. Einige Abweichungen habe ich stehen lassen und mit einer Fußnote versehen oder einem Stern (*) gekennzeichnet, um dies den Leserinnen und Lesern zu verdeutlichen. Ist eine ganze Rubrik mit einem Stern (*) gekennzeichnet, so liegen Abweichungen zum Kent'schen Repertorium *und* zu den modernen Repertorien vor. Einige Rubriken scheinen synthetischen Ursprungs zu sein, auch wenn die Rubrikenbezeichnung dies nicht erkennen lässt.

Verzichtet Kent in einer Arzneimittelaufzählung auf Wertigkeiten, so wird auch in der Übersetzung auf Wertigkeiten verzichtet.

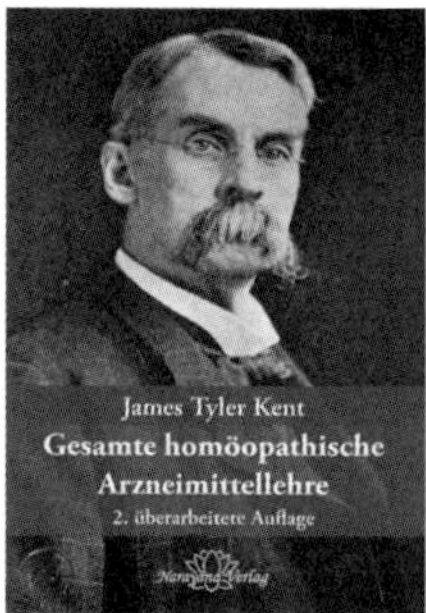

James Tyler Kent

Gesamte homöopathische Arzneimittellehre

Kents Vorlesungen über die homöopathische Materia Medica einschließlich seiner „Neuen Arzneimittel"

Die 2. Auflage wurde komplett überarbeitet und im größeren, übersichtlichen Lexikonformat neu gesetzt. Die einzelnen Kapitel bei jedem Mittel sind mit einprägsamen Symbolen kenntlich gemacht, sodass ein Nachschlagen sehr einfach ist.

1216 Seiten, geb., € 85,-

Kents Vorlesungen über homöopathische Materia Medica sind legendär. Man spürt bei den über 200 geschilderten Mitteln, dass sie vor dem geistigen Auge dieses Altmeisters eine so klare Gestalt angenommen hatten, dass er sie wie lebendige Wesen vor sich sah. Das war damals ein Durchbruch in der Darstellung der Arzneien, die zuvor nur in Form von Symptomlisten weitergegeben wurden.

Kent war früher Anatom und hatte auch als Homöopath gelernt, analytisch genau nach Symptomen vorzugehen, was ihn aber nicht voll befriedigte. Mit wachsender Erfahrung begann sein klarer Geist den inneren Sinn der Symptome zu begreifen, der jedes einzelne Mittel als Genius zusammenhält und seinen spezifischen Charakter ausmacht.
Dieses Werk enthält als einziges neben Kents Vorlesungen noch seine neuen 27 Arzneimittel. Sie sind alphabetisch integriert und als solche gekennzeichnet.

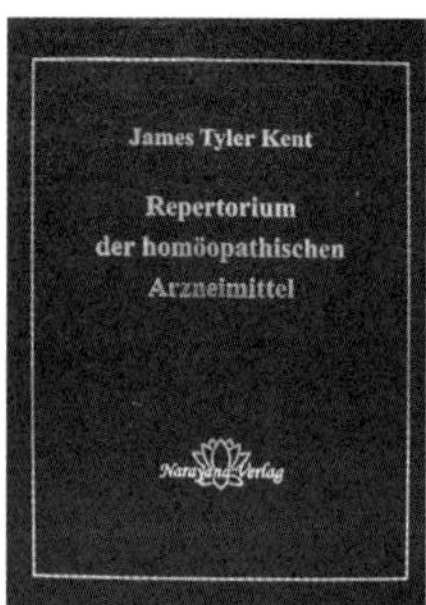

James Tyler Kent

Repertorium der homöopathischen Arzneimittel

3. korrigierte Auflage - Lexikonformat

1504 Seiten, geb., € 95,-

Lexikonausgabe mit hochwertigem Bibeldünndruckpapier, Format 17x24 cm, mit gestanztem Daumenregister und Bibliotheksleinen. In der vorliegenden zweiten Auflage wurden die bisher in der „Zeitschrift für Klassische Homöopathie" veröffentlichten Fehlernachweise korrigiert.

Das Kent'sche Repertorium war das Hauptwerkzeug von Generationen klassischer Homöopathen und ist wegen seiner klaren Gliederung zum Strukturgeber der gängigsten neueren Repertorien geworden. Als Basis für solide Repertorisation ist es unverändert gut geeignet. Besonders wegen seiner Verlässlichkeit wird es auch heute noch von vielen Homöopathen benutzt. Das Repertorium war das Lebenswerk von James Tyler Kent. Er arbeitete daran jahrzehntelang bis zu seinem Lebensende, wobei er es beständig mit Arzneimittelprüfungen und klinischen Erfahrungen ergänzte.

Das vorliegende Werk ist eine originalgetreue Neuübersetzung des bewährten Klassikers und beinhaltet im Vergleich zu anderen Übersetzungen keine Zusätze. Die Mittelbezeichnungen wurden aktualisiert. Das Werk umfasst neben dem Repertorium eine 40-seitige Einführung in die Repertorisation von Bidwell. Kent selbst bezeichnete diese Einführung als „hervorragend" und hat dazu das Vorwort geschrieben.

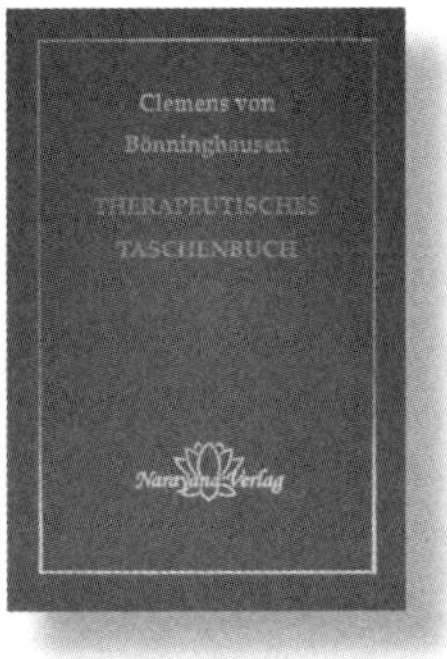

Clemens von Bönninghausen

Therapeutisches Taschenbuch

576 Seiten, geb., mit Goldprägung, € 29,-

Bönninghausens Therapeutisches Taschenbuch zählt aufgrund seiner einzigartigen Struktur und Zuverlässigkeit zu den großen homöopathischen Repertorien weltweit. Hahnemanns Lieblingsschüler erstellte dieses Werk in akribischer Arbeit. Sein großes Anliegen war die Verlässlichkeit und nicht „Unsicheres mit Erprobtem zu vermengen". Sein genialer Ansatz war es, vollständige Symptome in Ort, Empfindung und Modalität zu zerlegen. Im Gegenzug können diese Symptomteile wieder zu neuen Symptomen kombiniert werden. Auf diese Weise lassen sich auch sonst symptomarme Fälle optimal repertorisieren. Anwender diese Methode sind immer wieder von der Treffsicherheit dieses „kleinen" Werkes begeistert.

Bönninghausens Methode kann als wertvolle Ergänzung des Kent'schen Ansatzes gesehen werden. Während Kents Repertorium auf akribische Detailgenauigkeit der Symptome Wert legt und zum Strukturgeber vieler neueren Repertorien geworden ist, benutzt Bönninghausen oft nur die Kernbestandteile vollständiger Symptome als allgemeinere Bausteine und verwendet diese als Allgemeinsymptome. Die Methode ist auch für Anfänger besonders geeignet, da das Repertorium sich aus das Wesentliche beschränkt und vermeidet, einzelne Unterrubriken überzubewerten und das Gesamtbild aus den Augen zu verlieren.

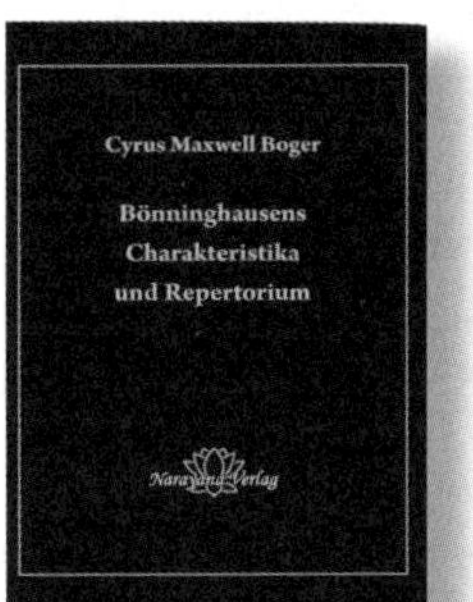

Cyrus Maxwell Boger

Bönninghausens Charakteristika und Repertorium

960 Seiten, geb., € 98,-

Erstmals ist das große Werk des berühmten amerikanischen Homöopathen und Kenner der Bönninghausen-Methode Cyrus M. Boger auch in der deutschen Übersetzung erhältlich. Als Vorlage der Übersetzung diente die letzte noch zu Bogers Lebzeiten veröffentlichte Ausgabe aus dem Jahr 1905. Das Buch umfasst die wichtigsten Repertorien von Bönninghausen sowie wichtige Nachträge aus dem reichen Erfahrungsschatzes Bogers.

Auch Arzneimittel, die erst in der Zeit nach Bönninghausen geprüft wurden, wurden durch Boger hinzugefügt, wie z. B. Argentum nitricum und Gelsemium. Basierend auf dem Therapeutischem Taschenbuch von 1846, das nahezu vollständig eingearbeitet ist (einschließlich der Nachträge Dunhams), sind unter anderem auch das „Systematisch-Alphabetische Repertorium der homöopathischen Arzneien" (erster und zweiter Teil), „Die Körperseiten und Verwandtschaften", „Der homöopathische Hausarzt" und „Versuch einer homöopathischen Therapie der Wechsel- und anderer Fieber" usw. enthalten. Sogar aus den „Aphorismen des Hippokrates" wurden Rubriken zusammengetragen. Schon im Vorwort des von ihm übersetzten „Systematisch-Alphabetischen Repertoriums" (erster Teil) schreibt Boger, dass dies den besten Leitfaden für die Wahl des passendsten Heilmittels bei chronischen Erkrankungen bietet.

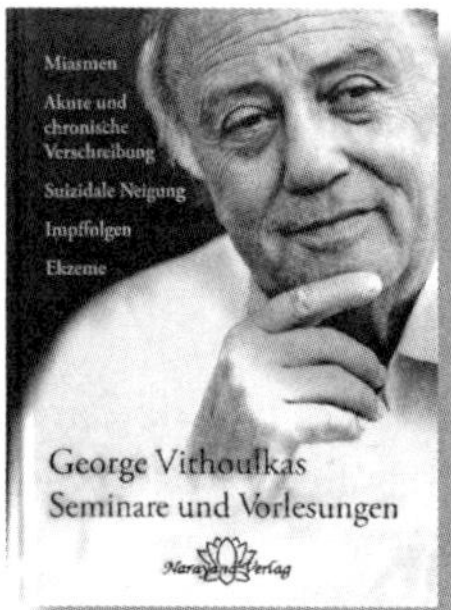

George Vithoulkas

Seminare und Vorlesungen

432 Seiten, geb., mit Goldprägung, € 27.-

George Vithoulkas hat die Homöopathie des 20. Jahrhunderts wie kaum ein anderer geprägt. Er vermag homöopathische Mittel aus einer Summe von Symptomen zu einer klaren Gestalt zum Leben zu erwecken, die man leicht und plastisch verinnerlichen kann. Dieses Buch setzt sich aus Beiträgen seiner Seminare von 1984 bis 1986 zusammen, die in England, Holland, Griechenland und den USA stattfanden.

Sie umfassen so aktuelle Themen wie AIDS und Impffolgen sowie schwere chronische Erkrankungen mit eindrücklichen Fallbeispielen von Kleinhirnentzündung, Arthritis, Kolitis und Lähmungen. Ein großes Kapitel beschäftigt sich ausführlich mit den verschiedensten Hauterkrankungen und ihrer homöopathischen Behandlung. Unter anderem werden Furunkel, Ekzeme, allergische Hautreaktionen, Psoriasis und Ichthyosis geschildert.

Ein weiterer Schwerpunkt liegt auf suizidgefährdeten Patienten, wie man diese erkennt und wie man sie behandelt. Die wichtigsten Mittel werden hierzu ausführlich differenziert. Das Buch ist eine wahre Fundgrube an praktischen Tipps und gibt eine schöne Einführung in die Arbeitsweise des homöopathischen Meisters.

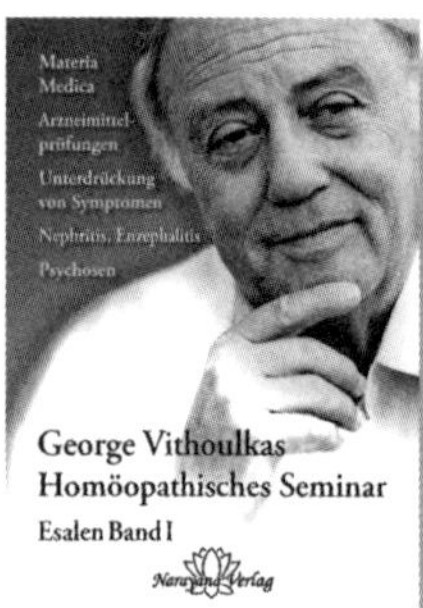

George Vithoulkas

Homöopathisches Seminar – Esalen Band I

536 Seiten, geb., mit Goldprägung, € 29.-

Das vorliegende Werk ist eine Aufzeichnung des legendären Seminars von 1980 in Esalen, Kalifornien. Aus einer Fülle von detailliert geschilderten Arzneimitteln und Fallbeispielen, die sich oft übergangslos aneinanderfügen, gestaltet Vithoulkas ein äußerst spannendes, lebendiges Seminargeschehen, dem sich der Leser – wie bei einem Krimi – kaum entziehen kann. Die Fälle reichen von Enzephalitis, Lähmungen, Gonorrhoe und Asthma über Pyelonephritis und Netzhautblutungen bis zu Psychosen.

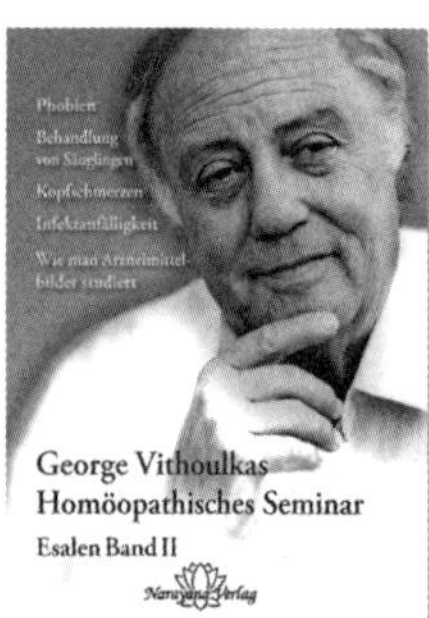

George Vithoulkas

Homöopathisches Seminar – Esalen Band II

330 Seiten, geb., mit Goldprägung, € 25.-

Band 2 des legendären Seminars. George Vithoulkas stellt verschiedenste Fallbeispiele vor, von Prostatabeschwerden und Schilddrüsenvergrößerung über Amenorrhoe, Infektanfälligkeit, die Behandlung von Kleinkindern und Kopfschmerzen bis zu Phobien, Depressionen und Minderwertigkeitskomplexen.

Im Detail erklärt er, wie man Arzneimittelbilder studieren sollte, und erläutert dies ausführlich anhand vieler interessanter Mittel.

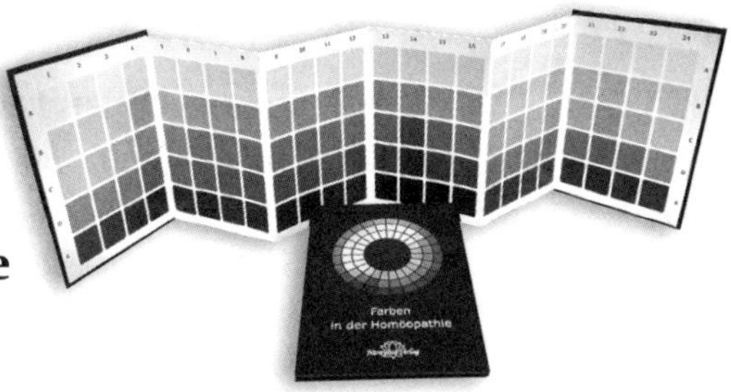

Ulrich Welte

Farben in der Homöopathie

3. völlig neu gestaltete Auflage,

Farbtafeln mit 66-seitigem Heft, € 48.-

“Farben in der Homöopathie” ist ein Farbrepertorium und enthält 120 brillante Farbtafeln zur genauen Bestimmung der Farbvorliebe. Das Farbsymptom dient der verfeinerten homöopathischen Diagnostik und hat weltweit in vielen Tausenden von Fällen zur korrekten Mittelwahl beigetragen. Die Farbtafeln und das Repertorium sind als vollständiges praktisches Werkzeug konzipiert. Sie erleichtern die Differenzierung bekannter Mittel und lassen uns auch an seltene Mittel denken, die man sonst leicht übersieht. Das Werk wird weltweit als homöopathischer Farbstandard verwendet und von verschiedenen Schulen eingesetzt.

„Die Farbvorliebe ist ein Ausdruck der inneren Verfassung. Damit ist sie homöopathisch verwertbar. Sie ist ein individuelles und tiefes Symptom der Person. Meist ist sie einfach zu bestimmen. Als zusätzliche Information kann sie für jede homöopathische Richtung nützlich sein. Die Farbtafeln von Ulrich Welte sind die praktischsten, die ich bisher gesehen habe. Alle Farben sind klar und genau standardisiert, so dass sie als eindeutiger Standard verwendet werden können.“ Jan Scholten

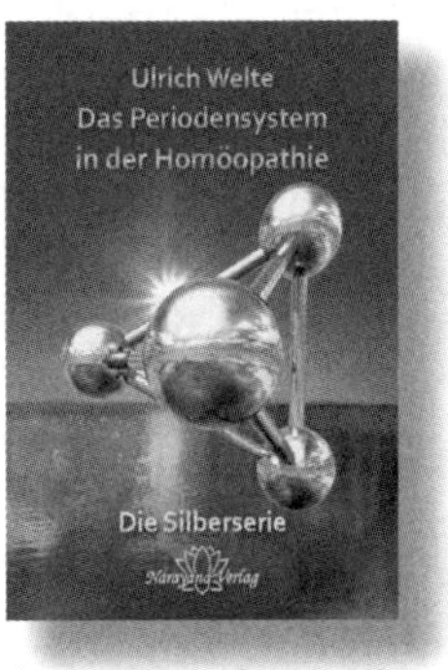

Ulrich Welte

Das Periodensystem in der Homöopathie

Die Silberserie

340 Seiten, geb., € 33.-

Mit 64 lebendigen Falldarstellungen gibt uns U. Welte eine Einführung in die Serien und Stadien. Exemplarisch werden die Elemente der Silberserie dargestellt, die den Künstlern und Wissenschaftlern entspricht und vor allem neurologische Krankheitsbilder beeinflusst.

Ausgehend von der Symptomatik des Krankheitsbildes wird gezeigt, wie man typische Verhaltensweisen, auslösende Situationen, Berufe oder andere lebensbestimmende Charakteristika der Patienten in die Mittelwahl mit einbezieht. Viele neue Heilmittel sind mit der Theorie der Elemente entdeckt worden. Ferner sieht man die altbekannten Mittelbilder in neuem Licht. Man hat das Gefühl, durch die Oberflächenstrukturen der Symptome auf einen tief darunter liegenden Grund von merkwürdiger innerer Schönheit zu schauen. Das Periodensystem lebt!

„Ulrich Welte hat die Theorie der Elemente weiter entwickelt und sie in eigener Praxis zum Leben erweckt. Die Fälle zeigen, dass er das Wesen der Mittel voll erfasst hat und auch die Probleme kennt, die ihre Unterscheidung bereitet. Besonders die Kapitel über die Differenzierung der Stadien zeigen deutlich, in welcher Tiefe das Thema hier verstanden wurde. Man kann dieses Buch allen empfehlen, die einen praktischen Einstieg in die Theorie der Elemente suchen.“ Jan Scholten

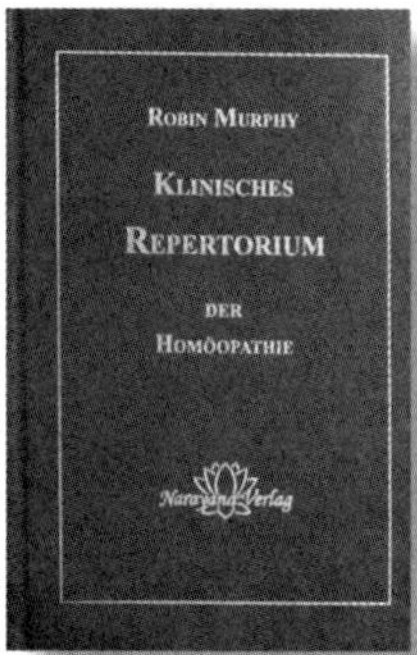

Robin Murphy

Klinisches Repertorium

2.304 Seiten, geb., mit Goldprägung, € 125.-

Deutsche Erstausgabe des „Homeopathic Clinical Repertory", das in den USA bereits große andere Repertorien überholt hat.

Ein Vorteil ist seine einfache alphabetische Struktur, die die Handhabung erleichtert und selbst Anfängern einen schnellen Zugang ermöglicht. Viele Homöopathen bestätigten uns, dass das Werk handlich und praktisch ist und dass sie nur noch mit dem Murphy arbeiten, seit sie ihn kennengelernt haben. Vom Umfang steht es anderen großen Repertorien nicht nach (über 2.300 Arzneimittel).

Einzigartig bei diesem Repertorium ist ein klinischer Teil, der Krankheitsbilder und Diagnosen zusammenfasst, die in anderen Repertorien über die Rubriken verstreut sind. Außerdem gibt es Kapitel über Impfungen, Konstitution und Vergiftungen und einen Wortindex, wie man es in anderen Repertorien so nicht findet. Enthält neue klinische Rubriken wie Ebola, ADHS, Chronic Fatigue und Multiple Sklerose.

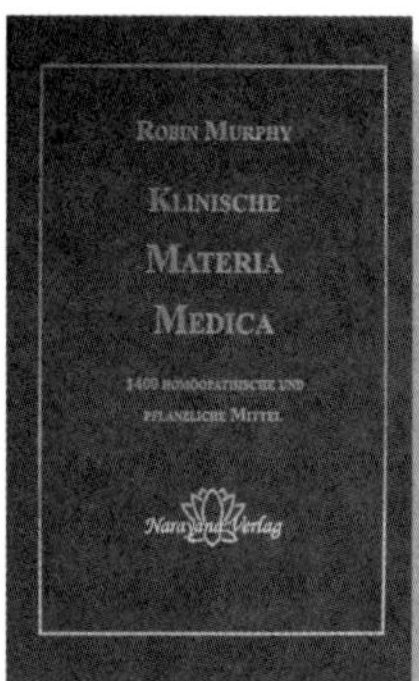

Robin Murphy

Klinische Materia Medica

2.400 Seiten, geb., mit Goldprägung, € 138.-

Die Klinische Materia Medica ist eine der führenden Arzneimittellehren weltweit (engl. Nature's Materia Medica) Bei über 1.400 homöopathischen und phytotherapeutischen Arzneimitteln hat sie einen kompakten Umfang von 2.400 Seiten und ermöglicht somit ein rasches, gezieltes Nachschlagen. In dieser Preisklasse ist sie bezogen auf das Preis-Leistungs-Verhältnis das mit Abstand beste Werk.

Robin Murphy kombiniert Arzneimittelprüfungen mit der historischen Anwendung, der klinischen Anwendung sowie der Toxikologie. Neben Klassikern wie Clarke, Boericke und Burnett sind auch modernere Arzneimittelbeschreibungen wie z. B. von Skorpion oder Diamant integriert. So werden auch heutzutage so wichtige Mittel wie Carcinosin in großer Ausführlichkeit und nahezu bildhaft dargestellt. Beschrieben sind auch neuere Milchmittel, Pilze, Bäume, Bachblüten, Edelsteine, Giftstoffe und Nosoden. Die Symptome sind nach dem gleichen alphabetischen Schema wie im Repertorium geordnet. Damit ist das Buch die ideale Materia Medica in Kombination mit Murphys „Klinischem Repertorium".

Klinisches Repertorium & Klinische Materia Medica im Paket

Paketpreis der umfangreichen und gleichzeitig kompakten Materia Medica und dem dazu passenden Repertorium. Statt € 263.- nur € 245.-

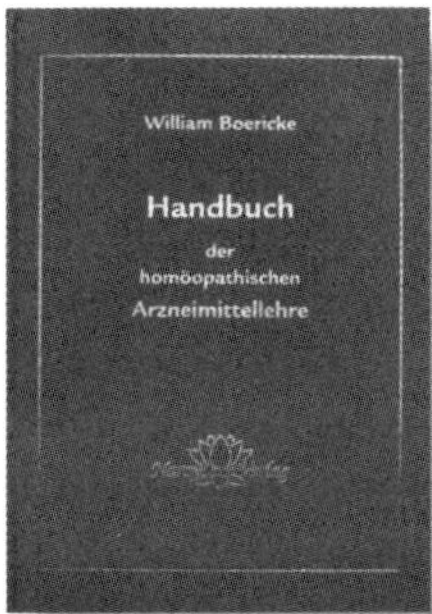

William Boericke

Handbuch der homöopathischen Arzneimittellehre

4. überarbeitete Auflage

736 Seiten, geb., € 35,-

„Der Boericke" ist eine sehr umfangreiche Arzneimittellehre, die in der Anzahl der beschriebenen Mittel auch von mehrbändigen Enzyklopädien oft nicht erreicht wird und trotzdem handlich geblieben ist. Man staunt immer wieder, wie viele seltenste und kleinste Mittel hier zu finden sind. Erreicht wurde dies, indem sich der Autor bei jedem Mittel kurz fasste und auf das Wesentliche konzentrierte. Nicht umsonst ist es weltweit seit Jahrzehnten das beliebteste homöopathische Nachschlagewerk.

Die vorliegende Neuübersetzung ist die preislich günstigste und gleichzeitig umfassendste Boericke-Ausgabe. Sämtliche kleinen Mittel, die Boericke entweder im Anhang oder unter anderen Mitteln nur als Querverweise nannte, wurden in dieser Ausgabe alphabetisch integriert und mit einem Sternchen als solche kenntlich gemacht. Das ist viel praktischer, als jedesmal in einem Anhang oder Index mehrfach nachblättern zu müssen, wenn man nach einem Mittel sucht. Damit umfasst der Boericke mehr als 1.200 Mittel. Die kleinen pflanzlichen Mittel wurden außerdem nach neuerer und älterer botanischer Nomenklatur mit ihrer Familienzugehörigkeit versehen.

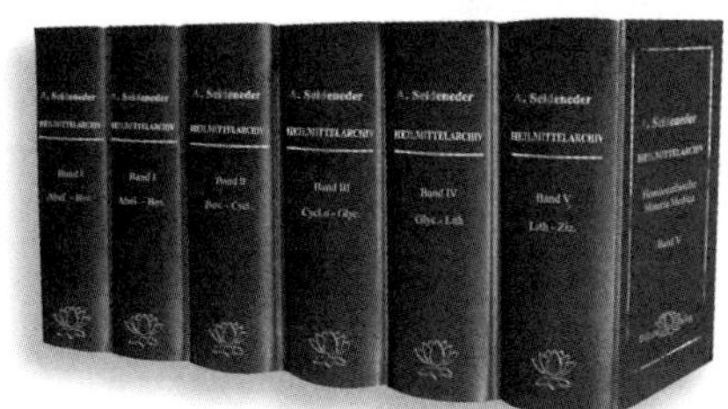

Armin Seideneder

Heilmittelarchiv

Homöopathische Materia Medica

6 Bände, 12.064 Seiten, geb., € 890,-

Dieses Monumentalwerk enthält 1.380 Arzneimittel und ist besonders durch relevante toxikologische Symptome und aussagekräftige Kasuistiken erweitert worden. Das Ziel von Armin Seideneder war, eine möglichst komplette Sammlung aller homöopathischen Primärquellen zur Verfügung zu stellen. Es ist die wohl weltweit umfangreichste Sammlung dieser Art. Enthält die Essenz von über 500 verschiedenen Quellen wie Hahnemann, Boger/Bönninghausen, Hartlaub, Jahr, Hering, Guernsey, Lippe, Rückert, Baehr, Wolf, Stapf's Archiv für homöopathische Heilkunst, sowie zahllosen Zeitschriften - alle vereint in einem Werk. Der Anschaffungspreis des Werks stellt somit nur einen Bruchteil des Gesamtwerts der Einzelwerke dar.

Für das Heilmittelarchiv wurde in erster Linie die deutschsprachige homöopathische Literatur bis 1900 dokumentiert, in Form von Arzneimittelprüfungen ebenso wie von Heilungsberichten und Erfahrungen.

„Die ausserordentliche Leistung von Armin Seideneder, nahezu die gesamte Materia Medica Literatur hauptsächlich des 19.Jahrhunderts mit allen Primärquellen im Originalwortlaut zusammenzustellen, ist ein grossartiges Geschenk an alle homöopathisch Tätigen."

Aus dem Vorwort von Dr.med.Hansjörg Heé